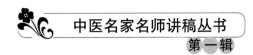

中医名家名师讲稿丛书
第一辑

王洪图内经讲稿

王洪图　著
王长宇　整理

人民卫生出版社

图书在版编目（CIP）数据

王洪图内经讲稿／王洪图著.
—北京：人民卫生出版社,2008.1
（中医名家名师讲稿丛书·第一辑）
ISBN 978-7-117-09387-3

Ⅰ.王… Ⅱ.王… Ⅲ.内经－研究 Ⅳ.R221

中国版本图书馆 CIP 数据核字（2007）第 169612 号

门户网：www.pmph.com	出版物查询、网上书店
卫人网：www.ipmph.com	护士、医师、药师、中医师、卫生资格考试培训

中医名家名师讲稿丛书·第一辑

王洪图内经讲稿

著　　者：王洪图
出版发行：人民卫生出版社（中继线 010-59780011）
地　　址：北京市朝阳区潘家园南里 19 号
邮　　编：100021
E－mail：pmph@ pmph.com
购书热线：010-59787592　010-59787584　010-65264830
印　　刷：北京汇林印务有限公司
经　　销：新华书店
开　　本：705×1000　1/16　印张：31.25　插页：2
字　　数：559 千字
版　　次：2008 年 1 月第 1 版　2024 年 10 月第 1 版第 23 次印刷
标准书号：ISBN 978-7-117-09387-3/R·9388
定　　价：49.00 元

打击盗版举报电话：010-59787491　E-mail：WQ@ pmph.com
（凡属印装质量问题请与本社市场营销中心联系退换）

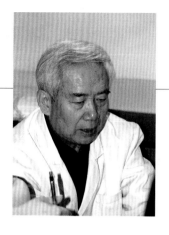

作者简介

　　王洪图,男,1937 年出生于天津市蓟县。北京中医药大学教授、博士生导师。曾任北京中医药大学内经教研室主任、国家中医药管理局内经重点学科带头人,兼中国中医药学会内经专业委员会主任委员。享受国务院特殊津贴,曾获全国优秀教师、北京市先进工作者奖章。

出版者的话

自20世纪50年代始,我国高等中医药院校相继成立,与之相适应的高等中医教育事业蓬勃发展,中医发展史也掀开了崭新的一页,一批造诣精湛、颇孚众望的中医药学专家满怀振兴中医事业的豪情登上讲坛,承担起传道、授业、解惑的历史重任。他们钻研学术,治学严谨;提携后学,不遗余力,围绕中医药各学科的建设和发展,充分展示自己的专业所长,又能结合学生的认识水平和理解能力,深入研究中医教学规律和教学手段,在数十年的教学生涯中,逐渐形成了自己独特的风格,同时,在不断的教学相长的过程中,他们学养日深,影响日广,声誉日隆,成为中医各学科的学术带头人,中医教育能有今日之盛,他们居功甚伟,而能够得到各位著名专家的教诲,也成为莘莘学子的渴望,他们当年讲课的课堂笔记,也被后学者视为圭臬,受用无穷。

随着中医事业日新月异的发展,中医教育又上升到新台阶。当今的中医院校中,又涌现出一大批优秀教师。他们继承了老一辈中医学家的丰富经验,又具有现代的中医知识,成为当今中医教学的领军人物。他们的讲稿有着时代的气息和鲜明的特点,沉淀了他们多年的学术思想和研究成果。

由于地域等原因的限制,能够亲耳聆听名家、名师授课的学生毕竟是少数。为了惠及更多的中医人,我们策划了"中医名家名师讲稿丛书",分辑陆续出版,旨在使后人学有所宗。

第一辑(共13种):

《任应秋中医各家学说讲稿》 《任应秋内经研习拓导讲稿》

《刘渡舟伤寒论讲稿》 《李今庸金匮要略讲稿》

《凌耀星内经讲稿》 《印会河中医学基础讲稿》

《程士德中医学基础讲稿》 《王绵之方剂学讲稿》

《王洪图内经讲稿》 《李德新中医基础理论讲稿》

《刘景源温病学讲稿》 《郝万山伤寒论讲稿》

《连建伟金匮要略方论讲稿》

丛书突出以下特点:一是权威性。入选名家均是中医各学科的创始人或重要的奠基者,在中医界享有盛誉;同时又具有多年丰富的教学经验,讲稿也是其数十载教学生涯的积淀。入选名师均是全国中医药院校知名的优秀教师，具有丰富的教学经验，是本学科的学术带头人，有较高知名度。二是完整性。课程自始至终，均由专家们一人讲授。三是思想性。讲稿围绕教材又高于教材，专家的学术理论一以贯之，在一定程度上可视为充分反映其独特思想的专著。四是实践性。各位专家都有丰富的临床经验，理论与实践的完美结合能给读者以学以致用的动力。五是可读性。讲稿是讲课实录的再提高，最大限度地体现了专家们的授课思路和语言风格，使读者有一种亲切感。同时对于课程的重点和难点阐述深透，对读者加深理解颇有裨益。

在组稿过程中，我们得到了来自各方面的大力支持，许多专家虽年事已高，但均能躬身参与，稿凡数易；相关高校领导也极为重视，提供了必要的条件。在此，对老专家们的亲临指导、对整理者所付出的艰辛努力以及各校领导的大力支持，深表钦佩，并致以诚挚的谢意。

人民卫生出版社

2007 年 12 月

2

《黄帝内经》是中国医药学现存第一经典,业医者必读之书。医圣张仲景著《伤寒杂病论》即"撰用《素问》、《九卷》……"以《内经》作为理论依据;药王孙思邈在其不朽巨著《备急千金要方》的第一句话,便说:"凡欲为大医,必须谙《素问》、《甲乙》、《黄帝针经》……。"所谓"大医",即是既有医学抱负,又能做出卓越成就的医生。从古至今,凡在中医药学术上有突出贡献的专家,无一不是精研《内经》并以之为立说之本者。及至1956年我国开设中医药高等教育以来,《内经》一直被列为中医专业的必修和主干课程,并在大学本科课程序列中,被定为"后期提高课"。

几十年来,高等中医药教育的内经教学工作,曾由国家有关部门,组织专家集体对《内经》教材进行过多次编写和修订,同时出版了若干部相应的教学参考书。但作为教师独自备课撰写,并由自己使用的"讲稿",却从未公开过,我确信,每位教师的讲稿,肯定是特色突出,各有独到之处。在教材和教学大纲的规定范围之内,每份讲稿或者说每位教师都会扬长避短,立异标新。对每一位教师而言,由于教学经验的增加、对《内经》理解的不断深入、相关知识的拓展,其使用的讲稿,必然要时时更新。本人在初进教师队伍,曾先后随数位前辈听课,并见他们每遇暑假或无授课任务时,都要修改、重写其讲稿。作为教师群体中的每一份子,无论其年资高低,只要他(她)登上讲台,都会把他所掌握的相关知识中最精华的部分,无私地贡献给学生们。

今天各位看到的这份《内经讲稿》,恰是在本人从事《内经》教学工作40年(2003年),为大学本科和本硕连读(七年制)讲课时使用的。该讲稿力图从两方面培养学生:一是看得懂,二是会运用。

看得懂教材内容,特别是其中《内经》原文能够读得懂,对某些重点经文,还应该记得牢,会背诵。为此,本讲稿充分注意了既简明扼要,又重点突出;对经文中难于理解的字句,常举实例深入浅出地加以讲解,又采取必要的校勘、说明通假字等方法予以解说。不仅使学生明白经中文字的意义,而且加强了记忆。

会运用,即在实践中能够运用已学的《内经》有关理论与知识,提高临床防治疾病的水平。为此,本讲稿突出了对《内经》有关医理部分的讲解与诠释,在"理论阐释"项下,采用条分缕析的方法,指出某理论中所包函的若干要素;并联系已经学过的相关知识,由此及彼地相互印证,使学生在全面理解的前提下,抓住其要领,为临床运用打下基础;以生动而浅近的古今医案为论据,讲解"临证指要"。其中贯穿着本人的临证心得与体会,多数医案理法方药兼备,不仅可以验证有关理论,也可以直接用于临证实践。

此外,贯彻本讲稿始终的是培养《内经》分析和认识医学问题的思维方式,以及"普救天下生灵之苦"救死扶伤的高尚医德与医风。

虽然相对于内容浩繁、博大精深的《内经》而言,本讲稿仅是讲解其极小的一部分,但确系本人研习《内经》的心得所在,尽我之所能而已。希望对读者有所裨益,并请指正。

王洪图

2007 年 12 月

目录

上篇 概 论

下篇 经 文 选 读

2

3

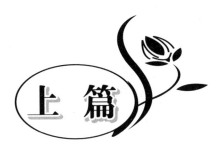

上 篇

概 论

第一章
《黄帝内经》的成书与流传

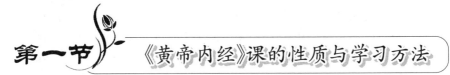

第一节 《黄帝内经》课的性质与学习方法

本人是北京中医药大学的教师王洪图,有幸和大家一起来学习《黄帝内经》这门课程。我想先介绍一下这门课程的有关情况。《黄帝内经》是中医学的经典著作,其内容博大精深,所以学习起来可以分成不同的层次。我今天和各位讲的大致是大学本科生的层次,准备讲80学时。我们这次课所使用的教材,是21世纪课程教材《内经讲义》,是由人民卫生出版社2002年出版的。这个教材设计的时数是从80到100学时之间,所适用的对象是大学五年制的本科生和本硕连读七年制学生,也就是所说的五七共用。我讲课的时候基本按照这个教材的顺序。

《黄帝内经》的课程性质,国家中医药管理局曾经有过规定,当然是在专家们论证基础上,得出的结论,是本科生的后期提高课。所谓后期,是在大学教育整个课程系列当中,排在相对靠后的阶段。那么也就是说在学过一些基础,普通基础课,专业基础课,甚至于学了某些临床课的时候,才开的课程。提高,也就是在理论方面提高、临床方面提高,还有在学生的知识面方面,甚至于学习方法方面的提高,所以我想提高应该包括那样几方面。因此这门课的性质是后期提高课。据我所知现在中医的研究生,绝大多数的专业也要学《黄帝内经》课,有一些中医专业的博士生还要上《黄帝内经》课。为什么在中医各个层次的学生都要学《黄帝内经》课呢? 就是说《黄帝内经》这部书,在中医学,在整个中医教育当中,它所处的地位问题。我想给各位作一个初步的介绍。

《黄帝内经》简称叫《内经》,是中国现存最早的一部医学经典著作,它是中医学理论与防治疾病技术的渊源。《黄帝内经》这部书它包含《素问》和《灵枢》两个部分。也就是这部书是由两部组成的,一部叫做《黄帝内经素问》,一部叫《黄帝内经灵枢》,每一部各包含有81篇文章,因此《黄帝内经》这本书共由 162 篇文章组成。这些文章主要是春秋战国时代的作品，也就是说 162 篇论文不是同一时间写成的，也不可能是由一个人写成的，可以说它是众多医学家论文的汇编。什么时候汇编成书的？据研究，是在西汉时期才汇编成一部书，当然这一部书又分两部分。我们所看到最早的材料，是在《汉书·艺文志》中，在当时或者说在西汉那个时候，可以看到除了《黄帝内经》之外，还有一些其他的医学经典著作，比如有《黄帝外经》，还有《扁鹊内经》、《扁鹊外经》、《白氏内经》、《白氏外经》，还有一部叫《旁篇》，七部医学经典著作。但是其他的那几部著作都已经失传，早就见不到，唯独有《黄帝内经》还存于今世。所以我说它是现存。历代中医学家又把《伤寒论》、《金匮要略》、《神农本草经》和《黄帝内经》一起称为四大经典。不过其他那三部都出自《黄帝内经》之后。大家知道，《金匮》、《伤寒》是张仲景的《伤寒杂病论》。张仲景在他这部书的原序当中就说过，他撰用《素问》、《九卷》、《八十一难》、《胎胪药录》、《阴阳大论》。《素问》、《九卷》就是说的《黄帝内经》。张仲景在写《伤寒杂病论》的时候，就以《黄帝内经》作为他重要的理论依据，所以说《伤寒》、《金匮》，包括《神农本草经》，虽然是与《黄帝内经》共称四大经典，但是那三部书都是成书于《黄帝内经》之后。当然在中医学还经常把《脉经》、《难经》、《诸病源候论》、《中藏经》、《黄帝内经太素》等书也都称为经典。而这些书就更晚于《黄帝内经》问世，因此说《黄帝内经》是最早。一是现存，一是最早。而且我刚才说了是医学典籍，说的是最早，但是就医学的文献而言，还有比《黄帝内经》更早的，就是说从其撰著时代起码不晚于《黄帝内经》，有的还要早于《黄帝内经》。比如说在 1973 年湖南马王堆出土的《五十二病方》、《足臂十一脉灸经》、《阴阳十一脉灸经》等那些文献，同样是医学文献，从考察来看，它们不比《黄帝内经》晚，甚至于还要比《黄帝内经》的一些文章要早。但是，无论是从内容的丰富程度，还是理论的系统与完整性，马王堆出土的这些宝贵的文献，还不足以称之为经典，因此不能和《黄帝内经》相提并论。所以说《黄帝内经》它是中国现存最早的医学经典著作。

《黄帝内经》之所以被历代医家奉为经典，是因为它不仅记载有科学而系统的医学理论，丰富而多彩的防治疾病的技术，同时还从宏观的角度论证了天地人之间的相互联系，也就是天人合一（天地人后世统称为三才，不但是中医，也是整个中国古代的一种思维方法，认识客观世界的一种特点），并且运用古代多学科的理论与方法，来分析和论证医学科学的最基本的课题，也就是生命规律。从而建立起中医学的理论体系，使中医学成为一门独立的学科。因此我们说中医学什么时候成为学科的？那标志就是《黄帝内经》的问世，中医学就成为一门独立的学科了。在那之前是零散的知识的积累，到《黄帝内经》就标志着我们中医学有了系统的理论,成为一个独立的学科。

两千年来,历代医学家正是在《黄帝内经》所创立的理论和原则,以及《黄帝内经》应用的技术及其所采取的方法论的基础上,通过不断地实践、探索与创新,才使得中医学得到持续的发展。也就是说一部雄伟壮阔的中国医学史,无处不体现了《黄帝内经》的指导作用,光彩纷呈众多的医学流派无不以《黄帝内经》为其理论的渊源。古今无数做出卓越贡献的医学家或者是在理论上独树一帜,或者是防病技术上效验如神,然而究其成功之路,却均以研究《黄帝内经》而为立说之根本。刚才我说被后世医学家所尊为医圣的汉代张仲景,他自己在《伤寒杂病论》原序中就说了,撰用《素问》、《九卷》,《九卷》就是我们现在所说的《灵枢》。《伤寒杂病论》的书当中处处体现了《黄帝内经》的理论和治疗的法则。大家知道被尊为药王的唐代孙思邈,其不朽巨著《备急千金要方》,开宗明义第一篇,叫《大医习业》。《大医习业》上突出讲的什么?说"凡欲为大医",凡想当大医生的,名医的,对医学界作出贡献的医生的。凡欲为大医,必须熟悉《素问》、《甲乙》、《黄帝针经》。《黄帝针经》就是《灵枢经》。他把研习《黄帝内经》作为大医必修的和首要的功课。清代的叶桂,叶天士,在中医学史上作出突出贡献,也就是对外感温热病从《伤寒论》之后又一个飞跃,形成了温病学说。叶天士,他也是研究《黄帝内经》的理论并把它用之于临床,从而为温病学理论体系的形成奠定了基础,使中医学对外感热病的诊治产生了飞跃。此外参透《黄帝内经》某些方面的要旨,并且加以发挥而标立新说,代有人在。比如大家熟悉金元时期的刘完素、张从正、李杲、朱震亨,所谓四大家。都是根据《黄帝内经》的有关理论,进行深入研究来联系实际加以创造,从而对医学作出了贡献。明清间的俞昌,在研究《黄帝内经》的基础上,他以《秋燥论》和《大气论》而名著医林。

以《黄帝内经》为指导,医学家们不仅在临床各科,以及中医的基础学科,比如《中药学》、《方剂学》、《诊断学》等中医各个学科都取得了辉煌的成就。即使是专门研究《黄帝内经》这部书而作出贡献,并且能够垂示后世者,也不乏其人,比如唐代的杨上善,撰著《黄帝内经太素》,明代的马莳,撰著了《黄帝内经素问注证发微》,还有《黄帝内经灵枢注证发微》。这些医家,这些著作,不仅在中医史上占有重要地位,而且至今仍然是研究《黄帝内经》的宝贵文献。所以我说不但是研究《黄帝内经》在临床应用当中作出贡献,即使是专门研究这部书,同样对中医作出贡献的医学家并不少。现代中医教育家任应秋先生,一生著作三十余部,他这些著作不仅皆以《黄帝内经》的理论为主要依据,而且还专门写有研究《黄帝内经》的著作。比如《病机十九条临证分析》,病机十九条那就是《黄帝内经·至真要大论》的十九条病机,任应秋先生加以研究,加以分析就作一部著作。任应秋先生还写了《黄帝内经章句索引》和《黄帝内经研究论丛》。尤其不可忽视的是研究《黄帝内经》的不仅仅是我们中医学界,自古以来就有很多其他学科的专家,对《黄帝内经》进行研究,或者说加入研究《黄帝内经》的行列,而且取得可观的研究成果。据我们统计,到1990年,古今有关研究《黄帝内经》的著作就有四百余部。正是由于《黄帝内经》的理论及其所构建的学术体系,造就了无数的中医学家,保证了中医学不断地发展与进步。所以自从1956年我们国家成立中医大学开展高等中医教育开始,《黄帝内经》一直被列为中医专业教育的必修课和主干课程,由国家组织编写本科生的教材已经修订了七版。这些教材和其他刚才我所说的四百余部的专著一样,都是研究《黄帝内经》,是《黄帝内经》学术不断发展的一些重要的文献、重要的材料。这就是我首先要向大家介绍的《黄帝内经》的一些基本情况,以及它在中医学当中的地位问题。

下面谈一下,这是一门怎样的课程,应该怎样学习的问题。现在《黄帝内经》这门课程和《中医基础理论》课程合起来叫做“中医基础理论”学科。这是国家教育部门规定,是这样一个学科界定。但是从课程系列来说,《黄帝内经》又不同于中医基础理论课。中医基础理论课是大学本科生的前期课程,也就是入了大学门不久就要讲的课程。而《黄帝内经》课是提高课,所以这两门课程它是有区别的。当然《黄帝内经》这门课程,它的内容主要是限定在研究《黄帝内经》及其有关的研究成果方面。作为后期课,它的内容要求也与前期课不同,刚才我谈到,所谓后期提高课,第一是要提高中医理论的水平;第二是提高运用中医理论分析和解决临床实际问题的能力,也就是学了这个看病看得会更好,或者防治疾病技术更好;第三是提高和扩大与中医学相关的理论和知识,就是扩大知识面的问题。当然同时也培养了学生学习和研究中医的一些能力。在这个课程性质和教学要求的基础上,提出几点学习方法供各位参考。

第一,抓住重点和关键:学习任何一门学问,抓重点和关键都是一个重要的方法。《黄帝内经》课作为后期提高有它特殊的重点和关键问题,就整体而言,由于它首要的教学目的是提高中医理论水平,因此课程的重点应该是教材当中的第二篇,所谓中篇。从《黄帝内经》原文中选出一些重要内容来读,这是重点问题。关键问题是什么?关键则是本书上篇的第二章,也就是学术体系的问题。因为只有掌握了这个学术体系以及它的一些特点之后,在研究、学习《黄帝内经》时,才能够更好的理解和掌握它。比如有一个特点是从整体角度把握生命规律,其体现在藏象的理论中,便把人体和外界作为统一的整体来认识。只有抓住这个关键的问题,我们才能够很好地学习藏象。

第二,要善于对比与思考:这一点作为学习方法也是值得注意的,特别是对于相关的两个或者数个理论;对同一理论当中的两个甚至于数个不同的解释,这就是一个特点。同一个问题《黄帝内经》本身就会有不同的说法,后世医学家对同一个理论又有不同的解释,这是很自然的。换言之,如果说一加一等于二,那就不是经典。据我所知,很多经典问题,都具备一个特点,它都是大的原则的问题,可以从不同的方面去分析它,都有可能是对的。因此我们读书,特别读《黄帝内经》,不要希望你教我一个,我就记住了,不会再有别的了,不可能,那就不叫经典了。因此我们在学习的时候要注意,《黄帝内经》本身关于这个问题有几种说法;关于每一个理论,后世医学家有一种解释,有两种解释,有三种解释,甚至七八种解释的都有。其实这都是正常的。很可能七八种解释各有其合理的一个侧面,当然不能说怎么解释都对,那当然不对。但不论怎么解释,只要是符合《黄帝内经》理论体系的,符合中医临床的解释都是对的。不符合《黄帝内经》理论体系的,不符合中医临床实践,怎么解释都是不对的。所以对那些不同的东西我们在学习的时候应该加以对比,怎么会出现这样的差别呢?特别是根据我们所学过的知识,中医基础理论知识也好,其他中医课的知识也好,和《黄帝内经》讲的有哪些区别呢?要善于对比,善于思考。思考什么?思考它产生的不同的背景是什么?这样的话,认识就会更深刻一些。比如说关于五脏和四时相应,肝心脾肺肾和春夏长夏秋冬怎么相应?在《黄帝内经》本身就有两种,一个说是脾应长夏,也就是四、五、六月是夏季,按农历算,六月份,也就是夏季最后一个月份叫长夏,说脾主长夏,这是《黄帝内经》的一个说法;《黄帝内经》还有一个说法呢,叫"脾不主时而寄旺于四季之末各十八日",不单独主一个时令,而在春夏秋冬每个季节最后十八天归脾所主。这都是《黄帝内经》的理论,它就是有两种关于脾主时的问题,那么我们就要分析为什么出现这两种认识,这两种认识有什么共同点,这在学习当中应该加以对比分析的。

作为学习方法的第三点,是要注意理论与实践的联系:因为本课程叫提高课,提高什么?说提高理论。提高理论为什么?最终还是要落实到实践当中去吧。所以作为学习方法要注意理论与实践的联系。当然也只有通过联系实践才能更深刻地理解《黄帝内经》当中的一些重要的理论。不过,所谓的实践应该包括学生本人的实践,也包括学习他人的经验,那么可以肯定,作为学生实践经验是不多的。因此还要注意学习别人的经验,学习书本的经验,把这些经验和理论联系起来,那样的学习才能够更深刻,才更能够掌握理论的内涵,理论的真实意义。比如说联系问题,《黄帝内经》中有这样一个理论,叫"魄门亦为五脏使",魄门就是所说的肛门,这肛门可不单纯是排出糟粕的用处,它还能反映五脏功能,魄门的起闭是否正常它是和五脏的功能直接相关的。在学的时候应该联系过去学过的诊断学,诊断学上为什么要说一问寒热,二问便? 是要问整体的情况,从大便的情况要了解人体五脏的情况,这就应该加以联系来认识,和书本的经验来加以联系的。当然各位如果有临床机会的话,和临床联系起来,那对学习《黄帝内经》的理论更为重要。不过,因为我们有时候受到一定限制,比如你没有医师执照,老师又不在场。但有些东西可以自己实践,我们学了《黄帝内经》有关养生的理论,它说要恬惔虚无,要精神内守,要心情保持愉快,这个实践人人都可以做。要把理论和实践有机的联系起来。

第四点是理解与记忆:无论是加深理论的深度,还是增加知识的广度,都必须建立在正确的理解基础之上。我们学习《黄帝内经》这门课,应该理解其中重要的理论,重要的原则。换句话说,不理解的理论是不能用的,是死板的理论。但是在理解的基础上,还要强调记忆,有些重点的内容应该熟记。在讲课当中会提出来有些是应该熟记的,有些是应该背的,在理解的基础上要熟记。如果说我就理解了,但是没记住,好吧,看起病来,想不起来了,现场翻书可是来不及,熟才能够生巧,才能够把这个理论很好地应用到实践当中去。我带过一些年轻的医生实习,有一些很常用的方子,让他们写,他们在那儿想来想去地凑药,总是凑不全。问他学过没有? 学过。没记,仅理解了。这个仅理解了不如熟记的好用。所以在学习《黄帝内经》的时候,同样是在理解的基础上对一些重要的经文要熟记,要背诵。考试的时候也会有填空题,你不背,反正这字填不对。

第五个学习方法是总结与习作:在学习到一定阶段的时候要注意总结。学过这一节、这一章重要的东西是什么? 难点是什么? 哪些有自己的理解了,还存在一些什么问题? 得总结出来,简化出来。学习过程总是要从少到多,同时要从博转约。我们学了一节,学了一章,那都是慢慢学,由少到多了,但是多的时候你还得要约。相对的博也要把它约一下。约是什么? 抓住要点。这个就需要总结的功夫,把学过的东西条理了一下,抓住要领了,对临床使用这些理论或者将来复习功课,都是非常重要的。同时还要习作,习作就是练习写作。因为是后期提高课了,应该练习写作。写什么? 写学习心得,在学习过程当中,学习方法很好,或者说有些什么体会,都可以作学习心得。要写,写是一种锻炼。甚至发现一个问题,想深入研究一下,不懂就查阅有关资料,上网查也行,或请教老师、请教同学。就这一点,把它博起来之后你再写出来。如果提出的观点是新的,而且又能够较好地论证了这个观点,就是很好的一篇论文。所以练习写作对于学习《黄帝内经》课来说,也是十分重要的,对我们的提高是很有益处的。

下面介绍一些参考书。除了我们有这个课本之外，还有些参考书，比如我提到的《黄帝内经太素》这本书，对于学习和研究都是很重要的。是唐代杨上善所著。科学技术文献出版社，在 2005 年有修订版推出，这部书是系统分类研究《黄帝内经》的第一部著作，它要比王冰的《黄帝内经素问》还早，所以参考价值是很大的。再有就是《黄帝内经灵枢注证发微》，明代马莳写的，他虽然也有《素问注证发微》，但是我推荐给各位的是《灵枢注证发微》。《灵枢》注得很有见解，很有发挥，同样是科学技术出版社出版的。还有《类经》，明代张介宾著的《类经》，有上下册，由人民卫生出版社出版。它也是分类研究《黄帝内经》的，注的很流畅，分析得很透彻，很有参考价值。再有就是清代的医学家张志聪写的《黄帝内经素问集注》，和《黄帝内经灵枢集注》。叫做集注，就是集体的著作，是张志聪先生带领他的师弟和学生，集体作的注释，他用《黄帝内经》的理论来注释《黄帝内经》，作为前后联系分析的话，这个书很有参考价值。最新的参考著作就是《黄帝内经研究大成》，本人主编的，是由国内外数十几位专家集体撰著，把《黄帝内经》的主要理论、两千年来研究、现在的认识全部加以整理，加以总结。就其内容的深度和广度而言，它反映了当代的最高水平。《黄帝内经研究大成》是北京出版社出版的。这些就是给大家学习的时候或者说学有余力的时候作为参考用书。

第 2 讲

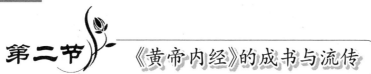

第二节　《黄帝内经》的成书与流传

《黄帝内经》书名的含义，也就是为什么叫做《黄帝内经》？叫《黄帝内经素问》？叫《黄帝内经灵枢经》？其实不是黄帝写的书，为什么要叫《黄帝内经》呢？这是假托，假托黄帝。假托黄帝有什么好处呢？因为黄帝是中国的文化始祖，祖先吧！起码中国人是这样，对祖先都是非常崇拜的，这是优点。黄帝是我们文化的祖先，作为文化界的很多东西就加上黄帝二字，容易流传，大伙信任。黄帝是怎么回事啊？据现代的研究，黄帝是中国古代氏族社会的一个有血缘关系的氏族，当然是很大一群人，叫黄帝族。但是在后世，逐渐地把黄帝比喻为是一个贤明的君主，把这个氏族创造的一切东西就归功为贤明的君主。或者说那是一个历史时代，文明在产生、在发展的那样一个时代、那样一个氏族，形容成是一个贤明的君主，说是黄帝，作为一个代表吧！司马迁的《史记·五帝本纪第一》说黄帝是"少典之子，姓公孙，名轩辕"，所以现在我们常说轩辕黄帝。

对黄帝的描写,司马迁的描写是"生而神灵,弱而能言,幼而徇齐,长而敦敏,成而聪明"。说黄帝生下来就非常灵敏,有"神灵";年龄很小就善于言辞;等到年龄长大一些了,就是很敦厚、很敏捷;到年龄长成了,他就很聪明。那《黄帝内经素问·上古天真论》是怎么描写的呢? 只有一句话不同,《上古天真论》说"昔在黄帝,生而神灵,弱而能言,幼而徇齐"。想问题很周到,思维很敏捷,称徇齐。"长而敦敏,成而登天",《黄帝内经》上最后一句话叫"成而登天"。说长成之后,登天子位。最后一句,《史记》说"成而聪敏",《黄帝内经素问·上古天真论》说"成而登天",其他都相同。关于黄帝,不是姓公孙吗? 为什么说是姬姓呢? 因为他长时间居住在姬水这个地方,过去人们居住在哪就又以地址为姓,长期居住在姬水这个地方,所以说姬姓。后来故事传说当中,说黄帝和炎帝战于阪泉,打完仗之后,两个族就融合在一起了,就成为中华民族的始祖了。当然这历史传说中还有黄帝战胜蚩尤于涿鹿之野,然后天下诸侯就奉黄帝为天子,说有"土德之瑞"。土色黄,所以叫黄帝。传说黄帝那个时代,开始造车、造船、做弓箭;发明了文字,黄帝要仓颉创造了文字;说还有嫘祖养蚕,嫘祖说是黄帝的正妃,嫘祖养蚕,养蚕就织成绢,又染五色衣裳;还有隶首算术,让隶首来研究算术;还有岐伯内经,就是我们现在读的《黄帝内经》。传说是在黄帝时代发明出来的,所以说那个时代是中华民族文化的起源。是中国文化发明的创始阶段,是非常重要、非常宝贵、非常受后人崇拜尊敬的时代。当然,黄帝还有陵墓,在陕西桥山。现在西北很多地区都是干旱,树木都很少,可是黄帝陵的周围几公里森林茂密,那个地方水土就没有破坏,原因可能是,一是那个地方风水选得好,一是几千年来,人们再砍伐、再战乱,但在祖坟上不破坏,不砍伐。所以那几平方公里,那个桥山,是森林茂密,非常漂亮的地方,就是中华民族崇尚祖先,才给我们保留了很多的文化遗产。医学著作为了让它很好地流传,也托名黄帝,所以就叫《黄帝内经》。

为什么又叫《黄帝内经》呢? 在《黄帝内经》同时代还有其他医学著作,有《黄帝外经》、《扁鹊内经》、《扁鹊外经》、《旁篇》等七部医学著作。但那些著作都已经失传,唯独《黄帝内经》存于今世。但是这话说回来,为什么叫《内经》、叫《外经》呢? 这个"内"和"外"据考证没有太多的深意,只不过像现在我们写书分成上篇、下篇而已。因为尽管《白氏内经》、《白氏外经》、《扁鹊内经》、《扁鹊外经》这些医书失传了,但是在中国其他古籍当中,还有很多这样的分类方法。比如说庄子有《内外篇》、韩非子有《内外储》,都是以内外来分的,这些书它们在分内外的时候,没有太多的深意,只是分成上下篇,这样一种意思而已,所以《黄帝内经》的"内"字不具备更深刻的含义。而"经"字,倒是很重要的。"经"的本义是丝织品的纵线。横的叫纬,竖的叫经,但是纵线又可以引申它就是主干，再引申那是基础的，是最原则的、最重要的那就叫经，所以到文献上一称为经的，就是最重要的原理、最基本的理论，就是必须遵循的，这就是经。也就是说，《黄帝内经》是研究医学理论的最经典的东西，最根本的重要的原则，所以把它称之为经。

《黄帝内经》，是由两部书组成的。一部叫做《黄帝内经素问》，一部叫做《黄帝内经灵枢》。为什么叫做《素问》呢？过去的解释有很多种，有一种解释说黄帝与岐伯平素问答之词，所以叫《素问》。这种解释不是太全面。到底为什么叫做《素问》呢？《新校正》讲的很有道理，《新校正》是宋代校正医书所写的文字。《新校正》关于《素问》这个名称引用《乾凿度》语：“夫有形者生于无形，故有太易，有太初，有太始，有太素。太易者，未见气也（那是最古老的时候了）；太初者，气之始也（叫太初，这宇宙之间它有气）；太始者，形之始也（叫太始，出现形体了，不但有气，气而且能成形了，从那就叫太始）；太素者，质之始也（太素，不但有形，而且有质存在，素是质的意思）”。《素问》，“问”，还是学问的意思；素，就是质，因为研究质的问题。研究什么质呢？看来就是研究人体的质。人体的质是什么？体质、气质、生理、病理都有质之存在，有了形质存在，才有其他一切可言。有了人的形体，才能研究人的其他学问。说“气形质具”，气和形体、和质都具备了，“而痾瘵由是萌生”，疾病才开始萌生，“故黄帝问此太素，质之始也”。这是《新校正》说为什么叫《素问》。换句话，《素问》就是研究人体的生命规律、生理、病理以及治疗等方面的规律，所以叫《素问》。

还有关于《灵枢》。这个书的命名有个流传过程，当然就这两个字来说，灵就是灵验，枢就是枢纽。也就是说，它里边讲的主要是针刺经络穴位问题，是针刺治疗疾病，经络对人体来说作为一种枢纽，用起来非常灵验，可以理解为是《灵枢》。但是这个书名是有几个转变。一开始作为《黄帝内经》，《素问》有九卷，《灵枢》也有九卷。《灵枢》这九卷当时没有名称，就是因为九卷书，所以当初叫《九卷》。刚才我引证张仲景的《伤寒杂病论》原序，他不是说“撰用《素问》、《九卷》”吗？其实《九卷》，就是《灵枢》，最早的时候，这部书，没有书名，由于共有九卷，所以就把它叫《九卷》了。因为其内容以经穴、针灸为主，所以又叫《针经》。

唐代王冰把《九卷》这个名字改成叫《灵枢》的，因为王冰是信道教的，灵、枢颇似道教书名。《灵枢》、《素问》两部，每部各有八十一篇文章。为什么各有八十一篇文章呢？因为九是数之极，最大的就是九，九九八十一篇，表示医学理论是天地人无所不包，最完善。

下面我们再讲《黄帝内经》的成书年代以及作者的问题。关于这部书的

11

成书年代，古来有三种说法。第一种说法，那是非常伟大的书，所谓"三坟之书"，就是黄帝、伏羲、神农文化，那叫三坟，最大之意，黄帝之书是三坟书之一，认为是黄帝时候写的书，别人写不出这么高明的著作。当然说是黄帝所写的书看来也不是太可靠，因为黄帝那个时代文化创始阶段，没有可能写成这样完善的医学著作。第二种认为是春秋战国时代，春秋战国时代形成的书有没有可能呢？有可能。因为我们读《黄帝内经》一百六十二篇文章中，确实有些篇从文字、语言、用词以及社会背景，确实涉及到春秋战国了。但是话说回来，文章可能是那个时候的，因为春秋战国本身就几百年了吧！《黄帝内经》里，据考甲篇是在前几百年的，乙篇是后几百年的，相差时间很长，所以说春秋战国文章是有可能的，但是它没有形成一部书。换句话说，那个几百年当中所形成的东西，它不可能是一个人写的。所以有一个最简单的结论，就是《黄帝内经》"不是一时之作，亦非出自一人之手"。但是到底应该是什么时候才把它汇集成册的？也就是说《黄帝内经》或者是论文汇编吧！什么时候编成而作为一部书出现的？这个就是要研究的问题了。《黄帝内经》这个书名最早是见于班固《汉书·艺文志》。班固是根据《七略》这部书"删其要"而成。《七略》是什么时候的？这个书是刘向和刘歆父子作为图书分类目录来做的，刘向和刘歆父子领导这项工作，主持这项工作。而分工来校正医技类的是李柱国。李柱国校医书的时间，是西汉成帝河平三年，也就是公元前26年。《黄帝内经》最晚它也得在公元前26年就成书了，不然的话，《七略》上不可能写，《七略》不写，《汉书·艺文志》也不可能写。这是说《黄帝内经》成书的下限问题。而上限在什么时候呢？最早应该在什么时候呢？我们分析，认为最早也早不过司马迁写《史记》那个时候。为什么呢？司马迁写《史记》记载的医学专家不少，如公乘阳庆、仓公、扁鹊等，可是就没有记《黄帝内经》。司马迁他把全国的很多书都搜罗过来，作为皇家收录应该收得很全的，所以说早不过司马迁写《史记》。司马迁《史记》是在监狱里写的。他什么时候入的狱呢？是公元前99年，这样推论的话，《黄帝内经》这部书最早的出现时间也不可能早于公元前99年，最晚出现的成书的时间也不会晚于公元前26年，就在公元前99年到公元前26年这段时间，《黄帝内经》问世。标志着中国医学形成为独立的一个学科。

　　除了这样的一个基本的推论之外，还有一些其他的旁证材料可供参考。比如说1973年，在马王堆3号墓所出土的简帛医书有《足臂十一脉灸经》、《阴阳十一脉灸经》、《五十二病方》、《脉法》、《导引图》等14种医书。这些医书存在墓里面，墓主人是西汉初年封于长沙的轪侯利仓之子。下葬的年限是什么呢？是汉文帝十二年，即公元前168年。也就是说，在马王堆3号墓所出土的这些医学文献不会晚于公元前168年,但是这些文献从医学角度看它是很简略的。就从经脉来说,它是《足臂十一脉灸经》、《阴阳十一脉灸经》。我们大家熟悉《黄帝内经》里面关于经脉占主导地位的是十二经的理论,最完善的是《灵枢·经脉》,十二经既分了阴阳又分了手足,阴阳、手足同时又和脏腑联系。可是3号墓里面出土的没有这么完善的名称,而且是十一条经脉。我们说十二条经脉是比较完善的,和三阴三阳都比较好配合,和手足也好配合。从医学理论粗略与完善来看,十一脉灸经这个理论肯定要早于十二经脉的理论,作为一种旁证,它是早于《黄帝内经》的。我们再从《黄帝内经》的理论体系来看,全书一个重要的学术特征是广泛深入地运用了阴阳学说和五行学说。在很多篇都涉及到这个问题,而阴阳、五行的理论它是一种哲学思想,从中国的哲学思想发展史可以看到,阴阳学说和五行学说它们都有古老的源头,并且在很长的历史时期之内各自是独立发展的。这两个学说的结合,或者说两个学说的合流,是始自战国末期的阴阳家邹衍。因此,《黄帝内经》这么灵活而准确地应用阴阳五行学说,应该是在战国末期之后才能达到的水平。换句话说,《黄帝内经》所采用的,正是汉代流行的阴阳五行学说。因此说《黄帝内经》这部书的形成,我们现在把它定到西汉时期。而且所收录的这一百六十二篇文章,前后可以相差几百年。

下面想初步谈一下《黄帝内经》的流传。《黄帝内经》有两部书,第一部是《素问》。虽然张仲景在写《伤寒杂病论》的时候,是用《素问》和《九卷》,作为重要的参考书,但是在流传过程当中,刻在竹板上,或者是用纸张,当然条件比较差,常有散失、有错乱。所以到唐代的时候,这个本子就比较乱了。多亏了王冰,号叫启玄子。你看那个号就是道家的号,叫启玄子。王冰在唐代的宝应年间,他面对着残缺不全的《素问》流传本,感到挺苦恼,当看到他的老师张公家藏的秘本非常好之后,他就以"张公秘本"作为蓝本,参校着其他的版本,作了整理、注释和编排次序,因为原来的篇目也比较乱,有的同一内容两个篇名,有的同一篇名两个不同的内容,有的句子也念不通了,他都作了很好的整理。所以这个书的名字叫做《黄帝内经素问》又注明是王冰次注,就是王冰编排次序,加以注解。这是现在我们所能读到的《素问》,所以王冰这个本子是有相当的权威性,除此之外没有完整的《素问》了,尽管杨上善比王冰还早,但杨上善是把《黄帝内经》的《灵枢》、《素问》根据内容分类了,不是按原篇下来了,所以现在我们能读到《素问》,应该感谢王冰。王冰在整理过程当中,有的地方念不通他要改,要注释还要整理。在整理的时候,他把原来的字用黑笔、墨笔,他自己改的地方用朱笔写成红字,以示区别。可是在传抄过程当中,这几百年下来,红字也给抄成黑字了。所以尽管我现在看来有些原文的字可能是王冰改的,但那是猜测,有的很明显知道是改的了,有些就看不出来,所以哪是红笔王冰改的、哪是原文的,一时也分不太清楚,因此《黄帝内经素问》我们读到的是王冰次注的。现在见到最早的版本大概是明代的版本。《素问》一直流传下来了,但是有一些丢失,王冰把九卷改成二十四卷了,后来其中第七卷丢失了,到宋代之后,补上两篇,叫《素问遗篇》,两篇是《本病论》和《刺法论》。加上这两篇是八十一篇。不仅如此,《黄帝内经》当中还有讲五运六气的七篇大论,专家们研究也不是《黄帝内经》原来的文章,而是王冰补入的,当然王冰补入这七篇大论,大约是汉代研究五运六气的文章。

关于《灵枢》的问题。《灵枢》在历史上它曾经叫过《九卷》,叫过《针经》。还有一段历史在王冰之前叫做《九灵》。王冰把它改成叫做《灵枢》。但是在北宋的时候林亿他们校医书,当时已经找不到《灵枢经》,现在我们读的是北宋时高丽国所献,用来换中国的《资治通鉴》。当时有的大臣认为不能换,治国方略不能交给他们,但是皇帝最后还是决定换,把《灵枢经》换回来了,这是《灵枢经》的历史。但是又有一段时间找不到了,因为北宋之后,战乱纷繁,又丢失了。现在看到的是南宋时候,史崧的家藏本。这就是《灵枢经》名称及其流传的大致情况。

14

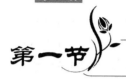

第二章
《黄帝内经》的学术体系

第3讲

第一节 《黄帝内经》学术体系的结构与形成

一、《黄帝内经》学术体系的结构

《黄帝内经》学术体系的结构从两个方面来谈。一个是医学理论的结构问题。主要是藏象,或者藏象学说,也有人说应该叫藏象理论。应该包括经络学说,但是由于经络学说具有相对的独立性,所以在历版的教材都把藏象、经络分成两章来讲。包含有病因、发病、病理、传变,这些都属于病机。病证,《黄帝内经》里包含有很多种病证。诊法、治则、疗法,疗法就是一些治疗具体的措施,比如说针刺方法,还有取嚏疗法、寒冷疗法、饥饿疗法、洗浴疗法,艾灸等具体的疗法。再有就是养生,又叫摄生。第二个讲医学的基础。基础是什么?是哲学、天文历法、地理气象、数学、社会学等。也就是说在《黄帝内经》产生的时代其他相关学科,这些都是作为医学基础存在的。如果没有其他相关学科,《黄帝内经》也不可能产生。或者即使有些医学著作出来,也不可能有这样伟大的成就。作为医学基础,第一点是哲学问题。《黄帝内经》里面哲学的观点是非常多的,有阴阳学说,有五行学说,这都是古代的哲学思想,在《黄帝内经》里是普遍被采用的。换句话说,如果没有这样丰富的比较系统的哲学作为基础,医学理论就不可能那么高明。还有天文历法,地理气象,《黄帝内经》引用这些内容的时候,是作为一种工具来使用,用来说明医学当中的问题,说明人体的生理、病理问题,说明治疗、预防的问题。历法、地理、气象,这些古代的科学知识,都在《黄帝内经》理论里边有相当多的反映。还有数学、社会学,包括教育、军事、民俗、语言、文学等各个方面,都用到《黄帝内经》里来。

二、《黄帝内经》学术体系的形成

《黄帝内经》学术体系的形成,既有长期的医疗实践作为基础,又与古代的人文自然学科知识的渗透,特别是与哲学思想对医学的影响分不开的。

1. 医疗实践的观察与验证　其一,是解剖学基础。《黄帝内经》理论的产生,学术体系结构的形成,解剖是一个基础。虽然在中医学发展过程中解剖不占很重要的地位,但是就其最初产生的那个阶段是离不开解剖,或者说离不开形态的,因此强调解剖在《黄帝内经》里有明显的反映,比如《灵枢·经水》篇上说:"若夫八尺之士,皮肉在此,外可度量,切循而得之,其死可解剖而视之,脏之坚脆,腑之大小,谷之多少,脉之长短,血之清浊,气之多少,……皆有大数。"那么从这里看,还是强调了解剖,同时,也认为解剖在医学当中是重要的问题。同时,大体的解剖还是比较好掌握的,在公元前那样的一个时代,没有也不可能用显微镜,但大体的观察还是很细微的,如说肠道与食管长度之比,是 55.8:1.6,也就是说肠道的总长度是 55.8 尺,食道从咽到胃上口这段,长度是 1.6 尺,这当然是古代的度量衡,我们是讲的比例问题。它和现代解剖学的比例是基本一致的,也就是说按 55.8:1.6,近似于 35:1,而现在解剖学这个比例大约是 34:1。在《灵枢经》的《肠胃》篇和《平人绝谷》篇,都有关于这个解剖数字的记载。《肠胃》篇说,从咽到胃,实际上这是食道,是一尺六寸,说小肠的长度是三丈二尺,回肠是两丈一尺,广肠是二尺八寸,这样小肠、回肠、广肠,整个肠管的长度是 55.8 尺。中医学直观解剖方法在那种历史条件下,是行不通的,于是乎就求助于理性的思辨,从而使中医学走上了"精于气化,略于形质"这样一个独特的发展道路。确实是,我们中医先生们看病的时候,看没看到解剖?看到了,但他更多想到的是整个功能的问题,人体的气化问题。但是从医学理论产生,从《黄帝内经》学术体系形成来说,解剖仍然是一个重要的基础。

其二,是人体生命现象的观察。既有医学的观察也有生活的观察,生命现象人们可以看到很多的问题,《灵枢经》说夏天人就出汗,人出汗的时候尿就少,天冷的时候人就没汗,没汗的时候尿就多,那它认为人与自然界关系很密切,冷热对水液的代谢影响非常大。这些问题是从生活现象上观察得到的。再比如有人一生气,眼睛瞪起来,眼睛就红了,头就发晕了。当然也有人一生气就两胁发胀了,那么就把肝和怒联系起来了,肝和目也联系起来了,把肝与眩晕,与两胁胀满,都可以联系起来了。所以从生命现象的观察当中,也是医学理论产生的一个很重要的方面。又比如说人一受了寒,鼻子不透气了,流清鼻涕了,咳嗽了,怕冷了,就把肺和皮毛、肺和鼻等等一系列联系起来。把这些东西联系起来积累的经验很多了,逐渐地上升为理论,这也是理论体系形成的一个重要的基础。把这些系统的有序的观察再经过理性的思维,进而整合为藏象学说中的各种功能模型。藏象学说中肝模型,或者叫肝系统。就不是解剖的肝系统。

其三,就是医疗实践的反复验证。是更重要的,这是有意识、有目的的观察。通过医疗实践的观察,把一般的医学知识逐渐上升到理论层面上来,形成了理论,或者说发展成为学术体系。这个过程当然是相当长的,是经过反复的验证,去粗取精,去伪存真这样一个长期的观察过程。但是这样形成的理论是非常可靠的,因为它有广泛的实践基础,这就造就了中医学经验知识与理论的客观真实性。《素问·玉机真脏论》说人在有病的状态下,很多情况都是危险的,举个例子说"五实死,五虚死",同时在一个病人身上见到五种实性的症状,这个很危险。因为五脏都被实邪所充斥了,这个病是很难治愈的,所以它说"五实死"。当然《黄帝内经》所说的"死"无非是难治而已,并不是一定理解为就得死。古代的医学家也曾经说过,《经》言其必死,其实治疗得法,有可生者。"五虚"就是五脏皆虚,肝心脾肺肾五脏之气都已经很衰弱,这个病也难治,因而说"五实死,五虚死"。但是后来紧接着《黄帝内经》就说"有可生者",说"身汗、得后利,则实者活",身上出汗了,大便通畅了,尽管是五实证,也可以活,这是实践中观察来的。那么如果上升到理论上,实证如果表实的出汗,邪气就从汗解了。如果是里实的,"得后利",大便通畅了,里实邪也可以排除了。就是说邪有出路,尽管是五实证,也可以有恢复。"浆粥入胃,注泄止,则虚者活"。人能够吃些好消化的东西,可以补胃气。胃是后天之本,是五脏六腑之大源,这是正气有来源了。"注泄止",本来五虚当中有一个泄泻不止,越来越虚,这是难治的。泄泻止了,不再消耗了,所以这个五虚证也可以恢复,所以说"浆粥入胃,注泄止,则虚者活;身汗、得后利,则实者活"。那么这些既是理论问题,又明显的是从医疗实践观察中得来的,这就又是理论问题了。我们在临床看病的时候,各位不也得这样,实证你得想办法,让实邪有出路才行。那些虚证,得想办法让正气逐渐恢复起来,才能治得愈。所以它又是一个重要理论问题。

2. 古代哲学思想的影响　在《黄帝内经》形成的时代,中国的哲学中有精气说、五行说、阴阳说,还有一些道家的理论。这都是作为哲学思想对《黄帝内经》的形成,或者说都对医学理论的形成起了很重要的作用。大家印象最深的就是阴阳五行,你看《黄帝内经》几乎所有的篇章里都有这个问题。用阴阳五行作为哲学思想的指导,当然,它又把一些阴阳五行的内容直接引用到医学本身里来,而不单纯是个哲学思想指导的问题。即在《黄帝内经》中,它既把它作为哲学思想来使用,又把它作为医学理论的具体内容。你说肝阴肝阳,心阴心阳,它就不是单纯的哲学问题,有没有哲学问题在这里呢?它也有阴阳的关系问题,但是它又是医学的具体问题。所以古代的这些哲学思想对我们

17

医学理论的形成，对我们《黄帝内经》理论体系的形成，影响非常大，而且它直接渗透到医学具体内容里来了。

关于这些思想影响的第一点，是观象明理和思维模式化。这个理是指的功能、作用、运动形式，也就是所说的功能性的原则。应用古代的这些思想导致了我们中医理论有这样的一些特点，比如说藏象学说的创建，那就是从观象明理作为主要的一种思维方式。观察这种象，外象，表现，来推断它的理是什么，所谓观象明理嘛，看看人的面色，想想这个面色跟血脉有关系，然后就联系到和心脏有关系，说心之华在面，等等。所以藏象理论的产生和它的形成，就和观象明理的这种思维方式非常密切，没有那种哲学上的思维方式，就产生不出来这样的藏象学说。当然，藏象的产生也绝非是短期内形成的，它是经过长期的医疗实践、生活实践、治疗方面的观察，从生理、病理、诊断、治疗各方面的观察逐渐积累，逐渐地去粗取精，修正完善，才形成了这样一个理论。而且这个藏象学说是《黄帝内经》理论体系的核心内容，渗透到所有理论的全部，你看，中医理论哪个部分不含藏象？藏象本身就包含着经络，离开了藏象和经络，能谈什么问题？谈诊断？诊断要有个部位，那部位首先是脏？是腑？是经？是脉？是络？是气？是血？是津？是液？气血津液也是藏象的内容。诊断离不开当然治疗也离不开，治疗是随诊断走的。藏象经络主要是谈生理的问题，那跟养生就离不开了。养生不是要保持生理的正常吗？所以不管是生理、病理、诊断，乃至于治疗、预防，全部中医理论，就离不开藏象。因此说，藏象是《黄帝内经》理论体系的核心，而它的形成，就是和古代的观象明理的思维模式分不开的。

还有辩证思维，辩证思维最突出是《周易》，也是影响《黄帝内经》理论体系形成的一种重要的思维模式。那么具体的又分成了整体思维和变易思维。《黄帝内经》理论当中考虑什么问题都很少说局部就是局部，它在看局部的时候，往往是从整体的角度来看这个局部的。所以整体思维是我们所谈到的天地人三才，观察问题的时候把天地人联系起来，不但是把这个人体看成是一个整体，同时又把天、地、人、外环境，包括社会都看成是一个整体来考虑每个具体问题。比如临床看病，你要看到病人的局部症状，又要想到他的全身气血阴阳，还要想到他周围的社会环境，所处的社会地位，所从事的工作性质，同时还要考虑到自然环境是春夏秋冬，是南方北方，地域环境，所以才有同病异治，异病同治，才有因人、因地、因时制宜，这不都是中医很重要的特色吗？而且这个特色，就是一个整体思想，或者整体思维在那里起的作用。因此我们在辩证思维里第一条要提出来的，影响《黄帝内经》理论体系形成的就是整体思维，从整体角度来认识问题。

再谈变易思维。变易就是变化,《周易》很重视,各种爻、各种卦那是在不断地变化,讨论的是变化的问题,研究的是变化的规律。《系辞上》说:"知变化之道者,其知神之所为乎?"就是卦象之间的变化,可以用它来反应自然以及人事的变化及其规律。《玉机真脏论》说"神转不回,回则不转,乃失其机",这句话就是反映变化嘛,一切都是在运动变化当中的,这是《黄帝内经》的基本观点,也是《周易》的基本观点,健运不息,只有运动不息才是正常的。"神转不回",它都是在有规律地运转当中。回就是逆,逆行的,应该正常的有规律的运行,而不能逆行,不能逆乱。"回则不转",逆乱了当然不能正常运行了,其生命之机,气血之机,神机,就失掉了,生命就完结了。所以把运动、变化看成是正常的,因此我们中医在看病,在认识问题、分析问题的时候是要从变化的角度去看。从运动变化当中来观察事物,来观察生命运动,这又是一个《黄帝内经》的特点,中医的特点。这个特点的产生,同样是受古代的哲学思想的影响。

还有一个影响《黄帝内经》理论体系形成的思维方式的问题,是相成思维。相成思维是说的相反相成,因为相反所以相成,不要认为相反就是坏的。没有相反就没有相成,阴阳对立,阴阳相合,没有这阴阳对立就没有阴阳的统一。换句话说,没有阴就没有阳,它不对立了,不对立不就没有阴阳万物了。五行生克也是,没有生不行,没有克也不行。生克制化,是个统一协调的,缺一不可的,这叫相成思维,相反相成。这也是哲学思想,又很明显地影响医学理论的产生,影响到我们《黄帝内经》理论体系的形成。

3. 古代科学技术知识的渗透　比如天文历法,在《黄帝内经》里不少的地方用了天文历法,包括星座的运行,日运行,月运行,一天运行多少度,都很清楚的。一年三百六十五度,这是日的运行。日行一度,月亮呢,行十三度而有奇。二十八宿星,北斗七星怎么运转,斗柄指在什么地方就是什么节气,气候应该有些什么变化。中国古代的历法主要实行的是四分历,它是以一个回归年为三百六十五点二五日,也就是三百六十五又四分之一天,主要实行的是这种历法,正是因为一年它有个四分之一日,所以把它又叫做四分历。在《黄帝内经》里,或者在我们中国的历史上,使用的历法既有阳,所谓太阳历,又有太阴历,就是阳历、阴历。月亮为太阴,日为太阳。所以既有按太阳记历的,也有用太阴来记历的,所以阴历、阳历我们都用了。比如有些历绝对是阳历的,说一年有二十四个节气,那就是按太阳,说每年按阳历算就对了。在《黄帝内经》里还有个特殊的历法叫五运六气历,这是《黄帝内经》里记载的,研究五运六气作为一种历法来看待。还有气象学,对于《黄帝内经》理论的形成也有很大的影响。气象对人体生理、病理,对治疗都很有影响的。再有就是地理学,

19

中国古代地理是分为九州,大家熟悉了。同时又看到中国的地理特点西北地势高,天气也寒冷;东南地势低,气候温和。这样的一个地理特点,气候特点,就影响人体的生理,同时也就影响了人体的病理。就影响了或者说就决定着南方、北方治病,不应该完全一样。这对于医学理论的形成是很有影响的,《素问·异法方宜》"异法"就是不同的方法,不同的治法。"方宜",五方不同,治疗上各有所宜。为什么?就是因为方位不同,所以治疗有特殊的方法,这是地理学的影响。当然气象的问题特别表现在五运六气上。五运六气学说根据气象的变化推测疾病性质及应该怎么治疗。比如说今年是2003年,现在还是属于春季,还没到夏季,如果这个节气闹病,或者闹外感病,我们就应该考虑到今年的气象特点。气象什么特点?今年是癸未年,戊癸为化火,按运是火运不济。未,属土,客气是太阴湿土司天,今年上半年是湿气盛,温度不够高,因此今年如果有外感病的话,你要想预防它,除了用一般的预防之外,必须要有祛湿的药,相对一些温散的药,这才是符合今年春季的预防乃至于治疗措施。这就是按五运六气学说来考虑问题的,而不是凡感冒都银翘解毒,凡流行感冒全是板蓝根,那就不符合运气理论。

第4讲

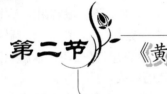

第二节 《黄帝内经》学术体系的特点与学术价值

一、《黄帝内经》学术体系的特点

(一)独特的医学理论

所谓独特的,那就要有参照物,现在最大的参照物就是西医。虽然西医是后传入中国的,但是我们现在在研究《黄帝内经》的学术特点的时候恐怕还是得以西医为参照物。《黄帝内经》是按照自己的思维方式,建立研究的方法。形成了独特的人体观、疾病观以及疾病的防治观。

人体观也就是怎么看人体,简单地说,有两点是突出的。一是把天地人作为一个整体,把人放入到天地、自然、社会之间来看,这是一点。第二个特点,就是认为人体是由气、气机的运动来维持生命的,人体的气机正常运动是有规律地升降出入,这种运动正常,就是正常的人体。现代医学新的观点是把生物、社会看成是统一的。其实《黄帝内经》时候,早已既把人看成生物、又看成是社会的、自然的,一直是作为统一体来看待。这是人体观。

疾病观。疾病观的很重要的一个问题就是和谐观。疾病就是失于和谐，失调了就是疾病。再具体讲，阴阳失调了就是病，阴阳和调了就是健康。包括气血、脏腑，包括天地自然，都可以用阴阳来加以概括。"天地之道也，万物之纲纪，变化之父母，生杀之本始，神明之府也。"可以用阴阳来概括一切东西。那么人体的阴阳平衡、阴阳协调就是健康。疾病呢，阴阳失调就是疾病。疾病很复杂，但是，归纳起来也很简单，就是阴阳失调了。咱们想法把它协调起来，那就治愈了。所以疾病观的很重要的观点就是和谐与失调的问题。和谐就是正常，不管什么，气血也好，说气血多了就很好吗？气血充盛、旺盛是好事，但是过多了，瘀滞了，那不就是坏事了吗？七情谁没有啊？是正常的，但是过分了那不就是坏了吗？高兴好，高兴大了也不好，过喜也伤心，"喜则气缓"，所以那就是失调。在人体观察基础上，结合临床医疗实践，《黄帝内经》根据奇恒常变的观念，确立自己的疾病理论。奇就是特殊，就是奇异，就是不正常的。恒，就是正常的，恒常。常就是正常，变就是变化，变异。常、变是相对的。也就是把正常和不正常相对来看，不正常的就是病，正常的就是健康，就是这么一个观察问题的方法。所以疾病观就是有序、和谐、统一。体内的阴阳之气和谐、有序、统一，那就是健康，反过来，不和谐、失序、不统一了，那就是病态。所以对于疾病的认识，可以说我们中医很提纲挈领了。就看阴阳是否和调，不调那就是疾病。

防治观。防治其实就是从整体的角度，从功能的角度，从和调的角度来防治疾病。疾病的防治观有什么特点呢？就是整体、功能、动态和调。中医防治疾病就是从总体治，你说喝这碗汤下去了，这汤一准到哪里，而不到别处？那不可能。用针也一样，说针刺到合谷只有治牙痛，不治别的？那不见得。应该是从整体的角度，同时更主要是从调节功能的角度来看待，不是说中医只强调功能，没有形体，没有形体哪有功能？但是我们在治疗、在观察问题的时候，是把功能摆在第一位的，注意调节功能。同时又是动态，不是固定不变的，什么病都是在那里变的，说学到一个经验方，有的时候却不灵验，尽管是经验方，它疾病变了，情况变了，环境变了，它还行吗？所以也是要变的，因为客观事物是在不断运动变化的，病人和疾病在不断变化，自然环境、社会环境在不断运动变化，防治的时候，当然也要考虑到这些。比如我举过的例子，按照五运六气来考虑问题，今年2003年（癸未）运气和去年不同了，今年上半年之气是太阴湿土司天，所以今年上半年应该湿气盛，可到下半年呢，就是太阳寒水在泉，下半年就寒冷了，不管上半年（还是）下半年，你凡见感冒都开这个方，肯定不对，所以就要从运动的、变化的角度来考虑防治疾病。还有一个协调，总的是要使人体动态的和调。你要想办法，阴不足了就要补阴，或者阴不足阳太盛的,在补阴同时还要泻阳,总之是让(人体)和调,所以整体、功能、动态协调,这是疾病防治观的重要问题。不论是寒者热之,热者寒之,虚者补之,实者泻之,都是在搞协调,都是在搞平衡。至于标本、缓急,同样是视疾病的具体情况,有缓有急,有标有本,以达到整体功能动态的协调。

正是因为有这样的一些基本观点,所以说中医在诊治疾病方面都有特殊的地方。换句话说,就和西医不一样。当然,对有些病可能看法是一致的,有些病的观点不见得一致。大叶性肺炎西医都使用青霉素,中医治大叶性肺炎你都使用麻杏石甘汤,恐怕不行,对证了哪个方子都能使、都行;不对证哪个方子都不能使。必须针对具体情况有所变化。这个就是学习中医要必须知道的特点。当然,这个特点是我们的优势,这个方法解决不了,还有那个方法解决,思路很广,思路很宽。但是也有缺陷,很难掌握,希望老师教一个方子,一辈子都使这个,什么病都治得好,中医办不到。当然西医也办不到。相对来说,中医治法的活动的范围更大,对学习者而言,难度确实是比较大。

(二)方法论的特点

所谓方法论,就是关于认识世界和改造世界的一般方法的理论,对我们医生工作而言,怎么样认识疾病,怎么样治疗疾病和预防疾病,怎么样保卫人身体健康的方法和理论。当然,我们说从层次上来讲,有哲学方法论,一般科学方法论和具体学科的方法论,中医的方法论是和中国传统的文化有密切的关系,或者说,中医学是中华民族文化的一个重要组成部分,它的方法论就和中国传统文化密切联系的,因此我们学起来觉得很自然,我们历代,分析问题、认识问题的方法就这样传下来的,所以从方法论考虑中国人学习中医应该说相对容易得多,这里我们把它归纳为三点。

第一个特点是从功能角度把握生命规律。重视的是功能,把形体摆在第二位。因此有的时候是靠 X 光查不到的,用 CT、核磁查不到的,中医查出来了,为什么查出了? 它是从功能角度考虑了。举个例子,《伤寒论》所说的少阳病,"心烦苦满,默默不欲饮食,往来寒热",脉象弦,还有口苦,咽干,目眩,可是做一般常规的理化检查,很可能没有任何异常发现,那是什么病? 中医说得很明确,这就是少阳病,就是小柴胡汤类所能治愈的。有些西医大夫不认得这个病。不是说西医不行,是说思想方法不一样,我们强调的就是功能,查不到这个证的实质病变,做 X 光一透视就出来了,基本上就不是少阳病了,不是我所说的那个小柴胡汤证了。口苦,咽干,目眩,心烦喜呕了,他肯定在功能上出现了毛病。所以从这个角度,而把解剖的问题,把实质的脏器的问题,实质形态的问题,放在第二位上。因此我们治疗的时候所要解决的,恐怕重点是功能问题。当然这只能说是个特点。比如说这个人胃痛,食欲不好,吃了中药以后胃脘不疼了,食欲改善了,那么从传统的观点来说,这个疗效就相当好。可是西医做个胃镜下去,说是原来糜烂性胃炎,有改善,但是并没有彻底解决。那么西医要治疗的话,必须得把那个糜烂彻底的解决,看到的解决了,尽管病人的食欲欠佳,也认为是治好了,这是不同的思路,不同的方法,各有自己的侧重面。《黄帝内经》侧重的是把功能摆在第一位上来谈。正如黄元御《四圣心源》所说,"以气而不以质",气不就是功能吗?再如切脉可以知道病人腹胀、心跳、心慌这些功能性的问题,摸脉就知道它这个溃疡面有多大,恐怕很难说,即使你知道,也不会太确切,也还不如胃镜直接看一下准确。这是因为中医的传统理论,它就没有从那个角度进行发展,不是说不需要,而是我们没从那个角度发展,或者在古代不允许从那个角度发展,它没有显微镜,没有现代这些理化检查方法,你一定要让它看看内在的变化,那不可能。所以我们形成了这样一个特点,从功能角度,从外在现象来推测里面的变化,来解决一些具体的问题。

同样的,藏象学说当中所说的五脏,它实际上是讲的五脏功能活动系统,而不完全是那个解剖的脏器。心是什么?心主神明,心主血脉,心之华在面,心气通于舌,与夏气相通应,心的经脉是手少阴心经,而且还与手太阳小肠经相表里,这都是心。这绝对不是这个解剖的心,这个解剖的心解决不了这么大的问题。所以,它所说的这个心,跟夏季都连上了,跟小肠也连上了,跟经脉连上了,跟颜面、舌头,甚至于连喜、笑,这些都是心。因此我们说《黄帝内经》方法论的特点,第一,是从功能角度把握生命规律。

第二个特点是从整体角度把握生命规律。天、地、人是一体,人就是一个小天地,社会和人有着密切的联系,这是一个整体。就人本身来说,也是一个整体,上下左右,表里内外,有经脉相联系,这同样是一个整体,是一个协调的整体。举例来说,就说心藏神,中医基础理论就讲了,说心主神明。"心者君主之官,神明出焉"。(《素问·灵兰秘典论》)。同篇它还讲到,"肝者将军之官,谋虑出焉",肝就主谋虑。还有"胆者中正之官,决断出焉"。尽管是特别强调心主神明,也并没排除肝和神明没关系,胆主决断还是神志问题,所以看待任何问题的时候,都是从整体的、协调的角度。尽管说是心藏神,它还是把这个心神放在十二脏腑之间来考虑的。再说了,关于神的问题,《黄帝内经》还有第二个说法,是五脏都藏神的观点。更是从整体角度考虑了,神是包括人体的一切精神活动都在内,五脏都藏神,它把神具体划分了,就包括神、魂、魄、意、志,心藏神,肺藏魄,肝藏魂,脾藏意,肾藏志,叫五神,五神分藏于五脏。这不更是一个整体的、协调的观点了吗?既说心藏神,又说五脏都藏神,似乎是很矛盾的,其实从原理上来说,它们没有矛盾,都是从整体协调的角度来认识。

23

即使到临床上,看神志的病,一律治心,恐怕也不是。就单纯去治心,就不许治肾,或者就不能治别的脏,大概医生不是这么当的,应该从整体的角度来观察、来分析这个问题。

第三个特点是从变化的角度把握生命规律。从哲学思想上就谈到了这个变的问题,运动的问题,因为哲学思想在那影响着我们《黄帝内经》的理论,所以《黄帝内经》从运动变化这个角度来研究人体的生命规律。这个生命规律就包括生理的规律,生长化收藏的规律,包括疾病的规律,甚至于包括诊断、治疗的规律,都要从运动、变化的角度来看待。《黄帝内经》上很有权威的话,说"升降出入,无器不有",这是讲运动变化。器是指有形之质,无论哪个有形之质,当中它必须有气,这个气必定是有升降出入。凡事物它必然都有升降出入,运动不息。人也可以看作一个器物,也要包括生生不息,升降出入的运动。生命过程就是不断运动变化的过程。在医学理论中,明确表述了生命运动变化的原理。医学概念也具有时间性,时间就是在不断的运动的,比如《素问》的《金匮真言论》说:"合于四时五脏阴阳",它把四时五脏阴阳都联系起来看待了。因此在讲到肝的时候,实际上也考虑到春天,考虑到清晨寅卯时。大家最常说证候,证就是证据,看病也得有证据;候,候本身就有时间概念在里头,而在《黄帝内经》《六节藏象论》中,它把五天就叫做一候,三候谓之气,三五一十五天,就是一个节气了,六气谓之时,六气就是三个月了,时就是四时的春夏秋冬,四时谓之岁,春夏秋冬四时就是一年,所以辨证论治,就包括证候,那不就有时间概念吗?所以从变化运动的角度来看,在医学概念当中,都含有时间的概念。所以从时间角度来考虑医学问题,确实《黄帝内经》里就讲得很详细了。再比如说人体生理,一天中,早上、中午、晚上不同,说平旦人气生,太阳刚一出来,人体中的阳气也升;日中阳气隆,正中午了,自然界的阳气旺盛,人体的阳气也旺盛,所以这个时候人体抵抗力最强,得感冒的很少;日西而阳气已虚,气门乃闭,太阳落山了,自然界的阳气不足了,人体的阳气也较虚了,汗孔就该闭,不然的话特别容易感冒。至于针灸子午流注针法,不同的时辰扎不同的穴位,主要的依据就是生命和时间这个关系,或叫生命节律,这不是在运动变化吗?而且那是行之有效的,使用千百年的方法。

所以我们在认识论的方面有三个特点,从功能角度,从整体角度,从变化,或者运动变化的角度,来研究生命规律,这是《黄帝内经》理论体系的方法论的特点,而且这几个特点也反映到我们整个中医学的理论当中,同时也体现在临床实践当中。

(三)别具一格的诊治方法

诊是诊断,四诊,望闻问切,在《黄帝内经》里已经提到了,在《难经》里讲得就更明确。望诊,望面色,望舌苔,望形态。闻诊,听声音,嗅气味,声音是要听的,要分出角、徵、宫、商、羽五音来辨别疾病所在。人的五音和五脏有关系。又比如人发出的声音,有呼,有笑,有歌,有哭,有呻吟,这也是和五脏、五行联系的,是需要听的。再听声音高还是声音低,是不是喘息。还有嗅气味,都属于闻诊内容。《黄帝内经》要求问性别,问男女,问年龄,问职业,问生活是不是顺心,等等,都是需要问的,因为这不单是一般的了解情况,这情况很可能和疾病有关系了。切,切脉,按,循按各个部位,都是切诊,腹痛,按一按,这都是切。望闻问切是四种主要方法,临床行之有效的诊断方法,而且也使用几千年了,所以说独特的诊断方法。当然,这个诊断的方法是和整个中医理论密切联系起来的。这个方法也有它的理论基础、哲学思想的基础。特别是,"有诸内必形诸外"。里面有变化,它才能表现出来嘛,才能够通过外在的现象来了解内在的疾病。《黄帝内经》举个例子说,看到这里草长的高低,茂盛不茂盛,就知道草的下面是不是有水,土地是不是肥沃,也就是说通过外在现象就知道里边是什么情况,这叫"以外揣内",这就是思想基础。《灵枢经》还有一篇叫做《外揣》,从外面揣测里面。这就是思想基础、哲学基础,而有那样一套诊断方法。

诊断有特殊的方法,治疗也有特殊方法,《黄帝内经》已经提出药物疗法有内服的有外用的,针法、灸法、按摩、导引疗法,还有其他的放腹水的方法。《灵枢·四时气》篇,那是公元前的文章了,它有放腹水的方法,这个方法和现在临床上放腹水的方法基本原理没什么区别。让病人坐着,然后在气海附近那个位置,用一根像剑峰样的针,扎个孔,然后放上一根空心针,叫做筒针,放水。同时要用布带子把腹部勒紧,否则病人就要烦闷。同时,一次不要把水放尽,隔一天再放,不然的话,这人正气受不了。现在临床方法,是侧卧位,不是以一个剑一样的针先打个孔,然后再按管,而是大管针,一次就下去了,也要把腹部勒紧,没什么大原则的区别,两千年前就用了嘛。当然,还有寒冷疗法,饥饿疗法、熨贴疗法、洗浴疗法、精神疗法,很多很多。所以我们的古人在《黄帝内经》时代已经创造了丰富多彩的治疗方法。

二、《黄帝内经》的学术价值

(一)揭示生命活动规律,对于生命科学具有重要价值

《黄帝内经》对于生命规律的认识,到现在我们仍然要继续研究,通过对《黄帝内经》理论的研究,很可能对现代生命科学会有重要的贡献。很多问题现在在医学上并不是很明确,没有真正能解决。举例来说,人的大脑,从西医角度看,大脑是精神思维的器官,大脑怎么认识问题的?精神活动在大脑中间

25

是怎么活动的？恐怕现在还说不清，不能完全解释这些问题。精神就是和大脑有关吗？别处没关系吗？胃肠对精神活动没影响吗？恐怕不是。而那些问题，《黄帝内经》又从另外一个角度来认识，目前我们已经看到一些线索，很可能弥补了现代认识的不足，因为西医学的认识绝对不是唯一正确的认识。曾见到一个挺有意思的报道，有人移植了心脏，这个人后来性格发生很大改变，调查的结果呢，原来是献心脏那个人的性格，接受心脏的人发生改变了。现代解剖学、生理学不能解释这个人的脾气改变的问题。就是说现代医学还有很多的问题目前是解决不了的，我们从《黄帝内经》的理论去认识，又提供了一个角度，开辟了一个新的途径，应该认真加以研究的。中医不单是会治病，中医也应该从理论方面做出更多的贡献。

　　（二）运用多学科来研究医学，构建了天地人"三才"的医学模式

　　近年才提出来社会—心理—生物医学模式，认为是一种新的观点，从医学模式来说，认为是大大的进步了。20世纪50年代的西医学，说心理不会造成疾病。那时最先进的理论是巴甫洛夫学说，拿狗做实验，说它可以有条件反射，狗受刺激可以患胃溃疡。近年来西医内科也谈心理是致病的原因。可是心理致病《黄帝内经》里就讲了多少遍了，讲得非常深刻了。社会问题《黄帝内经》也谈到了，人的生活、社会地位的问题，直接影响人体的健康。所以从医学模式上，《黄帝内经》有很好的东西，很高的学术价值。

　　（三）独特的医学发明，创建了世界所特有的疾病诊疗体系

　　诊疗体系是独特的，特有的。西医学也有个望触叩听，和望闻问切有类似之处，但实质相差很远，西医摸摸脉，只看跳的次数，跳的次数太多了就是心动过速，跳得慢了就是心动过缓，脉跳得太快了，也可能体温很高。中医摸脉绝不是只是一个跳得快慢的问题。所以很独特。正是《黄帝内经》所创造的这个诊疗体系，使得我们中医学在两千多年来不断地发展和进步。在世界上各国的传统医学几乎消失的情况下，只有我们中国的中医学在日新月异，不断的更新，不断的进步，吸引了世界各国的医学家的重视。据说北京中医药大学这个规模不大的学校，但是她的留学生的数量却仅次于北京大学。说明中医学受到各国医学家的瞩目。当然，既值得我们骄傲，更值得我们认真地去学习，不断地加以发扬。

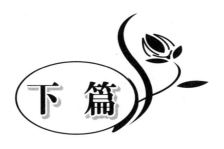

经文选读

第一章
阴阳五行

第5讲

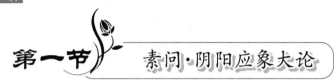

第一节　素问·阴阳应象大论

　　从今天开始讲中篇,也就是《经文选读》。这也是本门课程的中心内容。本篇共分八章,这八章基本上是按医学理论来命名的,只有这个《阴阳五行》的第一章,按《黄帝内经》理论体系的构成划分的话,它是属于医学基础部分。每章之下又分若干节,节名即是《黄帝内经》原有的篇名。但是由于《黄帝内经》在一篇当中往往含有几项内容,比如说它既包含藏象,又包含经络,还包含诊法,等等。因此,有时候一篇文章内容可以分到不同的章里去了,所以在不同的章当中可以有相同的节的名称。比如说,《素问》的《阴阳应象大论》,既在本篇的第一章《阴阳五行》里面作为第一节出现,它还在《治则》当中出现,因为《阴阳应象大论》有关于治则的很重要的论述。同时,在本篇每一章每一节之下又分这样几个部分,第一部分是《黄帝内经》的[原文诵读],之下有[串讲],之后有[理论阐释]和[临证指要]。[理论阐释]就是讲理论问题,以提高同学们的理论水平。当然,理论阐释的问题可以见仁见智,在同一问题上可以有不同的见解,现在介绍给大家的,一般来说,是在中医学术界比较公认的。[临证指要],讲临床应用的问题,也就是说,《黄帝内经》理论在临床上怎么应用。本科生的教育,是培养应用型人才,所以要提高应用《黄帝内经》的理论指导临床防治疾病的能力。

　　下面我们就开始讲第一章,《阴阳五行》。首先讲这样几个问题,第一是说阴阳五行学说本来是属于古代哲学的内容,引用到医学里面来,它起到两个方面的作用。一是作为方法论和认识论,分析问题和认识问题的方法。引用到医学里面来的第二个作用,是它和医学理论密切结合起来而成为医学理论的组成部分。阴阳五行学说在《黄帝内经》162篇当中可以说每篇都渗透着它的思想,而专题讨论阴阳五行学说的文章也有若干篇,比如《阴阳应象大论》、《金匮真言论》、《阴阳离合论》等,这些篇都是专题讨论阴阳五行的问题。当然,讨论阴阳五行问题也离不开天、地、人,离不开医学问题,这是专题讨论阴阳五行的专篇。还有很多的篇,都含有阴阳五行的内容。作为专题讨论,本章摘要了《素问》的《阴阳应象大论》、《脏气法时论》和《六微旨大论》当中的一部分内容。

在第一节当中选了《阴阳应象大论》的四段。

[题解]

题目叫"阴阳应象"。"阴阳"就不再详细解释了,是古代的哲学,是讲对立统一的问题,本篇讲阴阳的几个基本内容。"应象"是说阴阳和宇宙,天地万物之象相通、相应。所有的事物都应该有其象,而这个象都和阴阳是相通的,因此用阴阳可以分析、认识和解释世间的万事万物,所以篇名的意思就是讲阴阳与天地万物之象相通相应的问题。

第一段　阴阳的概念与应用

[原文诵读]

黄帝曰:阴阳者,天地之道也,万物之纲纪,变化之父母,生杀之本始,神明之府也。治病必求于本。故积阳为天,积阴为地。阴静阳躁,阳生阴长,阳杀阴藏,阳化气,阴成形。寒极生热,热极生寒。寒气生浊,热气生清。清气在下,则生飧泄;浊气在上,则生䐜胀。此阴阳反作,病之逆从也。故清阳为天,浊阴为地;地气上为云,天气下为雨;雨出地气,云出天气。故清阳出上窍,浊阴出下窍;清阳发腠理,浊阴走五脏;清阳实四肢,浊阴归六腑。

这一段很重要,应该熟记,或者说把它背下来。

[串讲]

"黄帝曰:阴阳者,天地之道也,万物之纲纪,变化之父母,生杀之本始,神明之府也。治病必求于本"。因为《黄帝内经》这部书主要的是用黄帝和他的臣下,岐伯、雷公、少师等对话的形式写成的,所以多半都是这样一种体例。少数篇章不采取对话的形式。所以开头用"黄帝曰"三个字,"阴阳者,天地之道也",天地就是宇宙自然,"道"就是讲的规律,宇宙自然界的规律是什么? 就是阴阳,或者说阴阳就是宇宙自然界的规律。"万物之纲纪",提挈事物者,大者为纲,小者为纪。也就是说用阴阳可以提挈一切事物,讨论什么问题,分析什么问题,都用它提纲挈领。"变化之父母",世间一切事物都是在不断地运动变化当中,这是《黄帝内经》理论体系的学术特征之一,就是从变化的角度认识世界,当然从医学来讲是掌握生命规律,从哲学的观点来讲,那就是变化,一切事物都在变化。变化是怎么出来的呢? 还是出于阴与阳的相互作用、相互交感。"父母"就是所由出也,所由生也。一切变化都是出自于阴阳。"生杀之本始","生"就是生长,"杀"就是消亡,阴阳是一切事物产生乃至消亡的本源所在。"神明之府也",变化莫测者谓之神明,也就是说世间的事物,有的我们是认识清楚了,有的我们目前还没有认识清楚,但是其中有一点是可以肯定的,就是都是出于阴阳。"府"是府库,也是所出的意思,神明出自哪,这些变化莫测的东西是出自哪里?出自于阴阳。联系到医学"治病必求于本",这个"治病"就包括诊、治疾病了。本,这个"本"是阴阳,因为前面讲了,"阴阳者,天地之道也,万物之纲纪,变化之父母,生杀之本始,神明之府也。"所以下面接着说"治病必求于本",那个"本"当然是讲的阴阳。求之于阴阳。当然后世有所引申,说"本"是证候、是病因,那是后来的解释。但是对于本篇来讲,"治病必求于本"的"本"就是讲的阴阳。

"故积阳为天,积阴为地,阴静阳躁"。具体的阴阳又是些什么啊?用纲领性的,从大的方面来举一些例子来说明什么叫阴什么叫阳,阴和阳在性质上有什么不同。"积"就是积累,越积累得越多了,"天"是什么?天是阳积累得多了,或者说天是由于阳气积累所形成的。天是清天,阳是清阳之气,清阳之气上升,积累最大的是什么?最大的是天。"积阴为地","地"是什么?地是阴气所积累而成的。天是清天,地是厚土,所以天是积阳而成,地是积阴而成。清天厚土,这就反映阴和阳最明显的区别。从性质上讲呢,"阴静阳躁",阴的特点是主静,安静,平静;阳的特点是躁,躁动,兴奋。这都是一一相对的,没有对立就谈不上阴阳,天和地、动和静,是对立的,这也反映出来阴阳两者不可分,既对立又统一的关系,所以凡是说静的时候,相对的就是动,就是躁。所以阴的性质是静,阳的性质是动。

"阳生阴长,阳杀阴藏"。对该句有多种解释,我们在这里先把它初步顺一下。阳主生发,相对而言,阴主盛长,或者盛壮。阳主肃杀,肃、杀也是收敛的意思,而阴主潜藏。生和长看来是都属阳,但相对而言呢,阴阳中还有阴阳,所以生又是阳,长又是阴。杀、藏本来都属于阴,但是阴阳中还分阴阳,所以相对而言,杀就属于阳,藏就属于阴。

"阳化气,阴成形"。阳主动,阳性热,所以可以化气。阴性寒,阴性凝敛,阴性静,所以阴可以凝聚而成形。动则化为气,静则凝成形。就是阳有化气的作用,阴有凝敛成形的作用。

"寒极生热,热极生寒"。寒属于阴,热属于阳,寒极而生热,阴极而生阳。这里谈到转化的问题,阴发展到极致,在一定条件下,它就可以转化为阳。物极必反也是古代的一种认识方法。否极泰来,乐极生悲,那不都是物极必反的意思吗?寒属阴,阴极而可以生热,转化为阳,同样的,热属阳,阳极而转化为阴。比如说一年四季,春温夏热,热到极致就开始转为凉,转为寒;寒冷到极

31

致，也就是冬至，就开始温暖，逐渐又转化为温热。所以有寒极生热，热极生寒这样的阴阳转化。

"寒气生浊，热气生清。清气在下，则生飧泄；浊气在上，则生䐜胀"。寒属阴，寒有凝敛的性质，所以生浊，凝聚而成为有形之物，所以是浊。前面说过阳化气，阳热就产生轻清之气。清阳之气相对而言是应该在上，浊阴之气相对而言位置在下。不单是自然界，联系到人体的话，清阳之气也应该在上，但是如果清气在下，就要生飧泄。"飧"字的意思就是水谷相合，水谷合起来并没有消化，所以飧泄是指完谷不化的腹泻。具体到病理上这是讲的脾气虚。脾以升为顺，清阳应该上升，如果脾阳不升而下陷，可以出现完谷不化的泄泻。"䐜胀"就是脘腹胀满。浊气是指水谷之气，换句话说是胃中之气，胃气相对脾的清气而言，可以叫做浊气。脾以升为顺，胃以降为和。但是如果胃气不降，反而上逆，那么就可以出现脘腹胀满，消化不良。联系到临床治疗脾虚腹泻的话，应该升举清气，胃脘不和，浊气不降而䐜胀，膨闷胀饱，那应该和胃。和胃就是降胃，使用有下降功能的药物。

"此阴阳反作，病之逆从也"。上面所讲的这些属于失常的现象，包括人体失常的现象，这是阴阳反作，阴阳相反了，阴阳相逆了。顺的时候应该清阳在上，浊阴在下，清气上升，浊气下降，它反了，所以叫"此阴阳反作，病之逆从也。""逆从"在这里是个偏义复词，就是偏于"逆"。"阴阳反作，病之逆"，也就是阴阳相反了，这是一种逆乱的现象。

"故清阳为天，浊阴为地；地气上为云，天气下为雨；雨出地气，云出天气"。这和前面所讲的"积阳为天，积阴为地"是一个意思，也就是说天是属于清阳之气，地为浊阴之气。但是下面接着要讲的，天地阴阳升降的问题，是讲的阴中有阳，阳中有阴的问题。天为阳，虽然是主上升，但是阳中还要有降，地虽然是浊阴，是主下降的，但是降中它得有升。同时，天之所以有降，是因为有地阴的吸引，地之所以有升，是由于天之阳气的吸引。这是讲阴阳当中还有阴阳。表面上说"地气上为云，天气下为雨"。好像不需要医学专家来讲，这只不过是用浅显的现象来解释阴阳中比较深奥的道理。说"雨出地气"，雨虽然是天上所降下来的，但实际上它是出于地气，也就是说，由于地气之吸纳，天气才能下降为雨。这就是讲的天地阴阳之间的联系了，没有地气上升为云，天气就不可能下降有雨，两者不可脱离。同样的，云虽然是地气上升而成，但却是由天阳之气的蒸化，如果没有天阳之气的蒸化，地气便不能上升成为云。"天气下为雨"那看来是属于阳施阴受，因为阳气施泄，往下泄了，阴气受纳，地接受了，但实际上是两者相互联系，只有阴的吸纳，天气才能下降，只有阳气的蒸化，地气才能上升，是这样一种关系。那么再具体而言呢，天是阳，阳主升。但是主升当中它必得有降,阳总往上升,地总往下降,天地之间那不决裂开了吗?就没有万事万物了,所以升当中也有降,降当中得有升,这样才有阴阳交泰,才有阴阳相合,才有云雨,有云雨才能化生万物。所以这两句话是用自然现象当中最简单的例子来解释阴阳的比较深奥的理论。不单是阳要升,阳也要降,不单是阴要降,阴也要上升。之所以升,之所以降,是因为阴阳交互,阴阳相吸,阴阳相纳。

"故清阳出上窍,浊阴出下窍"。联系到人体的生理,人体的清阳之气走上七窍,耳目口鼻,阳主于升,人体的清阳之气,也升于头面,人体的一些分泌物,属于清阳的也出上窍,比如鼻涕、眼泪、口中津液,都是出于上窍的,相对而言,这些属于清阳。出下窍是指出于前后二阴排出的那些东西,它是浊阴,所以它出于下窍。这是联系到人体代谢排泄的问题。

"清阳发腠理,浊阴走五脏"。这可以看作是营卫的问题。卫气对营气而言,卫属于阳。温分肉,肥腠理,司开合,这是卫气的作用。浊阴是指营气,营气行于脉内,走于五脏。当然,用气血来理解,也可以。气属于阳,发散腠理,血为阴,行于内。所以第二句的"清阳"和第一句的"清阳",具体所指不同。第一个清阳是属于出上窍的涕泪唾液之类,第二个清阳是指的卫气,人身之气。当然浊阴也不一样。

"清阳实四肢,浊阴归六腑"。这个"清阳"是指水谷精微之气,或者说脾气,所谓脾主四肢嘛,由脾所化生的水谷精微之气充实于四肢,四肢才能够健康正常的运动。这个"浊阴"就是水谷糟粕,排出的叫大小便,在腑中的,叫浊阴,走于六腑的。

总之这段就是讲了阴阳的概念,并且举在人体与自然界的一些现象。同时,我们再回过头来看"应象"这个题目,它把阴阳和升、降、云、雨、杀、藏、动、静、四肢、六腑、腠理、五脏、上窍、下窍等等联系起来,来解释阴阳的概念。当然也涉及到一些应用问题。从哲学的方法论来讲的,这是用取象比类的方法,或者说取象类比的方法。本篇下文也是用的这种方法。

[理论阐释]

(一)"治病必求于本"

就是说诊治疾病的时候,首先要辨别阴阳,要用阴阳来认识医学的具体问题,正如《至真要大论》所说"谨察阴阳所在而调之,以平为期",诊断疾病要看看阴阳是在哪失调的,具体部位,把它调节到相对平衡了,或者协调了,这就达到了基本目的。"期"就是期准,也可以说是目的。

(二)"阳生阴长,阳杀阴藏"

对该句有不同的解释,张志聪《黄帝内经素问集注》是按春生夏长,秋收冬藏来解释的,只不过春夏为阳,阳中又有阴阳,所以说春夏虽然为阳,但是春是属阳,夏又是阳中之阴了;同样秋冬为阴,而秋为阴中之阳,冬为阴中之阴。第二种《类经》是按照阴阳相反相成关系解释,但是它具体的是用《易经》四象的说法,即无极生太极,太极生两仪(两仪就是阴阳),两仪生四象。四象的一种解释是,阳有太阳、少阳,阴有太阴、少阴。第三是李中梓在《内经知要》里的解释。把阳生阴长说成是正常的,阳杀阴藏说成是变异的。对人体来说,生理的就是阳生阴长,病理的就是阳杀阴藏。对自然界来说,春夏就是生长,一切旺盛;秋冬开始凋亡了,枯槁了,就是杀藏。

第6讲

第二段　阴阳转化与应用

[原文诵读]

水为阴,火为阳。阳为气,阴为味。味归形,形归气,气归精,精归化,精食气,形食味,化生精,气生形。味伤形,气伤精,精化为气,气伤于味。

阴味出下窍,阳气出上窍。味厚者为阴,薄为阴之阳。气厚者为阳,薄为阳之阴。味厚则泄,薄则通。气薄则发泄,厚则发热。壮火之气衰,少火之气壮。壮火食气,气食少火。壮火散气,少火生气。气味辛甘发散为阳,酸苦涌泄为阴。

[串讲]

"水为阴,火为阳。阳为气,阴为味"。或者说用什么具体事物来比喻阴阳呢? 水就是阴,火就是阳。因为火就主动、就主热,火苗往上升;水主静,主寒凉,水要向下流,所以用水火来比喻阴阳很恰当。在这个基本的认识之下,又讲到跟医学密切相关的问题了,就是药物和饮食的气味,气有寒热温凉,味有酸苦甘辛咸。饮食或者是药物都有寒热温凉之性。当然要用五性的话就有个平性,这叫做气。味,是酸苦甘辛咸五味。气味相对而言,气无形就属阳。味有质就属于阴。

"味归形,形归气"。这"归"字又有两种含义:一种含义是充养的意思;第二个是仰赖的意思。充养就是供给,仰赖就是接受,这一个"归"字就有两个方面的意思。"味归形",味属于药食的,酸苦甘辛咸五味。归形,充养着形体,这个很好理解,吃了饮食物,所以充养着形体。而"形归气",这个"归"就作仰赖解释了,形体仰赖着水谷精微之气的补充滋养。

"气归精,精归化"。水谷之气充养着人体的精气,人身的精需要水谷精微之气的充养。"精归化",化,就是生化、气化,是一个动态的过程;这个"归"又是仰赖了,精气的产生是仰赖着气化的,因为精相对而言是属于阴,阴的产生需要阳气才能化生,所以精仰赖着气化。

"精食气,形食味"。食,读如饲。反过来说,精又供给养气,食就是饲养。精是饲养气,由于气是需要阴精来化生。"形食味",形体是消耗了五味。

"化生精,气生形。味伤形,气伤精,精化为气,气伤于味"。和前面的意思相同,就是"精归化",精需要仰赖气化,所以气化就能生成阴精。"气生形",水谷精微之气就可以充实人的形体,进一步又说明"形归气"了。"味伤形",味就是饮食五味,饮食五味本来是可以养形体的,所谓"味归形",但是如果五味不当,它反而伤害形体。"气伤精",这个气还是水谷五味之气,本来气是归精的,是充养精气的,但是失调、不当,寒热温凉太过了,同样伤害了人体的精气。"精化为气",阴精不断地转化为阳气,阳气是可以散失的,来源靠阴精的转化。"气伤于味",由于五味太过而损伤人体的气。

后面这几句话都是讲的转化,用同一个"归"字而有不同的解释。但是要掌握这基本观点,就是阴阳之间形气、气味、精气之间它们是互相转化、互相依赖的。如果失调,又互相有损伤。

"阴味出下窍,阳气出上窍"。味属于阴,有向下的作用,有出下窍的作用特点,如大苦、苦寒的大黄就泻下;那个温热的阳性药物,有向上升散,从上窍而出的作用。

"味厚者为阴,薄为阴之阳。气厚者为阳,薄为阳之阴。味厚则泄,薄则通。气薄则发泄,厚则发热"。味本来就是阴,味厚就是阴中之阴。味薄的是阴中之阳,那是阴阳中又有阴阳了。气本来就是阳,但是如果气厚,那就是阳中之阳,气薄的就是阳中之阴。味厚了,就会有泄的作用,比如说大黄,苦寒的,就有下泄作用。味薄的,比如说猪苓、茯苓,就有通利小便的作用。"气薄则发泄",寒热温凉气薄,就有向外发散的作用,比如说麻黄。但气厚就是阳中之阳了,所以可以使人发热,比如说附子、肉桂这些气厚大热之药,就可以使人发热。这是气味阴阳,阴阳中又有阴阳,分出厚薄来。

"壮火之气衰,少火之气壮。壮火食气,气食少火。壮火散气,少火生气"。"壮火"、"少火"在本段里,是讲的药食气味。大热的、气厚的那叫壮火,比如说乌头、附子这些大热药,大热药用起来可以使人正气衰弱,消耗人的正气。"少火"是指的温性的药物,比如说人参、当归之类可以助长人体的正气,补养人的气血。"壮火食气",食,销蚀的蚀,"壮火"是大热耗气的。"气食少火",读饮食的食,那就是人体的正气需要少火它的滋养,也就是"少火"可以滋养人体正气,和前面的"少火之气壮"是一个意思。同样"壮火散气",进一步解释"壮火食气",消蚀了人体正气;"少火生气",少火可以生长人体的正气,和"气食少火",意思相同。

把"壮火"、"少火"解释为药食的气味,气味纯阳,就说它是"壮火";气味,少阳之气,温暖的,把它叫做"少火"。举例地来说,乌头和附子属于壮火,而当归、人参它是温性的,叫做少火,这是从本段前后文义联系起来分析。但是后世医学家对"少火"、"壮火"还有另外一种解释,把它看成人体中的火。"壮火"就说是过亢的火;"少火"是说正常的阳气,少阳生生之气。或者换句话说,"少火"是说的是生理之火,"壮火"是说的过亢邪火、病理之火,这是医学家们进一步引申。

"气味辛甘发散为阳,酸苦涌泄为阴"。重点是在说味。五味对于四气来说属于阴,但是阴阳中又有阴阳,其中"辛甘发散为阳",辛味药有发散的作用,属阳。甘味药怎么也叫发散作用呢? 其实甘味有滋养作用,甘味药属于脾,"土为中央,灌溉四旁",东西南北、上下左右,脾土在中央,灌溉四旁,滋养其他的四脏,滋养全身。从中央布散到四方,也属于布散,从这个意义上讲,它都属于阳。而酸苦味的药,有涌,涌是催吐,泄是属于泄下。涌吐泄下有形之物,涌吐痰涎、宿食。泄下大便、小便,均为有形之物,所以为阴。不是说五味吗? 这怎么成四味了?《至真要大论》谈到了"咸味涌泄为阴"、"淡味渗泄为阳",就补充了五味,甚至于加了淡味,出了六味。茯苓属于淡味的,有渗泄的作用。咸味有催吐作用,淡盐汤催吐嘛。这里重点的是说味有不同的作用,可以大体上把它划为属于阴、属于阳,

[理论阐释]

(一)气、味、形、精的阴阳属性及其生化关系

这个问题重在阴阳转化,知道这个理就可以了。药食气味既能充养人体的形体精气,但过度摄入则反能伤害形体精气,《至真要大论》所谓"五味入胃,各归所喜,故酸先入肝、苦先入心、辛先入肺、甘先入脾、咸先入肾",酸味先入肝,助长肝气,但假如酸味太过,肝气可能过盛,这就是病理。所以任何事情都要掌握一个适当的度数,饮食五味、用药,同样要掌握适当的度数,过分的用,说这个营养品天天补,补得不当,出毛病的并不是少数吧!《至真要大论》所说"久而增气,是物化之常也,气增而久,是夭之由也",尽管开始是好东西,如果用过了,同样是对身体有害,甚至成为早亡的缘由。所以在本段才有"味伤形,气伤精"、"气伤于味"之说。

(二)还是关于"少火"、"壮火"的两种解释

马莳《黄帝内经素问注证发微》举了一些药物为例:"气味太厚者,火之壮也。用壮火之品,则吾人之气不能当之而反衰矣,如用乌附之类,而吾人之气不能胜之,故发热"。乌头、附子之类是"壮火"之品,所以可以引起人发热。"气味之温者,火之少也。用少火之品,则吾人之气渐尔生旺,而益壮矣,如用

参归之类,而气血渐旺者是也"。把"壮火"、"少火",从药物讲。另一种解释认为少火是正常生理之火,是指人体的阳气,壮火是指亢烈为害之邪火,亢旺之邪火则不仅消耗阴精,而且也损蚀了阳气。张介宾说"火,天地之阳气也","天非此火,不能生物;人非此火,不能有生。故万物之生,皆由阳气","但阳和之火则生物,亢烈之火反害物,故火太过则气反衰,火和平则气乃壮。壮火散气,故云食气,犹言火食此气也;少火生气,故云食火,犹言气食此火也。此虽承气味而言,然造化之理,少则壮,壮则衰,自是如此,不特专言气味者",也就是说"少则壮,壮则衰",万事万物都有这个过程,不单是气味,所以又把它引申到人体的生理和病理之火上来了。

后一种解释是从生理、病理角度阐释气、火的关系,对中医学术理论做出进一步的发挥。李东垣所说的"相火元气之贼",相火就是壮火。而朱丹溪所说的"气有余便是火",那火当然也是过亢之火,就是壮火。

[临证指要]

药食气味性能的指导意义。

"气薄则发泄,厚则发热"、"味厚则泄,薄则通","辛甘发散为阳,酸苦涌泄为阴",作为药学的基本理论,在指导临床实践当中意义是很大的,不少医学家在这一方面作出了贡献。如金元医家张元素《医学启源》专列有"用药法象"一节。医圣张仲景在《伤寒论》中所用的一百一十三方,还有《金匮》的若干方,从用方的理论来说,可以说基本上出自《阴阳应象大论》。桂枝汤是辛甘发散,承气汤是味厚则泄,乌头汤是气厚则发热,猪苓汤是味薄则通等等,都是秉承了《阴阳应象大论》,本段的这个立法。再提一个方子,大家熟悉的瓜蒂散,由两味药组成,一个是甜瓜蒂,一个是赤小豆。甜瓜蒂味苦之极,赤小豆味酸,作什么用? 涌吐上焦实邪。张仲景配方为什么用瓜蒂和赤小豆呢? 就是"酸苦涌泄为阴"。其实在临床上用起来,瓜蒂一味就催吐。但是张仲景在设这个方的时候,就不只是用瓜蒂,同时还用了赤小豆,就是因为赤小豆有酸味,"酸苦涌泄为阴"的道理。当然,赤小豆本来有理脾的作用,对于苦味瓜蒂的毒性可能也有一定的制约作用。张仲景自己讲了,"撰用《素问》、《九卷》、《八十一难》、《胎胪药录》"等等,把《素问》、《九卷》摆在第一位,而且据我看,张仲景的制方,可以说在《阴阳应象大论》这一篇里都找到了依据。

这是第二段关于阴阳转化以及应用的问题,要求要熟悉要背诵的是从"阴味出下窍,阳气出上窍"之后,一直到"酸苦涌泄为阴"。关于阴阳精气和转化,要求了解。要理解"少火"、"壮火"的含义,指导临床的问题,应该从这一段的学习当中,特别是有一定的医疗经验的同学们应该更深入地理解。

37

第三段　阴阳理论与疾病的联系

[原文诵读]

阴胜则阳病,阳胜则阴病。阳胜则热,阴胜则寒。重寒则热,重热则寒。寒伤形,热伤气。气伤痛,形伤肿。故先痛而后肿者,气伤形也;先肿而后痛者,形伤气也。风胜则动,热胜则肿,燥胜则干,寒胜则浮,湿胜则濡泻。天有四时五行,以生长收藏,以生寒暑燥湿风。人有五脏,化五气,以生喜怒悲忧恐。故喜怒伤气,寒暑伤形。暴怒伤阴,暴喜伤阳。厥气上行,满脉去形。喜怒不节,寒暑过度,生乃不固。故重阴必阳,重阳必阴。故曰:冬伤于寒,春必温病;春伤于风,夏生飧泄;夏伤于暑,秋必痎疟;秋伤于湿,冬生咳嗽。

[串讲]

"阴胜则阳病,阳胜则阴病。阳胜则热,阴胜则寒"。倒不一定是讲的人体的生理、病理问题,从自然界也可以这样理解,这个"病"不要单纯理解为人体有病,当然包括人体有病。凡是阴阳之间的关系,阳太过了,都可以导致阴不足,阴受到损伤,病就是损伤、就是伤害。同样,如果人体的阴气过盛,阳气就要受到伤害;如果阳气过亢,阴津也受到损伤。这是从阴阳总的规律来讲。再有"阳主热、阴主寒",所以"阳胜则热,阴胜则寒",自然界如此,人体内的阳胜就叫热证,阴胜就叫寒证。

"重寒则热,重热则寒"。重是重叠的意思,因为物极必反,热而又热反而出现寒,寒而又寒就可以出现热。当然古时候只是说到极、说到重,我们现在才说在一定条件下事物向其相反的方面转化,才明确提出是有条件的转化,古时候所说重和极,也可以理解为是有条件。如果把这几句话和前面那一段的"气味辛甘发散为阳,酸苦涌泄为阴"联系起来考虑,也可以理解为用药,阴味药用得太多了,可以伤害人体的阳气;阳热药用得太过了,可以伤害人体的阴精。总之,看到的是阴阳相互制约,阴阳相互消长,所以"阴胜则阳病,阳胜则阴病";又是因为"阳主热,阴主寒",所以"阳胜则热,阴胜则寒";同时又谈到阴阳可以转化,"重寒则热,重热则寒"。

第7讲

我们已经讲过了,"阴胜则阳病,阳胜则阴病,阳胜则热,阴胜则寒,重寒则热,重热则寒",讲了几个阴阳的理论问题。一个是阳主热,阴主寒,所以阳胜则热,阴胜则寒。二是阴阳是相互制约的,所以它有阴胜阳病,阳胜阴病,此消彼长,此长彼消。三是在一定条件下它可以转化,老话叫做"物极必反",所以重寒则热,重热则寒。那三句话,说是医学的问题可以,说是一般自然现象也可以。下面这个就是医学上的具体问题了。

"寒伤形,热伤气,气伤痛,形伤肿"。寒为阴邪,能够伤人之形体,这个形是指津液一类。为什么说是津液一类呢?和"热伤气"相对应的嘛,下句话是"热伤气"。寒为阴邪,热为阳邪,寒伤人津液,热就伤人阳气,这就是所谓的同气相求。形是阴,寒也是阴,所以寒伤其阴,伤其形;热为阳,气也是阳,所以热就伤其气。"气伤痛",气受伤不通畅了,阻滞了,或者是虚了,都可以痛,不通则痛,气虚不能温养身体也痛,虚痛,空痛。"形伤肿",津液受伤,不能正常的代谢,水液不能化,就可以出现肿,这个肿是指的浮肿,所谓水液停留而肿。那么这里我们就看到了,寒邪是阴邪,伤人体之阴;热邪为阳邪,伤人体之阳,气是阳,同气相求。为什么要把这句话又重复一遍呢?因为有些同学在学习到六淫致病特点之后,就往往推导出一个不准确的结论,那就是阳邪就只伤人体之阴,阴邪就得伤人体之阳,这个推论是不对的。邪气伤正气是对的,寒邪伤人体之阳,伤不伤?伤。寒邪伤阳很明显的,阴邪伤人阳气。但是要记住,寒为阴邪也伤人体之阴,所以有"寒伤形"之说。热为阳邪,它也能伤人体之阳,所以它有"热伤气"之说。特别是暑热伤气,这是大家最常听到的话,清暑益气汤,要想清其暑,必须得益气,为什么呢?暑为阳热之邪,不但伤人之阴,它也伤人之气。这才是原本的理论、正确的理论。强调这句话另一个用意在于有些同学产生一种错误的认识,说是燥伤津液,所以燥为阳邪,那不对。伤津液的就是阳邪,寒还伤人津液了呢,寒也是阴邪啊?好像有一些书籍就把燥邪说成是阳邪了,有人愿意接受这个意见,为什么呢?在他脑子里伤人阴的就是阳邪嘛,燥邪最明显的伤人阴了,所以燥为阳邪。在相当的范围内还有流传,其实那是不对的。因为不仅从《黄帝内经》里看得很清楚,大家读《伤寒论》时也听说过:"风伤卫,寒伤营,风寒两伤大青龙",风是阳邪,寒是阴邪啊,卫是阳,相对而言营是阴啊,风伤卫不就是阳伤阳吗?寒伤营,不就是阴伤阴吗?以后我们再学《太阴阳明论》的时候,说"伤于风者,上先受之,伤于湿者,下先受之",风是阳邪,伤人之上,上是阳啊;湿为阴邪,伤人之下,下是阴啊。这都是《黄帝内经》的记载啊。

"先痛而后肿者,气伤形也;先肿而后痛者,形伤气也"。病人先有痛的症状,后有肿的症状。那么这是先伤了气,后伤了形,这倒不见得是说先受的热,后受的寒。"气伤形"的意思,是气先受伤,形后受伤,不是由气来伤的形。同样先出现肿后出现疼痛,这是形先受伤,气后受伤。

"风胜则动,热胜则肿,燥胜则干,寒胜则浮,湿胜则濡泻"。这是讲五气致病特点,这个五气既有寒暑燥湿风外淫之邪,也包含内生之五气,如脾虚导致内湿,肾阳虚而导致内寒等。外邪五气、内生五气,都有这个致病特点。风胜的就产生动的症状,如肢体的振摇,肢体的抽搐,头晕目眩,外观的动和病人自我感觉的动,那是风邪致病的特点。热邪致病的特点是肿,这个肿是红肿热痛之肿。由于热邪侵入了血脉,导致血脉运行逆乱而产生痈肿。联系临床治疗痈肿、痈疮,清热解毒大家都熟悉,一见到红肿热痛了,清热解毒吧,对不对?对。因为营血郁在肉里,郁而化热,所以清热是对的。同时,感受热邪的同时可能伴有毒气,或者叫做毒热,因此解毒也是对的。但是要从这条理论上来看,清热解毒是不完善的,为什么?没有活血!毒热壅遏,营血瘀滞了才郁而化热的嘛,应该加上活血才对。此外还得加上理气才行。营者血之气,既要活血,又要理气。因此开个中药方子治疗这红肿热痛的疮痈,清热解毒不能排除,还要活血凉血,还要行气。如果不把这几个思路考虑全了,那治疗是不准确的,可能有效,但是效果不是太理想。也就是说单纯用清热解毒治疗可能肿消了,但是往往最后留一个结块。还留个小疙瘩化不掉,这是为什么呢?就是一律用清热解毒,用凉药,虽把热邪去掉了,但是气血没通畅开,所以留一个结块,这个结块也可能就永远化不掉了。也可能是再过个一定的时间,身体抵抗力差了,又受毒热的影响,从原处长疮,就出现这类问题啊。因为原来都是用清热解毒,用那些苦寒的药,热是去了,毒也去了,但是气血凝聚了。所以用中药治病都应该用中医的理论作为指导,有些同志把蒲公英、板蓝根、银花、连翘、紫花地丁当青霉素来看,去治疗那个蜂窝织炎,这个思路不对,起码是不完整的,或者说它不符合中医的辨证论治的完整思路。

燥邪致病的特点是伤津液,伤了津液就干嘛,所以说燥胜则干。津液伤了之后,阴不足了容易转化成热象,这是转化为热,不再是燥气本身的性质。就如同寒邪侵入人体一定时间之后可以转化为热一样,开头是麻黄汤证,过几天变成热了,就成白虎汤证了,转化成的热与原有邪气不同,原来该是寒邪还是寒邪。同样的燥邪伤了阴,伤阴之后出现的热,那热是转化过来的,是病理的反映,不再是燥邪本身。当然燥邪伤阴很快,所以出现热象也很快,不像寒邪侵入人体起码是若干个小时或几天之后转化为热,相对慢一些。人们看到这转化,看得明显。而燥邪伤人津液之后转化为热的过程很快,甚至有人把转化忽略了,而误认为燥本身就是热了。

由于寒邪伤了人的阳气,气化不能够正常运行,水液不能得到阳气蒸化。于是水液停留而出现浮肿。湿邪致病的特点是常常引起濡泻。濡泻不是水泻,不是火泻,不是暴注下迫,而是粘浊不爽的那种泄泻,所以叫濡泻,湿邪伤及脾胃所致。"风胜则动,热胜则肿,燥胜则干,寒胜则浮,湿胜则濡泻",只是这五种邪气致病的特点,绝非全部症状。

"天有四时五行,以生长收藏,以生寒暑燥湿风"。天是指自然界。自然界有四时春夏秋冬、有五行木火土金水、有阴阳变化,才有生长收藏。如果按五行说,就是生长化收藏,按阴阳四时说,是生长收藏,春生夏长秋收冬藏。然后生寒暑燥湿风五气。按五行算,风是春之气,暑是夏之气,燥是秋之气,寒是冬之气,湿是长夏之气。按阴阳四时就得除去长夏。这里再补充一句,在《黄帝内经》里虽然是阴阳与五行合并使用的,但是也常出现两者应合不太吻合的情况。这里也出现这个问题,既然说四时有生长收藏,又依五行说寒暑燥湿风。生长收藏,按四时对应,寒暑燥湿风,按五行对应,总之是讲自然界阴阳五行的变化,会产生四季的生长收藏,还产生寒暑燥湿风五气。

"人有五脏化五气,以生喜怒悲忧恐"。把阴阳五行的理论联系到人身上,天地有阴阳五行,人身上就有心肝脾肺肾五脏。有五脏才产生五脏之气,五脏之气才产生喜怒悲忧恐情绪与神志的改变。换言之,喜怒悲忧恐这些情绪上的变化,是由五脏之气产生的。当然这个悲字根据《素问·天元纪大论》当是思。因为它是按五脏说的嘛,喜是心之志,怒是肝之志,思是脾之志,忧是肺之志,恐是肾之志。如果悲作思的话,那跟五行、五脏、五志就密切地联系起来了。这里明确提出来的是五脏化五气,五气产生喜怒悲忧恐,这就是中医理论的特点,关于人的情绪、意识思维,《黄帝内经》认为是五脏产生的,并没有说这是大脑产生的。虽然我们不反对大脑可以产生,但是从中医传统理论来说,它是五脏产生的,因此要治疗,假设说治疗神志方面的疾病,中医是按五脏辨证来选方用药,来取穴针刺的,而不是按脑来辨证,这是理论体系。

"故喜怒伤气,寒暑伤形"。喜怒代指七情,起码是代指上文的喜怒悲忧恐,不是单指的喜怒二气,是泛指情绪的改变。伤人什么气呢?伤五脏之气,或说伤人体的气机,这是致病特点。寒暑是泛指外淫,六淫之邪。六淫之邪首先伤人形体,从皮毛,然后络脉、经脉,然后到脏腑,这是六淫之邪致病的特点,和七情致病特点截然不同。所以"喜怒伤气,寒暑伤形"一共八个字,就高度概括了七情和外淫致病的特点。

"暴怒伤阴,暴喜伤阳"。暴怒伤阴是说伤肝,伤血。怒为肝之志,肝在腹中,为阴脏,虽为阴中之少阳,但它还是阴脏。肝藏血,暴怒伤肝血,大怒之下可以吐血,可以崩漏出血。暴怒就不是一般的怒嘛,超过限度了。七情人之常情,超过限度才能成为致病因素,所以这里说的是暴怒。暴喜伤阳,心为火脏,位居胸中,为阳中之太阳。这个伤阳是伤人之心,伤人之神。心藏神,暴喜伤心神,使心神涣散。这又从喜怒而说明七情所伤各有不同。

"厥气上行,满脉去形"。厥气,厥在这里作逆讲,逆乱之气,充满着经脉,而且可以离开形体,什么离开形体?是指使人的神气离开形体。这句话如果联系前文,暴怒伤阴,暴喜伤阳的话,即由于暴怒暴喜导致厥气上逆,或者说使人的气机逆乱,血脉充满而神气离开形骸。神离形骸,因此可以出现昏厥。暴怒暴喜,都可以出现昏厥或神志昏乱。在临床上可以见到啊,七情致病的很多,有些病几乎是神气去离形体了,还有气死的,气晕过去的,这就是昏厥了。大怒之下,脑出血了,厥了,神气去离形骸了。

"喜怒不节,寒暑过度,生乃不固"。上面讲了"喜怒伤气,寒暑伤形",这里深一步谈,结论是七情不能够节制可以得病,寒暑六淫之邪不能注意回避而过度冒犯,也可以使人得病。生命之气就受到危害,人体的生命就不坚固了。

"故重阴必阳,重阳必阴"。无论什么事过度了都不对,过度了就会出现相反的结果。重阴,阴气重叠了,太胜了,它可以转化为阳,重阳也可以转化为阴。这和前面"重寒则热,重热则寒"是一个道理,物极必反的道理。请看下边举例,怎么"重阴必阳、重阳必阴"呢?

"冬伤于寒,春必温病;春伤于风,夏生飧泄"。冬属于阴,寒属于阴,这叫重阴;必阳,那么到"春必温病",温病就是阳热之病,重阴必阳。春天没有注意养生而伤了风邪。春天是阳,风邪也是阳,重阳,到夏天发生完谷不化的泄泻,这类泄泻是阴病,就是脾阳虚的虚寒病。

"夏伤于暑,秋必痎疟"。夏为阳,暑为阳,疟疾属于阴病,痎疟是泛指各种疟疾。但是有的医学家,比如吴崑,《素问吴注》他说这个痎疟是阴疟,而且说是夜间发病的疟。因为什么呢?因为重阳必阴,夜属阴嘛,所以他说痎疟是阴疟,阴疟就是夜间发的疟。

"秋伤于湿,冬生咳嗽"。秋属阴,湿是阴邪,要按一般的道理,秋天不是燥吗?它怎么伤于湿呢?初秋之气还是可以伤湿,秋伤于湿也是重阴问题,而咳嗽是阳证,是肺之病,肺为阳,在胸中,"重阴必阳",故生咳嗽。

按原文,应该做上面那样解释。但是引申或者深入分析,对于这段经文也可以从另外一个角度来理解。说"冬伤于寒,春必温病",是由于冬天养生不当,感受寒邪而不能正常藏精,到春天自然界阳气升发,人体的阳气也跟着升发,但阴精虚不足以配阳,所以感受温热之邪而生温病。同样道理,春天养生不当,因为春季多风,所以伤于风邪,使人体阳气不能正常升发。到夏季的时候,阳气当旺而不能旺,阳气不足所以产生阳虚的洞泄。就是说上一季节养生不当,导致了下一个季节生病,就是说生长收藏这个全过程是互相联系的。春天养生没有养好,夏天阳气当长而不长,所以出现洞泄。同样的,夏天伤于暑邪,暑热之气内停,或者叫暑热内郁,到秋天秋凉外束,于是出现寒热往来的疟疾之病。同样秋伤于湿,冬生咳嗽也可以这样理解,也符合临床实际。

此外这段经文,还是温病学派伏邪说的重要理论根据。温病学派,有新感和有伏邪理论。新感就是感受邪气即发为温病,伏邪是邪气藏伏在体内,潜藏一段然后才发病。伏邪说当然是温病学的一个重要的理论,而且指导临床有相当的意义。因为有的温病一发病就见血分的病,阴分的病,并不是卫分的病。比如春温就有这种特点,或者暑温,有的并无卫分表证阶段,一发病就到阴分了。所以用伏邪说可以解释这些病理现象,因而伏邪说有指导临床的意义。但是话说回来,如果从这一段《黄帝内经》原文来看,冬伤于寒,春必温病,似乎不是讲的伏邪,它就是讲的重阳必阴,重阴必阳,假如按伏邪推论,还有春伤于风,夏生飧泄呢? 那没有人说是伏邪泄泻嘛。秋伤于湿,冬生咳嗽,也没有人说伏邪咳嗽吧。所以如果就按这篇原文,我个人的理解好像谈不到是伏邪问题。但是我曾经讲过,对于《黄帝内经》的句子、文字,可以有不同的解释,不同解释的两个依据,一个就是符合《黄帝内经》的理论体系,第二是符合临床实际,符合这两条中的哪一条都应该算是对的。

[理论阐释]

(一)"阴胜则阳病,阳胜则阴病"与"重阳必阴,重阴必阳"

可以从三个方面来理解。第一,药食气味的过用,某一个气味过了,不管饮食也好,还是药物也好,气味太过了,就可以产生问题。热性药太过了,就可以伤人之阴了,所以阳胜则阴病啊。同样的,寒凉药使的太过了,那是阴胜则阳病,也可以伤害人体的阳气。这是一个方面的理解。第二,从病机角度,阴阳有偏盛就有偏衰,反过来,有偏衰也有偏盛,所以阳胜则阴病,阴胜则阳病,阴阳相互消长。从病机角度,阴阳也可以转化,所以重阴必阳,重阳必阴。大热高热,"啪"一下掉下来了,体温低了,衰竭了,这也是转化啊。所以从病机角度也有阴阳转化的问题。第三,单纯从哲学角度,那是讲的物极必反问题,讲的阴阳对立消长问题。这方面太过了,必然导致另一方面的不足嘛。阴阳既相互对立,阴阳又相互消长,这是哲学上的概念。又特别提到的是阴阳寒热只有在一定条件下才能向对立面转化,这是我们现代人说的话。古时候就是说的重、极,重和极这两个字就包含有一定条件的意思,没条件怎么转化啊? 说重阴必阳,说这人体温低得不得了,他已经昏厥了,然后就得慢慢转阳回来,那不一定,没有回来的条件,或者正气不能恢复,治疗不得法,护理不当,死亡的也是有的。有条件的,阳气未绝,治疗护理得当,慢慢可以有恢复,那就是在一定条件下可以转化。所以我们又结合现代的认识特别提了,在一定条件下向着对立面转化问题。

(二)五气的偏胜致病

所谓"风胜则动,热胜则肿,燥胜则干,寒胜则浮,湿胜则濡泻"。一方面是指自然界致病的五气,或者说就是风寒暑湿燥火六气,外淫之气。另外它也包含所谓内生五气,由于脾虚而化湿,由于阳虚而生寒,由于阳热体质而化热、化火,由于肝阳上亢化生内风。这个也属于五气的范畴之中。这一段特别重

43

要,要把它背下来。

第8讲

[临证指要]

"冬伤于寒,春必温病"是温病学派伏气温病说的理论根据。伏气温病说,或者伏邪说,在温病学说里占有相当的地位,而且符合临床实际。但是如果就《黄帝内经》这段来说,单纯以这个为依据的话,也还存在着一些问题,问题在哪呢?首先,关于邪伏的部位说法不一。有的人说邪气藏伏在肌肤,比如王叔和的《伤寒例》,他说:"中而即病者(也就是寒气侵犯在人体内,当时就可以发病的),名曰伤寒;不即病者,寒毒藏于肌肤(邪藏的部位,藏于肌肤之内),至春变为温病,至夏变为暑病。"也有人认为邪气藏伏少阴。比如柳宝诒的《温热逢源》认为寒邪是藏伏于少阴。但是还有些医学家不太同意这个说法,比如吴又可《瘟疫论》,认为邪气、疫疠之气可以藏伏在膜原,但是却是反对寒邪藏伏。他质问为什么寒邪侵犯到人体,有的当时就发病,那么灵敏呢?有的就可以过期而发病,那么懵懂呢?他的观点实际上是说寒邪不可能藏。还有人认为"冬伤于寒,春必温病"不是因为邪气藏伏,而是因为冬天伤于寒,冬不藏精。阴精不足,春天阳热之气上升,感受温热之邪,就容易得温病。如果冬天藏精,阴精充足,即使有温热之邪,也不得温病了。比如张琦《素问释义》说:《阴阳应象大论》所说的"冬伤于寒,春必温病"就和《素问·金匮真言论》上所说的"藏于精者,春不病温"是一个意思。也就是冬天藏精藏得好,阴精充足,尽管春天有温热之邪,阴阳仍然还可以协调而不生温病。吴昆《素问吴注》解释说:"秋冬,时之阴也;寒湿,气之阴也。冬伤寒,秋伤湿,谓之重阴。冬伤寒而病温,秋伤湿而咳嗽,重阴而变阳证也。"此外,"冬伤于寒,春必温病"类似的话,在《素问·生气通天论》里也有。

第四段　阴阳五行与天、地、人其象相应

[原文诵读]

帝曰:余闻上古圣人,论理人形,列别脏腑,端络经脉,会通六合,各从其经;气穴所发,各有处名;溪谷属骨,皆有所起;分部逆从,各有条理;四时阴阳,尽有经纪;外内之应,皆有表里,其信然乎?

岐伯对曰:东方生风,风生木,木生酸,酸生肝,肝生筋,筋生心,肝主目。其在天为玄,在人为道,在地为化;化生五味,道生智,玄生神。神在天为风,在地为木,在体为筋,在脏为肝;在色为苍,在音为角,在声为呼,在变动为握,在窍为目,在味为酸,在志为怒。怒伤肝,悲胜怒;风伤筋,燥胜风;酸伤筋,辛胜酸。

南方生热,热生火,火生苦,苦生心,心生血,血生脾,心主舌。其在天为热,在地为火,在体为脉,在脏为心;在色为赤,在音为徵(读成[zhǐ]),在声为笑,在变动为忧,在窍为舌,在味为苦,在志为喜。喜伤心,恐胜喜;热伤气,寒胜热;苦伤气,咸胜苦。

中央生湿,湿生土,土生甘,甘生脾,脾生肉,肉生肺,脾主口。其在天为湿,在地为土,在体为肉,在脏为脾;在色为黄,在音为宫,在声为歌,在变动为哕,在窍为口,在味为甘,在志为思。思伤脾,怒胜思;湿伤肉,风胜湿;甘伤肉,酸胜甘。

西方生燥,燥生金,金生辛,辛生肺,肺生皮毛,皮毛生肾,肺主鼻。其在天为燥,在地为金,在体为皮毛,在脏为肺,在色为白;在音为商,在声为哭,在变动为咳,在窍为鼻,在味为辛,在志为忧。忧伤肺,喜胜忧;热伤皮毛,寒胜热;辛伤皮毛,苦胜辛。

北方生寒,寒生水,水生咸,咸生肾,肾生骨髓,髓生肝,肾主耳。其在天为寒,在地为水,在体为骨,在脏为肾,在色为黑;在音为羽,在声为呻,在变动为栗,在窍为耳,在味为咸,在志为恐。恐伤肾,思胜恐;寒伤血,燥胜寒;咸伤血,甘胜咸。

故曰:天地者,万物之上下也;阴阳者,血气之男女也;左右者,阴阳之道路也;水火者,阴阳之征兆也;阴阳者,万物之能[tāi]始也。(能[tāi],音义和"胎"同)故曰:阴在内,阳之守也;阳在外,阴之使也。

[串讲]

"上古圣人,论理人形,列别脏腑"。这里"圣人"是指的高明的医学家。"论理人形",就是讨论、认识人的形体,"论理"是认识,或者叫做研究。"列别"是比较、分析的意思,"列"是排列,陈列,"别"就是分辨、区别。

"端络经脉,会通六合,各从其经"。"端"就是开始、起端。络,联络。对经络的起始,经络的循行,经络之间的相互联系,都要研究,所以叫"端络经脉"。这个"六合"是指十二经脉相合,阴阳表里两经一合嘛。比如足太阳膀胱经与足少阴肾经相合;十二经就是六合,因为端络了经脉,所以知道十二经怎么样相会,相通。"会通"就是相会合,相联通。每一条经都有它自己的特殊的路线。从,从顺,各有它自己的路线。

"气穴所发,各有处名"。"气穴",就是指腧穴,腧穴是气血游行出入之处。天有三百六十五日,人有三百六十五节,节就是穴位。所谓节,所谓穴,就是气血游行出入的地方。发是发生,叫"气穴所发",就是讲气血的产生。"各有处名",哪个气穴叫做什么名称,而且定位在哪个地方,都有严格的规定。

"溪谷属骨,皆有所起"。"溪谷",就是肌肉和肌肉之间的联系处。《素问·气穴论》说"肉之大会为谷,肉之小会为溪"。"会"就是相互会合的地方,大块肌肉与大块肌肉之间的缝隙这叫大会,叫做谷。为什么叫合谷穴?说这两块肌肉比较大,这个空隙比较大,这叫合谷。脚上,足少阴的肾经有一个穴叫做太溪,那个地方也是肌肉和肌肉交界处,但相对而言,缝隙比较小。穴,在《黄帝内经》里叫做空,又叫做孔,又叫做俞,又叫做穴,又叫做节,为什么这么叫,就是凡穴位都是肌肉之间、筋骨之间缝隙的地方。溪谷属骨,不管是大谷还是小溪,它们都和骨骼相联属,"属"是联系。"皆有所起",从哪个地方起,到哪个地方止,它都有一定的位置,都涉及到解剖的问题。

"分部逆从,各有条理"。"分部",是指十二经脉的分部,也就是皮部。十二经脉的皮部,从它分部上说,有顺着行的,有逆着行的,都是正常现象,它们是有条理的。

"四时阴阳,尽有经纪"。春夏秋冬四时,春夏为阳,秋冬为阴,春夏阳气盛,秋冬阴气盛,四时分阴阳。"经纪"也可以理解为规律,也就是四时阴阳变化有它自己的规律。你看,讲了人脏腑经脉皮部之后,接下来就是讲四时阴阳。把天、地、人联系在一起了。

"内外之应,皆有表里,其信然乎"。人体有内有外,但是内和外是相互联系的,是互为表里的。脏藏于内,腑又在外,脏腑是表里。阴经和阳经,也是互为表里的。阴经行于内侧,阳经行于外侧,它也是一种外内相应。"信"就是确实而不假。这个说法确实吗?提出这么一个问题。

"岐伯对曰:东方生风,风生木"。从五方五气来说,风气生于东方。在五方和五时相应关系中,东方是气候温和,应于春季,春季多风。不要以为北京的天气到冬天才刮大风,其实我和飞行员探讨过,他们说高空的风最大的时候就是春天。那么东方生风,这是天气,要记得,风寒暑湿燥火是天之六气,木火土金水是地之五行。天之六气生地之五行,风就生木之行。东方属木,东方应于春。这风生木倒是自然现象,春季了,树开始冒芽了,冒芽之后不易张开,刮风一摇,一摔,树叶才能张得开。"风生木",这是一种变化规律,天之气来生地之五行。

"木生酸,酸生肝,肝生筋"。按五行五味来说,木为酸。与人体五脏关系,五味各有其所喜入,酸先入肝,苦先入心。酸生肝,酸味的药食有助长滋养肝的作用。在五脏功能活动系统中,肝系统就和春季、风气、温暖、酸味、木是相联系的。在人体当中,又和筋是相联系的。肝属于木之脏,木性柔和,性喜条达。"条达"也是有舒展的意思,这是它的本性。而筋也是应当柔和的,这筋要硬了,这就不好用了。人老了,胳膊腿硬了,就当不了运动员了。筋的活动需要血的滋养,肝又藏血;从象上,肝木喜条达,喜柔润,筋也是喜柔润,所以把筋归属于肝。

"筋生心,肝主目"。"筋生心"的意思,就是说木生火,五行的相生关系。心是火之脏,肝是木之脏,"筋生心"实际上是讲的木生火。"肝主目",下面也讲了,肝开窍于目。

"其在天为玄,在人为道,在地为化;化生五味,道生智,玄生神"。从上下文来看,其他四方都没有这样的话。因此,有的注家认为这是衍文。因为这23个字在这一段是特殊的,别的段里没有,文字体例就不一样。所以认为这是多出来的字,不是《黄帝内经》的经文。这个讲法我认为是适当的。

"神在天为风,在地为木,在体为筋,在脏为肝"。神还是讲的自然规律。春天,东方,肝脏,相应的规律在六气就属于风。六气属于天之气,在地就是五行之木。在人的形体上就是筋,在人体的五脏是肝脏,这就是一个系统。

"在色为苍,在音为角,在声为呼"。苍,青之色。五音,角徵宫商羽。角之音,就属于木之音,所以肝在音为角。呼喊、呼叫,是肝之声。这呼喊、呼叫之声,不单纯是一般情况下生气了,肝主怒,就高呼。在病态,也有人呼喊,比如说这人一睡觉就呼叫,怎么治疗?那就得从肝来论治,起码要敛肝之魂。为什么呢?因为夜里睡觉的时候喊叫,一般都是在做梦。肝不藏魂,所以做梦,做梦就呼叫。

"在变动为握"。病态的时候就产生握,握拳、抽搐等。因为肝主筋,肝主风,所以抽搐、僵直,这些都是肝之病。变动,就不是正常了,以常达变,常就是正常,变就是变异,变化,是病态。

"在窍为目,在味为酸,在志为怒"。肝在志为怒,所以前面有暴怒伤阴,伤阴是伤肝,暴怒伤肝。

"怒伤肝,悲胜怒;风伤筋,燥胜风;酸伤筋,辛胜酸"。这是按五行推算的。怒伤肝,怒属于木之气,属于肝之气。悲胜怒,悲属于肺,肺属金,金来克木可以推出来。后世所谓的以情治情,或者以情相胜治疗方法就是从这产生出来的。特别是由于情志所导致的疾病,有的时候需要以情治情,以情制胜。怎么制胜法?当然可以有不同的变化,但是从原理上是从这里产生的。可用这种情绪制约另外一种情绪。悲胜怒,悲属于金之气,所以悲能制约怒。有的人注意观察生活的现象,说有些人生气,大怒,突然哇哇大声哭了,一哭,那气也消了,不然总是眼瞪着怒气不消,这也是一种悲胜怒的现象。当然从医学上应该注意这些理论性的问题。

"风伤筋,燥胜风,酸伤筋,辛胜酸"。风和木之气是相通的,肝属于木而主筋,所以风伤筋。燥为秋金之气,金克木,所以燥胜风。酸是木之气,酸味太过了就伤筋,酸味适当了,它柔和筋脉。辛属于五行之金,金克木,所以

47

胜酸味。

这一段是论东方将阴阳五行和天、地、人联系起来。可以叫四时五脏阴阳系统，又有四时，又有五脏，又有阴阳。简化，叫时脏阴阳系统。因此，《黄帝内经》上所说的藏象，是时脏阴阳系统。或叫五脏功能活动系统，它是一个系统问题，不是解剖的哪一脏。

"南方生热，热生火"。五方当中在中国这个特定的地理环境下，南方热。天气之热可以生地气五行之火，或者说天之六气来生地之五行，热生火。

"火生苦，苦生心"。苦味属于火之味，"苦生心"，心为火之脏，所以苦生心。

"心生血，血生脾，心主舌"。心主血脉，血液的产生需要经过心阳，所谓奉心阳而化赤。血液是水谷精微所化生的，心为火脏是赤色的，所以那些水谷精微受到心阳之气的作用，才转化为赤色。脾是土脏，心是火脏。所以血生脾，也就是火生的土。心开窍于舌，下边再讲心开窍于舌。

"其在天为热，在地为火，在体为脉"。在六气是热，在地之五行是火行，在人的形体是脉，所谓心主血脉。筋骨脉肉皮五体分属五脏，这不就是从这来的吗？当然中医所说的五体和中国传统说的五体不要混了，古人说五体投地，是两肘两膝和头部触地长跪不起。

"在脏为心，在色为赤，在音为徵，在声为笑，在变动为忧"。这个忧就有点问题，因为后边说脾主忧，喜怒思忧恐，怎么又心在变动为忧呢？所以搞文字学研究的人提出来，说这个"忧"就相当于这个"嚘"，也就是加口字旁的这个"嚘"。因为在《说文解字》里它讲了，"嚘"也可以写成"忧"，加个口字旁还念[yōu]。但是这个"嚘"可就不是情绪上的忧愁之忧了，这个"嚘"，《说文》说："语未定貌"，也就是说话好像没确定，就是说话吞吞吐吐的。因此这个变动为忧看来应该是加口字旁的"嚘"。不然的话，肺主忧，这是讲心。那么要是言语吞吐的话，或者叫吞吐其言，那是和心有关系了。心主舌，言为心声。因为病在于心，所以言语吞吐。

"在窍为舌，在味为苦，在志为喜，喜伤心"。心开窍于舌。心主喜，喜太过了就伤心。

"恐胜喜，热伤气，寒胜热，苦伤气，咸胜苦"。恐主于肾，肾是水脏，所以"恐胜喜"，也就是水克火。前面讲了，寒伤形，热伤气，气伤痛，形伤肿。热能伤人之气，但是寒胜热，这是水克火了。苦是火之味，苦也能伤气。咸是水味，所以胜苦，还是五行相克。

"中央生湿，湿生土，土生甘，甘生脾，脾生肉，肉生肺，脾主口"。中央属土，在六气当中是湿。天之六气生地之五行，所以湿生土。甜味能滋养脾脏，所以甘生脾。脾主肌肉,所以脾生肉,脾的运化功能旺盛,可以助长肌肉。本篇前面也讲了,"清阳实四肢",四肢肌肉发达,也靠脾之清阳之气来进行滋养。肉生肺这就是讲的土生金。脾开窍于口,主口。所以如果脾气功能调和的话,就能对饮食口味感知得好,能够食欲好。

"其在天为湿,在地为土,在体为肉,在脏为脾,在色为黄,在音为宫"。土之色黄,所以"在色为黄"。土音为宫音。

"在声为歌"。歌声是属于脾的,所以如果在读书、写字、学习、工作之后,思伤脾,使得脾脏功能不旺盛了,食欲也不好了,体力也不支了,唱首歌,活跃活跃情绪,其实有醒脾的作用。但是话说回来,如果没事总唱歌,这可是毛病,有那种人吧,大街上走来走去的,一会这么唱,一会那么唱,低音漫唱,引吭高歌,这可是病态了。但是这病长在哪呢?是哪脏的问题呢?脾在声为歌。

"在变动为哕,在窍为口,在味为甘,在志为思,思伤脾,怒胜思,湿伤肉,风胜湿,甘伤肉,酸胜甘"。哕就是干哕,要呕吐那种哕,因为脾不能运化了。思考问题,思虑问题,由脾所主。思虑过度,可以伤脾。发怒,可以改善这个思伤脾的症状,同样是由于木克土的。湿气太重了,伤害肌肉,使肌肉臃肿,或者使肌肉疲软无力,风可以把湿去掉。自然现象是地潮湿了,风吹,逐渐地把它吹干了。人体中湿邪为病,你除了利湿、化湿、渗湿等等祛湿方法之外,还应该加些风药,因为风能胜湿,也是木克土。甘本来是养脾的,本来助长肌肉,甘味太过,反而使肌肉受伤,那么酸胜甘,是由于木克土。

第9讲

前面我们已将东、南、中三方讲完了,下面是西方。

"西方生燥,燥生金"。天之气属于燥气,当然这也符合中国的气候特点,西方比较干燥。而西方属金,也就是天之六气是燥气,地之五行属于金行。

"金生辛,辛生肺,肺生皮毛,皮毛生肾,肺主鼻"。按五行归类,取类比象,金生辛味。肺在人体属于金,与自然界的秋气相应,所以这里说辛生肺,同一行都属于金行的相生。肺主皮毛,按五行属金,肾在五行属水,金生水,所以这里的皮毛生肾,是五行相生的关系,或者说是讲肺和肾的关系。肺开窍于鼻,肺司呼吸,鼻为呼吸之通道,所以说"肺主鼻"。

"其在天为燥,在地为金,在体为皮毛,在脏为肺,在色为白,在音为商,在声为哭"。燥、金、皮毛、肺,以及上面所说的西方,这都是一系列的,按五行归类说都可以归为一类。白色,商之音,都属于金的一行。按五脏分类,都属于肺脏系统。肺之声为哭,如同心之声为笑,脾之声为歌。

"在变动为咳,在窍为鼻"。变是对常而言,知常达变,人在正常情况下不咳嗽,咳嗽就是肺的变化,或者说是病变。

"在窍为鼻,在味为辛,在志为忧,忧伤肺,喜胜忧"。在情志上肺主忧。另外一个说法,肺主悲。肺的情志有这么两个说法。因为忧为肺之志,过忧就伤肺脏;喜是心之志,心为火脏,火克金,所以喜胜忧。

"热伤皮毛,寒胜热,辛伤皮毛,苦胜辛"。同样的道理,水克火,所以寒胜热。辛属于金之味,苦属火之味,同样是火克金,所以"苦胜辛"。

"北方生寒,寒生水,水生咸,咸生肾"。在五方为北方,在天之六气属于寒。天之六气生地之五行,所以在地为五行中的水。咸和五行相对应是水之味,水生咸,这都是同行的相生。咸生肾,咸味入肾,咸味可以养肾。临床用知母和黄柏,泻肾中相火,要盐知柏,为什么加盐?引药入肾,盐之味咸嘛。

"肾生骨髓,髓生肝,肾主耳"。髓是肾精所化,肾藏精,养骨而生髓。按五行相生,"髓生肝"就是水生木。肾在窍为耳,肾的功能好坏可以影响到耳的听力是否正常。《灵枢经》的解释说:"肾气通于耳,肾和则耳能闻五音矣",肾气和,也就是肾的功能正常,耳能分辨五音,就是听力好。当然关于肾的开窍问题,《金匮真言论》还有一说,就是肾开窍于二阴,前后二阴都由肾所主。所以关于肾的开窍问题,在《黄帝内经》里也有两个说法。

"其在天为寒,在地为水,在体为骨,在脏为肾,在色为黑,在音为羽,在声为呻"。这都属于水一行,都属于五脏系统中的肾系统。羽音、黑色、呻吟、骨,这些都属于肾的系统。

"在变动为栗,在窍为耳,在味为咸,在志为恐"。栗就是战栗,寒冷战栗,肾阳衰而出现寒冷的症状。上面说肾主耳,这里讲肾开窍于耳。咸之味、恐惧的情感属于肾。

"恐伤肾,思胜恐,寒伤血,燥胜寒"。恐为肾志,若过恐则伤肾,临床所常见。思属于脾,脾是土脏,恐由水脏肾所主,所以思胜恐,是土克水。寒是可以伤血的,这个"血"字《太素》作"骨",如果从前后文例来看,作"骨"是对的,就是说"寒伤骨"。你看上一行西方,那不是说热伤皮毛吗?伤肺脏所主的皮毛吗?那么这肾所主是骨,所以说寒伤骨,《太素》的说法还是合理的。而"燥胜寒",在《太素》作"湿胜寒"。湿胜寒是对的,因为湿是土之气,寒是水之气,土克水,所以《太素》记载可从。

"咸伤血,甘胜咸"。咸是水之味,心藏血脉而属于火,在实践中,咸味太过也确实影响血液,《黄帝内经》其他篇还有关于咸伤血的记载。甘是土之味,咸是水之味,土克水,所以甘胜咸。

下边最后一段,是对前面五方论述的总结语。"故曰:天地者,万物之上下也"。天地是万物之上下,天在上,地在下,也就是前面我们所讲的,积阳为天,积阴为地,万物居其中。

"阴阳者,血气之男女也"。这个"之",作连词使用,相当于"和"或"与",也就是说气血和男女、气血与男女。阴阳是什么呢? 阴阳是气血,气就是阳,血就是阴,或者说男女,男就是阳,女就是阴。也就是说血气也可以划分阴阳,男女也可以划分阴阳,用什么和阴阳应象,用天地、用男女、用血气,下面还有用左右。

"左右者,阴阳之道路"。左是阳,右是阴。左右者,为什么说是阴阳之道路呢? 圣人面南,左侧为东,东为阳气升起之方,太阳从东方升起来,而从右(西)方降下去,从左升,从右降,那么左就属阳,右就属阴。

"水火者,阴阳之征兆也"。阴阳是什么? 最不好说了,但是能够代表最充分的、最合适的就是水和火,水就是阴,火就是阳。阴阳有什么征象可以看得出来的? 请看火水,火就相当于阳,水就相当于阴。说火的特性是炎热的、向上的,水的特性是寒冷的、濡润的、向下的,水火表现在外边的现象,最能说明阴阳的特点了。

"阴阳者,万物之能始也"。这个"能[tāi]"就相当于这个"胎",胚胎的胎,万物之能[tāi]始,也就是万物的开始发生,都是从乎阴阳,即与本篇开头"阴阳者,天地之道也,万物之纲纪,变化之父母,生杀之本始"那一段话相呼应。一切事物的产生、消亡,中间任何变化,那都是出于阴阳,所以为万物之能始。

"阴在内,阳之守也,阳在外,阴之使也"。阴主内阳主外,阴藏于内,是替阳守护于内,由于阴守于内,才可以使阳不浮越耗散于外。有阴在里镇守着,阳气就可以不散越,而发挥它的作用。使就是使用,就是作用。阳在外发挥作用,是阴气表现在外的征象,谁知道阴有余、阴不足? 阳气在外就是阴气的作用表现。换句话说,有阳在外守护着,阴气就可以不滑脱,如果没有阳气在外固护,阴津也就不能藏于内。比如说,阳虚的滑精,气虚的自汗,都是阴津的脱失,但那是由于阳气不能发挥应有的作用了。整体上从阴阳关系来说,就是阴在内为阳之守,阳在外为阴之使。

[理论阐释]
(一)五行的取象比类
请看人体内外相应的系统结构表。

五行	自然界					人体					
	方位	气候	五味	五色	五音	五脏	七窍	五体	五声	五志	变动
木	东	风	酸	青	角	肝	目	筋	呼	怒	握
火	南	热	苦	赤	徵	心	舌	脉	笑	喜	嚘
土	中	湿	甘	黄	宫	脾	口	肉	歌	思	哕
金	西	燥	辛	白	商	肺	鼻	皮毛	哭	忧	咳
水	北	寒	咸	黑	羽	肾	耳	骨	呻	悲	栗

51

自然界和人体各种情况比类取象,怎么分的类呢? 主要是用五行归的类。举木这一类,在方位上有东,在气候上是风,在五味是酸,在五色是青色,在音为角,在脏为肝,在窍为目,在体为筋,在声为呼,在志为怒,在变动为握,这一系列,都属于木之行,这是同一类的事物。因此有的时候,在《黄帝内经》里面,说的是东方,其实就应该想到它可能在说肝,也可能在说青色等等。这里也可以把春天列上。因为《阴阳应象大论》这一段没谈到四时、五时,如果联系到四时和五时的问题,它一说木,你还应该想到春,想到温暖。这些都是同类的问题,就是这么一个系统的归类。

(二) 阴阳的互根互用

对立统一当然就是互根的,也是互用的。特别提出的是阴津和阳气互相依存、互相为用这一种正常的生命活动。也就是本段末所说的,"阴在内,阳之守也;阳在外,阴之使也"。后世医家对阴阳之间相互为用的关系论述颇多,赵献可《医贯·阴阳论》讲得很好。说"阴阳又各为其根",互根嘛,阴为阳之根,阳为阴之根,各为其根。"阳根于阴,阴根于阳,无阳则阴无以生,无阴则阳无以化",阴主生长,阳主气化,但二者是互相为用的,如果没有阳的话,阴也就不能生,这阴自然就成了死阴了,它不能够发挥生长的作用。所以阴之所以长,那是因为有阳气在那里发挥作用。所以说无阳则阴无以生;没有阴,阳就无物可化,同时如果没有阴,阳气本身就散越了,无所附了,所以这阴阳二者,是对立的,是统一的,是互根的。张介宾的《类经附翼·真阴论》说"阴不可以无阳,非气无以生形也",没有阳气,阴形也就不能产生;"阳不可以无阴,非形无以载气也",如果没有阴,阳气就要散了,因为阴是形体,阳气是要附到阴上存在的,所以非形无以载气。"故物之生也生于阳,物之成也成于阴"。这两位医家,讲的阴阳不可脱离,只有阴阳相合,才能发挥作用。又如张介宾的《景岳全书·新方八阵》在讲药物配方的时候,提出"善补阳者,必于阴中求阳",作为善于补阳的医生,不能一味地去补阳气,应该在阴中求阳。也就是说在补阳的同时要补点阴,不补阴的话,单纯补阳,那就燥了,这阳也补不起来,阳无所附嘛。所以说"善补阳者,必于阴中求阳,则阳得阴助而化生无穷"。因为在补阳同时补阴了,所以这阳就得阴助了,就能发挥生化的作用。所以化生无穷,身体才能健康起来。"善补阴者,必于阳中求阴",善于使用补阴法的医生,不是一味地去补阴,应该在补阴的同时照顾到阳气,也就是说在用一些补阳药基础上去补阴,这样效果好,"则阴得阳生而源泉不竭"。上文有生化无穷,下边又提到源泉不竭,才能使人体强壮起来。大家都熟悉的肾气丸,后世又化裁成六味丸,偏重是养阴,将桂附放入其中是温阳,这样,在补阴的基础上去温阳,那就化气了,就成为肾气丸了。

确实理论太多了,我们只是强调几点作为一种提示,各位在学习当中,可以作很多方面的思考。

[临证指要]

(一)举例说明五志过激致病

喜怒忧思悲恐惊,或者叫七情,如果超过限度,那就如前面所说的,暴怒伤阴,暴喜伤阳等等,成为一种病因。关于治疗本段只讲了以情胜情的方法,我们在临床上有以情胜情的治疗,也有用药物治疗,或者其他方法治疗情志致病。这里举一个我自己看的病例:一位 41 岁男子,汽车司机,在两个礼拜内,送了两个患尿毒症的同事到医院,他知道尿毒症很难治,所以他害怕,恐惧,恐惧自己有肾炎了。听说喝梨汤就可以预防肾炎,他就煮梨汤多喝。又恐惧,又多喝汤,会出现什么样的临床症状?每昼尿 7~8 次,每夜尿 3~4 次,大便一天 3~4 次,到医院化验,结果没问题。虽说检查没病,他的恐惧症状解决不了,还出现了腰酸痛,睡眠不安,乏力,舌红,苔薄白腻,脉弦细数,遂来我处就医。考虑到恐惧伤肾的病因,应该加些心理安慰。告诉他,没得肾炎,不可能是尿毒症,治疗再用益肾清热祛湿之法,方子是女贞子、玄参、生地、生苡仁(要用生苡仁,生苡仁才能清热祛湿,炒苡仁健脾,就偏温了)、猪苓、生龙骨、木通、枳壳、琥珀粉,(琥珀粉重镇,又能利水)。两剂。并且告之病极轻微,解除其心理负担。两天后再来看病,病情大减。又用上方加减,女贞子、旱莲草、玄参、川断、菟丝子,生地、龙骨、萆薢、丹参,三剂,病愈。虽然病很轻微,但是如果不治,他思想负担这么重,也可能会引起其他的疾病。

(二)以情相胜治疗方法的运用

历代医案多有记载,临床上,既可以按五行相克使用,有时候也不拘泥于相克。"金元四大家"之一的张从正《儒门事亲》说"悲可以治怒(金克木),以怆恻苦楚之言感之(让他悲吧,怒气就好了);喜可以治悲,以谑浪亵狎之言娱之(开玩笑,瞎折腾,让他高兴一下);恐可以治喜,以恐惧死亡之言怖之(喜太过,心神涣散了,吓唬他一下,使他恐惧,说你再如何如何就要死亡了);怒可以治思,以污辱欺罔之言触之(污辱他,欺负他,让他生气,一怒,胜思,木克土嘛);思可以治恐,以虑彼志此之言夺之(使他思考问题,从此及彼地考虑)。凡此五者,必诡诈谲怪,无所不至,然后可以动人耳目,(别搞得很正规,正规的病人也不相信,所以要诡诈谲怪来触动病人的心思,所以叫无所不至,然后才可以,使病人动心思,动耳目)。"但是他下面又说了,这个方法可不是谁都能使用,你要考虑,一是病人,还有医生本人,能否承受得了这个诡诈狡黠的状态,所以他说"若胸中无材器之人(胸中没有见识,胸襟不够宽),亦不能用此五法也"。医生自己没有胸襟、没有见识,做着这个诡怪的言行,把自己影响

53

了,这不成;你所实施的那个对象,他根本接受不了,一恐怖把他吓死了,这更坏了。所以"若胸中无材器之人"是说两方面,一是医生,一是病人。曾见到个工人,他就是对其单位不满意,就装疯卖傻,装了几年之后,他就真的到精神病医院去了。因为这个病客观指标很难找,他精神状态就成那样了,改不过来了。所以张从正说"若无材器之人"不能用此法是有实践依据的。当然我们一般对病人劝一劝、说一说,不会产生其他的副作用。

(三)阴阳互根互用理论的临床运用

就是阴中求阳、阳中求阴的问题。这里举薛立斋治韩州同一案为例。"州同"是知州的佐吏,辅佐知州的那么一个官叫韩用之。《薛氏医案》说"州同韩用之,年四十有六","仲夏色欲过度,烦热作渴,饮水不绝,小便淋沥,大便秘结,唾痰如涌,面目俱赤,满舌生刺,两唇燥裂,遍身发热,或时身如芒刺而无定处,两足心,如火烙,以冰折之作痛,脉洪而无伦。此肾阴虚,阳无所附而发于外,非火也。盖大热而甚,寒之不寒,是无水也",他说这是阴虚,虽然这么热,但是不能用泻火的方法,用寒药不能去这个热,应该重补其阴,"遂以加减八味丸料一斤",但不是用的丸,而是用的八味丸的料一斤,"内肉桂一两",八味丸本来有肉桂,但这里是加减,我分析说不定把附子减了,阴大虚,只是加一点肉桂进去,一斤当中有一两肉桂。"以水顿煎六碗,冰水浸冷与服,半响,已用大半,睡觉而食温粥一碗",用了大半峻补真阴之药,就可以睡觉了,而且又吃了一碗温粥,"复睡至晚,乃与前药温饮一碗,乃睡至晓,饮热粥二碗"。"翌日",就是第二天,"畏寒足冷至膝诸症仍至",原来是热得不得了,现在是开始冷了,"或以为伤寒,薛曰:非也,大寒而甚,热之不热,是无火也"原来是"寒之不寒,是无水",水给补上去之后,寒又出现了,这是什么呢? 是"无火也",是真阳不足,是"阳气也虚矣","急以八味(丸)一剂服之",八味丸在这里用原方,与上面加减不同,当有附子,用来温阳了。之后又有些变化,然后就用了十全大补。这个病案是先补阴,后补阳,最后十全大补,血气阴阳都补,在这里就是按阴阳互用观点来分析的这个病机。

第 10 讲

(四)肝"在声为呼"、"脾在声为歌"举验

肝在声为呼的病例。一位妇女 61 岁,多年来每遇阴雨天或者受精神刺激而恼怒,就出现心烦嗳气,睡眠即做噩梦,高声呼喊,声音很大,白天困倦,精神不振,胸中憋闷。大便调,脉象弦数,舌暗红,苔薄白腻。辨证是肝胆气郁。因为肝在声为呼,由于有情绪郁闷,而致肝胆气郁,兼有湿邪困阻。治疗方法是疏泄肝胆,兼化湿浊。用药为:柴胡 8g,炒栀子 10g,郁金 10g,黄芩 12g,丹皮 12g,赤芍 12g,草果 10g,厚朴 8g,槟榔 10g,知母 10g,石菖蒲 15g,羌、独活各

54

6g,生甘草6g,五剂,每天吃一剂。忌辛辣油腻生冷,因为她本身就是湿邪困阻,再吃油腻吃生冷,湿邪就很难化开。再有病人舌质红,脉弦数,再吃辛辣,会更助其热。所以要忌辛辣油腻生冷。当吃了三剂药时,后又赶上下雨而现胸闷,但是症状比较轻,夜里睡眠也没有呼喊。再看舌质略暗,苔薄白。再以柴芩温胆汤加前胡和防风、葛根。六剂病愈。

脾在声为歌的病例。有一个17岁的女孩子,患青春期精神分裂症。特点症状是不理人,闭户塞牖而处,高声唱,低声唱,反正就是不停的唱歌。还有一些其他方面的症状,比如说见到异性就有兴趣,还有幻触,有幻听。按一般的方法给她清热化痰,吃了一礼拜的药,效果不太好,又来复诊。病人自己说老想唱歌。舌质偏红,脉弦偏数,那还是有热。脾在声为歌,所以这时候应该清脾热。在原方基础上,加了泻黄散,防风、石膏、栀子、藿香这几个药,六剂药。一周后复诊,便不想唱歌了。用那个方法调治了几个月,病愈,复学了。我在这里是讲在声为歌,她就是想唱歌,不用清脾热药,她这歌就不停,加上泻黄散,下个礼拜再来看病的时候就不想唱歌了,这个症状先解除了。

第五段　阴阳亢盛为害及调摄阴阳养生

[原文诵读]

帝曰:法阴阳奈何?岐伯曰:阳胜则身热,腠理闭,喘麤为之俛仰,汗不出而热,齿干以烦冤,(这个冤在这应该读作[mèn])腹满,死,能冬不能夏;阴胜则身寒,汗出身常清,数慄而寒,寒则厥,厥则腹满,死,能夏不能冬。此阴阳更胜之变,病之形能也。(这个能字也就是这个态)帝曰:调此二者奈何?岐伯曰:能知七损八益,则二者可调;不知用此,则早衰之节也。年四十,而阴气自半也,起居衰矣;年五十,体重,耳目不聪明矣;年六十,阴痿,气大衰,九窍不利,下虚上实,涕泣俱出矣。故曰:知之则强,不知则老,故同出而名异耳。智者察同,愚者察异。愚者不足,智者有余。有余则耳目聪明,身体轻强,老者复壮,壮者益治。是以圣人为无为之事,乐恬憺之能,从欲快志于虚无之守,故寿命无穷,与天地终。此圣人之治身也。

[串讲]

“法阴阳奈何”。“法”是效法,取法,仿效。仿效自然界的阴阳规律。看病和养生要取法于阴阳,效法于自然界的阴阳变化。

“阳胜则身热,腠理闭”。在病理上阳胜则身热,阳主热,阳气胜就可以使身热。看来这个阳邪亢盛,是指的卫气失常,卫气有肥腠理,司开合的作用,因为它不能够正常司开合,所以出现腠理闭,汗孔闭塞不能开合,卫气郁在里,不能外散,所以更要发热,因此说阳胜则身热。

"喘麤为之俛仰,汗不出而热"。这三个鹿字的"麤"就是粗,气喘而呼吸声粗。"俛仰",前俯后仰,是形容喘息的现象。那是由于阳热之气亢盛于内,不能散越于外,使得上焦之气不通,肺失宣降而出现发热、无汗、气喘。本来腠理闭,自然就汗不出。越是汗不出,卫气越要闭郁在内,因此更要发热。

"齿干以烦冤"。热盛之后就要耗阴,阴伤到一定程度就可以出现牙齿干。齿为骨之余,肾主骨。所以齿干,说明邪气内传,已经消耗了真阴,病比较重。"冤"字,在《黄帝内经》里面几个字是通用的,实际宝盖下的"免"字没有点,但是传写时,把这"免"字加上点了,那就成"冤"了。这个字和闷、悗,意思都一样,有时候满字下加个心也是闷,但是《黄帝内经》写的时候经常把这心字去掉,写的就是满,因此这个满有的时候实际上是闷,那就要看行文当中的具体情况。由于齿干伤肾阴了,就使得气机不能通畅,阳热之气扰乱心神,所以导致精神症状,心烦,满闷。

"腹满,死"。上面这些症状,发热,齿干,烦闷,汗不出,一派实热伤阴之象。再出现腹满,这就是危重之证了。为什么说腹满是危重之证呢?因为腹满就标志着气机升降失调了。特别是脾胃在中焦,是气机升降枢纽。腹满了,说明脾胃的功能失调了,气机不通畅了。无论什么病,整体的气机升降的道路失调,这个病是很难痊愈了,这是一种解释。再一种解释,说腹满,是脾气虚,气血生化枯竭,所以说是严重了,两种解释。不过我的看法,第一种解释更符合实际一些。因为实热证很快就腹满了,气血津液不见得会突然枯竭。

"能冬不能夏"。"能",应读成[nài],和这个耐,音义都相同,就是耐受的耐。阳热之气过盛的病人,可以耐冬不耐夏。因为自然界到冬天阴气盛,助长体内的阴气,阳气过亢的病人在冬天可以耐受。但是如果遇到夏天,自然界阳气很盛,再助长体内的阳气,这个时候病就重了,就不能够耐受了,所以叫耐冬不耐夏。这个问题就在于人与天地相参,自然界的阴阳之气助长体内的阴阳之气。

"阴胜则身寒,汗出而身常清,数慄而寒,寒则厥"。阴寒之气过盛则生寒,阳主热,阴主寒。阳胜则热,阴胜则寒,所以阴胜的病人身上寒冷。由于阴气过盛,阳不足,前面讲了"阳在外,阴之使也",阳气不能在外固护了,所以阴津就要外泄,出现汗出。"清"即冷,身体清冷。因为寒盛的病人,阳虚不能温煦肢体,所以全身清冷。"慄"就是颤抖,俗话说冷得哆嗦。"厥"这里是指四肢厥冷,反映阳气大虚。

"厥则腹满,死"。如果阳气大虚,再出现腹满的症状,脾胃气机阻滞了,导致全身升降出入气机失调,所以危重了。其实在《黄帝内经》里,不单是腹满,反映出疾病危重,出现大小便不通,也反映脾肾气衰。肾司二便,脾主运化,所以出现大小便不通的话,病涉及到脾肾两脏,先后天之本,故病情危重。

"耐夏不耐冬"。和前面所说的阳胜则热,正好相反,这是阴胜,所以夏天尚可以耐受。由于阴寒之气过盛,到夏天自然界阳气盛,助长体内的阳气,所以尚可以耐受。一旦到了冬天,本身体内阴寒就盛,再加上自然界阴寒之气,助长体内的阴寒之气,就不能够耐受了。

"此阴阳更胜之变,病之形能也"。阴阳互有胜负,阳胜则热,阴胜则寒,更迭胜负,阴阳更胜会出现不同的病证,表现在外的形态也就是症状,"阳胜则身热,腠理闭,喘麤为之俛仰,汗不出而热,齿干以烦冤,腹满,死",这是症状。"阴胜则身寒,汗出,身常清,数慄而寒,寒则厥,厥则腹满,死,能夏不能冬"。这些都是症状,或者都是病之形态。

"调此二者奈何"。二者是指的阴阳。阳胜是病,阴胜是病,那么怎样调摄它使之平衡,或者使它相对协调来养生呢?

"能知七损八益,则二者可调。不知用此,则早衰之节也"。调阴阳的方法有很多,饮食、劳逸、情绪都可以调摄阴阳,但是这里只举例说能知七损八益,则二者可调。这"七损八益"历来《黄帝内经》注家的解释不一。但是自从马王堆汉墓帛书出土之后,相对有个比较一致的意见。从马王堆出土文字上看到,这个"七损八益"是指的房中术,就是所谓的性保健。它说性生活当中有七种情况对身体是有害的,有八种情况对身体是有益的。看来房中术在古代也是一个重要的养生方法。调摄阴阳的方法很多,但性生活的调节对人体健康影响也是很大的。所以懂得调节,趋利避害,是调节人体阴阳很重要的方面。所以说"能知七损八益,则二者可调",不知道七损八益这个道理,而损伤了身体,就出现早衰。"节"是征信,征象。如果不知用此,就出现早衰的现象,从征信来讲,那就是肯定会出现早衰的现象。大体来说,人体的生理规律有从少到壮,从壮到老到衰,这样一个规律。但是有的人可以衰老得晚一些,有的人衰老得早一些。

"年四十,阴气自半,起居衰矣"。到四十岁,阴津和阳气自然消耗了一半。所以人到四十岁之后,生活起居就不像年轻人那样精力充沛。体力活动、精神头不够了,形体动作也不太灵便了,性功能也已经显得弱了。从现代社会看,生活条件良好,并且注意养生,也有人四十岁精力还非常充沛。

"年五十,体重,耳目不聪明矣"。到五十岁左右的时候,阳气不足了,所以体重。这个"体重"不是说长胖了,体重增加了。而是由于阳气不足,自我感觉身体沉重,行动缓慢,不灵便了。耳目在头部,更需要阳气来充养,"清阳出上窍"嘛,到五十岁以后,阳气就越发的不足,所以耳目不聪明了。到五十岁,眼睛花的人很多,耳朵听觉也不如年轻人那么聪明了,这是阳气衰的一种现象。

"六十,阴痿,气大衰,九窍不利,下虚上实,涕泣俱出矣"。阴痿,可以说男子的阳痿,也可以理解为阴气大衰。因为下面还有一个气大衰,就是阳气大衰了。不是阴气自半,而是大衰。上七窍下二窍都不通利,而出现下虚上实。下虚比如说小便淋沥,尿得不痛快了,这是老年人常有的现象,老年性前列腺肥大,小便都不畅快。一般地说这属肾气虚,肾气不足,不能够正常气化,所以小便不通畅。上面涕泣俱出,鼻涕眼泪都出来了。本来是清阳出上窍,结果清阳之气不足,浊阴出来了,上实就是邪气实,涕泣之类那是属于实邪了。下虚是肾虚,肾虚所以出现了二便失禁,或者小便不畅这些现象。

"故曰:知之则强,不知则老。故同出而名异耳"。所以说,知道调摄养生的身体就强壮,不懂得养生之道的,如果按本段文义上说不知七损八益来调节身体的,都特别容易衰老。是知之则强,不知则老。人虽然是同出,开始都是健康的,不涉及到先天疾病,爹妈生下来的小孩都是很健康的,少年的时候也还不错。同出,同出于健康,同出于阴阳相对协调的状态。"而名异耳",但是到后来有的懂得养生的身体强壮,不懂得养生的身体就衰弱,那就有强壮与衰弱的差异了。

"智者察同,愚者察异;愚者不足,智者有余"。"智者"同样是指的智慧高的人,具体讲在这里是说知道养生的人。"察"就是注意,在相同,也就是在健康的时候,就注意审察,就很注意健康的保养,很注意调摄阴阳。叫做智者察同。愚者,不懂得养生之道的人。"异"和同相反,出现差异了,出现病态了。有病了才知道这个问题,相对来说确实是晚了,真是不够聪明了,聪明的早就知道养生。因为是不懂得养生的愚者,所以身体是不足的,身体早衰。"有余"是气血充足,阴阳协调,身体健壮,所以智者有余。

"有余则耳目聪明,身体轻强,老者复壮,壮者益治"。换句话说,不一定五十岁人都耳目不聪明,对上面而言,虽然年纪老了,但是智者耳目聪明,身体不重,还挺健康。这个轻,不是体重轻了,是指阳气还比较充足,所以腿脚还挺灵便。即使是年龄老了,他还可以很强壮。壮年人就越发的健康。

"是以圣人为无为之事,乐恬憺之能"。第一个"为"是行为,是做。"无为"就是虚无的意思,就是心无更多的思念,也没有更多的劳累。因为没有更多的思念,没有更多的欲望,所以没有很多的劳累来牵扯,这叫无为。有所为,有所不为,那个不为其实也就是无为。当然在社会上说大家都无为,都心无所想,那也不现实。但是不能什么事都想,什么事都想对人的健康肯定是不好的。所以从养生角度考虑,思想不要过多。心无所想,心无所虑,没有很多的追求,那叫无为。懂得养生之道的人做无为之事,没有太多强烈的追求。"恬"者静也,"憺"者安也,"恬憺"就是安静的意思。以安静为能事,为快乐。

自己调适的心情很安静,把这个作为快乐的事,叫乐恬愉之能。

"从欲快志于虚无之守"。"守"应该是"宇"字的传抄之误。宇,就是藏东西的地方,自然界万物在宇宙之中,也是那个宇。这"虚无"也是前面所说的无为,心无所虑,心无所想。"欲"就是欲望,"从欲"就是满足欲望。"快志",就是心情愉快。因为恬愉虚无,没有更多的追求,欲望本来就很少,所以自然就"从欲",自然就"快志",情志自然就很愉快,因为他得到满足了。所以这是相对的,是以虚无和无为作为前提。如果欲望无度了,永远满足不了,从养生来说,绝对不好。

"故寿命无穷,与天地终,此圣人之治身也"。因为阴阳很协调所以寿命无穷。就像自然界天地一样,运转不息,不能停顿,也就是他的寿命和天地一样长久,这当然只是一种形容。这就是圣人养生之道了。

这一段,首先讲的是阴阳亢盛为害。为什么阳胜之人,耐冬不耐夏?阴胜之人,耐夏不耐冬?要懂得这个道理。关键就是人与天地相参的问题,自然界阳气阴气与人体的阴气阳气相应,自然界的阴阳之气可以助长体内的阴阳之气,这个必须懂得。临床看病都要因人制宜、因时制宜。这个耐冬不耐夏就是个时间问题。后半段,虽然是说的七损八益,现在多认为这是讲的房中术,性保健。但同时也可以引申为各种养生,所以才有为无为之事,乐恬愉之能,从欲快志于虚无之守,这就不单单是性保健的问题了,是各个方面应该注意养生,应该调摄阴阳,千万不要做愚者,当有病之后了才知道害怕了。作为医生,应该向群众宣传怎么样调摄阴阳,怎么样保持阴阳平衡,不要让它受到过分的损伤,这是很重要的问题。

第六段 天人合一思想下的养生问题

第 11 讲

[原文诵读]

天不足西北,故西北方阴也,而人右耳目不如左明也。地不满东南,故东南方阳也,而人左手足不如右强也。帝曰:何以然?岐伯曰:东方阳也,阳者其精并于上,并于上则上盛而下虚,故使耳目聪明,而手足不便也。西方阴也,阴者其精并于下,并于下则下盛而上虚,故其耳目不聪明,而手足便也。故俱感于邪,其在上则右甚,在下则左甚,此天地阴阳所不能全也,故邪居之。

故天有精,地有形;天有八纪,地有五里,故能为万物之父母。清阳上天,浊阴归地,是故天地之动静,神明为之纲纪,故能以生长收藏,终而复始,惟贤人上配天以养头,下象地以养足,中傍人事以养五脏。天气通于肺,地气通于嗌,风气通于肝,雷气通于心,谷气通于脾,雨气通于肾。六经为川,肠胃为海,九窍为水注之气。以天地为之阴阳,阳之汗,以天地之雨名之;阳之气,以天地之疾风名之。暴气象雷,逆气象阳。故治不法天之纪,不用地之理,则灾害至矣。

[串讲]

这一段主要是讲养生问题。讨论的方法是以天人合一思想为前提,换句话说把人也作为一个小天地来看待,人和天地是相应的,这么一种思路。

"天不足西北,故西北方阴也"。"天"就是阳,西北方比较寒冷。寒冷属阴,所以西北方阳不足,相对而言阴过盛。"积阳为天,积阴为地",所以"天不足西北",就是阳气不足于西北方。因为它阳气不足,所以说西北方就属阴。

"而人右耳目不如左明也"。耳目在上,本来是属于阳,但是按"左右者,阴阳之道路",右侧又属于阴,所以右耳目就不如左明。这也是一种取类比象的方法,把人和自然界联系起来了。

"地不满东南,故东南方阳也。而人左手足不如右强也"。这个"地"就是说的阴,东南方阴气不足,也可以理解为东南方地势低下,所以它就不足。阴不足,相对来说,阳气就偏盛。对于人身整体而言,耳目在上属于阳,手足在下属于阴,右手足也是在下,右边也属阴,那应当右手足强。所以它说左手足就不如右强,也就是说手足在下,左侧为阳,是阴中之阳,它阴不足,所以左手足不强,而右手足强。就是从阴阳多少、阴阳盛衰角度来想的。也有人将人的大脑左半球、右半球联系起来分析,联系是可以的,但是《黄帝内经》并没联系这个,只是有天地阴阳和人体的阴阳这样一种联系,用自然界的阴阳盛衰解释人体的右耳目不如左明,左手足不如右强。当然这个不能绝对看待,确实也有人就是左撇子,右手足不如左手足强,但相对来说还是右侧手足强的人多。

"帝曰:何以然?岐伯曰:东方阳也,阳者其精并于上,并于上则上盛而下虚,故使耳目聪明,而手足不便也"。为什么左手足不如右强,右耳目不如左明?"左右者,阴阳之道路",东方属于阳,但是南方火热之气盛,所以南方也属于阳。清阳出上窍,所以阳者其精并于上,并于上就上明而下虚,则上面聪明,下边不足,所以手足不便也。因为上面属阳,左边也属阳,所以左边耳目聪明。手足在下属阴,则左手足就不便。

"西方阴也,阴者其精并于下,并于下则下盛而上虚。故其耳目不聪明,而手足便也"。西方属于阴,阴在下,右侧为阴,所以精气并于下则下盛而上虚,阴气有余而阳气不足。上面阳气不足,所以耳目不聪明。但是因为精气在下,所以在下之右侧手足就有力而灵便。

"故俱感于邪,其在上则右甚,在下则左甚"。如果上下都感受邪气的话,因为上部属阳,而右侧阳气不足,所以右甚。下面属阴,左边阴气不足,所以在下则左甚。

"此天地阴阳所不能全也,故邪居之"。天之阳不全于上之右,地之阴不全于下之左,自然有一方虚,有一方实。在上部的是左侧充足,而右侧偏虚;在下部的就是右侧充足,左侧偏虚,此天地阴阳所不能全也。那么邪气侵入的话,就往往容易侵入虚的那一侧。

"故天有精,地有形,天有八纪,地有五里"。这个"精"是讲的气,天有气。这个"形"是指的质,形质。天有精是讲天有阳气,地有形是讲地之形质。"八纪"是指的八个主要的节气,也就是二分、二至(春分、秋分、夏至、冬至),还有四立(立春、立夏、立秋、立冬),这是自然界一年 365 天中八个主要的节气。用这八个节气来划分时段,来划分一年的阴阳盛衰及气候的变化。"五里"是指五方之地理,也就是东西南北中的五方地域。"天有八纪,地有五里",就是说天为阳,可以分为八纪,从八个节段来划分它。地有五里,地为阴,可以分东西南北中五个方位、五个区域。

"故能为万物之父母",天为阳,地为阴,天有八纪,地有五里,这样才有阴阳各种各样的变化,才产生各式各样的事物。天有精,地有形,天地阴阳变化是很多的,有的事物阳偏盛,有的事物阴偏盛,也有的事物是阴阳都偏盛,有的阴阳都偏衰。偏盛也有盛多盛少之区别,偏衰也有衰多衰少之差异,因此产生千差万别的事物。在《黄帝内经》的学术观点里有时就是根据各种事物它所包含的阴阳多少作为命名的重要原则之一。大家熟悉十二经脉有三阴三阳,五脏六腑分阴阳等等,这就是根据阴阳多少来划分的。正是因为天有八纪,地有五里,各式各样不同的情况,天地阴阳相交合,才能产生各式各样的事物。所以说能为万物之父母。

"清阳上天,浊阴归地,是故天地之动静,神明为之纲纪"。开头就讲了,积阳为天,积阴为地,清阳上天,浊阴归地。天地的阴阳变化,动静变化,以神明为之纲纪,这个"神明"还是指阴阳。也就是本篇开头所讲的,"天地之道也,万物之纲纪,变化之父母,生杀之本始,神明之府也。"这句话和那一段话意思是相同的。

"故能以生长收藏,终而复始"。所以天地阴阳不断的变化,自然界才有生长收藏这样不同的生化过程,终而复始,每一年都有生长收藏。那么人体养生应该如何呢? 人也应当效仿天地,才能够有利于健康。也就是说养生很重要的一条道理,就是要取法于四时,取法于自然界的阴阳变化,要适应这个规律,人体才能健康。

"惟贤人上配天以养头,下象地以养足"。"贤人"也是指懂得养生之道的人。清阳为天,头为清阳,清阳出上窍,所以懂得养生之道的人要效法天以养头之阳气,使得阳气充实,头脑才能清醒。否则若有浊阴之气填塞空窍,那就是头脑昏沉或昏迷不醒了。换言之,头脑必须有清阳之气充养着,才能精明。"头为诸阳之会",阳气都上升于头,头脑才精明。取法于地来养浊阴,使下部的阴津充沛。这个"足"其实也就是下焦的意思,下为阴,足为阴,阴津充足下焦才充实。地为阴,要静,要稳重,要敦厚。

"中傍人事以养五脏"。五脏怎么样调养呢?要像人事之间那样,和为贵,人事之间要和,五脏也要和,如果五脏不和争起来那就是病态。如果人事之间,社会上不和谐,争起来,那就是秩序混乱,甚至是战争。因此调和,是一种正常、良好的现象。五脏调和,人体才能健康平安。

"天气通于肺,地气通于嗌"。嗌(ài)也就是咽的意思。肺吸纳自然界的清气,自然界的清气从鼻而入,通于肺。"地气"就是水谷之气,水谷之气通于咽,实际上通过咽而入于胃。

"风气通于肝,雷气通于心,谷气通于脾,雨气通于肾"。肝主东方,属木,应于春季,在天为风,在地为木,在体为筋,在脏为肝,所以是风气通于肝。"雷气"就是火之气。心为火脏,故雷气通于心。这个"谷"可不是水谷之谷,这是山谷之气,两山之间这块平原,叫做谷。这块地方能够存储很多东西,能够生万物。脾土、脾胃也是存储很多东西,能够化生精微来滋养全身。所以说谷气和脾脏相通应。因为有很多同志念了《中医基础》之后,知道脾为水谷精微化生的地方,一看到这个谷就以为是水谷了。这个字是山谷的谷。雨是水之气,肾是水脏,所以说"雨气通于肾"。

"六经为川,肠胃为海,九窍为水注之气"。手足阴阳六经,合起来是十二经,就好像自然界的山川河流那样流动着气血。胃为水谷之海,存储水谷的,所以"肠胃为海"。上七窍,下二窍,也就是九窍为水气所贯注的地方。这个水气就是讲的津液、精气。九窍虽然暴露在外,但它是五脏所产生的精气所贯注的。这篇文章前面讲到了,说肾开窍于耳,心开窍于舌,肝开窍于目,肺开窍于鼻,脾开窍于口等等,那都是窍,都是五脏之气所贯注之处,所以叫"九窍为水注之气"。张介宾说九窍为水注之气就是九窍是水气之注,水气就是精气,五脏所化生的精微之气,津液。所以九窍是应该有津液的,而且张介宾注上还说,耳似乎是干的,没津液,他说也有,那个耳垢就是津液干燥所化成的,只不过不是太明显。换句话说,九窍的功能是否正常实际上是反映了人体健康的状态,反映了五脏的功能状态,而不单纯是一个局部问题。

"以天地为之阴阳,阳之汗,以天地之雨名之"。天地的阴阳变化怎么样呢?人体的汗,是由于阳气鼓动而产生的。换句话说,人出汗是需要有阳气的鼓动。《素问·阴阳别论》说,"阳加于阴,谓之汗"。"加于阴",就是作用于阴。阳气作用于阴而鼓动了津液外出,这就是汗。病理上有各式各样的汗,但总也离不开阳加于阴这个基本过程。人体内阳气旺盛所出的汗,如跑步,动则生阳,阳气鼓动,津液出来了,所以它叫"阳之汗"。这汗就比喻为天地之雨,就好像自然界下的雨一样。"阳之气,以天地之疾风名之"。人体的阳气,就好像自然界的疾风一样,运动得很快,不停地在运动当中。这句话将来在讲《生气通天论》的时候就会用到。就是在讲自然界的六气引起人体生理功能改变而出现疾病状态的时候,其中有一句"因于气",说这个气就是风。为什么说是风呢?说阳之气,以天地之疾风名之,所以说气也就是风。

"暴气象雷,逆气象阳"。人发怒之气,叫雷霆之怒,中国传统上习惯用语就这么说的,就好像雷一样。这个"逆气"是指火热之气上亢,自然万物的阳气是向上的,是热的,人体的火热之气上逆,故称逆气象阳。

"故治不法天之纪,不用地之理,则灾害至矣"。"治"包括诊断、治疗都在内了。如果不按照天地自然规律去诊断疾病,去治疗疾病,违背因时制宜的原则。不根据自然界环境的改变,东西南北中五方之理的变化,也就是不考虑时间、地点去诊断疾病、治疗疾病,那没有不出错的。不但不能治好病,反而引起灾害。人的生命和自然界是相通应的,和自然界天地阴阳是一致的,天人合一的。因此应该根据四时季节的不同,根据五方地域的区别,来诊断来治疗,这样才是正确的。否则必然出现不好的结果,所以说"灾害至矣"。

最后一段所谓"故天有精,地有形",一直到结束,这一段应该背下来。这里最容易出错的是把"谷气通于脾"的谷气解释成水谷之气,那样就前后文义不通了。

第七段　治病必求阴阳及早期治疗

[原文诵读]

故邪风之至,疾如风雨,故善治者治皮毛,其次治肌肤,其次治筋脉,其次治六腑,其次治五脏。治五脏者,半死半生也。故天之邪气,感则害人五脏;水谷之寒热,感则害于六腑;地之湿气,感则害皮肉筋脉。

故善用针者,从阴引阳,从阳引阴;以右治左,以左治右;以我知彼,以表知里,以观过与不及之理,见微得过,用之不殆。

善诊者,察色按脉,先别阴阳。审清浊而知部分;视喘息、听音声而知所苦;观权衡规矩而知病所主;按尺寸,观浮沉滑涩而知病所生。以治无过,以诊则不失矣。

这一段还是要背下来。

[串讲]

"故邪风之至,疾如风雨"。"邪风"是代指六淫,因为风为六淫之首,百病之长,所以以邪风来代六淫之气。六淫之邪侵犯人体是很快的,但是侵犯到人体之后,病情有了改变,有个发展或者传变的过程,可分为不同的层次。

"故善治者治皮毛,其次治肌肤,其次治筋脉,其次治六腑,其次治五脏"。所谓"上工治未病",这个"治未病"也包含早期治疗,防止疾病传变。善于治病的高明的医生,当邪气侵犯在皮毛的时候,即疾病早期便予治疗。换句话说,外邪侵入人体,首先是侵犯皮毛的。其次,差一些的医生,等病邪从皮毛已经侵入到肌肤,稍微深一步了,这时候才能够发现疾病,给予治疗,但相对能够治皮毛的医生来说,已经是其次了。再其次,治疗更晚一些,等疾病又传到筋脉了,从皮毛而肌肤,从肌肤而筋脉,病更重了,才开始治疗。再差的医生病传入到六腑才治疗,最差的医生等到病已经到达五脏了,病位已经很深了,从皮毛、肌肤、筋脉、六腑,到五脏,到病位很深了,治疗很晚了,所以是最次等的医生。这最次等的医生,等到病入五脏之后才发现疾病,才知道给人治疗。

"治五脏者,半死半生也"。为什么治五脏的医生是最次等的、最差的?因为到这个时候病已经深重了,痊愈的机会就很少,治疗起来就很困难,不像病在皮毛那样容易治疗,所以"治五脏者,半死半生也"。

"故天之邪气,感则害人五脏;水谷之寒热,感则害于六腑"。这个"天之邪气"指外来的风雨之气,从上而来的邪气。"感"就是侵犯人体。为什么天之邪气感则害人五脏呢?因为天之邪气无形,所以容易深入五脏。饮食水谷伤人,首先或者容易伤六腑,因为六腑是传导水谷之道路,传化物而不藏,所以水谷之寒热也就是饮食不当,首先是伤害人体的六腑。

"地之湿气,感则害皮肉筋脉"。风雨从上而受,湿气从下而侵,湿邪阻遏阳气,使皮肉筋脉受到损伤。"天之邪气,感则害人五脏;水谷之寒热,感则害于六腑;地之湿气,感则害皮肉筋脉",这种情况是存在的。但是《素问·太阴阳明论》又说:犯贼风虚邪者,阳受之,入六腑;食饮不节,起居不时者,阴受之,入五脏。两说相反,这是为什么呢?同是《黄帝内经》,对待同一个问题的看法,完全不相同。清代医家张琦在《素问释义》说这是相辅相成的。实际上这两种情况都有,风雨可以伤五脏,风雨也可以伤肌表,水谷之寒热可以伤六腑,水谷之寒热也可以伤五脏,两者是相辅相成的。我在讲《黄帝内经》的概论的时候就提到过这样的问题,不要认为《黄帝内经》是一本书,一本书所有的话都一致,那可不见得,从不同的角度来看同一问题,完全可以有不同甚至相反的说法。

"善用针者,从阴引阳,从阳引阴"。这个"阴阳"可以理解为阴经、阳经,也就是说从阴经来治疗阳经之病,从阳经来治疗阴经之病。还有一种解释,阴是指的脏,阳是指的腑,杨上善《太素》就是这么注的,就是说脏属阴,腑属阳,腑虚要补脏,这就是从阴引阳;脏实应该泻腑,这叫从阳引阴。肝有实证要泻胆,胆虚证要补肝。杨上善就是这么一个注法,也可以。从阴经、阳经考虑可以,从脏腑阴阳角度考虑也可以。所以作为从阴引阳,从阳引阴,具体到使用当中可以有不同的考虑。

"以左治右,以右治左",人是一个统一整体,虽然有左右之分,但是左右经脉都是相通的,所以左侧的经脉可以治右侧之病,右侧的经脉可以治左侧之病。而且在《黄帝内经》里有这么两种刺法,缪刺和巨刺。这两种刺法就是病在左取右侧穴位针刺,病在右取左侧的穴位针刺。它俩的区别在于,巨刺法是刺经脉,病位比较深;缪刺法是刺络脉,比较浅。这都是左刺右,右刺左的。在临床上针灸医生经常用左刺右、右刺左的方法。颜面神经麻痹,或者半身不遂,有时候治患侧,有时候也治健侧,这都符合"以左治右、以右治左"治疗原则。

"以我知彼,以表知里"。"以我知彼"就是所谓知常达变,"我"是属于常,"彼"就是说的变。我是健康的、正常的,彼是病态的。以我知彼,也就是以正常的来推论不正常的,以正常的来衡量不正常的,那就叫以我知彼。从外边来推测里边,看到外边就应该知道它里边的变化,即从表知里。

"以观过与不及之理,见微得过,用之不殆"。分析它有余不足,观察其太过不及。"见微"看到微小的变化,"过"指的病,人之有病如事之有过。见到微小的改变就知道疾病的情况,也就是我们常说的见微知著。这又是指的早期诊断,看到微小的变化就知道他有病了,这样的话就"用之不殆",殆,错误。再治疗疾病就可以不出现错误。

第12讲

"善诊者,察色按脉,先别阴阳"。"别"分辨。分别什么样的色属于阴,什么样的色是阳,什么样的脉属阳,什么样的脉属阴。有的医学家概括过,大浮数动滑阳脉,大脉、浮脉、数脉、动脉、滑脉之类,都属于阳脉;沉涩弦迟弱属阴,沉脉、弦脉、涩脉、迟脉这一类的脉都属于阴。总之不足之脉,就属于阴。有余之脉,即属于阳。察色按脉,首先要辨别的是阴阳。

"审清浊而知部分"。审看面部,即望色。"清浊",面色的清,面色的浊。浊则晦暗污浊,属于阴;清则光滑明润,属于阳。"部分"就是面部和五脏相对应的分部,比如说鼻子属脾,下颌属肾等,要知道面部五脏所主的部分。审察清浊,从而知道病人的正气、邪气的盛衰情况;了解在哪个部位上有了特殊的颜色改变,可以知道它所属哪一脏有病。比如说肝热病者,左颊先赤,左侧面颊这边红赤,可能要发生肝热病;肺热病者,右颊先赤,如果右侧面颊先红了,这可能要产生肺热病。

65

"视喘息、听音声，而知所苦"。看病人喘息的形象，听病人所发出的声音，比如本篇前面所讲的，病人是呼、是歌、是呻，不同的声，还是角、徵、宫、商、羽不同的音，可以用来判断其病证。"苦"也就是病，知道他的病苦所在。

"观权衡规矩，而知病所主"。此言脉象，"权"是说的沉脉，"衡"是说的浮脉，"规"是说的弦脉，"矩"是说的洪脉。"权"的本义是秤锤的意思，就是秤砣，形容它那样子是垂下来，是很沉重的。沉脉，也就是说主于里，在正常的沉脉属于肾脏之脉，属于冬季之脉，在病态上则反映病在于里。"衡"本义是秤杆，度量衡的衡，秤杆是平的，很轻的，所以说的是浮脉，浮脉在正常现象当中是秋季的脉象，是肺的脉象，在病理上一是反映病在肺，一是反映病在表。"规"本来是圆规，为圆之器，它有圆润光滑，还有一定的饱满度，所以这是规。反映的脉象是弦脉，正常的时候是说春季之脉和肝脏之脉，疾病的时候，要考虑肝、考虑风、考虑到痰。弦脉是肝之脉，主风，所以可以出现头晕，可以见到心烦反酸。"矩"是为方之器。物之方者，棱角分明，触摸之很明显，所以洪脉，很旺盛，在正常的情况下是说夏天的脉，夏天人的气血旺盛于外。也是指的心脉，心为火脏，主血脉，所以洪脉在正常的时候一般的是形容夏天的脉、心脏的脉，在病态上那说明火热之气盛或病在心。但是这里的权衡规矩是通过分析脉象的变化而知病所主。病是主阴还是主阳，是主虚还是主实，是在肺还是在肝？它是分为不同层面的。

"按尺寸，观浮沉滑涩，而知病所生"。这个"尺"是尺肤；"寸"就是寸脉。尺肤是从手腕横纹一直到肘横纹内侧的皮肤。切诊尺肤的寒热滑涩等变化，可以诊断疾病。现在临床上也有的大夫在切脉的时候，要摸一摸尺肤部，是滑涩还是寒温，有诊断的参考意义。古时候看来是很常用的，而且在《灵枢》经上还专门有《论疾诊尺》篇，讨论这个问题的。寸，就是现在所说的寸口，气口，手太阴肺经的气口。"观浮沉滑涩"，脉有浮沉，尺肤有滑涩，当然脉象也有滑涩脉，从这句话上看，主要是讲的脉之浮沉，尺肤之滑涩。浮主在表，沉主在里，滑是有余，涩主不足。滑主气血津液还有余，所以尺肤是滑润的；涩主气血津液不足，所以皮肤干涩。所以"按尺寸，观浮沉滑涩而知病所生"，是生于气，是生于血，是病在表，是病在里。

"以治无过，以诊则不失矣"，通过听声音，视其面部的五色，浮沉清浊以及察尺，观权衡规矩等，全面地分析问题，用阴阳加以辨别和概括，治疗就不会出现错误，诊断也没有过失。这一段从"故邪风之至，疾如风雨"一直到结尾，我建议要背下来。

[临证指要]

现就"从阴引阳，从阳引阴"，介绍一个1979年诊治的病例。这个病例，和前面讲的心主舌,心在窍为舌有关。患者是一位26岁的姑娘,你看,1976年文化大革命尚未结束,这个姑娘按当时说家庭属于黑五类,所以处境很不好,在工厂当工人,心情受到压抑,一天傍晚其父请我出诊。当时拿了一个针盒,就去了。家属介绍病情:当天(礼拜天)下午突然发热,烦躁,大约半个小时之后,舌体肿大,露出口外。望诊所见:大红舌外伸,不能缩回口腔。面赤,烦躁不安,在床上翻来覆去。切其脉弦而数。我知道这个患者多年境遇不佳,心情郁闷而不得解,所以突然心肝之火暴发,而心在窍为舌,于是突然舌体肿大,烦热不安。脉弦而数,弦当属肝之脉。急刺内关穴,用泻法。内关善治心胸之病,是手厥阴心包经的穴位,手厥阴心包经是"膻中者,臣使之官,喜乐出焉",代心用事,反映心脏的喜乐情绪变化。再有,手厥阴经和足厥阴肝经,都是厥阴,虽然一个手一个足,但是阴阳之气是相通的。泻手厥阴经的穴位,应当说对于调整足厥阴肝经,也是有益的。所以刺两内关穴。然后就让她的父亲急购几克冰片,点舌上。冰片这个药入心肝经,是辛凉走窜的药,所以用它点舌上,泻其心肝二经之火。这个病人,针灸之后已经安静一点了,再点上冰片大约15分钟之后,表情就比较轻松,口里开始流出口涎,大约40分钟以后,舌体逐渐就缩回口腔去了。舌体已经缩回口腔,可以服药了,就开了一剂黄连温胆汤。黄连泻心火,温胆汤清胆经痰热,这个病人是心肝二经郁火暴发,在这里泻的是胆经痰热,仍然是有效。一剂药喝下去,安睡一宿,第二天早上就去上班了。为什么用温胆汤呢?因为从阳引阴,从阴引阳。脏有实证泻其腑,肝经有实热,用泻胆的方法,也是从阳引阴。这个案例验证了《阴阳应象大论》所说的,"心在窍为舌"及"从阴引阳,从阳引阴"治法。

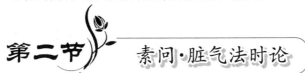

第二节　素问·脏气法时论

[题解]

"脏气"就是五脏之气;"法时"取法于时,效法于时,和四时之气相应。以讨论脏气和四时的关系为主题,所以篇名叫《脏气法时论》。现在选讲《脏气法时论》的一段,是用五行生克预测病情,以及五脏所欲。

五脏各有特性,它的特性是什么,它就需要什么,需要酸味,需要苦味,需要辛味,需要宣散,需要闭藏,这就是五脏所欲。但是这里应该补充一点,在本段之前,在《脏气法时论》还有五脏所苦,苦,即病症,对所欲而言,即是厌恶。五脏所苦是讲什么呢?比如说心苦缓,心脏有毛病了,它苦于缓,"缓"就涣散,心气有涣散的这种状态,怎么治疗呢?"急食酸以收之",用酸味药来收它等。这部分内容,将在本篇第七章《论治》中讲授。

[原文诵读]

黄帝问曰:合人形以法四时五行而治,何如而从?何如而逆?得失之意,愿闻其事。岐伯对曰:五行者,金木水火土也,更贵更贱,以知死生,以决成败,而定五脏之气,间甚之时,死生之期也。……

病在肝,愈于夏,夏不愈,甚于秋,秋不死,持于冬,起于春,禁当风。肝病者,愈在丙丁,丙丁不愈,加于庚辛,庚辛不死,持于壬癸,起于甲乙。肝病者,平旦慧,下晡甚,夜半静。肝欲散,急食辛以散之,用辛补之,酸泻之。

病在心,愈在长夏,长夏不愈,甚于冬,冬不死,持于春,起于夏,禁温食、热衣。心病者,愈在戊己,戊己不愈,加于壬癸,壬癸不死,持于甲乙,起于丙丁。心病者,日中慧,夜半甚,平旦静。心欲耎,急食咸以耎之,用咸补之,甘泻之。

病在脾,愈在秋,秋不愈,甚于春,春不死,持于夏,起于长夏,禁温食饱食、湿地濡衣。脾病者,愈在庚辛,庚辛不愈,加于甲乙,甲乙不死,持于丙丁,起于戊己。脾病者,日昳慧,日出甚,下晡静。脾欲缓,急食甘以缓之,用苦泻之,甘补之。

病在肺,愈在冬,冬不愈,甚于夏,夏不死,持于长夏,起于秋,禁寒饮食、寒衣。肺病者,愈在壬癸,壬癸不愈,加于丙丁,丙丁不死,持于戊己,起于庚辛。肺病者,下晡慧,日中甚,夜半静。肺欲收,急食酸以收之,用酸补之,辛泻之。

病在肾,愈在春,春不愈,甚于长夏,长夏不死,持于秋,起于冬,禁犯焠㶸热食、温炙衣。肾病者,愈在甲乙,甲乙不愈,甚于戊己,戊己不死,持于庚辛,起于壬癸。肾病者,夜半慧,四季甚,下晡静。肾欲坚,急食苦以坚之,用苦补之,咸泻之。

夫邪气之客于身也,以胜相加,至其所生而愈,至其所不胜而甚,至于所生而持,自得其位而起;必先定五脏之脉,乃可言间甚之时,死生之期也。

[串讲]

"黄帝曰:合人形以法四时五行而治"。这个"合"简单的解释就是结合,但是另外一种解释,也可以解释为验,检验,验证。结合人体的形体,以及四时五行而诊治疾病,这是很通俗的解释。如果认真分析,也有另外的意思,将人的形体和四时五行相合的关系而进行研究,这个"治"作为研究也可以。现用前面那种通俗的解释。结合人体的形体以及四时五行来诊治疾病。

"何如而从?何如而逆?得失之意,愿闻其事"。把人的形体和四时五行相联系起来分析疾病,什么情况是从,什么情况是逆?"从"就是顺,就是正常。疾病在什么情况下就好,在什么情况下就坏?"逆"就是逆证,就是危险,严重了。在什么情况下病就减轻,痊愈?什么情况下病要加重,甚至于死亡呢?"得失之意",顺就是得,逆就是失。

"岐伯对曰:五行者,金木水火土也,更贵更贱,以知死生,以决成败"。每一行之气有其旺盛的时候,也有其衰弱的时候。就时间而言,五行之气有盛有衰,所以叫更贵更贱,更迭着变化。"贵"就是旺盛,"贱"就是不足,在它所主的时令,它就是贵;在它所不胜之气主时的时候,它就是贱。比如平旦,早晨是木气旺,那么这时候木气就贵。等到下午三四点钟、四五点钟这段是申酉时,是金气盛,金气就贵。但是此时木气受到克制,木气在下午三五点钟这一段它就应该是衰,或者就是贱。所以五行之气在一年也好,在四季也好,在每一天也好,它都有更贵更贱这样周期性的变化,有旺有衰,所以叫更贵更贱。懂得这样一个五行更贵更贱的规律,可以判断疾病的发展,给疾病作一个预后。"成"也是痊愈。"败"也就是失败,治疗不成功了,或者是病人死亡了。

"而定五脏之气,间甚之时,死生之期也"。想要知道疾病的痊愈以及加重的时间,要先定某一脏是属于哪一个行?比如肝属木,心属火之类。把这个五脏之气属于五行的问题确定下来,把五脏之气盛衰掌握好。"间"就是病轻,病情轻微;"甚"就是加重。就知道什么时候轻微,什么时候加重?是生的话应该什么时候痊愈,是死的话应该什么时候死亡?所以说"间甚之时,死生之期也",可以确定这个问题。上面这几句话就是强调了人和四时五行相联系,五脏分属五行,就像《阴阳应象大论》里讲的,五行在一天、在四季都有其衰旺,因此五脏之气同样也有其衰旺的周期,或叫衰旺的规律。下面就用这个规律来具体分析一下五脏之病。

"病在肝,愈于夏,夏不愈,甚于秋,秋不死,持于冬"。这个病的衰旺过程在这一段的最后说了。即"至其所生而愈",某一脏之病,到什么时间病痊愈呢?"至其所生而愈",到它所生的那个时间病应该痊愈。比如说,肝病,肝脏属木,按四季来说是属于春天,其所生呢,木生火,夏天,也就是肝病应该在夏天痊愈。"至其所不胜而甚",到达它所不胜的时间,或者说季节加重,肝属木,它所不胜的是金,金克木,按四季来说是秋天,秋属金,所以肝病到秋天就加重。"至于所生而持",这个"至于所生"是生我者,比如还是说肝病,什么生的肝呢?是水生木。所以肝病到冬天应该相持,维持现状,病情稳定。

"起于春,禁当风"。自得其位而起,到春天那是木之位,是肝之位,所以肝病有起色。这是本篇的意思,但是也有一种解释,"自得其位而起",是病再复发的意思,也通。现实病情是既有肝病到春天有起色的,也有的肝病到春天就发作的。这个"起"当然从本篇来讲主要是有起色,但是从理解上也有人理解为是到这个时候病就要发作,而且临床上这种现象也确实存在,特别是春天,精神性的疾病,木郁之病到春天容易发作。什么抑郁证、躁狂证、精神分裂症这些情志性的疾病,以木郁为主的那些疾病,确实到春天发得多。而且实验室研究看,到春天这一类的病人体内的一些生化指标,也是在发生变化。所以"自得其位而起"的问题,存在着另外一种解释,到它相应季节反而复发了,本来到秋天缓解了,但到春天,又发作了。所以治疗一些精神性的疾病,特别吃西药减药一般主张在秋天减,到春天不能减,甚至于说不定用西药的话还得加量,用中药治疗,到春天也更要注意了。因为风木之气通于肝,木、风、肝按五行归类它是一个系列的,所以禁当风。因为受了风邪,更容易侵犯肝脏,导致肝病加重。

"肝病者,愈在丙丁,丙丁不愈,加于庚辛,庚辛不死,持于壬癸,起于甲乙"。这是按日期算,跟上面按季节算同一个规律。丙丁属于火,肝病者,愈在丙丁,这跟上面愈在夏是一回事。"丙丁不愈,加于庚辛","庚辛"是金。"庚辛不死,持于壬癸","壬癸"是水,跟上面持于冬是一样的。"起于甲乙",甲乙日,属木,甲乙属木,丙丁属火,戊己属土,庚辛属金,壬癸属水,十天干,换为五行,两个两个组成一行。这下面是十干日。

"肝病者,平旦慧,下晡甚,夜半静"。"平旦"就是清晨这一时段,属于木,和肝气相应病轻微。"下晡"就是下午三四点钟那段。申时晡,日落酉。晡是指申时,就是下午三时到五时,这段属于金气盛,所以肝病就下晡甚,金克木了。夜半属水也就是上面所说的,至于所生而持,水生木,病情平稳。都是按五行生克规律来推算的。

"肝欲散,急食辛以散之"。这里又说到五脏所欲。肝为什么欲散呢?肝本性是条达,但若肝不能条达而抑郁,它就希望散。怎么才能散呢?辛甘发散为阳,是《阴阳应象大论》讲的,辛味药可以发散,所以急食辛味药以疏散之。

"用辛补之,酸泻之"。辛味药怎么会是补呢?适其本性为补。肝欲散你用辛味药来散它,适合肝脏的性了,那就叫补,适其性为补。反过来和其性相反的那就是泻,酸泻之,辛味散,酸味敛,所以那就叫泻。当然在同一个方子里面经常是补中有泻,泻中有补,虽然以补为主,但是还要加点疏散的药,或者疏散药为主的时候我们经常又加点收敛药,这才是组方。不是说需要温了,一派热气;需要补气了,一派补气药,一点养阴药不用,那恐怕不是真正的配方原则。这一条特别在逍遥散这个方子的使用上看得最清楚,肝欲散用逍遥散辛补之,所以用柴胡、薄荷、生姜这一类辛散,有的医生认为薄荷、生姜太淡了,不用,不用就不叫逍遥散,《黄帝内经》说了要急食辛以散之,以辛为补。还得用点芍药,不用芍药敛一下也不行。用辛补之还得用酸泻之。

第13讲

"病在心,愈在长夏"。规律都是一样的。也就是本段最后所说的,"邪气之客于身也,以胜相加,至其所生而愈,至其所不胜而甚,至于所生而持,自得其位而起。"还是这样一个规律。心主夏,"至其所生而愈",心主火,长夏属土,火生土,所以到长夏这季节,心病应该缓解,或者说是痊愈。

"长夏不愈,甚于冬,冬不死,持于春"。如果长夏病没有好,到了冬天,病势就加重。为什么加重呢？因为冬是属于水之气,心是火之脏,水克火,所以心病到冬天会加剧。到了春天就是相持之时,春天属于木,心脏属于火,木生火,也就是本段最后所说的"至于所生",就是生己者,到了春季木气旺的时候,疾病处在一种持续和稳定的状态,没有加重,也没有减轻。

"起于夏"。到了夏天,心脏所应的季,心气就应当旺盛了,所以病有起色。当然对于本段的"起"字,我说过,按这一篇的意思是讲的有起色,但是从整个《黄帝内经》的理论上来看,或从某些病的临床表现中看到,到相应的季节也有病再发的这种现象。

"禁温食、热衣"。心火本来容易过亢,不能再吃热饮食,穿热的衣服,热饮食和热的衣服可以助长心火之亢,所以这样的病人就不要吃热性的饮食。因为饮食也有四气五味,寒热温凉,除温度的冷热之外,还有食品的性质冷热。至于什么蔬菜是凉性的,什么蔬菜是热性的,什么肉类是凉性的,什么肉类是热性的,以及谷类也有寒热温凉的区别,在以后讲课当中会逐渐地提到。衣服不要穿得太厚,不要穿得太热,这是心脏病应该注意的。当然,这里所说的心脏病是指的心火亢盛之类的病,不是心阳衰的那类病。

"心病者,愈在戊己"。这是按十干日来算的,上面说的是春夏秋冬长夏,按一年五季,这是按十干日划分为五行日。甲、乙、丙、丁、戊、己、庚、辛、壬、癸,两干是一行,戊己属于土。心属于火,"愈在戊己",也就到属于土的那天,火生土,"至其所生而愈",所以到戊己土日,痊愈。

"戊己不愈,加于壬癸,壬癸不死,持于甲乙,起于丙丁"。壬癸是水,水克火,心属于火,所以在壬癸日病势加重。到甲乙属木,木生火之气,甲乙日疾病相持。到丙丁日有起色。这和五季的变化,春夏秋冬长夏的变化,按五行生克的规律是一致的。

"心病者,日中慧,夜半甚,平旦静"。心属于火脏,日中其气旺。昼夜当中,日中是阳气最旺的时间。心是阳中之太阳,所以到日中心阳之气盛,故"日中慧"。夜半是子时,子时属于水,水气盛而克火,心为火脏,所以到夜半的时候心病加重。平旦属于木之气,春生之气,木生火,是生己之脏,所以说比较平静。

"心欲耎,急食咸以耎之,用咸补之,甘泻之"。心火亢盛而急,所以欲软。咸味属于水之味,水可以克火,可以制约心火之亢,所以说"急食咸以软之",

用咸味药来软其急,泻其心火。这不完全是五行的问题,下面这一段用什么补之,用什么泻之,就没有完全按照五行生克来考虑了。当然,心火亢,用咸味泻心火是可以的,心病需要咸味来软,所以用咸味的话就叫做补,所谓适其性者为补。甘味又和咸味是相对的,甘是土之味,咸是水之味,土克水,所以咸味既然是补了,甘味自然就是泻了。从这个角度说,和我们平时所说补泻的概念不一样,这里的概念是适其性就为补。和一般地说人参、黄芪是补,概念不一样。

"病在脾,愈在秋,秋不愈,甚于春,春不死,持于夏,起于长夏"。脾属土,在秋天是己生之时,土生金,秋是金气,"至其所生而愈",所以到了秋季,脾病应该是减轻,或者说是痊愈。春是属于木之气,脾属土之脏,木克土,因此脾脏病到春天加重。如果春天能够维持下去,到了夏天疾病就处在相持、持续阶段。同样的,"持于夏",夏是属于生己之时,火生土,夏是火之气。长夏又是土之气,和脾脏之气相同了,所以病有起色。

"禁温食饱食、湿地濡衣"。脾有病,运化无力,不适合吃得过饱,当然还有温食,对脾的运化在这种状态下也是不利的,吴昆、高士宗均认为"温"当作"湿"。湿食,即易生湿伤脾的食物。其理可通。特别是饱食,吃得过饱就使脾脏的负担加重,病更难于痊愈,所以脾病的时候禁饱食。濡衣就是湿衣服,湿地就是居住生活环境潮湿,脾恶湿,所以禁湿地濡衣,不要在湿的环境下生活,不要穿湿的衣服,因为是脾恶湿。

"脾病者,愈在庚辛,庚辛不愈,加于甲乙,甲乙不死,持于丙丁,起于戊己"。庚辛是金日,土生金,所谓"至其所生而愈",因此说到庚辛日病要减轻,或者痊愈。甲乙日属木,木克土,故病甚。丙丁属火,火生土,生己之日,"至于所生而持",就是相持、持续阶段。戊己属土,戊己日属于土,是脾所应之日,脾气当旺,因此戊己日脾病有起色。

"脾病者,日昳慧,日出甚"。日昳也就是指的十二时辰当中的未时,午时过后未时,下午一点到三点,属于土气,和脾土之气是相应的,所以脾愈在这个时辰。日出是指平旦,"平旦"那个"旦"字不就是太阳出在地平线上吗?平旦属于木之气,或者说是卯时,木克土,所以脾病在日出的这段时间病势加重。

"下晡静"。下晡本来是傍晚,这里应该是申时,申时属于金,土生金,即所生之时,病情比较平静。但是如果按照前后文例来看,这个时间应当是日中,日中火之气,火生土,生己之时,也就是"至于所生而持","持"就是持续、稳定,没有再发展,这两个理解都可以,就是说校勘可以,不校勘虽也讲得通,就是前后体例不一致。

"脾欲缓,急食甘以缓之"。脾也急而不舒缓,缓与急是相对的。脾病而不舒缓,故欲缓。甘味药有缓和的作用,比如说小建中汤用饴糖,那不就是甘缓的药吗？饴糖用的量相当不少，缓脾。

"用苦泻之，甘补之"。苦是火之味，火又不可能和土之味相克，所以不是相克关系，"苦泻之"是因为苦能燥，苦味有燥的作用，也就是说苦和甘缓在这点上是相反的，本来脾已经苦急而欲缓，所以用甘缓之药，那么再苦燥的话，岂不是就不能缓了？所以甘在这里缓其急，适其性，就称为补。苦可以燥而反其性，即为泻。本来一般地说脾恶湿而喜燥，但是这里谈的脾病是出现了欲缓而急的这种现象，不是一般所说脾湿。所以在用药上也不能固定不变，凡是脾病就得用燥药，那不一定，脾有时候也需要用缓和的药，还有脾阴不足的证候。

"病在肺，愈在冬，冬不愈，甚于夏，夏不死，持于长夏，起于秋"。道理和前面讲的相同，也就是"至其所生而愈，至其所不胜而甚，至于所生而持，自得其位而起。"是按五行相生相克的规律来算的。

"禁寒饮食、寒衣"。肺病禁寒饮食，还禁寒衣。为什么肺病禁寒饮食呢？是因为寒饮食入胃之后，这个寒气可以影响到肺。因为"肺手太阴之脉，起于中焦，下络大肠，还行胃口，上膈，属肺，从肺系。"因此如果寒饮食下到胃里以后，寒气就通过手太阴的肺脉上到肺里面来，所以说肺有病禁寒饮食。寒衣倒是好理解，因为肺主皮毛，衣服穿得薄了，或者受寒了，皮毛之邪影响到相合之肺脏，那么会使肺病加重。这个现象在生活当中大家都会看得到的，特别是一着凉，咳嗽，这个最明显。其实喝冷饮料，突然喝冷了咳嗽的现象也是常见的，所以说饮食寒冷之气通过经脉到肺，有这样的病例。

"肺病者，愈在壬癸，壬癸不愈，加于丙丁，丙丁不死，持于戊己，起于庚辛"。道理和前面相同，只不过这个下面接着说，"肺病者，下晡慧"。下晡，刚才我说了，是属于申酉时，申酉属于金。肺病在其所当令之时辰比较平静，或者病情容易有起色。

"日中甚，夜半静"。日中是属于火，阳气最旺盛的时候，火克金，所以日中甚。夜半属于水，是肺所生之时，所以说夜半静，其所生之时病比较平静。同样的，如果跟其他几脏（除了脾脏之外），所叙述的文字体例上来看，这个"夜半"应当是"日昳"，就如同我们在讲脾脏的时候，说"下晡静"一说应当是"日中"，这个一说应当是"日昳"。丹波元简《素问绍识》认为，据前后文例，当是日昳。日昳是什么时辰呢？日昳是下午的三点左右属于未时。在讲脾病不是讲"日昳慧"吗？所以这个"夜半静"一种解释呢，夜半属于水之气，水是金所生，其所生之脏，说平静也可以理解，但是如果从前后文字体例上来看，这个"夜半"一说是"日昳"，也就是下午一到三点的未时，未时属于土，生己者，也就是"至于所生而持"。

"肺欲收，急食酸以收之，用酸补之，辛泻之"。是说肺气耗散的病态，肺

73

气耗散了,所以欲收。那么这个时候用什么性味的药物来收呢?"急食酸以收之",酸味就可以收敛肺气,免得继续耗散。因为酸可以收,酸收适合肺的现实的状态,所以酸味就是补。辛呢? 辛是散,辛味就是泻。当然,我们在用酸收的时候,其实也不妨用点辛散。固然以酸味药为主,来收敛肺气,但是同时还应该配一些辛散的药来宣发肺气,当然,这种情况下用辛味发散的时候就量要少,酸味药相对来说量要大一些,因为是以酸收为主的。若是一味的使用酸收效果不是更好吗? 不是更好。从简单的理解,它可能是更好,但事物都有相反的一个方面,肺本身也还有宣发的性质,所以在敛的时候应注意要有一些宣散,这才是阴阳对立统一的观点。比如小青龙汤用的五味子是酸的,用的芍药也是酸的,但是还要用一点细辛,细辛就是辛的,但是细辛的辛肯定没有五味子的酸这个量大,这时它配合起来使用效果才好。当然,你用细辛来温肺,来止喘,那还有其他的意思,我们只是从这个酸味和辛味补泻来说,配合起来使用,也是应该的。

"病在肾,愈在春,春不愈,甚于长夏,长夏不死,持于秋,起于冬"。跟前面所讲的道理一样。

"禁犯焠㶔热食、温炙衣",焠㶔也就是烤的东西,炸的东西。打铁,不是把铁烧红了,往水里一放,那叫焠。其实就是指烧热的饮食,而且这种热饮食是油炸,煎炒火烤的,不适合给肾脏病的病人吃,因为肾本身是水脏,用那些燥烈、热的东西更容易伤其肾精,伤其精气。"温炙衣","温"是温暖,"炙"就是烤,衣服烤热了穿,这不好,或者说穿容易上火的衣服,也不好。

"肾病者,愈在甲乙,甲乙不愈,甚于戊己,戊己不死,持于庚辛,起于壬癸。"这个按五行生克的规律所说的,和前面道理都一致。

"肾病者,夜半慧,四季甚"。夜半属于水,和肾脏是相应的,肾气旺于子时,所以夜半慧,病情轻浅,或者病情好转。这个四季是按一天来说的,昼夜晨昏的四季,还是指辰戌丑未四个时辰。十二个时辰分成四季,每一季是三个时辰,最后那个时辰叫四季之末,是属于土所旺之时,具体的时辰就是辰戌丑未,相当于一年四季当中的每一季的最后一个月的意思,这就叫四季。

"下晡静"。下晡就是傍晚申酉时,申酉属于金之时,金是生己者,是至于所生,所以这个时间肾病比较平静。

"肾欲坚,急食苦以坚之,用苦补之,咸泻之"。肾以藏精为本,肾不能封藏,所以它需要坚,这个"坚"就是坚固的意思。用什么来坚呢? 苦味可以坚阴,使阴精坚固,比如说知母、黄柏,我们在治疗遗精病的时候经常加点盐知柏。知母、黄柏是苦味药,再拿盐炒一炒,用咸味引药入肾,用其苦来坚肾阴,免得遗精、滑泻。苦可以坚肾,所以在这个情况下苦就是补,相反的,咸是水之味,克火的,苦味属火,所以咸就是泻。

"夫邪气之客于身也,以胜相加,至其所生而愈,至其所不胜而甚,至于所生而持,自得其位而起"。"以胜"就是相克、相胜。"相加","加"其实就是叠加,邪气侵入到人体之后,它的传变过程有"以胜相加"这样一个特点,大体的规律是"至其所生而愈",疾病到它所生的那个时间,按五行相生来说,那个时间病才痊愈。比如说脾病所生的时间是秋,土生金,那么脾病到秋天就应该痊愈。"至其所不胜而甚",疾病发展到有病之脏所不能胜,也就是说被克的那个时间。比如说脾病,到春天就应该加重,因为春属木,木能克土。"至于所生而持",就是生己的那个时辰,生己的那个季节,疾病相持。比如说脾病,到夏天,这个病就应该相持,处在稳定的阶段,因为夏天属火,火生土,所以到这个时候疾病相持。"自得其位而起",脾病属于土,长夏是其位,所以脾在长夏应该有起色。

"必先定五脏之脉"。要想用上面所说的道理来推论疾病是加重还是减轻,甚至是死亡,首先你要明确、确定五脏的脉象。五脏的脉象是什么呢?从《黄帝内经》来看,概括地说肝弦、心洪、肺毛、冬石,脾代。这个代脉不是跳跳停停那个代脉,是指缓和的脉象。必须先明确这五脏脉象的基本特性。除了这些特性之外,还要知道正常的五种脉象,都要带有缓和之气,或者冲和之象。这是什么? 这叫有胃气。有和缓之象,就反映人体中还有胃气,后天之本不断,这才是正常的。如果是脉象上已经没有缓和之象,反映出没有胃气了,这种脉象叫做真脏脉,是危险之脉象,有胃气则生,无胃气则死。所以要先知道正常的脉象,然后又要知道是否出现真脏脉。

"乃可言间甚之时,死生之期也"。"间"就是轻,"甚"是加重。先知道正常的脉是什么样,然后才知道病脉是什么样,当出现真脏脉了,"乃可言间甚之时",根据上述的那个道理,可以推断这个病大体在什么时间应该加重,在什么时候应该缓解。当然知道这个规律的时候,不单是预后问题,对我们采取治疗措施也是有益的。就是他病情应该在什么时候缓解,我在这个时候及时给予治疗,乘人体的正气有上升的趋势,给予适当的治疗,应该说疗效会更好。不单是一个判断病情的轻重、死生的问题,而且对于治疗也有重要的参考价值。

再回过头来说一下,这一段所讲的疾病其所生、其所持、其所死的预后,以季节算也好,以天计也好,以一天中时间段来推论也好,它是按五行生克来考虑的,这是《黄帝内经》预测疾病转归的一种方式,当然还有其他方式。而这一种方式也不是随时都可以使用,是必须在特定的前提下。什么前提? 就是本篇所指出的,是要掌握了脉象的特性。当五脏脉出现真脏脉的时候,才考虑用这个推论。作为一般的疾病也可以有所推论，就是说不一定非得见到真脏脉才推论，只是那不能作为绝对的，什么事情作为绝对的那本身就要出错了。

[理论阐释]

五脏病愈、甚、持、起时间的预测

这个理论是本篇提出来的，张仲景按六经辨证的时候，也有"欲解时"，如"太阳病欲解时，从巳至未上"等，其实和《脏气法时论》所讲的是一个道理。"太阳病欲解时，从巳至未上"，也就是巳时到未时之间，这个时间是一天阳气最旺的时候，和太阳的经气相符合了，太阳经气当旺，所以在这个时候它就要痊愈。六经病都有欲解时，道理都一样，也就是在相应时辰经气旺盛，因此这一经之病在这个时间就有起色，是欲解时。在《黄帝内经》里还有其他的预测疾病的规律，但是学习每一个规律的时候都应该结合临床实际情况，不可刻舟求剑、胶柱鼓瑟而机械的套用。难就难在这里，规律性告诉你了，怎么使用，那还得在临床上根据具体情况来使用，所以我说学中医难学，恐怕就是难学到这里。道理容易不容易？容易啊。甚至你这么一说，谁都可以理解得了。但是怎么用呢？还要结合临床实际，不然的话，凡见到病人就推测他哪天该死，哪天该活，恐怕不行，那就是胶柱鼓瑟机械套用。

第14讲

[临证指要]

"五脏苦欲补泻"理论的指导意义

在这一段里，提到了五脏各有其性，因而各有所欲，药物的五味则有辛散、酸收、甘缓、苦坚和咸软的作用，故可用其性味以纠正脏气之偏。治病就是这么一个道理。什么叫病呢？总的来讲，病就是阴阳失调，各有所偏，而药物的性质，也是四气五味阴阳各有所偏，治病的道理就是在利用药物的阴阳之偏来纠正人体的阴阳之偏。如肝苦急欲散，苦也就是恶的意思，欲就是喜的意思。李念莪《医宗必读·苦欲补泻论》说："违其性则苦，遂其性则欲。本脏所恶，即名为泻；本脏所喜，即名为补。"我在讲课当中一再强调这个问题，适其性者为补，这本脏所欲就是适其性，本脏所恶就是不适其性，反其性。所以本脏所恶为泻，本脏所喜为补。《医学启源·用药备旨》举例说："肝苦急，急食甘以缓之，甘草；心苦缓，急食酸以收之，五味子；脾苦湿，急食苦以燥之，白术；肺苦气上逆，急食苦以泄之，黄芩；肾苦燥，急食辛以润之，黄柏、知母。……肝欲散，急食辛以散之，川芎"，我举逍遥散，说的是生姜、薄荷，辛味药。但是他说川芎，川芎也是辛味药。以辛补之，他说的是细辛，以酸泻之，说的是芍药。王好古的《汤液本草》、缪希雍的《神农本草经疏》、李念莪《医宗必读》等，都对这个问题进行了发挥。而且缪、李二氏强调，"夫五脏之苦欲补泻，乃用药第一义也,不明乎此,不足以言医",说不懂得五脏苦欲补泻的问题,就不能当医生。《临证指南医案》叶天士用"肝苦急,急食甘以缓之"这个理论开的方子,都是开的甘缓之药,比如甘草、玉竹、麦冬、石斛、甘蔗、小麦等。

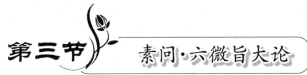

第三节 素问·六微旨大论

[题解]

《六微旨大论》是讲五运六气的一篇文章,《黄帝内经素问》有七篇专讲五运六气,所谓"七篇大论",《六微旨大论》是其中之一。"微旨"就是微妙的道理,"六"也是讲的六气问题,它是在讲五运六气微妙的道理,所以命名为"六微旨"。我们讲的内容也涉及到五运六气了,但是这里所要强调的是"亢害承制"。选这一段的目的,就在于告诉大家,"亢害承制"这个理论很重要,作为医生是需要十分注意的。虽然"亢害承制"它是从运气方面讲的,但是我们完全可以把它引申到人体的生理病理方面来。作为自然界的大规律,运用到人体上,同样是合理的。

[原文诵读]

愿闻地理之应六节气位何如?岐伯曰:显明之右,君火之位也;君火之右,退行一步,相火治之;复行一步,土气治之;复行一步,金气治之;复行一步,水气治之;复行一步,木气治之;复行一步,君火治之。相火之下,水气承之;水位之下,土气承之;土位之下,风气承之;风位之下,金气承之;金位之下,火气承之;君火之下,阴精承之。帝曰:何也?岐伯曰:亢则害,承乃制,制则生化,外列盛衰,害则败乱,生化大病。

"亢则害,承乃制,制则生化,外列盛衰,害则败乱,生化大病",这句话是需要背下来的。要记得住。

[串讲]

"愿闻地理之应六节气位"。地理,此处指大气的气候变化规律。六节,指天体运行的六个时间阶段,每一个时间阶段为60.875日,包括历法上的四个节气。天以六为节,六六三百六十五又四分之一日为一年,六节也就是五运六气的六气。气位,指主气六步的方位和时间。在五运六气的六气中,又分为主气和客气两种,每种在一年之中都分为六个时间段,又称六步。主气的六步,每年固定不变,即初之气为厥阴风木,位于丑至卯位(十二月中至二月中,包括大寒、立春、雨水、惊蛰四个节气);二之气为少阴君火,位于卯至巳位(二月中至四月中,包括春分、清明、谷雨、立夏四个节气)。以下分别是三之气少

77

阳相火、四之气太阴湿土、五之气阳明燥金和终之气太阳寒水，共六步。其六之气称终之气，为一年之终。因为这主气六步每年不变，所以称作主气，又叫"地"气。因此"地理之应六节气位"是讲主气的气候变化规律与方位的联系问题。客气，每年不同，总在变化之中，相对主气而言，为"天"气。参看下图。

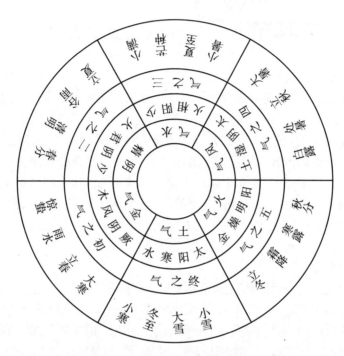

"显明之右，君火之位也"。显明，本意指太阳出来，但这里所指的是东方卯位、卯时，卯为二月中旬春分节气。按十二地支计时，将寅定为第一位，寅为万物之始，阳气初生，其月份配属正月。这样卯即配属二月，阳气已经明显地上升了。如上所说，主气的初之气厥阴风木，时段在上年大寒节到本年惊蛰节气，而自春分至立夏则是二之气少阴君火，所以说显明（春分）之右，君火之位。右，以时间论之，则是之"后"。这与古时对天体运动的认识方法有关，我们现在的认识是天体运动中地球围绕太阳，自西向东即自右向左运转，可是古人从相对运动观点出发，认为地为阴，是静而不动的，天为阳是运动不止的。即看作天是自东向西、从左向右旋转，所以看作是太阳从东方升起来，而不说人们随着地球自西方来迎接着太阳。

"君火之右，退行一步，相火治之"。古代天文学把自东（左）向西（右）称为"进"，而自西（右）向东（左）称为"退"，六气的运转方向自右而左，故称"退行"。君火退行一步，即是三之气少阳相火了。"治之"就是当令，就是主治，或叫主令,或者叫政令,在《黄帝内经》里面有这些称呼。治之就是它当令了,到三之气,就是少阳相火当令,所以叫"少阳治之"。

"复行一步,土气治之;复行一步,金气治之;复行一步,水气治之;复行一步,木气治之;复行一步,君火治之"。火生土,是四之气了。再"复行一步,金气治之",金是五之气了;再"复行一步",是终之气,叫水气治之。还是讲的一年六气。如果再行一步,就又回到第二年的初之气,木气治之;木气治之后就君火治之。它反复旋转,讲主气的六气循环往复。

下边要讲的,那才是我们选这段的基本意思,要讲什么呢?

"相火之下,水气承之"。"承"是承袭、接着、顺下来,我们现在说继承的"承"就是接下来。不过,这里既有接下来的意思,又有制约的意思。相火是一种火热之气。接下来怎么样呢? 就由水气承之,接下来就是水气。换句话说,如果是相火过亢的话,接下来水气就要制约它,水是克火的嘛,如果相火不过亢,水就接着运行而已,并不克它,或者起码表现不出来制约的作用。一旦相火过亢了,水气制约的现象就明显了。这也是自然界的一个平衡,一个自然的调控过程,自然界就得有这个调控过程,否则这自然界也就不存在了,人类也应该有这个过程,也有一个自我调控,所谓稳态的这么一个状态。当然,人的这个自我调控的能力相对自然界而言,是很脆弱的。所以相火之下,水气承袭它,制约它。总之是水随着火,火亢了,水就制约它,火若不亢,就表现不出制约,它实际上也还是有制约。

"水位之下,土气承之;土位之下,风气承之;风位之下,金气承之"。这是五行相克的关系,水是寒水之气,那得由土气来制约,土克水嘛。风属木之气,所以土位之下,就由风气接下来。风属木之气,风气过盛的话,金气就克制它。平时金气也克制它,只不过不显露。如果风气太盛,金气就要显出克制的作用。自然界有这种现象,大家注意到没有,有时候刮风的天气,一般下午四五点钟刹风了,这种情况并不少见,为什么呢? 四五点钟就属于金气盛了嘛。三点到五点就是申时,五点到七点就是酉时,那就是金气盛了,一般就该刹风了,如果刹不住,继续刮,这也可能,但是总之是要有制约。

"金位之下,火气承之;君火之下,阴精承之"。火克金。你们看到,这明明是用火气来制约金气,免得金气过盛,在正常状态下,火气就在制约金气,一旦金气过盛,火气就加大制约力,就把它制约下来,继续保持稳态。讲到这句我就想到,有的中医朋友在写论文,误认为燥邪就是阳邪,为什么出错呢? 其中所谓很重要的依据,是说燥邪就伤津液嘛。我在讲《阴阳应象大论》的时候曾经提过这个,那就是误以为凡伤阴的就是阳邪,在错误印象的前提下,推导出来的说燥是阳邪;再引证经文的话呢,就引证这个"金位之下,火气承之",

79

金就是燥之气,错误地认为燥之气就是火之气,我就见过这样的文章,在杂志上还发表了。《黄帝内经》明明说"金位之下,火气承之",说火是制约金气的。他理解为金是燥之气,燥气和火气是一回事,正好搞反了。火克金嘛,怎么说金就是火了呢?就说前面火气之下,水气承之,你说火就是水了?君火是火热之气,需由阴精承制。这是讲的六气相互承袭、相互制约这一种正常的存在。

"岐伯曰:亢则害,承乃制"。六气当中,如果哪一气过亢,这就是灾害,在自然界是灾害,在人体就是病态。什么气过亢?在五运六气讲的是风寒湿燥火,火有两个,君火和相火。亢则为害,承乃制,只有承袭它,制约它,这才是正常。因为过亢就会为害,所以必须有承袭,有制约,六气变化的客观规律就是这样。所以自然界存在的就是有亢、有制约,制约就避免它过亢。没有制约事物就不存在了,所以制约是正常现象。

"制则生化"。有六气,有相互制约,才有生化,万物的生生化化,才有外列盛衰。"外列"即表现出来事物的有盛有衰的自然过程,生长化收藏的过程、寒暑燥湿风的过程,例如"火",不可能一直不减地火,总在那里热,那是不可能的,必须有寒水之气制约它,物极必反,盛极必衰,这是自然规律。自然界有生长化收藏的规律,天气当中有寒暑燥湿风的正常变化,春温夏热,秋凉冬寒,长夏湿,不断的运转过程当中。之所以有这样正常地不断的运转,不停顿地运动着,那就是由于有生有化,之所以有生有化,就是因为六气当中有相互制约,避免它过亢。

"害则败乱,生化大病"。亢则害嘛,过亢了,没有制约之气的话,必然败乱。自然界就出现特别异常的现象,一切生化过程,就要出现大的危害,当然说在人体上危害就产生了疾病。不过这个"病"的本意它是讲危害的意思。因此说,万事万物不能没有制约。假设没有制约,那就出现天塌地陷,天也没有了,地也没有了,就谈不到一切生化问题,也就没有生化了。

其实,本段重点就是最后这句话,"亢则害,承乃制,制则生化,外列盛衰,害则败乱,生化大病。"要背诵下来。它是讲的五运六气,六气当中必须互相承制,这是正常现象。如果过亢,那就是病态。只有有了制约,才能使它恢复到正常,有了制约,才能有正常的生化,才能有寒暑燥湿风的周期变化,才能有生长化收藏的征象,而表现于外,叫"外列盛衰"。春天表现出风,夏天表现是热,这都是盛衰的现象,秋天表现出凉,阴气开始上升,阳气开始收敛,这也是盛衰的现象。如果失去制约,那就一切紊乱,生化也受到严重的破坏,甚至于不存在了。当然,这是严格的推论,在人类所经历的时间里,生化一直在进行着,生生化化,事物一直是在发展的。

我记得今年北京中医药大学博士生入学考试,专业基础课,要考内经课,有一道考题是:解释"亢则害,承乃制,制则生化,外列盛衰,害则败乱,生化大病"。有一半的考生解释不上来。那是博士入学考试呀,应该知道这些东西,很基本的中医道理,我们用这些道理来看病的。

[理论阐释]

"亢则害,承乃制"的理论及其意义

在正常情况下,包括人体在内的自然界处于阴阳五行的动态平衡之中,但是由于阴阳的相互对立消长,故一方偏盛必致一方偏衰,而五行的相克互制也会出现"气有余则制己所胜而侮所不胜"的现象。那就导致了平衡系统遭到破坏,这就是所谓的"亢则害",也就会出现"害则败乱,生化大病"。但是自然界具有内稳定的复杂系统,能够作出自我调节以克服失衡的状态,经文所说的"相火之下,水气承之"等等,它互相承制嘛,这就是一种自我调节,也就是制则生化。"承",这正是指自然界的这种调节功能。关于"承",王履在《医经溯洄集》里解释说:"承,犹随也",也就是随的意思。"然不言随而曰承",虽然是有随的意思,但是不把它叫做随,而把它叫做承。"以下言之,则有上奉之象",承是在后面、在下边,它有上奉的意思。"虽谓之承,而有防之之义存焉",虽说是承,是相随,但是又有防止、防范的意思。"亢者,过极也;害者,害物也;制者,克己之胜也。然所承也,其不亢则随之而已",前面之气不亢,也就随之而走了,"故虽承而不见",虽然也是在制约着,但是看不到。"既亢",如果上面那一气过亢了,"则克胜以平之,承斯见矣",制约那种情况,就可以看到了。王履又说"盖造化之常,不能以无亢",自然界的一切变化、造化,它不可能不出现亢,"亦不能以无制",也不能没有制约,这就是规律。这个六气变化过程当中,不一定哪一气就亢起来,这是正常现象,总是在不断变化,当然有不及就有过亢,但是也不可能没有制约,要没有制约自然界就不存在了,社会就不存在了。所以说"造化之常,不能以无亢,亦不能以无制焉"。盖"造化之道,苟变至于极,则亦终必自反",物极必反,"而复其常矣",还得恢复到常规上面来。这些话讲得都是很生动的。张介宾在《类经·运气类》对这段话解释说:"盖阴阳五行之道,亢极则乖","乖"也是病,"而强弱相残矣",强弱相互克制,阳盛则伤阴,阴盛则伤阳,阳盛则阴病,阴盛则阳病,"而强弱相残"。"故凡有偏盛,则必有偏衰",这一气偏盛,被相克制那一气就偏衰。"使强无所制",假使强者没有所制约,"则强者愈强,弱者愈弱,而乖乱日甚",那乖乱的现象越来越严重。"所以亢而过甚,则害乎所胜",过甚之气就害它所胜之气。比如说木气太盛,就可以过分地伤害土之气。在这种情况下,"而承其下者,必从而制之",如果木气过盛的话,其下者必有所制。"此天地自然之妙,真有莫之使然而不得不然者",这是规律,"天下无常胜之理,亦无常屈之理"，事物总是在那里不断变化的，盛极则衰，物极必反，亢则害，承乃制。这是从自然界的大道理，来引申到医学理论中，我们在治病、诊断、用药，都应该想到这些问题，特别在养生上，更是这样。

[临证指要]

"亢害承制"理论的临床意义

金元医家刘完素对"亢害承制"理论有深刻而独到的阐发。在《素问玄机原病式》他把"亢害承制"引申到疾病的一些假象上去。本来"亢害承制"是正常现象，但在疾病当中可以出现假象。比如火热之极，结果表现出来可以似水，火极似水，他说这也叫"亢害承制"、物极必反，"相火之下，水气承之"嘛。他所说的火极似水，本质还是火极。"下利清水色纯青"，《伤寒论》所说的那个情况，他说"大热至极"而出现青色的大便，青色，黑色是水之色，火极似水，他也是用"亢害承制"来解释这种现象。我们说"亢害承制"是自然的规律，正常规律。从假象上解释临床现象是他的一个理解。

"亢害承制"这个理论，在临床治疗上运用很多的。如《续名医类案·恶寒》中戴思恭治诸仲文火极似水案："松江诸仲文，盛夏畏寒，常御重绩（穿得很厚，穿几层衣裳），饮食必令极热始下咽，微温即吐"，别的医生一看到这种寒冷的样子，就给他热补，怎么用热补法呢？ 用"胡椒煮伏雌之法"，胡椒是热性药。这个伏读成[fū]，就是孵小鸡的那个[fū]，"伏雌"就是抱窝的老母鸡，也就是用胡椒煮老母鸡。"投以胡椒煮伏雌之法，日啖鸡者三（一天吃三个老母鸡），病更剧"。请戴思恭来诊病，戴先生说："脉数而大且不弱，刘守真云火极似水此之谓也（这个正是刘守真所说的火极似水，不是真正的水，而是火热盛）"。接着他议论，说"椒发三阴之火"，这里三阴是指的足太阴脾经，"鸡能助痰，只益其病耳，乃以大承气汤下之，昼夜行二十余度，顿减纩之半"，纩，读为[kuàng]，纩字有两个意思，一个是充塞，一个是棉絮，好像两个理解都可以，如果昼夜下二十余度，减去充塞之邪之半可以；如果是泻下二十余度，把原来盖的衣服减去其半，也可以理解，因为前边不是说穿了很多层衣服吗，结果泻下二十余度之后，衣服反而减半了，都可以理解。不知道戴思恭的原意，或者说《续名医类案》的原意是指的哪个，反正我们都可以理解。"后以黄连导痰汤加竹沥饮之"，用大承气汤泻下之后，病情有所缓解，再用黄连导痰汤加竹沥祛痰，一方面祛热，一方面祛痰，"竟瘳"，这样就治好了。这个病例，还是很有启发的。这么怕冷，吃鸡汤不热都要吐的人，结果用大承气汤下了，为什么呢？ 看来关键是抓住脉象，脉数大但是并不弱。如果数大而弱，那是虚阳浮越了，恐怕就不好用大承气了。这是运用了"亢害承制"的理论治疗急重疑难疾病的范例，应该说掌握这一理论，对临床辨证论治是有很大的好处。

小　结

本章从《素问》中节选了三篇文章。其中，《阴阳应象大论》内容最为丰富，是《黄帝内经》论阴阳五行最具代表性的文章，尤其是阴阳学说从基本概念、具体内容以及在医学中运用的原则，均作了权威性的论述。同时将阴阳与五行相结合，对客观事物进行系统归类，从而确立了中医学认识与分析医学问题的基本方法。是本章的学习重点。

从《脏气法时论》中节选了以五行生克预测病情变化及五脏所欲的内容，其预测病情变化的基本规律是"至其所生而愈，至其所不胜而甚，至于所生而持，自得其位而起"。五脏因其病情不同而各有"所欲"，可用其所欲之味补之，而反佐其所不欲之味泻之。

《六微旨大论》是"运气七篇大论"之一，本章仅选其"亢害承制"一段经文。此段以五行生克制化为依据，阐述了"亢则害，承乃制"的自然法则，要而不繁，堪称经典。

第二章

藏　象

现在开始学习藏象学说，或称藏象理论。藏象学说是《黄帝内经》理论体系的核心，关于理论体系核心的说法，在六十年代初就有人提出来了，当初提出脏腑学说是中医理论体系的核心，当然他们所说的脏腑学说，实际上就是说的藏象。因为藏象"以象而不以质"，讨论的是以象为主。说"不以质"，并不是没有质，只不过它强调的是象，所以应称作藏象学说。我在写《黄帝内经研究大成》的时候，那是 1991 年动笔的，关于藏象，还没说它是《黄帝内经》理论体系的核心，就说它是《黄帝内经》理论体系的重要组成部分，这么一个提法，相对比较笼统一点吧！免得在学术上出现一些分歧。其实看来，把它看作是《黄帝内经》理论体系的核心，学术界并没有什么太大的分歧意见。

关于藏象的概念。什么叫藏象？历来有一些不同的说法，唐·王冰说的说法是"脏藏于内，形见于外，可阅者也"。五脏藏于体内，它的功能、它的形象可以表现在外，而表现在外这一部分是可以看得到的。阅不是看吗？至于那个"现"字我写成"见"，因古时候没有斜玉旁那个"现"，这个字（见）有时候作表现之现，有时候是看得见的见，在不同的地方，有不同的意思。"形见于外"，就是可以看到的。读成现吧！就是那个象字也有一些不同的认识，有的说是形象，有的说是表现、征象。我们在分析之后认为"脏藏于内，形见于外，可阅者也"的说法，好像不能够完整地反应藏象的概念，只能说藏有这个特点。脏藏于内，形象表现在外，可以从外边看得到，这个是个特点，并不是藏象的概念。所以经过讨论之后，给藏象确定个概念，藏象是什么呢？是研究脏腑经脉形体官窍的形态结构，生理活动规律及其相互关系的理论，它是《黄帝内经》理论体系的核心，也是中医基础理论的基本内容之一。这么一个提法。

这里所说的形态结构，是指《黄帝内经》中的解剖知识。我们在讲概论的时候提到过《黄帝内经》有粗略的解剖知识。生理活动规律是该理论的重点，也就是说藏象理论重点是什么？重点是研究生理活动规律。研究脏腑、经脉、形体、官窍等的生理活动规律。这些生理活动规律有什么特点呢？它是以五脏为中心，联系诸腑、经脉、形体、官窍等的，肝、心、脾、肺、肾五个系统的生理活动。重点是什么？重点就是研究肝、心、脾、肺、肾五个系统的生理活动，是以五脏为中心的五个系统。所说系统就包括六腑、经脉、形体、官窍，甚至于把自然界都联系起来,在《阴阳应象大论》、《金匮真言论》、《脏气法时论》都有这样的问题,它是以五个系统的生理功能活动作为重点的。各个系统不仅都受到天地四时阴阳的影响,同时互相之间也紧密联系,从而体现人体局部与整体的生理活动规律。人体内部的局部与整体,人体与外部自然、环境,乃至于社会,也是一个整体,所以体现这样一个整体生理活动规律,这是关于藏象的概念。

以往关于藏象的概念,不同的专家在不同的著作当中,说法不同。有的说藏象是研究人体的生理活动、病理变化规律的学说,其重点在于把病理也算在藏象学说之内了,我在确定概念的时候就排除了这一点,因为病理问题我们中医基础理论也好、《黄帝内经》理论也好,病机病理是作为另外一个理论存在的,因此藏象就不应该再包含着病理。有的专家提出来不包含经络在内,其实在我们看,经络也包含在藏象理论中,经络本身就属于藏象的组成部分。只不过是经络本身具有相对的独立性和它的一些特点,所以我们在看很多著作的时候,脏腑之后又列一章或列一节专讲经络,实际上经络应该是属于脏腑的,应该是属于藏象内容的。所有的关于经络的记载,都没有离开过五脏六腑,特别是典型的权威性的著作、权威性的文章,《灵枢经》的《经脉篇》,它讲十二经脉的时候,开头都先说的是脏腑的名字。比如说第一条经脉"肺手太阴之脉",它是这么叫的,先定的是肺,手太阴之脉;大肠,手阳明之脉;胃,足阳明之脉。它都先把脏腑的名字摆在前头,下边才说经脉的名字。当然《黄帝内经》里还有一些其他方面的论述,都说明经络和脏腑是分不开的,是一体的东西,只是从层次角度说,脏腑在高一个层次,下边才谈到经脉这个层次。

下面我再进一步解释藏象理论的内容,藏象理论的内容它包括五脏,以五脏为中心的,所以五脏的位置最高。下面接着是六腑、奇恒之腑、经脉(这不把经脉摆进了吗)、形体、官窍、精气神,这些都属于藏象。你看,所谓藏象学说它就不是脏腑学说、脏腑理论了嘛!因为脏腑只是藏象的重要组成部分而已,或者说是以五脏为中心而已,所以藏象不等于脏腑,脏腑是藏象的重要组成部分。这样一个观点,我们在写"藏象"这两个字的时候,虽然从字音、字义上都是内脏之脏,但是在我们用藏象这个词的时候,仍然是写的这个藏,作成一个词的时候,从我们教材也好,从我主编《黄帝内经研究大成》也好,都是这样一种用法,用的是这个字(藏),其他的都是简体字。凡遇到藏象的时候,都用的这个字(藏)。因为《黄帝内经》时代没有简体字,也没有加肉月这个脏,就都是那个藏,有的时候读[cáng],有的时候读[zàng],我们现在还使用这个字(藏)。其实这样用字的意思就在于藏象的藏字不同于一般所说脏腑之脏,当然这里有其他方面的考虑,因为现在还有人认为这个藏字就应该读作

[cáng]，藏象就应该读作[cáng]象。所以我们把藏象一词的藏字就没写成简化的那个脏，而写成藏字，当然音都同读脏，从古就是写的藏，读成[zàng]。这也反映了脏腑本身的特点，它是主藏的，脏藏于内的，所以脏和藏古来是一个字。藏象内容包括这一些，脏腑、奇恒之腑、经脉、形体、官窍、精气神。

《黄帝内经》中讨论藏象的篇章很多，比如《素问》有灵兰秘典论、六节藏象论、五脏生成论(也有的说五脏生成篇)、五脏别论、经脉别论、太阴阳明论，《灵枢经》的若干篇等等。这只是重点，这些篇文章重点讨论了有关藏象的问题，其实这些文章往往也都涉及到其他的医学理论，但这是重点讨论藏象问题的文章。其他有很多文章，虽然不以讨论藏象问题为主，但是也常涉及藏象的内容，我们都没有列进来，因为《黄帝内经》文章有特点，很难说这一篇专讨论什么问题而不讨论别的问题，它不是这样子。所以往往在一篇里涉及到阴阳五行、脏腑经络、病因病机、诊法、治则，甚至治疗方法，一篇文章都涉及到了，当然它有重点。我们说这样一些主要讨论藏象的文章，并不是说别的篇章就没有藏象问题了。因此我们大家在研究藏象理论的时候，可以以这些篇为主，再想深入研究，应该知道，还有一些有关内容，散在于其他文章中。这也和藏象的理论是《黄帝内经》理论体系核心有关，因为这个理论是指导或者是涉及到所有的理论，凡是《黄帝内经》理论都得联系藏象，不联系藏象那个理论就很难成立。比如诊法问题，不管寒热虚实，最后总要定个位，是脏腑虚、是经脉虚、还是气血虚？甚至说阴阳虚，阴阳也涉及到人体具体的什么阴什么阳啊？治疗更离不开，需要按照诊断去立法处方。藏象讲的是生理问题，而病理问题就是生理的失常。生理病理都有了，养生呢？就是要保持好生理部分，或者说不要让它产生病理，这样就是养生，同样是离不开藏象理论。因此说藏象理论涉及到《黄帝内经》的很多篇，是很自然的，因为它是理论体系核心。所以藏象这一章是全部《黄帝内经》课的重点内容。

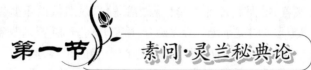

第一节　素问·灵兰秘典论

第一段　十二脏之相使

[题解]

灵兰，是黄帝藏书的地方，又叫灵台兰室；秘典，就是秘密的典籍、秘密的经典，不是随便可以泄露的。意思是说这部分内容是非常宝贵的、非常重要的，要很好地珍藏起来，所以篇名叫《灵兰秘典论》。

[原文诵读]

黄帝问曰:愿闻十二脏之相使贵贱何如?岐伯对曰:悉乎哉问也,请遂言之。心者,君主之官也,神明出焉。肺者,相傅之官,治节出焉。肝者,将军之官,谋虑出焉。胆者,中正之官,决断出焉。膻中(我们读成膻[tán]中,应该读[shān]中)者,臣使之官,喜乐出焉。脾胃者,仓廪之官,五味出焉。大肠者,传导之官,变化出焉。小肠者,受盛之官,化物出焉。肾者,作强之官,伎巧出焉。三焦者,决渎之官,水道出焉。膀胱者,州都之官,津液藏焉,气化则能出矣。凡此十二官者,不得相失也。故主明则下安,以此养生则寿,殁世不殆,以为天下则大昌。主不明则十二官危,使道闭塞而不通,形乃大伤,以此养生则殃,以为天下者,其宗大危,戒之戒之!

[串讲]

这是以一个封建王朝的官职设置来比喻人体中十二脏腑相互之间的关系,虽然有主有从,但强调的是协调统一的关系。"十二脏之相使贵贱何如?"指十二脏腑,腑也可以笼统称为"脏"。细分的话,腑和脏不同。笼统来说,内脏包括腑、包括脏,所以它把十二脏腑都笼统的叫做十二脏。相使,就是相互使用、相互为用、相互联系。贵贱即主、从,主为贵,从为贱,其实就是讲脏腑之间的互相关系问题,当然讲主从也可以,因为下边讲君臣关系。

"岐伯对曰:悉乎哉问也,请遂言之"。您问得太全面了。悉,不是完全吗?问得太详细了。请让我把这个问题谈一谈吧!

"心者,君主之官"。下面这些话中医基础课大都引证过了。《黄帝内经》里讲了很多"心主神明"的问题,但是以《灵兰秘典论》最为突出。就是说把十二脏腑和朝廷中的君臣相联系的话,心居君主之地位,居最高的地位。为什么?就是因为心藏神。在《黄帝内经》理论中,人体虽然是形神统一,形体和精神是统一的,但是神又统领着形体,神要比形体重要得多。既说是统一的、不可分的,又说神统领着形体。因为心是藏神的、主神明的,所以在十二脏腑当中是最重要的一个,因此把它叫做"君主之官"。这个神明是泛指一切精神意识思维活动,都可以用神加以概括,当然在概括的基础上还可以细分不同的层次,但笼统来说都可以叫做神,而这个神是由心来统领的,所以张介宾《类经》注释说:"心为一身之君主,禀灵虚而含造化,具一理以应万几,脏腑百骸惟所是命,聪明智慧,莫不由之"。这就是说心统领全身!脏腑百骸,都受神的影响和指挥。人的聪明智慧,都是出于心,所以把心叫做"君主之官"。"官"的本意就是功能、职能。我虽然这么强调"心主神明",而且引张介宾的注,其实在《黄帝内经》理论中,关于精神由何脏所主的问题还有其他的理论,只不过《灵兰秘典论》是强调这个,而且这个理论在中医理论体系当中占了很

87

重要的地位，甚至占了主导的地位。还有五脏都主神之说，那是另外一种理论。现在我们讲《灵兰秘典论》，是"心主神明"的理论。要说完全从解剖上来认识就有困难，中医古时候解剖不太发达，一百多年来西医东渐，我们人人都学了解剖，而且那个脑主神，脑主持精神活动的问题好像众人皆知了，因此说解剖之心主神明，确实很难讲得通。所以说学藏象的问题，若单纯从解剖角度来考虑是很难学得通的。不能说"脑主神明"吗？这也有毛病。我们开中药、开处方就很难说清脑开窍，说养脑安神。从整个理论上都不这样认为，而且从中国人的习惯上也不是这么说的。说这人用心学习，说这人没心没肺，说痰迷心窍。所以"心藏神"传下来，几千年来，从生活到医学上，都是这样使用的。再有，解剖学上的心和精神活动关系呢？也有关系。其实从现代医学考虑，实验为主的医学考虑，全身各个脏器都对人的精神活动有影响，不是绝对没影响，报纸、杂志上发表过一些材料，这当然是可以作参考的。有报纸登过一则消息，一个妇女心脏病，后来移植了一个好的心脏，她就活过来了，生活习惯改变了不少，本来不喝啤酒，现在特别爱喝啤酒，本来不喜欢剧烈运动，她喝了啤酒之后又骑摩托，特别喜欢激烈性的运动。后来了解到给她提供心脏的那个人是二十几岁的小伙子，死于骑摩托车出的车祸。接受心脏那个妇女脾气的改变，就和献心脏那小伙子的脾气很相似，而且据知献心脏那个小伙子特别爱喝啤酒。所以你说是心脏对神没影响，恐怕这些问题还确实值得研究。从现代实验研究中发现，胃肠中存在很多的肽类物质，会对精神活动具有影响。"君主之官，神明出焉"，就是讲的主持精神活动的这个系统是什么？是心系统，并不是从解剖上来考虑这个问题。古医书对心的解释很多，主要是强调"心主神明"问题，敦煌医学残卷，有一篇完整的叫《明堂五脏论》，看来是唐代的文章，或者唐以前的文章，关于心它说"心纤，详也，所谓纤细微，无事不贯心"，就是说心的功能是很细微、精确的，所有的事情都要通过它，这才叫心。如果粗枝大叶的，对什么事情都不认真，这就是没心了。所以无论工作、学习，都要用心、要走心。所谓无事不贯心，就是对什么事就要通过心来想一想，贯，就是通过。其他医学书上也有说"心者，新也，日有所新也"，每天都得学点新东西，这才叫有心。活一辈子，稀里糊涂什么都没学到，那就是没有心。当然这学习不单指天天看书，什么都是学习，生活经验的积累也是一种学习。其实这些说法都是从"心主神明"角度的命题，也就是说关于精神或者叫神志，"心主神明"是其中重要的一个命题。

"肺者，相傅之官，治节出焉"。相傅，傅就是辅助的意思，相即宰相，也是帮助的意思，就是比喻成朝廷宰相，辅佐君主。肺脏的功能，在心的旁边辅佐着心脏。具体功能是"治节出焉"，治节是治理调节。治理调节什么？脏腑气血营卫,都要靠肺的功能来进行调节。肺主气而朝百脉,它有辅助心脏治理和调节五脏气血的功能,张介宾《类经》注释说:"肺主气,气调则营卫脏腑无所不治,故曰治节出焉"。焉这个字,不是虚词,在此处也有"这里"的意思,就是神明从心脏这里出,治节从肺脏这里出。在《黄帝内经》其他篇,还有"肺者,是心之盖也",是心脏的华盖,盖在心脏上面,《明堂五脏论》它说"肺者,旁也",辅佐着君主,在君主的旁边。主治节、朝百脉而治理全身,全身气血营卫的正常运行,脏腑百骸[xié]的(或叫百骸[hái])活动正常,都要靠肺气来给以维持,都要靠肺主治节的功能进行调节。

"肝者,将军之官,谋虑出焉"。肝有保卫机体的作用,请注意,这个谋虑又是神志了,又和肝有关系,或者说肝的功能正常,人才能够正常的谋虑、谋划、思维,深入地考虑问题。如果肝的功能失常了,就不能深入考虑问题。所以大家生活当中可以看到,人一生气,一发怒,办事简直就不合乎情理了,为什么? 他不能考虑了,就超越了常规了。肝藏血,肝在志为怒,肝有病之后血就逆行,逆乱,怒气一发,精神活动就不再平静,所以不能谋虑。而且《明堂五脏论》说"肝者,捍也",就是捍卫的捍,说有捍卫机体的作用,它的功能正常,可以抵抗很多的外来邪气与干扰,对人体的健康起到了捍卫的作用,所以叫"将军之官"。

"胆者,中正之官"。中正就是不偏不倚,叫做中正。胆的功能正常,人就可以下决断,所以它是"决断出焉",对事情有谋,肝主谋,谋虑完了还得决断,决断的功能又落到胆上去了。所以这人要胆小,就思前想后,但总是决定不下来。一点小事,想来想去,睡不着觉,那叫胆虚。本来一点事用不着失眠,不仅是失眠了,还怎么想怎么害怕。不是有一个温胆汤吗? 可以用这个方子来治疗。同样的,决断本身它也是属于精神活动范畴的,虽然说"心为君主之官",但是还把这个功能归结到胆上来了,所以我说即使强调了某一脏的重要功能,更主要的本篇它是讲十二脏腑相互协调、整体协调问题。

"膻中者,臣使之官,喜乐出焉"。膻中就是指的心包,或者说是心包络。"臣使之官",那就是在皇帝周围的,是近臣,所以"喜乐出焉"。心主神明之喜乐,实际上是通过膻中表达出来的,后世又把膻中(心包络)叫做"心主之宫城",可以保护着心。叫做"代心用事",心的功能,特别是喜乐等精神活动是由于膻中发挥作用、由膻中表现出来的,所以叫"代心用事"。一个"代心用事",所以可以"代心受邪"。心为君主,不能受邪,是真心不受邪,受邪则死。邪气侵犯心,首先侵犯到心包(膻中),"代心受邪"。后世温病学派不也是讲"温邪上受,首先犯肺,逆传心包"吗? 一传即传到心包。

89

第16讲

"脾胃者,仓廪之官,五味出焉"。仓廪,就是储存粮食的建筑物。具体区分为"存谷者曰仓,存米者曰廪",谷就是没有去壳的谷物,去掉壳的就是米。但是总体来说,这个仓廪就是指存粮食的仓库。将脾胃比喻成管理粮仓的官,为什么呢?它受纳饮食水谷,化生精微嘛。水谷主要是谷食、粮食吧,所以把它比喻成仓廪之官。饮食物进入体内之后,经过脾胃的受纳和运化作用而产生精微之气,这个五味是指饮食化生的精微之气,从脾胃化生出来之后,布散到全身去。《明堂五脏论》上说:"脾者,俾也,有所俾也",俾就是补助,或者说俾益,脾补助什么?补助全身的生理活动的需要。《灵兰秘典论》对后世医学影响巨大,在我们各位医生心里,也影响巨大,一说脾胃,就想起"后天之本,气血化生之源"。甚至于脑子里只想到这么一条,再也想不到脾胃还有别的功能。可见这个理论是在医学界,特别在当前中医学界各位先生们的头脑里也是根深蒂固的,不仅占着主导的地位,如果说脾胃还有别的功能的话,往往会觉得是挺新鲜的事情了。藏象理论反映在《黄帝内经》很多篇章里,和《灵兰秘典论》并不完全一样,所以说《灵兰秘典论》是藏象理论的一篇重要文章,并非全部,除此之外,尚有其他。但是因为它重要,还是先把这个理论记好,理解好,逐渐再学别的。

"大肠者,传导之官,变化出焉"。大肠是传导[dào],或者读成传导[dǎo],六腑之一,传导水谷糟粕。饮食水谷进入大肠当中产生变化,水液可以渗入膀胱变成尿,谷食糟粕,化为大便,所以说变化出焉。

"小肠者,受盛之官,化物出焉"。小肠,接受从胃传下的这些饮食物,同时经过它的进一步消磨,转化而分别清浊。营养部分要吸收,糟粕部分再往下传。大肠、小肠在《明堂五脏论》上说:"肠者,畅也"。大肠、小肠都应该通畅,它们功能是有区别的。小肠是化物,把由胃传下来的饮食物进一步消化来泌别清浊。到大肠呢,再往下传导,水液走入膀胱,变为尿液,谷食糟粕化为大便,就经肛门排出。但是,大肠、小肠的特点都是通畅,传化水谷是其基本功能特点。

"肾者,作强之官,伎巧出焉"。作强,是指作用强大,功能强大。伎巧,就是技术灵巧,也包含聪明智慧。为什么说作用强大呢?因为肾主藏精,具有生殖功能,生儿育女的功能就是由肾主持的,所以它作用很强大。出伎巧,两种解释:一个是作用灵巧,心灵手巧,做什么活做得很好,这是伎巧;再一个理解,生儿育女这个功能就很伎巧了,生出来那么聪明、那么漂亮的娃娃。其实古代的官职中没有叫"作强"的职位。倒发现在汉代的时候,有一个官职,叫"匠作大将"的官职,"作强"是不是是"匠作"的误传呢?这个匠作是管理工程建筑的官员,特别是建筑"宫殿陵寝",要由匠作主持,由匠作来操办,用现在的建设部长来说不一定合适，但他是操办这件事的。所以他要灵巧呀，他工程技术不灵巧，这宫殿和皇陵建出来不合格，是要砍头的。当时有这么一个官职。当然通常的解释，就是说肾主藏精，具有生殖功能，作用很强大。肾精充足，人的智慧也高，能够有发明创造，手艺很巧，能做出很多东西来。老年人了，肾精虚了，脑髓不足了，思维不灵敏，手都颤了还能做得好吗？这么理解也可以。再有，《明堂五脏论》它说"肾者，引也，引水谷和利精神"，说肾是引的意思，引什么，引水谷，换句话说，我们可以理解，人体内的水谷精微的吸收，水谷精微的消化和排泄，都和肾气有关系，如果肾气虚的话，水谷消化、吸收、排泄功能也会失常。还能"和利精神"，和利就是调合爽利。肾气充足、肾精充沛，精神才能和利。如果肾精虚了，人的精神也会出现迟钝、痴呆，甚至于无缘无故的哭泣，无缘无故的发怒。老年人脑髓虚了，所谓老年痴呆症，精神症状很突出的。脑髓虚了也是肾精虚了，所以，肾者引也，引水谷而和利精神，那精神和利，当然也出伎巧。所以这个说法和《灵兰秘典论》的说法是相一致的。

"三焦者，决渎之官"。"渎"，即水渠、水沟。决是挖决，打开。河堤决口了，那不就是决吗？决渎之官，管疏通水渠的官。所以又把三焦称作"水道"。大家所熟悉的通调水道，什么水道？就是三焦水道。当然后来在《难经》上说三焦是水谷之道路，不单是水道，谷食也靠三焦来通调。三焦是管水的官，三焦气化才能使人体的水液正常的代谢，水液才能够正常的气化。

"膀胱者，州都之官，津液藏焉，气化则能出矣"。州，水中间的那块陆地叫做州，都就是水，一湾子水，一潭水，或者湖泊的水，都可以称之为都[dū]。州是水中陆地，都是水泽所居之处。长江三角洲，就长江中间那块陆地，水中之陆叫做州。州都之官就是说管理水液的，也是管理水的官员。它不是管理水渠，它管理这个水库，水聚之所。膀胱可以藏津液，所藏津液需要气化，才能够渗透出来，散出来。这个气化，既是膀胱的气化，更主要的，是指肾中阳气的气化，以及心、肝、肺、脾之气的气化，还有三焦的气化。膀胱所藏津液，只有经过全身之气的气化的作用，它才能够渗出膀胱而发挥它的作用。这么说来，这个气化则能出，就不单纯是排出尿液。若理解气化则能出，是尿排出去了，倒是很简单，但若从中医理论上来说不是这样。在这里多用几句话来说说这个问题。前面讲了，《灵兰秘典论》所说十二脏，不是解剖的脏，或者说主要不是讲解剖学上的脏，主要的是从五脏功能活动系统角度论述。因此膀胱就是讲那一些功能，贮藏津液，经过气化，可以渗出来的功能。这个膀胱，它就不只是现在解剖学上存尿的那个尿脬，现在把它叫做膀胱，那不是《黄帝内经》时代所称的膀胱，《黄帝内经》常把它叫做脬，就是尿脬。后世也把它叫做尿胞，就是装尿的那个东西。而这里所说的膀胱，既包括了这个脬在内，更主要的是又包括经脉在内的一系列功能。膀胱经是很长的，这个脉也属于膀胱。而且膀胱又主一身之阳，既叫太阳经，又叫巨阳，又主一身之表，一身的皮表都是膀胱所主。《灵枢·本脏》说"膀胱者，腠理毫毛其应"，腠理毫毛，那不是肌表吗？《素问·热论》外邪侵犯，按六经辨证，第一就是太阳经的病。所以就应该考虑到腠理毫毛其应的功能和尿脬的贮尿功能。若从现在解剖生理上考虑，就还考虑肾脏，肾盂、输尿管、膀胱、尿道等泌尿系统。所以如果单纯理解为这个膀胱就是现代解剖学的膀胱，那是大错而特错，对很多问题都会不可理解。解剖学膀胱没法气化，就算有气化，也只能排尿，没有第二个作用。就犯不上这么复杂的去讲"膀胱者，州都之官，津液藏焉，气化则能出"，就说膀胱藏尿，可以排出去即可。古时候写一个字多难啦，往竹板上写。更何况藏象学说以象而不以质，它是强调象，强调功能。

话说回来，膀胱所藏津液，气化则能出，到底出在何处？渗到什么地方？归纳起来，其所藏之津液，气化去向有三：第一，作汗液排出，理论根据是《灵枢·本脏》"膀胱者，腠理毫毛其应"，气化从腠理毫毛排出，汗就是津液所化。后世医学家唐宗海《血证论·脏腑病机论》"谓膀胱之气，载津液上行外达，出而为汗，自有云行雨施之象"。汗是雨，雨之所以能够降，实为阳气的作用，天气降为雨嘛，膀胱经的阳气的作用才能这样出为汗，这是第一个去向。第二是化为尿液。王冰注《素问》对这句话注解说："若得气海之气施化，则溲便注泄"。溲便就是指的小便，小便排出来需要下焦气海之气的施化，或者肾气的气化。王冰继续说，"气海之气不及，则闭隐不通"，那就是小便癃闭了。所以说王冰就是注成下焦之气，或者肾阳气化，才可以使膀胱所藏津液能够作为小便正常排出。如果肾气不能气化，就闭隐不通，小便不能排出去。即使按王冰所说，津液也不是单纯在解剖学那个膀胱里面，还有别的地方，如果往上找，找到肾盂，找到肾脏，甚至找到全身各处去。临床上可以见到五苓散主治的膀胱蓄水证，见有小便不利或浮肿，水蓄在哪里？有的时候是在膀胱（尿脬）里，但有的时候并不在解剖学的膀胱里，为什么呢？这时病人浮肿了，服五苓散之后，尿通了，浮肿下去了，说明水是藏在体内的，皮肤下面的，绝对不是在解剖上那个尿脬里。第三条去路，是化为血液。巢元方的《诸病源候论·膀胱病候》说："膀胱，肾之府也，五谷五味之津液，悉归于膀胱，气化分入血脉，以成骨髓也，津液之余者入脬则为小便"。你看《诸病源候论》就说膀胱所藏津液，经过气化，有一部分，到血脉当中，化为血液，化生血液又可以成骨髓。津液之余，多余的那部分，进入尿脬，为小便。如果说把这个膀胱说成是尿脬的话，那些问题就没法理解了，尿到尿脬之后，能够气化到血中来，恐怕没法解释。所以"膀胱者，州都之官，津液藏焉，气化则能出矣"，这个气化，不是单纯指的膀胱气化,更主要的是指肾脏、三焦等的气化作用,使得津液能够发挥它的具体作用,只把多余的作为尿液排出体外。你不要小看这个事,据我所知,还曾经发生过学术上的不愉快。一位比较老年的中医,说膀胱气化清者化为津液,浊者才化为小便排出去。有位年轻的中医不同意,他学过现代解剖、生理,知道膀胱里再也不能气化,只能尿出去。结果弄一个很不愉快,其实,《黄帝内经》所说的膀胱,不是现在说的解剖学的膀胱,只不过是强调了那样一项功能而已。

"凡此十二官者,不得相失也"。把上面十二脏各自的主要功能都讲完了,然后下面又总结一下它们之间的关系,又强调相互之间的联系。相失就是相互失调,十二官应该是相互协调的、相互使用的,是相使的。

"主明则下安,以此养生则寿,殁世不殆"。君主之官明,所谓明君,神明正常,不昏乱,其他十一脏就可以保持平静、安康。这里强调了心神一体,心神统一,形与神俱,但是把神放在重要的地位上。神能够正常,那其他的形体相对来说容易正常。所以心主神明功能正常,其他十一脏腑的功能就容易协调。中医诊断疾病是看到病人有神,治疗预后会好;失神、无神了,很难治了,再好的技术也会失灵了。病人不能接受了,无论输液、打针、灌药,他的正气、也就是神,对治疗措施不能产生反应,有再好的技术也是枉然。所以说"得神者昌,失神者亡",主明则下安。怎么养生?首先人的心神要调摄好,其他的脏腑,自然可以逐渐地调摄。这个人的心理状态很好,思考问题很清楚,就是吃饭不知饱,这不可能呀,就是嗜酒无度,这也是不可能的。因为你心神很好的话,自然知道饮食该怎么用,衣服该怎么穿,所以说"以此养生则寿"。保持君主神明的清醒,就能够正常地指挥全身的活动,那就一世也不会出现错误,殁,就是错误。

"以为天下则大昌"。如果按这个道理治理天下,明君在治理天下的时候,其他的官员都会很好地进行工作,国运自然会越来越昌盛。

"主不明则十二官危,使道闭塞而不通,形乃大伤,以此养生则殃"。昏君当道,十二官也是很危险的,也不能正常地发挥他的作用了。这个"使道"指十二经脉,因为经脉是十二脏相互联系的通道。经脉是应该通畅的,它流通气血,联络周身。如果闭塞不通了,就失去了正常功能。由于神伤了,经脉也不通了,形体也会受伤害,也要衰败了。按照这样去养生,那就是灾殃,不可能长寿,不可能健康。

"以为天下者,其宗大危,戒之,戒之"。如果这样由一个昏君去统领天下的话,他的宗庙也就很危险了。古时候皇帝家有宗庙,供奉他们祖宗。宗庙危险了,等于说这个朝廷就要被推翻了。所以说需要特别地警惕,要保持精神的

93

清明,神明的清爽,使心主神明的功能正常,然后十二官协调,人体才能健康。治理国家,国家才能昌盛。所以不论养生还是治国,都要特别地警惕这个事。

[理论阐释]

(一)十二官相使说

将脏腑喻为官职,在《黄帝内经》当中,不只《灵兰秘典论》,其他还有几个篇也是这么谈的。比如《灵枢·邪客》说:"心者,五脏六府之大主",同样是君主的意思。《五癃津液别》说"五脏六腑,心为之主,肺为之相,肝为之将,脾为之卫,肾为之主外"。《素问·本病论》比喻说,心为君主之官,脾为谏议之官,肝为将军之官。所以在《黄帝内经》里,把十二脏腑用一些官职来比喻,其他篇也还有不少。不管怎么比喻,实际上所强调的,就是整体协调,就是心主神明这个问题。之所以强调心主神明,就是因为形神统一,而以神为主导,有神这个人就可以继续生命,没神生命就会终止,所以"得神者昌,失神者亡"。心主神,所以心就是君主之官,是一身之大主。尽管如此,还必须有其他十二脏腑的相互协调,发挥整体的作用。这是十二官相使的重要问题,相互协调的问题,强调神的问题。

(二)对"心为君主之官"的认识

首先,是心藏神。因为神是统领一身的,神最重要。形神虽然是合一的,形与神俱,才是健康。但是形神之间的关系,是神为形之主,形为神之宅,神藏于形,没有形体神无所附,就消失了。有了形才有神的存在,所以形为神之宅。但神又是形之主宰,有了神,生命才有意义,神能御形。心藏神所以心是君主。其次心主血脉,血脉对全身的作用可想而知了。"……以奉生身,莫贵于此,故独得行于经隧,命曰营气",这个营气,就是血气。人生的一切生理活动的维持都需要血气,而心主血脉。其三,从古代的认识方法上,把中间看得十分重要,叫做中心,即所谓"重中思想"。哪一脏在最中间的位置,就认为那个脏最重要。心怎么会在中间呢?我们现在都知道心在上焦,不是在中间,但是在古代的认识,心在人体的中间。特别是祭祀活动,杀猪宰羊,把它们放在供台上,看到动物的心脏在中间。后来人们在习惯上,也说心口窝在中间。既重视"神",又重视"中",而心居中,可为形成"心主神"理论的认识基础。

第17讲

[临证指要]

心为君主,不宜受邪

既然是君主之官,它不能受到外邪,受到邪气侵害,全身就要受到严重影响。从医学上是这样看问题,从社会学上也是这样。对此《黄帝内经》有明确的记载,《灵枢·邪客》篇讲:"心者,五脏六腑之大主也。邪弗能容,容之则心伤,心伤则神去,神去则死矣。故诸邪之在于心者,皆在于心之包络。"心包络也就是指膻中,犹如宫城保卫心脏。能"心包代心用事",代表心脏处理事物,处理什么?当然是本篇所讲:"膻中者,臣使之官,喜乐出焉。"即是代心用事,传达喜乐之情。在临床上古代的中医学家又提出来心包络还能代心受邪。所以尽管是心藏神,心主神明,但是很多神志的病,一开始主要是先伤心包络,先伤心主之宫城。真正要伤害到心脏本身了,那是很危险的,所谓伤心则死。很多医学文献有这方面的记载,特别是温病学派在应用这个理论方面有突出贡献的。比如叶天士《临证指南医案·温热论》讲:"神昏谵语者,清宫汤主之。"清宫汤之名也是讲膻中为心脏之宫城,所以清宫汤实际上是清心包。认为尽管神昏谵语属心神之病,但由于心包代心受邪,所以邪仍在心包,应该清宫。即使再严重,不单是神昏谵语,甚至是昏迷不醒了,由于外邪导致的心神受伤更重,还是多从这个角度考虑,比如安宫牛黄丸,这是治疗心受外邪导致昏迷状态很有效的方子。大家在很多报纸上看到了,有一个香港记者到英国去,由于车祸脑子受外伤,导致深度昏迷不醒。一些医生认为必死无疑了,甚至动员家属把患者的内脏捐献出去,来救治别人。家属不同意放弃治疗,就请中国专家去。到那里中医治疗的主要措施之一就是用的安宫牛黄丸。当然还有些其他的措施,比如说病人高热状态,不要持续用冰袋等。《黄帝内经》不反对用冰袋,但是高热的时候持续的用冰袋不是好办法。把邪气逼在里边去了,所谓冰伏其邪,闭门留寇。该用物理降温法的时候应该用,《素问·刺热篇》就有这方面的记载,只是不能再长时间用冰袋的方法,以免逼邪内陷,叫冰伏其邪。再回过头来说,治疗刘海若这个病,中医、西医联合治疗,很重要的一个药物就是安宫牛黄丸。那不是逐渐恢复了?安宫牛黄丸出处在《温病条辨》,属于中医温病学派的方子,它叫安宫,安的就是心主之宫城。因为心不受邪,邪气侵犯,由作为心主之宫城的心包络代之。在这个传统的理论指导下,临床上取得了很明显的成绩。尤其是温病学派,对此作出了很大的贡献。这是从临床用药上考虑心为君主,不宜受邪的问题。

从诊断上来看心为君主的问题,《黄帝内经》曾反复强调"得神者昌,失神者亡"。望闻问切四诊观察病人,病情如何,预后如何,很重要的方面是要看神气如何。《素问·汤液醪醴论》所说:"神去之而病不愈也。"神要丢失了,这病治不好了。有再好的医生,有再好的治疗技术,也是不能挽回了。医生能够治生人,而不能起死者。为什么?因为神气已去,神去了等于人就死了。所以从诊断上也是这样看问题的。望面色,望眼神,切脉搏,听声音,都注重神的问题。面色明润含蓄,眼光明亮含蓄。很多的东西尤其是精神层面的都要含蓄的,而不应暴露,这是我们中国文化的一个很重要的特点。从眼神,也是含蓄的，若是暴露，那叫真脏之气暴露了。听音声也是这样，声音要有根，声音要柔和，那也是一种有神的现象。同样，脉象既要比较有力，又要是从容和缓，这才叫有神。所以切脉讲究胃、神、根，有胃气，有神气，有肾气，根是肾气。当然有了胃气，有了肾气，其实往往就有神了。"两精相搏谓之神"，阴精、阳精和先天之精、后天之精都叫两精。两精充足而结合，自然就能化生神。所以胃、神、根三者虽然不同，但是三者密切相联。望诊、闻诊、切诊都可以看到病人神气的得失，这在诊断上是常用的理论。

以上从组方用药上，审察病机上，从诊断上，以及在治疗施术几方面可以体现出心为君主之官理论对临床的指导意义。

第二段　医学探微

[原文诵读]

至道在微，变化无穷，孰知其原！窈乎哉，消者瞿瞿，孰知其要！闵闵之当，孰者为良！恍惚之数，生于毫釐，毫釐之数，起于度量，千之万之，可以益大。推之大之，其形乃制。黄帝曰：善哉，余闻精光大道，大圣之业，而宣明大道，非斋戒择吉日，不敢受也。黄帝乃择吉日良兆，而藏灵兰之室，以传保焉。

[串讲]

"至道在微，变化无穷，孰知其原！窈乎哉"。至道，就是指医学道理。医学的道理是非常微妙的，非常高尚的，而且很复杂。人的生理、病理本身就很复杂，是不断变化的。同时，人体还和天、地相互联系、相互影响，而医学的任务正是探索这无穷的奥妙。"孰知其原"，谁能掌握它的最本源的东西呢？就提到了医学理论的高尚微妙和医学理论艰深的问题。"窈乎哉"，这实在太难了。

"消者瞿瞿，孰知其要"。"消"，《太素》作"肖"。消者，是说有学问、有道德的人。瞿瞿，是说很勤勉的样子，这有学问的人都是很勤勉的，深入地研究医学理论。孰知其要，谁能掌握它的要领呢？这无非是说，尽管是有学问的人，不断地钻研它，有的时候也还是很难的，真的把医学理论钻研透了，真的是很难的。我们说，到现在，医学理论也还没钻研透。人类要上月球，要准备上土星，准备上很多星去了，但是对人类自己本身的认识，现在还是处在非常初级的阶段。确实是消者瞿瞿，孰知其要。尽管是有高深学问的人，掌握了相当多的理论，他还是处于初步的阶段，很多问题，并没有解决得了。因此，《黄帝内经》时代所说，这样的话到现在，我认为还是符合实际。

"闵闵之当，孰者为良"。闵闵，是说深远的，其实跟前面微妙的，变化无穷的都是相近的意思。闵闵之当，当，就是正当，也就是正确的意思。深远而正确的,这些理论,这些医学知识,孰者为良?哪个是最好?也就是说,在医学范围内,有很多好的东西,虽然在一定范围内,一定意义上是正确的医学理论与知识,甚至是技术,但是,不可能有一个绝对正确,绝对完整的东西。现在没有,将来估计也不会有。所以说:深远而正确的,哪个是最好呢?既然是深远而正确,那当然就应该是最好。但是这里为什么还要问到孰者为良,哪个是最好呢?那应该说,适应了当时、当地的一些情况的理论和技术就是最好的。在另外环境下,另外的病理情况下使用,是不妥当的,这就不是最好的。所以虽然闵闵之当,但它还需要不断地发展,不断地根据防治疾病的情况而产生新的理论与措施。这些话是非常有眼光的,非常有深远意义的。尽管这个理论是正确的,它还有别的理论也是正确的,哪个最好?这要在实践中考验,要在实践中发展。

"恍惚之数,生于毫釐"。恍惚之数,有数没数呢?有数,似有似无之数。似有似无,在那种微小的状态下,生于毫釐,它产生了毫釐。这个生于,不是毫釐生了恍惚,实际是说恍惚产生了毫釐。毫釐就可以度量了。寸下边是按分,分下是毫,毫下是釐。从恍恍惚惚,似有似无而产生了毫釐,虽然很微小,但可以量了。

"毫釐之数,起于度量"。毫釐再积累起来,再扩大,那就便于度量,那就很明显了。既然可以度量了,再把它千之万之,不就越来越大了吗?再从微小之数量逐渐推演扩大,就可以产生形质了,所以推之大之,其形乃治。从看不见到可以看得见,到看得很明显。尽管我们现在放大镜、显微镜、电子显微镜还在那进步,但现在还有看不到的东西。再研究,再发展,还会逐渐看一些东西,肯定是这样的。那些似有似无,单纯用物理学的方法,就目前条件还看不到。在《黄帝内经》明确地认识到这样一个理,这个理是肯定不错的。本篇强调对数量的不断认识,对从大到小,到细微,逐渐的认识它细微的东西。

"黄帝曰:善哉,余闻精光大道,大圣之业而宣明大道,非斋戒择吉日,不敢受也。黄帝乃择吉日良兆,而藏灵兰之室,以传保焉"。好啊,太了不起了,我听到的这些最精华最光明的医学理论,这是大圣的事业。而宣明大道,经过先生这样一讲,把这医学大道理已经宣扬明白了。对于这样重要的理论,非斋戒择吉日,不敢受也。吃斋,沐浴,心里要清静,要虔诚。还要选择吉日良辰才敢接受这样高尚的医学理论和高明的见解。黄帝乃择吉日良兆,接受了这样的一些理论,而藏灵兰之室。以传保焉,让这样的医学理论保存并且流传下去。

这段讲的医学探源,看来都是一些虚的,没有讲具体怎么看病,但是它在理论上,在思想方法上是很重要的。

97

[理论阐释]

（一）本篇谈到的医学科学是可知的，尽管是奥妙隐微，人体生理、病理变化无穷，但是终究可以"知其要"、"知其原"。即使现在不能，但是要不断地去研究它，而做到相对地"知其要"、"知其原"。第一点，医学可知的问题。

（二）从"数"出发，来研究医学的重要方法。从恍惚之数，然后到毫釐，毫釐到可以度量，再推之大之，逐渐地扩大。这里有一个数量的变化问题，应该研究，只不过我们一般只是看到其形乃制那一阶段。你要再深入研究，还有毫釐，甚至于也有恍惚之数，这都是值得研究的。关于数的问题我们《黄帝内经》上已经提到过很多，比如脉象，脉搏的至数，一呼一息，闰以太息，脉五至的问题。以及经脉的尺寸、骨骼与内脏的尺寸大小，甚至于人一呼一息，气行几寸，有很多关于数量的记载。当然用今天的眼光来看《黄帝内经》时代所说的数，有些是非常准确的数。但是，毕竟有些像本篇所说的那些毫釐，甚至于似有似无那些数，《黄帝内经》时代知道尚说不清，不过提示应该不断地加以研究的，才能够更深刻地认识医学理论问题。就这方法而言，《黄帝内经》已经讲得很清楚。

在这一篇里，第一段：愿闻十二脏相使贵贱何如……一直到戒之戒之。这一段，应该背下来。

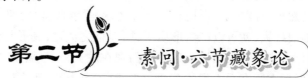

第二节　素问·六节藏象论

[题解]

本篇有两部分内容。第一部分是讲五运六气的问题，讲到了天以六六为节，六六三百六十日作为一年，这是研究天的问题，所以它叫六节。第二部分，就是本段的论藏象。由于这一篇既谈论了五运六气的问题，所谓天以六六为节的问题；又讨论了藏象的问题，所以篇名叫做《六节藏象论》。只不过我们没有选五运六气的内容，只选了有关藏象的论述。可以命个题，就叫论藏象。

[原文诵读]

帝曰：善。余闻气合而有形，因变以正名。天地之运，阴阳之化，其于万物，孰少孰多，可得闻乎？岐伯曰：悉哉问也。天至广不可度，地至大不可量，大神灵问，请陈其方。草生五色，五色之变，不可胜视，草生五味，五味之美，不可胜极。嗜欲不同，各有所通。天食人以五气（食［sì］），地食人以五味。五气入鼻，藏于心肺，上使五色修明，音声能彰。五味入口，藏于肠胃，味有所藏，以养五气，气和而生，津液相成，神乃自生。

　　帝曰:藏象何如? 岐伯曰:心者,生之本,神之变也,其华在面,其充在血脉,为阳中之太阳,通于夏气。肺者,气之本,魄之处也,其华在毛,其充在皮,为阳中之太阴,通于秋气。肾者,主蛰,封藏之本,精之处也,其华在发,其充在骨,为阴中之少阴,通于冬气。肝者,罢极之本,魂之居也,其华在爪,其充在筋,以生血气,其味酸,其色苍,此为阳中之少阳,通于春气。脾、胃、大肠、小肠、三焦、膀胱者,仓廪之本,营之居也,名曰器,能化糟粕,转味而入出者也,其华在唇四白,其充在肌,其味甘,其色黄,此至阴之类,通于土气。凡十一脏,取决于胆也。

　　[串讲]

　　"帝曰:善"。这是说承接前文,前文岐伯论关于五运六气的问题。当然五运六气的问题之所以能和藏象合在一起,其基本观点就是藏象不单是讨论人的问题,是把人和外界自然密切联系到一起才能讨论,才有藏象理论。所以说,"善",是说前面关于五运六气问题的讨论很好。

　　"余闻气合而有形,因变以正名"。我听说所有形体的产生,首先要有阴阳二气,阴阳二气相合才能产生形体。而产生的形体呢,还有不同的名称,天底下的东西都有不同的名称,人体内的组成也有不同的名称。这些名称是怎么样确定的呢? 是因变以正名,正名就是正定其名,就是确定其名称。怎么样确定其名称呢? 是因变,因为阴阳二气的变化才有不同的名称。有的阴气多,有的阳气多,这个多少之间变化,非常复杂,所以万物名称也非常广泛。就从人体的阴阳来说,有太阳,少阳,太阴,少阴等不同的名称。经脉也好,各个脏腑器官也好,依据其所含阴阳之气不同而正定其名,是重要的命名方法。因变,因为不同的变化才有不同的名称。事物的特点是怎么来的? 从根源上来说还是由于阴阳二气不同,才有不同的特点。从阴阳这个理论来讲,应该是这样的。

　　"天地之运,阴阳之化,其于万物,孰少孰多,可得闻乎"。天体不断地运动,地球也不断运动,五运六气就是讲运动问题。木火土金水,风寒暑湿燥火,五行与六气,在不停顿的运动变化,所以它叫五运六气。天地运动跟阴阳之化是一回事,有了阴阳之化才有天地运动,只有天地运动,阴阳之化才能表现出来。运动也好,阴阳多少变化也好,它对于宇宙万物来说,哪个阴多? 哪个阳多? 能不能把这个大道理讲一讲啊?

　　"岐伯曰:悉哉问也"。悉就是全面。哎呀,您问得太全面了,这个问题太大了。

　　"天至广不可度,地至大不可量,大神灵问,请陈其方"。当然人类现在把地量了,说赤道是多长,南极到北极大概有多少公里,这个量出大概了,但是天还没量出来呢。天不可测度,地最博大难以衡量,万事万物都在天地之间,如果联系万事万物真是不能量了。大神灵,就是讲的黄帝,黄帝生而神灵。请陈其方,那就请让我说说它的大概吧。方,是方略,或者说是大概的意思。确实,对于这个问题,谁讲也只能讲个大概。

"草生五色,五色之变,不可胜视"。此为举例言之。说草吧,草,代表植物而言。植物生有青、赤、黄、白、黑五种基本颜色。虽然基本色是五种,但是这个五色它有不同的变化,五色的变化其实也是阴阳的变化。之所以有五色的改变,也是由于植物的阴阳之气不同,才有颜色的不同变化。五色变化起来,是看不完的。有深有浅,深浅之间有量的变化,那就是有不同的颜色了。有多有少,有相互交叉,所以对五色的变化不可胜视。

"草生五味,五味之美,不可胜极"。五味,植物有酸苦甘辛咸基本的味道。但是五味也分属于阴阳,阴阳的变化多少使五味不同,有浓有淡,五味之间还有交叉。有的酸苦,有的辛甘,辛甘发散则为阳,酸苦涌泻则为阴。还有呢,五味子,一物含五味了。五味还有多有少,有的酸多,有的咸多,有的甜多,等等,所以五味之美,不可胜极。尽管人的生命是靠饮食五味的,但即使美食家也是尝不遍的。中国有几大菜系,即使同一菜系,每个厨子做菜的味道也不一样,五大菜系之外还有很多小菜系。所以草生五味,五味之美,不可胜极,是吃不遍,尝不遍。

"嗜欲不同,各有所通"。万事万物它们各有特点,嗜欲其实即是它的特点。有的喜欢寒冷,有的喜欢温暖,有的喜欢湿润,有的喜欢干燥,从植物来讲是这样。动物呢,适应的条件就更多了。各有所通,不管是哪种事物,其区别是由于阴阳的组成不一样,才有嗜欲不同,所以各有所通。都通什么?都通自然之阴阳,天地之阴阳。比如下文所讲的:心气通于夏,肝气通于春,肺气通于秋之类,那不都是各有所通吗?所以这句话也为藏象作了一个铺垫,讲了一个基本的观点,然后才好论藏象的问题。

"天食人以五气,地食人以五味"。这个食就是给予、喂养的意思。五气,寒暑燥湿风五气。自然界之气包括寒暑燥湿风,人须臾不可离开。不管你吃什么饮食物,反正它都有酸苦甘辛咸之味,人以饮食五味才有生命。

"五气入鼻,藏于心肺"。自然界的寒暑燥湿风五气首先是入于鼻,由肺吸入,藏于上焦心肺。当然这五气也有人说是臊、焦、香、腥、腐五气,鼻子所嗅到的气味,它也是五气,也是从鼻子入。那个臊在古代医学记载,有的说是膻,就是牛羊那个膻气味。这五气分别入五脏,臊气入肝,焦气入心,香气入脾,腥气入肺,腐气入肾,腐就是臭,臭气。有一个药叫阿魏,不是臭阿魏吗,查一下吧,它大概是入肾的。臊、焦、香、腥、腐,也有的医学家认为天食人以五气的五气是这个。地食人以五味没问题,饮食五味,酸苦甘辛咸基本味道。

第18讲

上边我们谈到了天食人以五气,地食人以五味。这个五气固然有两说,一说是寒、暑、燥、湿、风,一说是臊、焦、香、腥、腐,都有道理。但是据我看,以寒暑燥湿风为主。因为臊、焦、香、腥、腐五气对人体的影响,比寒暑燥湿风的重要性差得太远了。

"五气入鼻,藏于心肺,上使五色修明,音声能彰"。五气是自鼻而入,首先藏于肺,心肺都在上焦,所以说藏于上焦的心肺。心肺之气充足了,因此说上使五色修明。修明也就是明润光亮,不论人的面色是红的,是黑的,是白的等等,但是总要明润光亮才是气血充沛的健康之色。同时,由于心肺之气充足,所以声音响亮,彰就是明显,声音比较响亮,所以说音声扬彰。

"五味入口,藏于肠胃,味有所藏,以养五气"。饮食五味,自口而入,首先藏于肠胃。然后经过脾胃的运化,以及肺气的输布等等,才能够营养五脏之气,也就是五脏之气需要有水谷精微之气不断地滋养,所以味有所藏,以养五气。这五气,就是五脏之气。

"气和而生,津液相成,神乃自生"。由于五脏之气调和,那么人身各种生化功能都产生了,所以气和而生。人体内也就具有了津液。同时,神也就产生了。这个神呢,既是精神活动的那个神,又是整个人体生命活动的综合表现,可以笼统地叫做神,所以这个神的含义有二:一个是精神意识,思维活动;一个是泛指生命活动的现象。比如说这个人面色有神,就是指人的生命活动现象和状态。"神乃自生",这两个含义都包括的。也就是说五脏之气充盈调和,而有生化,从而产生了津液,产生气血,产生神气。

这是第一个自然段,为下边关于具体的藏象问题,提出来的一个嗜欲不同、各有所通,万事万物都是阴阳二气组成的这样一个基本观点,同时也提出来由于阴阳之气的多少而有不同的命名的问题。为具体讨论藏象作了一个铺垫,作了理论的准备。

下面这一段,是藏象理论当中至关重要的东西,所以应当熟记,或者说,应该背诵。这段在讲藏象的时候,它是以阴阳作为一个基本的理论,这里划分脏腑阴阳有两个标准。一个标准是根据它所在的部位,在于上的,在于胸中,就叫做阳。在于下的,在于腹腔,那就叫做阴。不论是哪一脏,哪一腑,其在于胸腔的就叫阳;在于腹腔的,就叫阴,这是根据所在部位划分阴阳。第二个标准,是根据脏腑的功能特点,它有向上、升发这样一些特点的那就叫做阳。有沉降、向下这样一些特点的,就叫做阴。所以本段虽然是论藏象,各个脏腑又分阴阳,阴阳又有多少。而划分阴阳的标准,一是根据部位,二是根据功能特点。在这段里,有几句需要校勘。用这两个标准一衡量,便知道其在阴阳划分上似乎不妥当，那么就应校勘。

"帝曰：藏象何如？"那么藏象是什么呢？这句话，还有《六节藏象论》这个篇名，是整个《黄帝内经》关于藏象一词仅见的两处。后世说是藏象学说，藏象理论，这个词就出在这里，一个是篇名，一个是藏象何如。当然用藏和象组成一个词的还有很多，如《素问·经脉别论》的太阳藏何象，阳明藏何象，那就不是藏象一词，而用藏与象组成其他的词了。所以关于藏象，各位应该知道，这一词出现《六节藏象论》里并从此产生的藏象理论。

"岐伯曰：心者，生之本，神之变也"。心是生命的根本，说明心脏的重要性，我们前面讲了，心者，君主之官。这里说心为生之本，或者是人体生命的主宰。神之变，这个神之变就有个校勘问题，根据上下文，其他的脏腑都不用这样的词，比如说肺者，魄之处也；肾者，精之处也，等等，它用"处"，居所，居处，这类的词。因此，关于神之变，有校勘。如《新校正》说："详神之变，全元起本并《太素》作神之处。"一个是根据医理，心是神之处，神之所藏；二是根据前后文意，其他的脏说魂之居，魄之处，精之处，都是用这类的词。看来《新校正》说的有理，总之是心藏神。《灵兰秘典论》谈的"心者，君主之官，神明出焉"，神明从心脏出来的，所以心藏神，为神之处也。

"其华在面，其充在血脉，为阳中之太阳，通于夏气"。心脏的荣华表现在人的面部，心为上焦之脏，面在于上，心是火脏，火性上炎，所以其荣华表现在上部的颜面部。华就是荣华，心脏功能的荣华表现。心主血脉，它的功能充实在血脉，心脏功能盛衰，在血脉上比较有明显的表现。心在胸中按我刚才讲的评定阴阳的两条标准，是所在部位，心在胸中，所以是阳。心是火脏，火性上炎，它的功能特点也属阳，水火者，阴阳之征兆也，可以说火是阳气最旺盛的代表，心为火脏，所以它是太阳之气，部位在胸中属阳，又具太阳之气的特点，所以是阳中之太阳。前文说："嗜欲不同，各有所通"。心脏通什么呢？通于自然界的夏季。自然界的夏天也是阳气最盛的季节，所以说阳中之太阳通于夏气。

"肺者，气之本，魄之处也"。肺藏气，司呼吸之气，又主一身之气，所以肺为气之本。肺藏魄，魄也属于精神意识、思维活动范畴里的一个具体内容。以后讲《本神》篇的时候还要讲，这里粗略的说一下。魄是什么呢？前人有个解释，说它是人与生俱来的反应。比如说痒了，小孩也知道抓一抓。痛了，天生就知道躲一躲。婴儿刚出生，把奶头搁到他嘴里，就会吸，就会吮。这些痛、痒感觉以及吸吮等动作天生就会。但是它也是一类意识，这类感觉意识即属于魄。肺主气，叫气之本。而且是魄藏于气的，有气才有魄，气足，魄才充实。在我们汉语里气魄，是作为一个词的。

"其华在毛，其充在皮，为阳中之太阴，通于秋气"。肺藏气，肺的荣华表现在毛发上。在这篇它主要是讲的毫毛。因为肺主气，气布达于毫毛，充实在皮肤。所以皮毛焦枯了，这说明肺气大衰了；皮毛很滋润，那说明肺气还很充足。因为肺的部位在上焦，所以为阳。但是根据阴阳多少来命名，以及根据功能特点确定阴阳的标准，称之为"太阴"，似乎就不太妥当。因为肾也是阴，肾在人身体当中阴的性质应该比肺阴的性质还强。尽管肺的功能特点有肃降，是属于阴。但是肾的功能特点是藏，藏比降就阴的性质而言更强大。所以从阴阳多少来划分太、少的话，应该说肺在这里是少阴才对。肾主藏，主沉降，才应该叫太阴。但是原文是这么写了，所以有校勘，《新校正》云："按太阴，《甲乙经》并《太素》作少阴。当作少阴。"林亿等的新校正认为，应当是作少阴才对，他又说："肺在十二经属虽为太阴，然在阳分之中，当为少阴也。"按本篇划分阴阳的两个标准，肺应该作少阴，肾应当作太阴。它不是讲的十二经脉，本篇是讲因变以正名，根据阴阳多少来正定其名。秋天自然界阳气也是下降了，肺是主肃降的，所以肺与秋气相应，也就是嗜欲不同，各有所通。肺是阳中之少阴，它就通于秋气，通于燥气，通于西方之气，通于金气，这不都是一回事吗？秋金燥气，秋凉之气。秋气的本质是凉，尽管有秋老虎，那不是秋燥的本气，而是秋气还没有当令，还没能发挥它的作用。秋的政令还没有布施下去，还被暑热之气控制着。从中医理论来说，肺应于西方，有阳气下降的特点。

"肾者，主蛰，封藏之本，精之处也"。蛰就是冬眠的虫子，肾主蛰就是肾主藏，藏什么呢？其藏之物好像是冬眠的虫子一样。别看它是静藏着，但却含有强大的生命力，是有活力的。既有活力又是藏蓄着，所以叫蛰。用蛰字来比喻肾脏封藏而不能泄露的功能特点，所以称封藏之本。精之处也，即肾藏精。

"其华在发，其充在骨，为阴中之少阴，通于冬气"。肾的荣华表现在头发上。不是说发为血之余吗？肾藏精，精血互化，所以肾脏精气充足，气血亦旺，头发即茂盛。肾藏精，精生骨髓，髓生骨，所以说肾藏精而它的功能充实在骨。老年人肾气衰了，头发脱落了、枯焦了、斑白了，骨质也要疏松了，骨骼也不强劲了。肾在于腹中，属阴，没问题，但是在这里又作少阴。前面我们讲了看来应该和肺调换一下，肺为阳中之少阴，肾为阴中之太阴。所以是校勘的问题。为什么是这样？很可能是传抄之误，抄来抄去，不知哪位一写习惯了，在十二经中肺是太阴，就写成太阴了；肾是足少阴之经，误把经脉串到这里来写了，就出现这样的错误。肾主闭藏，阴气大盛，根据阴阳多少命名，故为阴中之太阴，并且和自然界的冬气相通。

"肝者，罢极之本，魂之居也"。罢极之本这个罢极二字，注家的意见分歧，我们在这里选取一个最主要的，罢还是按疲劳解，极就是很厉害，很急迫。

罢极就是很疲劳、非常疲劳的意思。其他的注解我们在这里就不提了。因为肝主筋，筋脉应该舒缓，而不能拘急，肝病所以疲劳拘急，疲劳紧迫。但是话说回来，罢极作为疲劳、急迫最通常的解释，也存在问题，其他各脏讲的都是一些生理功能，生之本，气之本，封藏之本，怎么到肝就变成疲劳、拘急了？这是一种病理现象，似乎是有点问题。但毕竟不仅是多数注家的解释，而且用疲劳、急迫来解释也还能讲得通。所以我们就取这一个意思。至于其他的解释，以后我们大家可以研究。在本科的阶段，知道这个作疲劳、急迫来解释就可以了。肝藏血，血舍魂。魂也是精神意识活动的一个组成部分。魂的现象是什么呢？如人做梦，有的人梦游，这是魂不能藏的表现。魂藏人没感觉，魂要不藏，会出现幻觉，做梦，甚至有人梦游，夜里睡觉跑了，跑了两小时回来又睡了，那都是魂不藏的现象。当人体生理功能正常的时候，不应该感觉到，感觉到就不正常。我感觉到我眼睛在睁着看东西，这不对。我感觉到我的心脏在跳，一分钟多少次了，这也不对。所以我们只能用那些不正常反推回来，魂是什么？魂藏于肝，比如说，做梦、幻觉这类症状都是魂不藏的现象。在临床上治疗也有一些收敛肝魂的药，比如说龙骨不是敛肝魂的吗？治疗做梦多、梦游，得用敛肝魂的方法。

"其华在爪，其充在筋"。荣华表现在爪甲，是因为肝藏血。血充盈了那爪甲也就坚硬韧。它的功能充实在筋，肝的气血充足，筋脉柔韧有力。年轻人气血足，肝气充足，所以柔韧度也好，弹跳力也强，跑得也快等，那是筋的作用发挥得好。反过来说，如果肝有毛病，肝火太盛，肝风内动，无论热极生风，或肝肾阴虚引起虚风内动，都会出现拘急的症状，或者抽风，或者昏迷，或者肢体痿废不用，半身不遂，都和肝有联系。这人高热，特别是小孩子，抽风昏迷了，不就是热极生风了吗？就要清肝热凉肝血而息风，这才能治，当选用羚羊钩藤汤之类方剂。

"以生血气，其味酸，其色苍"。因为肝属于少阳之气，也称有春生之气，春生之气在，气血才能化生，一切生命才能逐渐的欣欣向荣起来，所以叫以生血气。以生血气，其味酸，其色苍，从道理上说不错，但是从前后文例上说，这三句跟前面那几脏的体例不合。如前面心者，生之本，神之变也，其华在面，其充在血脉，为阳中之太阳，通于夏气。并没有其味苦，其色赤；以及肺脏未提其味辛，其色白；肾脏未言其色黑，其味咸等。而到肝脏出了这么三句，所以有的注家认为这三句话似乎是衍文，就是多余出来，不是《黄帝内经》原文所固有的。

"此为阳中之少阳，通于春气"。你看这里，是不是又有问题了？刚才我说，划分阴阳标准有两个，一个是根据部位，部位在胸腔的，那就叫阳；部位在腹腔的，那就叫阴。肝明明是在腹，怎么称为阳了呢？所以看来，又有一个校勘的问题。《新校正》说："按全元起本并《甲乙经》、《太素》作阴中之少阳,当作阴中之少阳",校勘为阴中之少阳,因为肝在腹腔当为阴。同时我们注意到了,《灵枢·阴阳系日月》篇也提到:"肝为阴中之少阳。"那就是说,用《灵枢经》的这一篇来校勘这个《素问》的《六节藏象论》"肝为阳中之少阳"这一句话,也应该校为"阴中之少阳"。肝属少阳之气,阳气升发,所以通于自然界之春气。还是由于阴阳多少,嗜欲不同,才各有所通。

"脾、胃、大肠、小肠、三焦、膀胱者,仓廪之本,营之居也,名曰器,能化糟粕,转味而入出者也"。把这六者合在一起讨论,它们都和脾胃联系密切,和饮食水谷的受纳、运化、排泄有关,所以把它们叫做仓廪之本。仓廪在《灵兰秘典论》里讲了,脾胃者,仓廪之官。这里的比喻就是说受纳饮食物,运化水谷精微。因为有了水谷精微的运化,才能产生营气,所以叫营之居也。名曰器,都把它们比喻为器,器,即器皿,盛东西的。能够运化水谷,除化生营卫气血之外,还把精华和糟粕分开,并排出糟粕。

"其华在唇四白,其充在肌,其味甘,其色黄,此至阴之类,通于土气"。脾脏的荣华表现在唇四白上,唇的四周。唇四周,叫唇四白。它的功能充实在肌肉,脾脏运化功能正常,肌肉就发达,就强健。这在临床上都是见得到的,有些是很常见的。脾有病,表现在口唇上。甚至说,口唇的病,从脾治疗,这是常有的。比如我治疗这样一个病人,一个二十二、三岁的小伙子,口唇溃疡,疼痛、红肿,大概有二十几天了。这个维生素,那个消炎片,什么药膏抹一嘴,就是不好。这个病人有湿热的现象,那就清化脾脏湿热就是了。以泻黄散为基础,几剂药下去,他肿消了,溃疡慢慢好了。辨证很简单,脾的荣华在唇,又是实象,当然得清脾热,就可以痊愈。脾的运化功能旺盛,肌肉发达,肌肉强劲有力,所以说其充在肌。同样,其味甘,其色黄,又有一个校勘的问题。就如同肝脏的其味酸,其色苍一样,其味甘,其色黄,这六个字还是有问题。此至阴之类,把这脾、胃、大肠、小肠、三焦、膀胱六者,笼统都叫至阴之类了。至阴,是到达于阴,由阳而到阴,在这里不是最阴的意思。最阴已经说了,肾为阴之中太阴,这个至阴就是从阳转阴,它属于阴了。是刚刚到达于阴的意思。至,还有往来的意思,往来转化的意思。比如说火车,北京到上海,它写的是北京至上海,其实上海还至北京。节气中的冬至、夏至,那个至也含有往来的意思,到冬至了,就是阴气到顶点了,开始下降了,阳气转而上升了。同样夏至,阳热到顶点了,阳气就应该转而下降,阴气就开始上升了,也有一个往来、往复的意思。为什么要讲这个意思呢? 一是说明这六者,脾、胃、大肠、小肠、三焦、膀胱,它不是最阴,刚到达于阴。再有一个意思,因为人体气机的运转,其中很重要的一个枢纽是脾胃。左升右降,表里出入,气机不停的运行,其中一个枢纽,或者是说一个轴是什么？是脾胃。要想调畅全身之气机，哪一脏有病都该调，但是关键要注意调脾胃。不调这个，别的气机也很难恢复。为什么？至阴的至，它本身就有往复运转的作用，人身之气表里出入升降，都和脾胃之气密切相关，所以在这里特别强调一下，脾为至阴的问题。虽然把脾、胃、大肠、小肠、三焦、膀胱都作为至阴之类了，但是最基本的还是脾。通于土气，和自然界的土气相通应。上边四脏都是和四季相通应，本篇没有长夏理论，它就叫通于土气了。如果我们按时间理解，土气可以理解是指四季之末，即每一季最后十八天。如果是按五行理解，脾胃就是土气，土生万物。脾土之气也是化生气血津液，这里所说营气，其实就是气血津液的代称。有脾胃之气，才有全身其他的生理活动，同样是土生万物的意思。

　　"凡十一脏，取决于胆也"。前面讲了十个脏腑，最后又说十一脏取决于胆，数字似有不合。这个数字问题，下面再讲，先说诸脏取决于胆，这同样的是从胆为少阳春生之气来讲的。有了春生之气，才能化生其所有的一切。一年四季不论生长还是收成，必须先有春生之气，所谓春气生则万化安。因此对于人体生命，人体的发育健康都需要有一个春生之气的作用，才能维持下去。尽管是老人，老人也需有春生之气，更不要说青年人、小孩、婴幼儿了。所以说春生之气是继续维持生命的前提。胆属于少阳春生之气，因此说十一脏都取决于胆。关于这"十一"脏有的专家认为十一当是土字传写之误。过去竖行书写，十一就写成土了，有这说法而已。也就是说十一脏取决于胆，是说土脏的运化需要有胆气的春生，才能正常进行。

　　[理论阐释]
　　四时五脏阴阳，是研究藏象的方法

　　四时五脏阴阳是《经脉别论》提出的，但是作为一个理论，作为一个学术思想，《黄帝内经》很多篇章里都运用了。我们讲藏象的时候，那不讲了吗？心为阳中之太阳，通于夏气。四时，夏气……所以四时五脏阴阳作为一种理论和方法，在《黄帝内经》里边特别在藏象学说里是占有主导地位的。所以本篇把它作为研究藏象的一个方法。这和前一篇《灵兰秘典论》"以十二脏相使"那个研究方法是不同的，那是从人体内的十二脏的功能特点及其相互联系来讨论的藏象。本篇则是从各脏腑和阴阳四时之间的联系来讨论的。所以这是研究藏象学说所用两种不同的方法，在研究藏象学说中，这是两种最主要的方法。但是这两种方法又有共同点，即整体性与协调性，是把人体十二脏作为一个整体，十二官不得相失，必须协调。本篇不但把人体作为整体，还把人体和自然界的四时阴阳看作是一个整体，同时又以"十一脏取决于胆"一语而突出了各脏腑统一协调的学术观点。

第19讲

[临证指要]

藏象是诊治疾病的基本理论

我们曾经说过，藏象是《黄帝内经》理论体系的核心，它的重点主要是研究人体的生理功能，虽然包括脏腑组织器官的形态结构，包括一定的解剖知识，但毕竟是以研究脏腑生理功能为主。既是《黄帝内经》理论体系的核心，那当然也是诊断疾病和防治疾病的一个基本理论。举例说，我们中医诊治疾病的一个方法，叫做辨证论治，治病是以诊断为基础的，诊断就需要辨证，辨证完了才能够做出诊断嘛，在诊断的基础上才能够谈到正确的治疗。那么辨证是辨什么呢？虽然有脏腑辨证、经络辨证、气血津液辨证、六经辨证、三焦辨证、卫气营血辨证，乃至于病因辨证等，很多的辨证方法，但是所有这些辨证方法，可以说都是以脏腑辨证作为其基础的，因为不论气血、气血津液，还是经络，都是和藏象相联系的，或者说气血津液经络本身就是属于藏象的。即使是病因辨证，辨出是什么病因来，病因还得落实到具体的部位上，风伤于什么地方了，湿伤于什么地方了，还得落实到部位上。也就大家常说的，辨证的时候啊要注意辨病性、辨病势、辨病位，其中病位，到底是哪个经呀，到底哪个脏腑啊，即使病性与病势，最后也要落实到脏腑气血上去，要落实到这个部位上去，而这个部位就是属于藏象的。诊断就是这样，只有落实到病位上才能够正确的施治。比如病人是虚证，气虚吧，是什么气虚弱？是脾气虚、肺气虚，还是心气虚啊，得落实到具体的部位上，然后才可以知道补什么气，而不是笼统的补气。也就是说，这些辨证，都得要辨到病位上去，而病位一落实它就属于藏象的具体内容了。所以说，藏象是《黄帝内经》理论体系的核心，它必然是要贯穿到所有的理论当中去，这里只不过是举例说诊断和治疗的问题。

同时，虽然藏象是讲生理的问题，但是，我们在认识疾病、认识人体、认识很多问题的时候，都有一个知常达变的观点，也就是说通过正常来衡量它是否反常，所谓知常达变！藏象主要是讲生理，讲正常的人和天地自然相应的关系。但是，人若不能够和自然相应了，也不和正常的生理相一致了，那就是有病了。因此只有掌握了生理，并用其去辨别认识哪些是疾病的状态。

此外，我们知道心气通于夏、肾气通冬等等，那么心脏之病、肾脏之病在相应的季节容易出现哪些变化了？比如说心为火脏，阳中之太阳，那么心火亢盛之病，到夏季一般说是要病势加重，就要注意了，因为自然界阳气很亢盛嘛；肾主藏精，肾主封藏，通于冬气，如果患有肾气不藏一类的疾病，到冬天的时候尤其应该注意了。所以说藏象理论，在临证应用上那是非常重要的，从辨证论治乃至于预防都是离不开的理论。

107

第三节 素问·五脏别论

[题解]

《素问·五脏别论》这是一篇很短的文章,周学海写的《内经评文》,评论这篇文章是"经文之小品",是小品文。文章既短而精湛,同时又阐明了很重要的理论。为什么叫做《五脏别论》呢?我们说藏象是《黄帝内经》理论体系的核心,五脏是藏象最重要的组成部分,藏象是以五脏为中心来研究和说明问题的,五脏六腑、奇恒之腑、经络、气血津液、形体官窍,这么一个系列,它是以五脏为中心去认识问题的。但是有关五脏的论述在《黄帝内经》里很多,比如我们前面讲的《灵兰秘典论》、《六节藏象论》都是讨论五脏的,或者说都谈论脏腑的问题,当然还有《黄帝内经》的一些其他篇章也是研究藏象问题的。但是,讨论的具体内容、特别是讨论的方法不一样,本篇不是具体讨论每一脏、每一腑是什么功能,而是讨论以藏泻作为划分脏腑的标准。同时,又通过脏腑和经脉的关系,讨论了观察孔窍和寸口脉在诊断中的意义。在讨论的内容和讨论的方法上跟其他有关藏象的文章不一样,所以叫做"别论"。有的注家说"五脏别有所论,不在常谈之列",所以叫"五脏别论"。文章短小,理论意义重大,所以把全文选下来了。

第一段 以藏泻分脏腑

[原文诵读]

黄帝问曰:余闻方士,或以脑髓为脏,或以肠胃为脏,或以为腑,敢问更相反,皆自谓是,不知其道,愿闻其说。

岐伯对曰:脑髓骨脉胆女子胞,此六者地气之所生也,皆藏于阴而象于地,故藏而不泻,名曰奇恒之腑。夫胃大肠小肠三焦膀胱,此五者,天气之所生也,其气象天,故泻而不藏,此受五脏浊气,名曰传化之腑,此不能久留,输泻者也。魄门亦为五脏使,水谷不得久藏。所谓五脏者,藏精气而不泻也,故满而不能实。六腑者,传化物而不藏,故实而不能满也。所以然者,水谷入口,则胃实而肠虚;食下,则肠实而胃虚。故曰:实而不满,满而不实也。

[串讲]

"黄帝问曰:余闻方士,或以脑髓为脏,或以肠胃为脏,或以为腑,敢问更相反,皆自谓是,不知其道,愿闻其说"。方士,又叫方术技巧之士,在这里就是指医生。我听说呀,医生们有一些不同学术观点。"或以脑髓为脏",有的人把脑髓作为脏来看待，"或以肠胃为脏"，而又有的医生呢他们把肠胃作为脏，有的又把肠胃或者脑髓都称为腑，说法太不一样了。"敢问更相反"，如果冒昧地问一下，他就可以更改前说，提出相反的说法。你看，在中医学的初始阶段，即在理论形成阶段，也是处在一种混乱的状态，而且还"皆自谓是"，都说自己是对的，并"不自以为非"，我不知道这里是什么问题，请你给讲一讲。因为藏象，弄清什么是脏什么是腑，这在医学理论中是至关重要的问题，理论出现了这样的混乱，医学很难得到正确的发展，更不要说指导临床实践了，所以这些问题是必须首先要明确的。从这篇文章也可以反映出来在理论形成阶段，肯定出现过混乱状态，只不过在《黄帝内经》形成的时候那种状态也已经过去了，为了表述方便，还把它摆出来，以便继续讨论这个问题，这也可以说是个写作方法。

"岐伯对曰：脑、髓、骨、脉、胆、女子胞，此六者地气之所生也"。先说这六者的性质，是地气之所生，地气就是阴气，天为阳地为阴嘛，阴的特点就是静、藏、柔，相对而言，阳就是动、就是泻、就是刚。所以说脑髓骨脉胆女子胞这六者，都属于阴的性质，皆是地气之所生。

"皆藏于阴而象于地，故藏而不泻，名曰奇恒之腑"。藏于阴就是藏阴，这个"于"字在这里是助词，没什么具体意义，上述六者都是属于藏阴精的，而其象是地，相对是沉静的。所以它们的生理功能特点，是属主于藏而不主泻，以静藏为主，这是六者的功能特点，称之为奇恒之腑。虽然说藏精者为脏，但是这六者不叫做脏，也没把它叫做一般的腑，而叫做奇恒之腑。奇，就是奇异，就是特殊。恒，就是恒常。奇恒就是异于恒常，异于平常之腑，和平常的腑有区别，因此把它叫做奇恒之腑。虽然是叫做腑，但是和一般的腑还不一样，它异于常腑，所以叫奇恒之腑。这就提出了一个奇恒之腑的名称，整个《黄帝内经》162 篇，只有此篇提出奇恒之腑这样一个概念，而奇恒之腑的概念，在后世中医理论发展过程当中，它又是十分重要的一个理论，并指导临床实践。

"胃、大肠、小肠、三焦、膀胱，此五者，天气之所生也，其气象天，故泻而不藏"。这五者，是天气之所生，也就是阳气之所生，其属于阳，其性主动、主泻，所以，这五者的功能特点是泻而不藏的。

"此受五脏浊气，名曰传化之腑"。这五者是接受了五脏的浊气，不单是水谷糟粕之气，我们讲过胃大肠小肠三焦膀胱都能接受水谷之气，或者说含有糟粕的，不像五脏，五脏不能进糟粕，不能进水谷。但是这里又说此受五脏浊气，看到了吗？五脏固然是藏精气的，但是并非无浊气，只不过五脏所产生的浊气，传之于腑而已。从此受五脏浊气这句话上我们看到了这个问题，五脏在它生命过程当中也产生浊气，但是这浊气要传给于腑就是了，由腑传导排泄出

109

去。由于此五者传化水谷并接受五脏浊气排泄而出,故名曰传化之腑。

　　"此不能久留,输泻者也"。说五者是传化之腑,水谷饮食糟粕,都不能久留在内,必须是传化输泻的。此不能久留啊,水谷这些东西不能在此久留,并不是完全不能存留,只是不能久留。一点不留不行啊,膀胱藏津液,一点不留,不断的在那儿排泄,能行吗? 大肠、小肠、是传导化物的,传导糟粕的,也不能毫不停留地流下去啊,那样会洞泄不止,正气大虚的。所以只是不能久留而已,留还是要适当的留。但是从功能特点上它是主输泻的。所以这个久字,下边还有一个久字,这一个字是非常重要的。假若说成"此不能留而输泻者也"的话,不能留就要泻不停地啦,大小便不停的泻行吗? 所以一个久字意义非同一般。前边只是说了五个腑啊,从中医理论上讲六腑,从本篇文章上,下边也说了六腑,这是怎么回事啊? 对这个问题,是有一些争论的,争论在哪儿呢? 就在于这个胆。本篇文把胆与脑髓骨脉女子胞并列算作奇恒之腑里去了,可是在中医理论中一般地说六腑包括胆,所以解释就不同啦,有的说胆,虽然也属于六腑,但是和其他的五个腑不一样,因为它不进水谷糟粕,胆是藏精汁的,所以它跟别的腑不一样,因此属于奇恒之腑。可是看来还是有点问题,《五脏别论》作为一篇文章明明是说六腑,又说胆是奇恒之腑,所以有的专家,就认为,在这篇文章的作者看来,那个腑不是胆,那个腑是魄门,也就是肛门。

　　"魄门亦为五脏使"。魄门为五脏所使,使就是使役,就是为五脏劳动的,为五脏服务的,所以魄门亦为五脏使。用这个"亦"字就有意义,言下之意前面胃大肠小肠三焦膀胱五者也是为五脏所使役的,此受五脏浊气嘛,所以有的专家就认为,在本篇看来,这个六腑应该是包括魄门而不包括胆,在学术上有所争论。我们在这里不必评论是非,但是知道确实有这么个问题存在,反正从中医传统理论上来说,六腑包括胆,但是就本篇,胆是属于奇恒之腑。魄门是和五脏密切联系的,它的正常功能反映五脏之气,一方面,五脏之气正常,魄门的启闭才能正常;另一方面,魄门能够正常启闭,才会使得五脏气机正常的出入,相互影响,五脏功能衰竭了,魄门固然要失常,而魄门失常了也会反过来导致五脏功能的紊乱。所以魄门启闭功能正常与否,也就是大便是否正常,那可不是个小事情,从这个理论上说,不单是肛门局部的问题,也不单纯是一个大肠的问题,而是涉及到五脏功能的盛衰问题,涉及到全身气机是否能够正常运转的问题。所以在临床上不论治疗外感、内伤,急病、慢病,都要问一问,了解一下大便的情况,也就要了解一下魄门的情况,借以分析五脏以及全身的功能状况。如果单纯就是个排泄糟粕的话,那倒好办了嘛,大便泻了就给它涩肠,给它止住,大便不通了就给它灌肠,让它出来。不是这么个问题,即使是涩肠,即使是灌肠,也不单纯在于调整大肠与肛门,而在于保护和维持五脏的功能,全身气机正常的运转。为什么叫做魄门？也有两个说法，一个说法是魄门属于大肠，肺与大肠相表里，肺藏魄，《六节藏象论》说："肺者，气之本，魄之居"嘛，所以叫魄门，这种解释似乎不是太好；这个"魄"不是魂魄之魄，而是通糟粕之"粕"，这个用法在古代文献中可以见到，把这糟粕之粕就写成"魄"字也是有的，所以这两个字通用，假借。因为它是糟粕排出之门嘛，所以叫魄门。

"水谷不得久藏"。大便排出的是水谷糟粕，不得久藏，和前面五腑功能特点一样，同样是不能够不藏，但是藏而不能久。虽然是以传泻为主，而传泻是与五脏相对而言的，五脏主藏精，六腑主传泻，所以不能久藏。看来就本篇而言，讲了胃大肠小肠三焦膀胱此五者，又讲了魄门亦为五脏使，所以把魄门归到了六腑之中去了，这样的看法，还有一定道理。因为只有《五脏别论》存在这个问题，所以在我们整个中医学术界后来没有人这么讲，尽管六腑、奇恒之腑，大家都在讲，只是说胆既是奇恒之腑又是六腑之一，这样的说法还是占主导的。

"所谓五脏者，藏精气而不泻也，故满而不能实"。给五脏和六腑定出一个标准来，怎样划分脏腑呢？提出一句话，所谓五脏者，藏精气而不泻，就是要抓住生理功能特点，五脏是以藏精气为主，而不泄漏，所以满而不能实也。五脏精气要充满而没有水谷糟粕之充实，满指精气充满，实谓糟粕充实。五脏所藏之精气应该充满而不宜虚弱，这是它的生理功能特点，所以相对六腑而言，脏病多虚。

"六腑者，传化物而不藏，故实而不能满也"。传导化物，化物就是指消化饮食物，并分别清浊排出糟粕。传导化物而不能藏，这是六腑生理功能特点，因而它是实而不能满的，有水谷充实但是达不到精气满。我刚才谈到了五脏不是没有浊气，浊气它也得排，浊气就传导到六腑了；六腑也不是没有精气，有精气，它的精气就输给五脏而藏之了，所以说六腑有水谷糟粕之实，而无精气之充满。上面这两句话，就是划分脏腑的最重要的标准，即五脏者，藏精气而不泻也；六腑者，传化物而不藏也。有藏精气而不泻特点的就是五脏，具有传化物而不藏特点的，就属于六腑。所以说本段以藏泻分脏腑，就是用这句话作了总结。

"所以然者，水谷入口，则胃实而肠虚；食下，则肠实而胃虚。故曰：实而不满，满而不实也"。为什么六腑是实而不能满呢？因为水谷入口则胃实而肠虚啊，饮食物从口进入之后，则先到达于胃，到达于胃就胃实，在胃实这个情况下肠就虚了。食下，饮食从胃下到肠，那就肠实而胃虚，这是正常的生理现象。正常情况下不能肠胃上下俱实，胃也满着肠也满着；也不能上下俱虚，肠也空了胃也空了，这人也太饥饿了。所以说六腑是实而不能满的，五脏才是满而不能实啊。这句"实而不能满,满而不能实",周学海《内经评文》称之为"点睛之笔"。

[理论阐释]

(一)藏泻的理论意义问题

中医理论对于脏腑生理功能的认识,以藏泻作为分水岭,理论就源自于此,一直指导中医理论不断的发展,也指导中医的临床实践。可以想象,如果没有这样一个观点,还是或以脑髓为脏,或以肠胃为脏,或以为腑那样一种状态,医学便不成其为医学了,没有正确、公认的理论了。同时,本篇又提出,六腑受五脏浊气,也就是说尽管五脏是藏精的,藏而不泻,但是它藏当中也有浊气,其浊气也得输泻,这不能绝对地藏而不泻,只不过五脏以藏精为主,它有浊气,就传导输给六腑而已;六腑也有精气,六腑之精气那就要输送给五脏。以后讲《上古天真论》的时候,就要讲:"肾者主水,受五脏六腑之精而藏之"嘛,五脏六腑都有精啊。说肾者主水,肾者藏精,精就是水,水就是精,肾为水脏,这里不是像一般所说的"肾主水液",不是水液,这个水是精水。肾是藏精的,是属于水脏,五脏六腑之精都可以藏于肾脏,那说明六腑也有精,只不过它是以传导化物为主,它的精气要输到五脏而藏之,其本身精气则"不能满"。因此我们在认识脏腑藏泻的时候,不要绝对化,五脏藏精,也应有输泻了;六腑传导化物,它也有精气,只不过划分脏腑的时候是以藏为主还是以传化物为主,加以划分而已。只有中医有这么个理论,西医没有脏与腑的理论,统称内脏,胃也叫内脏、心也叫内脏,它不分脏与腑。中医理论从总体的功能特点出发,分出了五脏与六腑,而且认为脏是比较深层次的,脏病就比较重,腑病相对而言就比较容易治了,是有这个理论问题,而且在理论上的意义非常重大,直接影响我们医学理论的发展,直到现在还有临床指导意义。

(二)对奇恒之腑的评价

奇恒之腑是藏象理论的一个重要组成部分,《黄帝内经》162篇里就此一句,但它就发展成为一个理论,这个理论在解释人体生理,在认识人体生命活动问题上,同样具有很重要的意义。它不同于其他胃、大肠、小肠、三焦、膀胱,乃至于按本篇假设说,包括魄门。六腑是以传化物而不藏为其功能特点,而奇恒之腑是藏精的,其之所以不称为脏而叫做腑,我的看法,因为在《黄帝内经》藏象理论里边,认为五脏是中心,有着至关重要的地位,在生命活动当中,只有五个,不能多了,即使从哲学角度根据五行理论,也只能有五个。因此脏惟独有五,这就是中心,中心就不能多,就是肝心脾肺肾,分别配属五行的木、火、土、金、水。虽然脑、髓、骨、脉、胆、女子胞六者,在人体生命中也有很重要的地位,但是相对来说它还不如那五脏重要,层次有区别,所以不能列为脏,还得把它称为腑,当然这个腑是和一般的腑不一样,它是藏而不泻,所以称作奇恒之腑。

这里再回过头来补充一下,就是奇恒之腑藏而不泻的问题,脑、骨、脉、髓,可以说是藏而不泻,而胆和女子胞有泻,胆汁不泻也不行啊,胆藏精汁是《黄帝内经》就开始说的,这精汁应该输泻,从属于肝胆之气输泻,除了气输泻,汁也随之而输泻。但是这个泻和其他六腑之泻不同,其他六腑之传泻是糟粕,或者说含有糟粕,而胆汁不含糟粕,就是精汁,真有糟粕了那是病态了。现在看到了胆中也有见到糟粕的时候,结石即是,泥沙样的,还有结成块的,那绝对是病态了。所以说胆虽然也有泻,但是它输泻出的是精汁,和其他的腑也不一样,胆还是以藏为主,它储藏精汁,适当的有一些泻。再说女子胞也有泻啊,月经也要出呀,而且到月必须泻,月事嘛,必须以时而下。从女子胞中能生出小孩来,它不也是排出来了嘛? 但是这和其他六腑不一样,所以王冰对这句话有个解释,说女子胞也是有受纳,也有泻出,说"受则受纳精气,出则化出形容"。是啊,女子胞受就受纳的是精气,不像六腑受纳糟粕,出则化生形容,形容其实就是说的婴儿啊,新生儿出生了,既有形体,又有容颜,这跟六腑当然不一样,不是输泻糟粕,而是世上最为宝贵的新生命啊! 所以它也叫做奇恒之腑。

奇恒之腑在生理上,在人体生命过程当中,占有非常重要的地位。所以《五脏别论》把此六者单独提出来。人体还有其他很多器官呢,眼睛、耳朵、鼻子等,都很重要,怎么就没把它们叫做什么腑,只笼统地叫做官窍,而排到相对次要的位置上去了? 不是说官窍不重要,但是它没有奇恒之腑这么重要,从生命的重要性来讲,这六者是至关重要的,它仅次于五脏。同时,从中医临床学科发展上可以看得出来奇恒之腑的重要性。妇科主要是研究女子胞的问题,骨科主要是研究骨骼的问题,脑髓近些年来也有发展成专科的趋势,并有《中医脑病学》专著出版。同样对肝胆疾病的诊治,目前在一些医院也逐渐地在形成一个专科。脉、心血管疾病也早已成立了专科。所以我们从临床角度看,奇恒之腑的理论,是非常重要的,它指导着临床医学的发展。其重要性在千余年来的医学实践,尤其是现代临床实践中已经得到了证实。

[临证指要]

(一)脏腑藏泻理论的临床应用

以脏为藏、以腑为泻在指导临床应用方面,具有重要意义。由于五脏有藏精气而不泻、满而不能实的特点,因而形成了脏病多精血不足之证,治疗偏重于补法的认识;同样,由于六腑有传化物而不藏,实而不能满的特点,故形成了腑病多实证,治疗偏重于泻法的认识。即以大家熟知的《伤寒论》六经辨证而言,也是以阴经之病多为虚寒、阳经之病多为实热为基本规律。脏腑藏泻理论同样指导着今天的医疗实践,在20世纪60、70年代开展的中西医结合治疗急腹症的临床研究工作,其方法是先以攻泻法、活血化瘀法,并选相应的中药方剂进行治疗,西医称为保守疗法;而以外科手术为备用方法。其结果,大大减少了临床急腹症手术治疗的比率,不仅显著降低了医疗费用,也避免了可能发生的手术后遗症,减轻了病人的痛苦,提高了治愈率。这样中西医结合治疗的理论,归结为"腑以通为用"。其实质则是源于《五脏别论》"六腑者,传化物而不藏"的论述。

第20讲

(二)魄门亦为五脏使的临床意义

"魄门亦为五脏使"这句话,它不仅是对传化之腑功能的一个补充,同时又说明肛门是否能够正常启闭,不只是腑的问题,它是受五脏支配的,也就是说,通过观察肛门启闭情况,就可以推知五脏功能的盛衰问题。同时,也说明糟粕是否能够正常地排出,又反过来影响着五脏气机的升降出入。因此,魄门关系到五脏乃至全身的生理、病理的状况。张介宾在《类经》里边对这句话注解得非常好,他说:"大肠与肺为表里,肺藏魄而主气,肛门失守则气陷而神去,故曰魄门。不独是也,虽诸腑糟粕固由其泻,而脏气升降亦赖以调,故亦为五脏使"。他对魄门的命名含义是按肺藏魄来解释的,前面我在讲课当中提过了,这是一个说法啊,不过目前多数专家不采用这个说法。但那没关系啊,他又说:"不独是也",不单是和肺气有关的问题,甚至于也不是单纯的"诸腑糟粕固由其泻",诸腑啊,胃大肠小肠啊,这些腑所转泻的糟粕最后都由魄门输泻而出。同时"脏气升降亦赖以调",五脏之气的升降出入,也依赖着魄门正常的启闭才能保持调畅。换言之,魄门的启闭本身就有调畅五脏气机的作用,你看这相当重要了,所以称之为"五脏使"。我们讲过,在临床诊治中,无论外感、内伤之病,虚实寒热诸证,都需要了解大便的情况,借以分析病情,不单判断疾病一般的虚实寒热,甚至于在一定范围内可以用来预测疾病吉凶。《脉要精微论》说:"仓廪不藏者,是门户不要也,……得守者生,失守者死",仓廪,这里是泛指以脾胃为主的全部消化系统。不藏,是说魄门开而不能闭,所以说这是门户不能约束了,临床见到洞泄不止,正气失而不复,是危险的证候。"得守者生,失守者死"。守,藏守。五脏以藏精气为其基本功能,若正气滑脱丢失,即称"失守",这是非常危重的病证。当然,如果是大便不能排出了同样是很重的病。《素问》的《标本病传论》在讨论对疾病治疗,什么情况下应先治本、什么情况下应先治标的问题时,指出一般来说,所有的疾病都应该先治本,但是唯独在出现大小便不通利,或者腹满症状的时候,就要先治其标。也就是必须先解决大小便不利和腹满之症,然后再治其本症。现在是讲魄门的作用就讲大便的问题,临床见有大便不通了,必须先通大便,然后再说别的问题。假若大便不通,浊气不能排,脏腑气机就不能恢复运转,任何疾病也很难治愈。所以"魄门亦为五脏使,水谷不得久藏"这是非常重要的理论。当然这里所说的不能久藏,还是一个久字要强调,说一点不藏洞泄不止又是重病了,若藏而不泻这又是实证的危候了。对一般的人来说,大便经常不通也不是好事,也得尽量的调节治疗,让它能够正常的通畅下去,对全身的健康,有重要的意义。在疾病状态下,如果大便不通就更危险了。有的危重之病几天大便不通了,也得赶紧急治其标,赶紧将大便通畅了。有这种现象啊,比如说哪个部位长了一个恶性肿瘤,还可以维持较长一段生命,但突然地大便不通了,其实很可能是转移了,用现在说法转移到脊髓上去了,所以大便也不通了,这就很危重,赶紧通其大便,急治其标啊,还能维持一段时间。所以呀,"魄门亦为五脏使,水谷不得久藏",看是这么一句话,但在我们中医临床实践里边,是多么重要啊。为什么对所有的病,不论表里寒热虚实之证都要问一问大便情况呢?意义就在这里了。

第二段　气口主五脏及察窍观神

[原文诵读]

帝曰:气口何以独为五脏主?岐伯曰:胃者,水谷之海,六腑之大源也。五味入口,藏于胃,以养五脏气。气口亦太阴也,是以五脏六腑之气味,皆出于胃,变见于气口。故五气入鼻,藏于心肺。心肺有病,而鼻为之不利也。凡治病必察其下,适其脉,观其志意与其病也。拘于鬼神者,不可与言至德。恶于针石者,不可与言至巧。病不许治者,病必不治,治之无功矣。

[串讲]

"气口何以独为五脏主"。气口就是我们常说的寸口,因为它的部位属于肺经,肺主气所以叫气口;因为这个部位的长度是一寸九分,不离于寸,所以又叫寸口。因此,气口、寸口都是说这个切脉的部位。在《黄帝内经》也有两种说法,有的地方叫气口,有的地方称寸口。这里为什么单独提出切按气口脉象可以诊察五脏之病呢?因为全身的经脉在《黄帝内经》时代,看来都作为诊脉部位使用过,人体中哪里能摸到有动脉跳动,在《黄帝内经》时代都曾经作为一种诊断的部位,不同的部位分别反映不同的病。但是,《黄帝内经》又提出来,唯独气口它不是单纯主肺的病,这尽管它是在肺的经脉上,它却能主五脏之病,而其他部位的脉不能主五脏,只主一个部位。比如说这儿是人迎穴,主手阳明;脚背的趺阳脉主胃气;足跟内侧那儿有个太溪脉,只主肾气等,唯独这个气口脉主五脏。这是为什么呢?

"岐伯曰：胃者水谷之海，六腑之大源"。首先从后天来说，人的生命必须要有水谷精微之气的滋养，而胃就是盛纳水谷最多之处，所以叫做海，物器之大者谓之海嘛，查字典看一下就这么解释"海"字的。因为人体盛水谷最多的地方那就是胃，所以胃就叫水谷之海。而水谷所化生的精微，是人体生命活动所需的最基本的物质，因此说水谷之海又是六腑之大源，六腑大的源头。胃大肠小肠三焦膀胱，源头是哪儿，源头是胃，没有这胃的受纳水谷，其他大肠小肠三焦膀胱都谈不上什么"水谷之道路"，谈不上什么"传化之腑"，无物可传化，所以说六腑之大源。

"五味入口藏于胃，以养五脏气"。饮食五味入口然后藏于胃中，当然这里的胃包含了脾的功能在里边了，脾胃是一家。五味入口藏于胃，经过脾胃的运化转输，产生的精微之气敷布到全身。人出生之后，其生命之所以能够维持，最重要的是通过脾胃受纳运化来的水谷精微之气，以滋养五脏。这说明脾胃对于生命至关重要。

"气口亦太阴也"。怎么又提出气口亦太阴呢？这应该是承上文脾胃而言。脾是足太阴脾，是化生与运化输布精微的本源，脾属太阴，叫足太阴，而气口呢，是属于肺的，这个部位属于肺经，肺也是太阴。气口亦太阴是说肺经也是太阴，是手太阴。手足同名经脉在生理和病理上有着很密切的关系，太阴和太阴，厥阴和厥阴，少阴和少阴等等的同名经脉，虽分手足，但在生理和病理上有着很密切的关系。所以这里说"寸口亦太阴也"，就是强调了手太阴肺经和足太阴脾经（脾经也联系胃）和脾胃有着密切关系。前边讲的脾胃是生命的根本，六腑之大源，养五脏之气的，这里用经络的理论，以"气口亦太阴"，而联系到肺。同时手太阴肺经起于中焦，下络大肠，环行胃口，上膈属肺，从肺系，然后才出于体表循行，这样走过来，到拇指内侧少商穴。它起于中焦，中焦是什么？是脾胃，所以寸口从经脉联系看，它和脾胃在生理上必然有密切的关系，所以"气口亦太阴也"。这么几个字啊，就把脾胃和肺经联系上了。

"是以五脏六腑之气味，皆出于胃，变见于气口"。五脏六腑之气味，就是讲五脏六腑得到水谷精微之气的滋养问题，也就是五脏六腑的精气来源，皆出于胃，都从胃开始的，这个胃当然也包含脾了。出于胃而变现于气口，这个"见"字就是现，表现的现，《黄帝内经》时代没有这斜玉旁，看见的见也是它，表现的现也是它。五脏六腑之气同来源于水谷脾胃之气，经过变化就表现在气口上。是本篇自问自答寸口何以独为五脏主的问题。

"故五气入鼻，藏于心肺，心肺有病，而鼻为之不利"。这又说到寒暑燥湿风，自然界之五气，在《六节藏象论》讲过了，五气入鼻，藏于心肺，这儿又讲了这个问题。肺司呼吸在于上焦，心脏也在上焦，所以吸入之五气，藏于心肺，藏于上焦。五气从鼻而入的,所以如果是心肺有病,心肺的功能失常了,鼻子就出现呼吸不通畅,或者嗅觉失灵。请注意,由于心肺二脏有病,都可以出现鼻子嗅觉失灵,可以出现鼻子不通畅。肺有病鼻不利大家听多了,说肺开窍于鼻,肺主皮毛,一感冒,不单是皮毛之病还出现鼻塞流涕了,记得很清楚。但是心有病,也会出现鼻不利,这在《黄帝内经》中虽然讲得很明白,但却往往被一些医生们给忽略了。

"凡治病必察其下"。察其上我们说了,察其上窍啊,鼻窍在上,心肺有病而鼻为之不利,是说观察鼻窍,看看鼻通畅不通畅,鼻的嗅觉灵敏不灵敏,可以反映心肺功能。这里又说下窍问题了。诊察疾病的时候,还要观察了解下窍的变化,下窍是什么呢? 就是上文所说的魄门,"魄门亦为五脏使"嘛,诊病时当然必须察其下。这句话在《黄帝内经太素》是这么记载的,说"凡治病必察其上下"。也就是察其上窍和下窍,所以杨上善的注解,是"察其上下窍,观其通利否也",看看鼻子和魄门是不是通利,这是治病诊断时候要观察的。这个《素问·五脏别论》呢,没有"上"字,而就是说"凡治病必察其下",怎么看待两者的差别呢? 我在开头讲《黄帝内经》课的时候曾经谈到过,《黄帝内经太素》是唐初杨上善撰写的,他把《灵枢》、《素问》两书,一起分门别类来加以整理,加以注释。而我们现在读的《素问》呢,是唐代王冰整理的,就时间先后而言,王冰要在杨上善之后,所以说《太素》记载的《黄帝内经》原文它比王冰次注的还要接近于古,更早一些。就本篇"凡治病必察其下"一句经文而言,我们说上窍已经观察了,心肺有病而鼻为之不利,所以要察上窍;前一段所说的,"魄门亦为五脏使",察其下窍。所以《太素》所载,从文义看似更合理。

"适其脉,观其志意,与其病也"。适就是测量的意思,适其脉就测一测他的脉象。还要观其意志,观察病人的意志、情绪、精神状态。要观其窍,切其脉,察其意志,观察他的精神状态如何。与其病也,还有疾病的其他症状,也要了解,这样就全面了。这是说在诊断治疗疾病时候,这些方面都应该看到,应该给予全面的注意。下边又接着讲和志意有关的事,讲和病人精神状态、心理状态以及思想认识有关的事情。前边不是讲观其志意嘛。

"拘于鬼神者,不可与言至德"。至德,至高无上的医学道理。我们讲《灵兰秘典论》说过"至道在微",那个至道,也就是这个至德。对于拘泥鬼神,迷信鬼神的人,就很难给他讲通医学道理,不可与言至德,原意是这样啊。当然我们现在当医生的,作医务工作者的,对于迷信的人还是要讲,给他讲解医学的道理,劝解他不要去迷信鬼神,应该接受医学科学的诊治。单是从原文上说不可与言至德,是没办法给他讲至高无上的医学道理。

"恶于针石者,不可与言至巧"。病人厌恶针灸砭石这种治疗方法,虽然针灸砭石是治疗疾病的很重要的技术,而且是非常神妙的技术,但是他就厌恶,有那样的精神状态的人,你就不好给他讲这个治疗技术有多么灵巧。至巧,言针石技术治疗效果最为巧妙和灵验。当然这里看来,从作者本意上,是要反对迷信,要提倡医学科学。

"病不许治者,病必不治,治之无功矣"。是说这个病人不愿意接受医生的治疗,就很难给他再治,你给他治了效果也不会好。拒绝治疗的人,你勉强给他治疗,不会收到很好的效果。当然,有些情况还是特殊的,精神病的病人他就拒绝治疗,他也确实精神状态不对,那么我们作为医生,还是要给他治疗。本句经文是指的有些人他神志上并不紊乱,清清楚楚的,只是反对医学科学,那样的话应该说会影响治疗效果的。但是《黄帝内经》是说了不给他治,说治之也没有什么功劳。我们现在理解,这是从反对迷信的角度而言之。我刚才提过了,作为医务工作者对于这样人还是要耐心的多做工作,是现实社会,恐怕也还有人拒绝你,这也难说,不然的话,就没有社会上的那么些迷信法轮功的,搞那个歪门邪道,自杀的、杀人的都有,所以我们虽然做了不少的耐心工作,但是我们还要继续做就是了。

[理论阐释]

气口何以独为五脏主

第一点,气口在肺经上,这是该理论的第一个立脚点。

第二点,肺朝百脉,百脉都朝会于肺,饮入于胃,游溢精气,上输于脾,脾气散精,上归于肺啊,肺朝百脉那一段,是《经脉别论》的话。寸口在肺经上,肺又朝百脉,所以百脉的变化,应该说在肺经上可以反映出来,从理论上来说,这是成立的,它有联系嘛。

第三点,是肺的经脉起于中焦,本篇原文说的,"气口亦太阴也",就是说它也叫太阴,两个太阴关系密切,肺经起于中焦,因为起于中焦,所以说从肺经上,也可以反映中焦脾胃之气的盛衰。因为脾胃之气是滋养五脏之气的,通过其盛衰就可以了解到五脏之气的盛衰。所以这一点是肺脉起于中焦,这是从大的道理上来讨论的。

第四点,是寸口的部位,其在肺的经脉上至关重要,特别是在我们作为切诊诊断疾病的时候,这个部位很重要。换句话说,肺的经脉是很长的,刚才说从起于中焦,下络大肠绕了一圈回来,然后到少商!"少商鱼际与太渊,经渠尺泽肺相连",少商、鱼际、太渊、经渠、尺泽,这是手太阴肺经的井荥输经合,称为五输穴。可是这个寸口部位的寸关尺三部,寸部脉就是在太渊穴处,关脉这就是在经渠处。太渊是肺经的原穴,经渠就是肺经的经穴,太渊本是输穴,但是肺属于阴经,阴经的输穴就代替原穴,所以太渊既是输穴又是原穴。原穴有什么特点？它是反映元气的地方，也就是三焦把人身元气带到全身去，带到各经脉去，在什么地方反映？在每条经的原穴上最能反映元气，"原"其实和这个"元"是一个意思，在元气概念上，原穴就是能够反映人身的元气的那个穴。经穴，就是经脉之气流经最旺盛的地方，所以就叫经穴，这在《黄帝内经》里有明确的记载的。因为这两个穴既在肺经上，又是肺经的原穴，所以最能够反映元气的变化。元气其实又和肾气密切相关的，很重要。那么经穴是经气流行最旺盛的地方，流行最旺盛的地方当然它最敏感，我们切脉的时候切到敏感的地方，当然更容易清楚地了解脉象的变化，如果你按到云门处，云门摸不清楚脉象跳动，那怎么反映啊？所以呢，就数寸口这个地方重要，能反映元气的问题，又经气流行旺盛，诊断最明确的位置，所以尽管是肺朝百脉，也不取别的位置，只取寸口这个位置，不信你摸摸看，在这肺经上，哪个地方脉搏跳得最明显，就这儿最明显，因为这儿是经穴、原穴所在的位置。因此说，肺朝百脉，肺经起于中焦，寸口在肺经上，在肺经上不取别的位置专取寸口，在于寸口这地方既能反映元气的盛衰，它的经气最旺盛最敏感，诊断起来最清楚，所以切脉必须取寸口，取寸口还可以主五脏，肺朝百脉嘛。

第五点，最能反映脾、肾以及神气。因为肺脉起于中焦，所以在切寸口脉的时候呢，还最能够了解脾胃之气的盛衰，尽管了解全身的五脏六腑之气，最能了解的首先是脾胃之气。同时我们刚才又说了，还能了解元气啊，元气和肾气是至关紧密之气啊，又能了解肾之先天之气，又能了解脾胃后天之气，你看这个位置是何等的重要。先天之气后天之气都可以通过这里了解，从而就能够了解神气，因为《灵枢》的《本神》篇讲："两精相搏谓之神"。两精，当然有人解释说阴精阳精，但是，我们理解为后天之精与先天肾精，同样是可以的。先天之精肾精，可以通过寸口了解。后天之精也就是脾胃之精气，也可以从这里了解。因此两精相搏，搏，就是结合，先天之精、后天之精结合就产生神气。因此通过诊察寸口脉，了解先天之肾气，了解后天脾胃之气，同时自然就可以从中了解人体的神气。所以我们在讲切脉的时候，特别还要注意胃、神、根，胃是什么？就这个脾胃之气；神，是两精相搏所生。根是什么？根就是肾气。切按寸口是最为常用而且是十分重要的诊脉方法，有人问，你为什么摸这儿不摸别处？别的动脉跳动得也很明显嘛，为什么你说在这儿能了解全身情况？这儿无非就是桡动脉嘛！应该不是简单的桡动脉问题，我们切寸口脉的根据，首先是肺经，是肺经原穴和经穴，是肺经起于中焦等等这些理论问题。

[临证指要]

"心肺有病而鼻为之不利"的临证举验

肺有病鼻不利，各位记得很清楚，肺开窍于鼻，所以感冒而见鼻塞不利，最

119

容易被忽视的是心有病鼻不利。按本篇讲,心有病鼻不利,比肺有病鼻不利还应该更重要。我曾在临床上看了几个病人主诉"鼻不利"的病例。其实是心病,而前医曾当肺病治,或者说认为是没有病而不予治疗。有一个中年妇女,是什么病呢? 西医诊断的冠心病,经我给治疗效果不错,之后就停止治疗。这是一位中学的老师,她就继续讲课。过了大约一年,到暑假了,那个病人突然来找我,说:王大夫你得给我看看了,我这鼻子啊,怎么都不透气,正给高三学生上课要准备高考了,挺紧张,在课堂上鼻子不透气。到医院去看,内科说,鼻子不透气去五官科看。五官科医生检查了鼻子,呼吸道均正常,说没病,回去吧! 就这样回家里了。回家里它还是不透气啊,感到呼吸很困难,憋得慌啊,她就把我过去给她治疗冠心病的药方子拿出来了,既然没办法,就买几剂药吃吧。没想到,吃几剂后,挺好,所以她说这王大夫真不简单,我这鼻子不透气,用那方子治还有效,于是乎就找到学校来求治。告诉各位,这是早在 20 世纪70 年代的事,我虽然已经讲了若干遍《黄帝内经》课了,"心肺有病而鼻为之不利"这句经文我记的很准,讲的也很准,可还未在临床见过。就是那个病人告诉我了,这不是心肺有病鼻为之不利嘛! 她就是心脏病发了,而表现出的是鼻不利,她提示给我了,噢,原来是这样的。于是又按治疗心脏病的方法给她用药,心脏功能改善了,鼻子就利了,就通气了,不再感到呼吸困难了,这是一例。

再说呢,我原来以为鼻不利啊,只有是呼吸不利、不通畅的问题,可是后来又遇到一例,一位六十岁出头的妇女,什么病呢? 冠心病,西医诊断清楚。这个病人原来是冬天发病,后来是四季都发病,说明病情严重了,但是找我看病的时候,除有冠心病的其他典型症状外,还诉说半年来鼻子闻不到气味,不辨香臭了。当我听到鼻不闻香臭时,忽有感触,说给你治心脏病,同时很可能鼻子嗅觉失灵也治好。大概吃了十几剂药,两个礼拜之后,那天病人来电话来了,说:大夫啊,我吃了五六剂药之后,胸闷、胸痛,这些症状就有改善,但是嗅觉仍不灵。大概吃到十剂药的时候,哟,闻得到气味了,所以马上电话告知。其实我还是按着心脏病去治的,心肺有病鼻为之不利,它关键是心的问题,心脏病治了,鼻就应该利了。

所以我说心肺有病而鼻为之不利,在临床上可以见到呼吸不利,可以见到嗅觉失灵,而临床上往往被一些医生所忽视,因为没考虑到是心脏的问题,这样其实是很危险的,特别刚才我说的第一个病例,如果不给她治疗,她真的冠心病严重了,有生命危险的。所以呢,《黄帝内经》的这句话在临床上应用是很广泛的,请各位在实践当中要注意,不要犯错误,不要误诊,不要漏诊,给病人造成不必要的损失。其实漏诊了也是一种医疗事故。

第21讲

上次课讲到"心肺有病而鼻为之不利"，鼻不利可以是呼吸不通畅，也可以是嗅觉失灵。这个问题如果说是由于肺病引起的很容易想得到，如果说是心脏病引起的，就容易被忽略。起码我见到有的医生是把它忽略了，其实这是导致医疗事故的一个潜在原因，漏诊了。有同学问，老师您是用什么方药治的呢？我对这个病的治疗方法也是跟前辈学习来的，基本采用的是张仲景的方子。一个方子是《金匮要略·胸痹心痛短气病脉证并治》这里边的方子，《金匮要略》中有这样一条原文："胸痹，胸中气塞，短气"，病人有短气，有胸中气塞而闷得慌，"茯苓杏仁甘草汤主之"。这个症状很像我们现在所说的冠心病的症状，很多冠心病的病人有胸闷短气这类的症状。因此我在治疗这个病的时候，或者说治疗上述两个病例，一个伴有呼吸不利，一个伴有鼻不闻香臭，都是因为冠心病引起的，就采用了茯苓杏仁甘草汤，用的是炙甘草，同时在这个方剂里又加了一味生苡米。生苡米是祛湿浊之气的嘛，茯苓、杏仁、苡仁、甘草这是一部分。再有就是选用了旋覆花汤，在《金匮要略·五脏风寒积聚病脉证并治》里，有"肝着"这样一个病，《金匮要略》说"肝着，其人常欲蹈其胸上，先未苦时，但欲饮热，旋覆花汤主之"。记有"肝着"之病，肝着病什么样呢？"其人常欲蹈其胸上"，就是说这种病发病的时候，特别希望别人在他胸上踩一踩，同时在未发病的时候，平时还喜欢热饮，就是说症状还有寒的现象。有一些冠心病的病人发病时就有胸闷需要捶击，才能缓解的现象，有时自己打，有时求别人捶，捶捶胸、捶捶背。从症状上看，类似于"肝着"的"其人常欲蹈其胸上"，蹈，舞蹈的蹈嘛，用足在胸上踩。因此我们的前辈，他就曾经用旋覆花汤治这个病，而收到满意疗效。旋覆花汤是什么药呢？是旋覆花、新绛、葱茎，就是大葱的葱白。旋覆花现在中药店有卖，新绛可是买不到了。据知新绛是古代官员所戴帽子上的红缨子，古人那些当官的，离我们最近的也是清朝人了，他们的红缨子即使做药也都被吃完了，不做药那个帽子也很难找见了，所以新绛这个药是找不到了。那么我们老师想出什么办法呢？他们了解到新绛是由丝线染成红色的。用什么染呢？是茜草和红花染的，茜草、红花染出颜色非常漂亮。当然张仲景的时候用葱茎，现在也不缺。因此现在用旋覆花汤是这么几个药，旋覆花、茜草和红花。茜草和红花都是活血药。葱，如果有寒的用葱白，寒象不明显的用葱叶。先生开方子，常用青葱管一支，如果有寒的，用葱白二寸，当然如果看到寒象较重，用三寸也可以。不过，我在临床使用的时候呢，葱也不大用了，一般效果也还可以。所以说我们刚才讲的那两个病例，一个是鼻塞，觉得鼻塞出不了气，一个是半年来不闻香臭，基本上用的是这个方子，就是茯苓、杏仁，用量也就是常规用量吧，茯苓12g，杏仁10g，生苡仁

121

12g,这个时候应该用生苡仁,生苡仁是祛湿的,若用炒苡仁的话那是健脾了,我们在这里实际上用它祛痰湿,因为这个病有瘀血痰湿阻滞,所以用杏仁宣肺气,宣散肺气也可以祛痰浊,茯苓也祛湿浊,两药合用宣畅胸中大气。炙甘草6g,茜草10g,红花10g,旋覆花10g(包煎),这个方子作为一个基础方。茯苓、杏仁、薏苡仁、甘草、茜草、红花、旋覆花,这七味药作为一个基础方就可以了。

如果需要养血活血,再加用丹参也可以,丹参12~15g。有的时候需要加大活血的力量,用三七10g,现在多半改用三七粉3g。有胸闷、胸痛这些症状,特别胸闷的时候,可以考虑再加些药,比如说枳壳、郁金。前人曾议论说"左枳壳,右郁金",病在左用枳壳,病在右用郁金,将枳壳、郁金二味同用也未尝不可。病人不单左胸痛,有的冠心病患者,右胸也痛。当然如果病人容易打嗝、嗳气多的话也可以给用行气药,比如可选用贝母、荷梗这些药。有的冠心病患者就容易打嗝。在《素问·宣明五气篇》就讲"心为噫"嘛,说"心为噫,肺为咳,肝为语,脾为吞,肾为欠、为嚏",就是说心病可以出现噫气,噫就是打饱嗝,本意是饱食之息。这个饱食之息当然一般也说是出自胃,不单有病,正常人也可以有噫气。那么有病的话呢,胃有病容易打嗝,所以《宣明五气》所说"心为噫",心脏有毛病的时候也容易出现噫气,这点又容易被忽视。当然噫气是从胃出的,由于心的经脉和胃的经脉相联系,所以心脏有病的时候,就往往通过它的经脉影响到胃而出现噫气,这个病本不在于胃,而在于心。也希望各位要留意,不要以为噫气只是胃的问题,见病人嗳气就检查胃,胃内无阳性发现就说没病,那不一定。再检查一下心脏吧,再看看心脏有没有问题,因为"心为噫"。所以说病人有噫气,也可以在这个方基础上加些贝母、荷梗之类,贝母、荷梗是开中上二焦之气的药。打嗝,以及胸中闷气,可以使用。你们记得有个启膈散,其中不是有郁金和荷蒂吗?我们这是用的荷梗,荷梗也能通气啊,传统上启膈散是治噎膈的,现在看来说的噎膈,不见得都是食管癌、胃癌之类,但凡有饮食不下,吞咽疼痛之症,都可以考虑启膈散。贝母和荷梗在这里有理气行气,开中上二焦之气的作用。这样的话呢,可以适用于相当一部分冠心病的治疗,当然不可能说用这一方治疗所有的冠心病,不可能的,总的还要辨证论治嘛。习惯上常用的瓜蒌薤白半夏汤,瓜蒌薤白白酒汤等等方子,都是可以用来治冠心病。临床上要根据病人表现,病人本来大便秘,未尝不可以多用些瓜蒌,既通便又化痰活血;若舌苔腻得很,当然也应该多用一些半夏,这都是没问题的,要根据临床表现辨证论治。只是说我习惯用的方子,一般没有特殊情况,冠心病患者来了就这么治,应该说还是有比较好的效果。这是我们把上次课《五脏别论》最后临证指要的内容,有的同学问应该怎么治,开的什么处方大致介绍了一下。

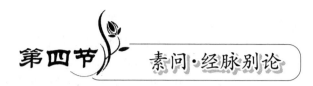

第四节 素问·经脉别论

[题解]

上一篇讲的是《五脏别论》,这一篇讲《经脉别论》。《五脏别论》之所以叫"别论",我们说了它是不在常谈之列,和一般论藏象内容的篇章不一样,讨论的方法也不一样。其实《经脉别论》它也是这样,虽然是讨论的经脉问题,但是和《黄帝内经》其他有关经脉的篇章不一样。它没讨论经脉走行,经脉络属,经脉与腧穴,这些它都没作为重点来讨论,但是所讨论的问题又是和经脉相关的,同样也是讨论经脉问题而别有所论。本篇是节选,共有两段。

第一段 生病起于过用

[原文诵读]

黄帝问曰:人之居处动静勇怯,脉亦为之变乎?岐伯对曰:凡人之惊恐恚劳动静,皆为变也。是以夜行则喘出于肾,淫气病肺;有所堕恐,喘出于肝,淫气害脾;有所惊恐,喘出于肺,淫气伤心;度水跌仆,喘出于肾与骨。当是之时,勇者气行则已,怯者则著而为病也。故曰:诊病之道,观人勇怯,骨肉皮肤,能知其情,以为诊法也。故饮食饱甚,汗出于胃;惊而夺精,汗出于心;持重远行,汗出于肾;疾走恐惧,汗出于肝;摇体劳苦,汗出于脾。故春秋冬夏,四时阴阳,生病起于过用,此为常也。

[串讲]

你看,这段讲喘、汗的问题,其实质是以喘、汗为例来说明"生病起于过用"的问题。

"黄帝问曰:人之居处动静勇怯,脉亦为之变乎"。居处,居住环境。动静,运动与安静,激动与平静。勇怯,一是形容人体的强壮与衰弱,二是指心理均衡与否,心理的承受能力如何。一般来说,身体强壮的人心理承受能力强一些,当然那是一般的情况,也有的人看着形体挺壮实,就是心理承受能力差,那是特殊的现象。人的居住环境和人的动与静,或者是人的强壮与衰弱,心理承受能力不一样,这些是否都对脉有影响呢?这个脉就是讲的脉中的气血,气血的运行状态。也就是说居处动静勇怯是不是对人体的气血运行有影响呢,各种因素对脉象的影响是不是一样呢?当然有影响,也当然是不一样的。

"岐伯对曰:凡人惊恐恚劳动静,皆为变也"。惊恐是个心理刺激。恚是指怒,小怒谓之恚。劳就是劳累,包括劳心劳力。惊恐、发怒、劳累、动或者静,人的气血经脉都随之改变,或者说脉中之气血都随之改变。下面举例言之。

"是以夜行则喘出于肾"。以气喘和汗出的现象为例,说明由于各种原因引起的喘与汗,会涉及到不同的脏腑。如夜里行走引起的气喘,这个喘是从肾而出,因为肾气与夜相应,《六节藏象论》所谓"嗜欲不同,各有所通"。肾气通于夜,再具体,肾气通于夜半子时,用现在钟点说,就是说十一点到凌晨一点,这两个小时叫子时。《黄帝内经》中有这个十二时辰记载了,其实应该是比《黄帝内经》更早就有十二时辰的记时方法。十二辰,也叫十二时辰,大家知道子丑寅卯辰巳午未申酉戌亥,子用现在的钟点来说,是夜里十一点到凌晨一点这两个小时。丑时就好说了,一点到三点就是丑时。我们古代记时是按十二个时辰来记,后来这个钟表制度传入了,和世界都较统一使用了,把一天分成二十四个时段。我国原来是十二时,后来改为二十四时,我们中国话只好加个小字,叫二十四小时,区别于外国话没有小时就是时。我们那个十二时辰记时比较精确,又使用了几千年,转换成二十四时,那么只好把它叫做小时。也就是两小时合我们原来的时辰一个时。从夜半子时算起,现在的小时是二十三时到凌晨一时,这两个钟头算作子时,其他两个小时算一个时辰,有序排列。十二时辰是和脏腑有配属关系的,或者说时辰与脏腑是有密切联系的。我们在讲《六节藏象论》讲的"嗜欲不同,各有所通",五脏六腑各有其阴阳,所以它各有所通,分别与不同的时辰相通。肾为阴中之太阴,阴气最甚,一天之中子时是阴气最盛的时候,所以肾通于夜半子时。推论一下,那么心脏呢? 心为阳中之太阳,它应该通于什么时辰? 应该通于午时,正中午,在一天之中阳气最盛。那么这里所说的"夜行则喘出于肾",夜,是指的深夜,夜里总的来说是属于阴的。当然喘不管是出于哪一脏,从根本上说,毕竟是从肺出的。因为肺朝百脉,所以各脏气血的紊乱,经脉之气的失调,都可以影响到肺而出现症状。所以说"淫气病肺",淫气就是乱气,淫乱之气。这个淫字又作盛讲,或者过剩,就是超出了限度。所以病因有六淫,风寒暑湿燥火,六气超过限度就叫六淫,失调紊乱了那就叫六淫。喘出于肾而乱气影响到肺,这是由于朝百脉,肾的经脉也入肺中,所以淫气病肺了,乱气影响到肺脏。

"有所堕恐,喘出于肝,淫气害脾"。这个堕恐的恐字,怀疑是堕坠之坠字,有所堕坠,为什么呢? 下面有"有所惊恐"啊,所以怀疑这里应是有所堕坠,堕和坠是一回事,从上往下降了,摔到地下了。你看丹波元坚《素问绍识》注"堕恐二字,含义似不属(不相联系,没相联系),且下有惊恐,此恐字疑伪",可能是错了。又据《灵枢·邪气脏腑病形》上有"有所堕坠……,则伤肝"之论,因此说这个"恐"字看来作"坠"字比较妥当。堕坠伤筋,筋由肝所主,因此说喘出于肝。肝气紊乱,木克土,影响脾土之气,所以说淫气害脾。

"有所惊恐,喘出于肺,淫气伤心"。惊恐气乱,气乱于胸中,而伤心,引起了心神的紊乱,《灵枢·本神》说:"惊则心无所依,神无所归,虑无所定",所以惊则胸中气乱,同时惊则心神受伤,所以"淫气伤心"。

"度水跌仆,喘出于肾与骨"。度水,即渡水。水气入肾,与肾相应,阴寒之水气,最易伤肾,所以说度水伤肾。跌仆伤骨,肾主骨,所以度水跌仆引起的喘出于肾与骨。这上面都是讲的喘与内脏的关系,同时是先伤了一脏后又影响了另外一脏。但是好多人走路走急了都会喘,那是不是一喘就是病呢? 不见得。但是也确实有的人就作了病,那是为什么呢? 下边就要回答这个问题了。

"当是之时,勇者气行则已,怯者则著而为病"。由于当上述原因而出现气喘的时候,如果这个人身体很强壮,气血很旺盛,心理很稳定,所谓"勇者"在这些情况下,很快即能"气行则已",气血能够顺畅运行了就好了。而那个人气血本来就虚,身体就弱,或者是心理承受能力就很差,这个气血逆乱的状态,可就留下来,留著不去了,停留下来它就成为病态。所以有人吓着了,有人惊着成病了,而有的人受点惊吓他没在乎,回头好了,有人一吓就作了病了,这是为什么呢? 这就是由于气血盛衰不同,心理承受能力不同,所以才有这样的不同的结果。勇者、怯者代表不同的人,从体质上、从心理上是有区别的。

"故曰:诊病之道,观人勇怯,骨肉皮肤,能知其情,以为诊法也"。所以诊病的道理,诊病的理论,除了其他的各个方面,闻、问、切都要注意了解外,要从神态上观察这个病人是属于勇敢的还是比较怯弱的? 或者从形体骨肉皮肤上看是强壮的还是衰弱的? 骨很粗强壮,皮粗肉厚的,耐受力就强。挺柔弱的白面书生,肯定耐受力就差。那是从形体上,当然心理因素与形态强弱并非完全是一回事。要能知其情,了解以上的情况后,还要知道这个病人的其他情况,工作的情况,婚姻的情况,生活的情况,社会地位等,这个"情"字应该说范围是很广的。以为诊法也,这才叫真的诊断,不要粗粗一看就说是个什么病,像张仲景所批判的:"握手不及足,按寸不及尺,相对斯须,便处汤药",那种诊治是不可能准确的。

"故饮食饱甚,汗出于胃;惊而夺精,汗出于心;持重远行,汗出于肾;疾走恐惧,汗出于肝;摇体劳苦,汗出于脾"。前面说各种原因引起的气喘,影响不同的脏腑,并且由于个体的差别,而有病与不病之异。最后加以评论,要观人勇怯、骨肉、皮肤,能知其情,以为诊法。下面又举例说了,出汗,大凡在饮食过程中,不论吃饭、饮酒、喝汤,不知适当节制而吃喝得太饱,这个时候出汗则是出于胃。因为饮食首先入于胃啊,特别是饮酒,那更先出汗。若因受惊而汗出,则夺心精,夺心之精华,刚才我说了,"惊则心无所依,神无所归,虑无所定",突然受惊,心气、心精突然受到损伤,导致了紊乱,夺失了心精,所以"汗

125

出于心"。受惊吓出了一身冷汗,这个汗是从心出的。"持重远行",手提背负、肩扛着很重的东西,而且远行,行路行得很远,就会出汗,这种汗出于肾脏。因为持重远行,实际上是先伤骨,首先要骨骼承担这个重量。远行,又不是一般的,是超出了承受能力的。首先伤骨,而肾主骨,所以说这个是汗出于肾。"疾走恐惧",疾走,是跑,《黄帝内经》中无"跑"字。古时候"走"的概念和现在不一样,古时候说走就是现在的跑,还有逃,逃亡,逃跑的意思,快跑,叫疾走。快跑而且又恐惧,这里的"走",看来是有点逃亡的意思。疾走就伤筋嘛,关节受损伤啊,"诸筋者,皆属于节"嘛,而肝主筋,所以这个汗是出于肝的。"摇体劳苦",就是体力活动太多了,四肢运动量太多了,或者重体力劳动,超量劳动,所以称"苦",劳苦要汗出,这个汗出于脾,为什么?摇体之劳苦,不同于思虑之劳苦,它主要是四肢肌肉受影响。脾主肌肉嘛,所以汗出于脾。这里又指出不同情况下,引起的出汗,是分别由不同的脏腑所起的作用,虽然汗都是从皮肤出去的,但却是不同的脏腑在那受到了影响才出的汗。因此,若有损伤,也会伤在相关脏腑。下面是对前文的最后总结。

"故春秋冬夏,四时阴阳,生病起于过用,此为常也"。也就是说不单是像前面所说的摇体劳苦,惊恐堕坠,夜行喘甚,饮食饱甚,可以引起疾病。此外春夏秋冬,四时阴阳的不同,也可以引起人生理、病理的改变。因为仅就病因与发病而言,春秋冬夏,四时阴阳就把所有一切都包括进去了,也就是前面用喘汗作举例,下面又包括所有致病原因,作为发病来说,有一点,那叫"生病起于过用"!怎么才能得病啊?过用。超过了限度才得病,不超过限度就不得病,这是《黄帝内经》发病学的一个很重要的观点。什么叫超过了,什么叫不超过了?人和人还不一样,四时阴阳就更不一样,这些虽然都是相对的,但是总的原则是过,过用则为病。比如说饮食饱甚,人和人不一样啊,同样的两个人吃同样的东西,吃同样的量就可能有人就作病,有人就不作病,所以这又是相对的。正如上文所说的,"勇者气行则已,怯者则著而为病",这一句话就代表了,可以解释很多的问题,不单是受惊吓,还有饮食饱甚吧,还有阴阳四时,个体耐受、适应力等。因此"生病起于过用"同时就含有一个相对性的问题,你说冬天受寒,多少度才受寒?零下二十度受寒,还是零下三十度受寒?有的人没到零下,在零上他就受寒了。对他来说,对受寒的人来说,遇到零上三度五度已经是过用了。对于耐受力强的人,到零下二十度人家也没受寒,那就是没有"过"。所以这个过与不过是相对的,这个原则是准确的,但是具体问题具体分析那才对。

[理论阐释]

(一)勇怯与发病

勇怯与发病其实是讲两个问题。第一个,强调形体的强弱,这人长得结

126

实,骨骼强壮,肌肉丰满,气血充足,这样的人当然就耐受性强,适应力强,对于一般的人来说可以是邪气,对他来说便不算作邪气,对他来说并没有"过用",所以他可以不得病。反之形体弱的,稍微有点变化对他来说那已经"过用"了,就会得病。第二个是讲精神和心理因素,精神和心理素质。人和人的精神和心理素质不一样,所以他们对各种刺激的耐受能力也不一样,特别是对精神刺激的反应更不一样。受了同样的刺激量,有的人气行则已,不在乎,过去就完了;有的人受到影响就成了病态。这绝对是和人的心理素质有关系,西医的说法叫神经类型不一样。当然神经类型的问题,或者说心理素质的问题,也不能说是天生的就绝对不能再改变。其实从医学角度看,可以有不同程度的改变,不然的话就等于是推卸责任。"你那是先天素质就不行,所以这个病很难治",这样说是不对的。这个素质在一定程度上可以改变,特别是通过个人的修养,个人的学习可以有一定的改变。比如说这人心胸较狭隘,或者说心眼小,他(她)经过学习,经过锻炼,可以变得豁达一些,对不对?他不再那么狭隘了,提高觉悟了也可以啊。所以不是说绝对不能改,但是必须有后天的努力等条件才能做到。经过学习、经过锻炼、经过努力、经过医生的工作,我们当医生也有这个责任啊,要经常向人家宣传。当然医生自己更应该加强修养,心理素质太差,也当不了医生,即使差一些,还是可以适当改变的。这个勇怯与发病就是这么个情况。当然了,无论什么样的心理素质受到太大的精神打击,他还是受影响。因此适当的回避也是必要的,平时注意修养,当然更重要。所以《素问·上古天真论》说:"恬惔虚无,真气从之"。自己注意恬惔,不要孜孜以求,唯名利是务,那就坏事了,要能把那个欲望排除,也少受很多的刺激,从养生来说也是非常重要的事。这里说恬惔虚无,可不是说什么活都不干,不是说偷懒、躲清闲去啊,没这个意思。《黄帝内经》里说得很清楚,要求的是"精神专直",也少得病。精神专直啊,无论做什么事情要专一,这就是专;直,就是要正直,不要歪门邪道,想入非非。专一而正直去做事,去学习。《黄帝内经》认为,能这样的话气血就不容易乱,相对来说可以做到"形劳而不倦"。人在专一正直的心理状态下去做事,尽管比较劳累,但是他不一定感到疲倦,一般不会累出病来。能恬惔虚无,受外界刺激的程度就相对比较小,这是《黄帝内经》的基本观点。《素问·遗篇刺法论》举例,告诉医生应如何把自己心态调整好,然后再进入传染病人的病室,就可以少受传染。医生到传染病室去,除了做好一般防护之外,精神因素也很重要。《黄帝内经》教了一些方法,说先想什么,后想什么,先想气从身体哪个部位运行,然后想头上有一个太阳在照耀,这样到疫室里去就不容易被传染。可能有这类的作用,调动人体的内在因素,调整好自己的精神状态,这样的话受传染的机会少了。遇到传染性的疾病出现了,恐慌得不得了,这样的人反而容易受传染啊,这是不会错的,这是有现实依据的。所以人的勇怯与发病的问题我们通过这一篇的学习应该有一个比较深入的了解。

第22讲

(二)"生病起于过用"

在串讲时已经谈到,"生病起于过用",这是中医发病学的一个重要观点。在这段我们看到,所谓"起于过用",它本身具有相对性,也就是人和人不一样,春夏秋冬四时阴阳不一样,因此这个"过用"又是有一定的相对性,是要根据具体情况作具体分析的,这可是中医认识问题的一个基本方法。如果违反这个方法,比如实验研究寒邪,说必须确定到零下10度就算"过用",这样研究恐怕做不出科研成果来,即使做出来,也不是中医理论,更不符合临床实际。所以这个"相对性"的原理是非常正确和重要的。但是在使用的时候要根据具体情况具体分析,那才是科学,而不根据具体情况的死规定,那是不科学的东西。"生病起于过用"可从这样五个方面分析:

第一,最常见的是四时气候的过用。四时气候失常容易使人发病,有太过、有不及,当温而寒,当寒反温,这都容易生疾病,"五运六气"在这方面讲得很多。这里的过用,就是气候失常,太过、不及对于生物、对于人体而言,都可以成为"过用"。为什么有些疾病要流行呢?主要是环境的异常,特别是气候的异常,容易导致某些致病因素的发生,对人体造成影响,同时由于气候的异常,又使人体的抵抗力下降,所以才有疫病的流行。这有病因的问题、外因的问题,也有人体受影响,导致自己内因出现了一些问题。当然即使是传染病流行,也还有人发病、有人不病,因此这又是相对的。对于不病的那个人应该说还没有"过用",虽然整体上来说,气候失常了,某一气太过,某一气不及,整体来说属于"过用",但是相对于每一个人来说并不是绝对的。气候有"过用",就应该研究运气,每一年该有什么样的气,该有什么样的运,推测、分析这一年,或者是明年,出现什么样的病情,应该作适当的准备,免得临时措手不及。

第二,精神情志过用。由于精神情志的问题引起了很多的疾病,所以在《黄帝内经》中特别要求人们必须注意精神的调适,要尽量地做到心平气和,心情愉悦,就是高高兴兴的,心情平和的,这样就少得很多的病。如果精神不能自我调和,又受到很多刺激,就会"过用"了,就可以产生很多病态。所以《素问·举痛论》有"九气为病",九种气为病,其中七个是情志性的。当然《举痛论》这一篇我们将来要讲到的,在这里提一下,就是说主要是情志的过用,所谓"怒则气上、喜则气缓、悲则气消、思则气结、恐则气下、惊则气乱",七情都包括了,都能引起疾病。当然还有"劳动过用,"还有"劳逸过用"。可以看

128

出情志问题引起的疾病最多。而且我们在开始学中医的时候就知道了外感、内伤,六淫致病是外感病,七情致病是内伤病,这在《黄帝内经》中也讲得非常突出。这一点西医学现在也开始重视了,记得在 20 世纪 50 年代和 60 年代初,西医还不认为精神因素会引起疾病,当时我们上大学的时候,学了中医学西医,学中医特别强调内因,学西医课的时候就基本不谈。西医那时最先进的有关理论是巴甫洛夫学说,就是说狗看到食物,再加个铃声,反复刺激它,这个狗就可以得消化道溃疡病,那是最先进的学说了,就是用狗解释条件反射。《黄帝内经》里讲的不是这个问题,讲的是人的情志问题。但是应该说西医的理论、西医的学说,进步是很快的,现在再看西医《内科学》,把精神因素放在很重要的致病因素上去了。这类事情并不少见,把人吓病了,甚至吓死了,各种情况都有。有一个实例,20 世纪 80 年代,一位搞医学基础研究的教师,家在东北,大概当时将近六十岁,被误诊是什么癌症了。当时诊断条件比较差,说是得癌症了,那还能活吗? 这个人就动也动不了,吃也吃不下了,出门就要用担架,轮椅都不行,历尽辛苦来到北京,经过一个大医院、名医院一检查,告诉他误诊了,肯定不是癌症。宣布这一结果,作用奇大无比,数小时后从医院回到住处,一口气吃下两个馒头,你说这心理因素有多大,如果再不确诊,他保证是活不成了。这可不是笑话,确有其事,所以人的心理因素非常重要。当然,如果这人心态好,患了癌症也有自愈的。医生判断说只有半年了,还有半年生命,你爱吃什么吃什么,爱玩什么玩什么吧。他很听话,又会玩儿,又会走,经过半年、一年没死,再查,癌细胞找不到了。当然,并不排除用药,并不排除用其他治疗方法,我们这里只是强调心理、精神因素在疾病形成以及疾病发展过程中具有重要的影响。

第三,饮食五味的过用。这种情况太常见了,"饮食自倍,肠胃乃伤","高粱之变,足生大疔",成天吃膏粱厚味常爱长疮,为什么爱长疮? 因为它助湿生热。膏粱厚味吃多了易得糖尿病,《素问·奇病论》说这种病人"数食甘美而多肥"。《生气通天论》还讲了"五味所伤"的问题,酸苦甘辛咸五味,不管是谷食、水果、肉食、蔬菜,都具备五味,每一种东西对人体都应该是有利的。但是如果太过了,每一种味太过了,都会伤害人体,这是一个最基本的道理。所以多么好的饮食、多么高级的营养品,过量了、偏嗜了,都是引起疾病的原因。当然过用某一味,容易得某一方面的疾病,这在《黄帝内经》里记载也是相当丰富的,对现在的饮食疗养,或者是饮食保健,都有很重要的指导意义。

第四,劳逸过用。劳,指劳动,又指房劳,太过就会伤害人体,体力劳动、形体劳动、精神智力的劳动,太过都耗人的正气。房劳太过,首先伤人肾气。就拿形体劳动来说,首先是耗气,这是《举痛论》"九气为病"中所说的"劳则气耗"，形体劳动过多了就耗气。另外思想、精神、心理的劳动、思考等方面，过分了也伤人身体。有"思则气结"，长时间思想事情而不能休息，气血就结聚不通畅了，因此我们主张学习也不要太过，以免气结成病，要注意劳逸结合。"过逸"也不行，久逸不劳，既不劳动，又无体育锻炼，长期躺着、坐着，照样气血不通。所以《宣明五气篇》说："久视伤血，久卧伤气"。久视，属于过劳能伤肝血。久卧还不是逸吗，没事老躺着不行，就耗气、伤气；"久坐伤肉"，老坐着不动，脾气也结了，就伤肉。"久立伤骨、久行伤筋"，这是劳动太过了。所以劳逸太过了都可以导致疾病，都是致病的原因。要有劳有逸，劳逸结合，这是锻炼身体、保持健康的一个很重要的方法，是有理论依据的。

第五，是讲药物过用。药物是用来治病的，但是要知道，药物都有阴阳之偏，正是利用了药物的阴阳之偏来纠正人体内的阴阳失调，才有治病的作用。但如果用得太过，药物的阴阳之偏就导致人体的阴阳进一步失调了，出现另外的问题了，所以也是引起疾病的一个原因，所谓"药源性疾病"，老百姓的话叫"是药三分毒"。尽管总的来说中药毒性少，但也有有毒的，有毒性小的，也有毒性大的。对于治病而言，我们如能做到挑选得当，配方适宜，可以没有明显的毒副作用，这是可以做到的。有些中药有毒，如蝎子、蜈蚣、黑锡（铅）等，它们都是有毒，这在我们若干传统方剂里都有，其他现代概念上所说的无毒，在古人看来它也还是有毒。怎么有毒呢？它跟一般的饮食不同了，相对有剧烈的作用那一面，那就叫有毒。所以就这个意义上说"是药三分毒"倒是也对。因此，用药不但要准确，选药要恰当，用量还要适当，服药的时间还得合适，正如《至真要大论》所说的"久而增气，物化之常也"，吃某种东西，产生某种作用，这是正常现象。如果吃温热的药物多了，吃的时间久了，肯定是阳气盛，"久而增气，物化之常"。但是话说回来，如果气增而久，气已经增得足够了，还要持续地补下去，温热下去，那是"夭之由"也，那就成为疾病的缘由了。因此不但要选药得当，用量适当，服药时间还要适当，适当到什么程度，你看《五常政大论》里面的话，说"大毒治病，十去其六"，"大毒"这是指的作用剧烈的药物，"十去其六"，把十份病去了六份，就不要再吃了。即使是最平稳的药，所谓无毒之药，"无毒治病，十去其九"，十份去掉九份也该停药了，不是说把所有的病都治没了再停药，那是不正确的。即使服用最平稳的药，"十去其九"也就行了，其余那点病靠人体正气的恢复自己痊愈。所以说"无毒治病，十去其九，无使过之，伤其正也"。不要吃太过了，太过了把人正气伤了，这是不好的，所以我们要随时注意。那么剩下那个十分之一的疾病，不吃药了怎么办呢？下面还有话，"骨肉果菜，食养尽之"。还剩下十分之一的病应该饮食调养，用骨肉果菜靠食养的方法让它完全地去掉。不要一下子狠狠地用药，否则把所有病都治完了,把人也治完了。唰唰唰地把毒药都下去,病倒是治了,把人的气血也败了,没病了,人也死了,这不行的。所以要掌握适当的度,适当的量,不要使药物过用,导致所谓药源性、医源性疾病。所以虽然说"生病起于过用"这句话,听来很简单,看不出有多么重要,其实,在行医当中,在临床实践的不断认识中,就会越来越觉得这个问题是重要的。

第二段　水谷精微输布,合于四时五脏阴阳

这段经文在学中医基础课的时候老师经常引用,在讲其他课时老师也有时候引用,当然不一定是全段,而是一句一句的引用。水谷精微的输布,还要"合于四时五脏阴阳",这就是理论的特点所在。饮食精微在人体内输布,凡是谈医学都得谈这个问题,但是不见得凡是谈医学,都要和四时阴阳五脏联系在一起,所以说这就是中医的特点所在。

[原文诵读]

食气入胃,散精于肝,淫气于筋。食气入胃,浊气归心,淫精于脉,脉气流经,经气归于肺,肺朝百脉,输精于皮毛。毛脉合精,行气于府,府精神明,留于四脏,气归于权衡,权衡以平,气口成寸,以决死生。饮入于胃,游溢精气,上输于脾,脾气散精,上归于肺,通调水道,下输膀胱,水精四布,五经并行,合于四时五脏阴阳,揆度以为常也。

[串讲]

"食气入胃,散精于肝,淫气于筋"。谷食之气首先入于胃,化生精微,水谷精微之气输布到肝脏。"淫"就是满溢的意思,满溢于筋,营养筋脉,因为肝主筋,所以说水谷精微之气输送到肝脏,就可以营养人的筋脉,筋才能够柔韧。

"食气入胃,浊气归心,淫精于脉"。这个"浊气"是指的营养浓厚之气,不是说糟粕。"浊气归心",才能产生营气,才能产生血液。食气入胃,其精微归到心脏就可以化生血液,《素问·阴阳应象大论》说:"心生血"。后世医家注释说精微物需"奉心神而化赤",才成为血液。化生血液之后可以充实于脉管之中,形成血脉,所以说心主血脉嘛,才使得脉管充盈,营血在脉中可以流动。

"脉气流经,经气归于肺"。水谷的精微化生为营血之后,在脉道里流动,这就叫"脉气流经"。"经"就是指的经脉,这个"脉气"就指精微之气,营血之气,脉气在经脉里流动。同时经脉之气又可以上输于肺,到肺脏的意义就更重要了。

"肺朝百脉,输精于皮毛"。肺受百脉之朝会而联系到全身各个经脉,水谷精微之气、营气、血液,通过肺脏作用(因为它联系百脉)到达于全身各处。同时也把精微之气输送到皮毛,不但五脏六腑、骨骼肌肉,皮毛都受到精微之

气的滋养,当然输布到全身了。这句话也还可以理解为"肺主皮毛",肺把精微输送到皮毛,皮毛接受精微之气的滋养。

"毛脉合精,行气于府"。这个"毛脉"有两种理解,一种理解说"毛"是指的气,肺主皮毛,肺主气;脉是指血,心生血,心主血脉。所以"毛脉"有人理解是气血相合。"精",也就是精微之气,气血相合而成精微之气。第二种理解"毛脉"就是很微细的脉,如同今人所说的"毛细血管"。微细之脉汇聚起来,怎么样呢?"行气于府","府"是大的经脉。《素问·脉要精微论》说:"脉者,血之府"嘛。诸多微细的经脉逐渐汇合成大的经脉。记得有的同学念到这段的时候,就想要画一个水谷输布的循环图出来,但画不出来。因为这段经文不具备水谷精微从哪里到哪里,构成一循环,就像我们学"生化"那个三羧酸循环那个循环法,循环不出来,不用特别费那个劲。当然,作为理解方法,你可以画个什么图我都不干涉,只是不要希望能画出一个那样完整的循环图来,画不出来。

"府精神明,留于四脏"。"精"就是功能正常,也可以理解为旺盛。府精,即是经脉的功能正常。"神明"也就是由于经气的作用很充沛,从而人的生命活力旺盛,或者说叫"神气精明"。这个"留",可以写作"溜","流","流通"的意思。脉气流通,流于四脏,哪四脏? 肝、心、脾、肾四脏。因为前面讲到"肺朝百脉",朝百脉之后经过一段的运行、一段的输布,到达全身,当然也输布到四脏,肝、心、脾、肾四脏之中。

"气归于权衡,权衡以平,气口成寸,以决死生"。归,到达的意思。权衡,是协调、平衡之意。全身的气血、经脉之气达到了平衡,达到了协调。经脉协调,气血平衡,表现在气口上才可以有"气口成寸",构成寸脉。如果没有气血协调,没有全身经气的充沛,那就谈不上气口脉正常。只有协调、平衡了,那么通过气口脉就可以"以决死生"了。来判断疾病的所在部位,判断疾病的预后吉凶。关于"气口成寸"的问题,我们在《五脏别论》已经讲过了,气口脉之所以有诊断意义,是和肺、脾、肾都有关系的,从本段这里看到,同样是脾和肺的问题。水谷精微之气,通过肺朝百脉宣发到全身各处,才可以有"气口成寸"。

"饮入于胃,游溢精气,上输于脾,脾气散精,上归于肺"。"游溢"也是流动、满溢、充盈的意思。饮入于胃之后,不断地化生为精微,并且逐渐精气旺盛起来。精气要上输到脾脏,经过脾气的作用再把水饮的精微,也就是津液之气布散开来,散布到哪? "上归于肺"。还得到肺,上面讲食气要"经气归于肺",这个"饮"、津液之气,也要通过"脾气散精,上归于肺"。我们说过"肺朝百脉",这个精微之气都要通过肺脉才能布散到全身去。

"通调水道,下输膀胱"。通过肺气的作用,再通调水道,"水道"就是指三焦,也有的医学家解释是下焦,总之是说肺气的宣降作用可以协助下焦把津液布散开。三焦是司气化的,是水谷之道路,也就是具备布散水谷作用的,而且三焦气化的作用非常强大,所以在《黄帝内经》中三焦又叫"孤府"。孤者,大也,没有比它再大的了,就像过去皇帝叫"孤家"一样,天下就他最大。如果说三焦之形质在五脏六腑中,三焦也是最大,同时三焦功能也很强大,所以水液通过三焦气化,才能布散。因此,我们在讲《灵兰秘典论》时讲过,"三焦者,决渎之官,水道出焉"。所以这里的"通调水道",是说肺的气化作用和三焦气化作用相合,使得三焦通畅。可以把多余的水液,水液之糟粕,输布到膀胱中去。可以看到,这个水液代谢问题,不但是肺脏,还提出了个三焦,又下输膀胱。也不但是个三焦问题,又有肾阳之气的协同,所以这个事情是很复杂的。肺气的作用使得三焦水道通畅,三焦水道在水液代谢方面作用很强大,同时又需借助于肾阳的气化,所以"下输膀胱"本身就含有借助肾阳的作用在内。

"水精四布,五经并行"。肺的宣发作用还可以使水的津液四布于全身表里内外,同时在肝、心、脾、肺、肾五经,都要有津液的运行。换句话说,津液的运行和肝、心、脾、肺、肾五经都有密切的关系,其中有五脏(当然还有三焦)的协调作用。你说脾、肺、肾三经对水液代谢有重要影响对不对?对的。是不是仅此脾、肺、肾三经?不是的。五经都有影响,只不过脾、肺、肾三经相对来说比较重要,所以不要忽略心、肝二脏对水同样也有影响。为什么肝有病照样要祛水,要利湿?龙胆泻肝汤里有木通、有车前、有泽泻,那是作什么的?肝有问题了,水液代谢不调了,所以要想治疗肝病,必须祛水,祛水利于肝脏恢复功能。而肝脏功能正常了,水也去掉了,所以脾、肺、肾三脏以及心脏、肝脏,对水液代谢都有影响,因此才说"五经并行"。所以我们学习的时候不要听到一部分就以为是全体,听到肺脾肾三脏对水液代谢作用重大,就认为只有这三脏才与水液代谢有关,其他全无关。三脏重要,那两脏也有关,这样理解才全面。

"合于四时五脏阴阳"。饮食物的消化吸收,津液的布散,要与四时五脏阴阳相合,人与自然应该是相关而且是一致的,和春夏秋冬、和阴阳变化,是相协调的,不是吃了饮食就化生津液那么简单,这个化生是和四时、阴阳有密切的关系。不同的季节,津液的代谢就不一样,天热就多汗,天冷就多尿。不同的季节饮食就应该有一定的调整,冬天应该吃些温性的,夏天应该吃些偏于凉性的,这是对于一般人体而言,若对于病人就很复杂了。阳虚的病人夏天赶紧给他温阳,效果会好,冬天寒冷了再给他补阳,效果就差些,所以也有"冬病夏治、夏病冬治"之说。五脏之病,各有特点,要根据其病情及"嗜欲不同,各有所通"加以调适。正常人的饮食,四季应该有所调节。作为饮食疗养,也要和四时阴阳相协调,这才有益于人体的健康。"四时五脏阴阳"这样一个短语,

133

我们在讲《六节藏象论》的时候就提过,《六节藏象论》讲"藏象"就突出了四时五脏阴阳的观点。

"揆度以为常也"。"揆度"就是测度,就是测量,从诊断上也好,从观察人体的健康状态也好,都以上面所说的"合于四时五脏阴阳"这样一个观点,作为一个基本思路,以此为准则。"常"就是基本的方法、常规。就是说,不单是精微输布正常与否,是合于四时五脏阴阳。观察人体、观察疾病,同样是要合于四时五脏阴阳的,这是一个必须遵循的原则与常规。在医学里面,观察很多问题都应该考虑到四时五脏阴阳的基本观点,以此为常法才能正确地认识分析医学问题。我们学习《黄帝内经》,就要提高这方面的认识,在分析具体问题的时候,不要忘记四时五脏阴阳,用四时五脏阴阳的观点去分析问题,把它作为一个常规。不要局限于看到的具体现象,而想不到这个基本理论,那就不对了。所谓理论、特色,这就是理论,这就是特色。我们在临床上也好,观察其他医学中的实际问题也好,离开这一点,就得不出正确的认识。虽然可能得出个别的认识,那是另外一回事,不是中医了。你得出来结论,不是个中医的结论。从"食气入胃"到"揆度以为常也",也就是全段,都应该背下来。

[理论阐释]

饮食物的运化及其代谢过程

这里特别应该注意的是肺"通调水道、下输膀胱"的问题。肺主通调水道,但不是肺把水给运到膀胱去了,必须通过水道的作用,这个"水道"是指的三焦,也有人认为是指的下焦。注意,"通调水道"的"水道"是指的下焦或三焦,而不是说肺的气化作用把水给送到膀胱里去了,这样理解是错的。不过肺气的作用可以使三焦气化作用更好地发挥,所以才把水液给输到膀胱。宣肺可不可以利水,可以。道理还是宣肺之后使三焦气化作用旺盛了,才能下达于膀胱,并不是肺直接利尿了,这点说清楚。因为我昨天给杂志社审一个稿子,有一个医生写出一篇文章,就批评了某部中医书籍所说的,肺通调水道,水液是肺气给输送到膀胱去的,把三焦这段给忽略了。他提出批评,这个批评是对的。但是这位作者说:中医教材都是那样讲的。我们在讲课中提到过,肺气宣降,可将水液布散全身,又可将代谢后的水液通过三焦而下输膀胱,所以对这"三焦",我们从来没有忽略过。各位写论文,注意不要为了强调我自己的观点而把所有人都说得不对,那不行,你还要具体问题具体分析。如果真的是所有人都不对,你一个人最正确,那论文发表之后,我想对我来说,对很多老中医来说,一定非常高兴,学术又前进、提高了嘛。但若不是人家都错,只是个别人的错,那你说人家都不对,以偏概全,那是思想方法不妥当。所以我们在议论问题,各位在发表文章的时候要注意确切,用语要确切,不然容易引起别人的反感。在这里特别要强调一下，"肺通调水道，下输膀胱"，是肺气通过三焦的作用，肺气的宣发肃降有助于三焦的气化，使三焦把水液输送到膀胱，但是还要借助于肾气。

第 23 讲

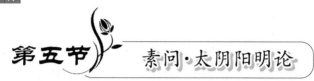

第五节　素问·太阴阳明论

[题解]

为什么叫太阴阳明论呢？因为这一篇主要是讨论足阳明胃经和足太阴脾经的阴阳性质不同，感受疾病的性质也不同，阴经和阳经它们走行的部位与走行的方向都有差异，所以说它是以讨论太阴阳明为主要内容，因此篇名叫《太阴阳明论》。不过，请注意，本篇虽言两经，实则包含脾、胃脏腑在内。全文分成两个段。

第一段　太阴阳明异位、受病不同

[原文诵读]

黄帝问曰：太阴阳明为表里，脾胃脉也，生病而异者何也？岐伯对曰：阴阳异位，更虚更实，更逆更从，或从内，或从外，所从不同，故病异名也。帝曰：愿闻其异状也，岐伯曰：阳者，天气也，主外；阴者，地气也，主内。故阳道实，阴道虚。故犯贼风虚邪者，阳受之；食饮不节起居不时者，阴受之。阳受之则入六腑，阴受之则入五脏。入六腑则身热不时卧，上为喘呼；入五脏则䐜满闭塞，下为飧泄，久为肠澼。故喉主天气，咽主地气。故阳受风气，阴受湿气。故阴气从足上行至头，而下行循臂至指端；阳气从手上行至头，而下行至足。故曰阳病者上行极而下，阴病者下行极而上。故伤于风者，上先受之；伤于湿者，下先受之。

[串讲]

"太阴阳明为表里，脾胃脉也，生病而异者何也？"。这是大家所熟知的理论，足太阴是脾的经脉，足阳明是胃的经脉，两者是互为表里的，这是常识了。但是既然为表里，为什么它们"生病而异"呢？产生不同的病证，这是为什么呢？

"岐伯对曰：阴阳异位"。太阴和阳明是作为阴阳的经脉，它们部位不同，有表里之别。

"更虚更实"。由于两经有阴阳之分，而有此虚彼实的性质之别。此实彼

135

虚、此虚彼实,有"更虚更实"的区别,注家曾经做过解释,说春夏属于阳,那么阳明实而太阴虚;秋冬属于阴,则太阴实而阳明虚,虚实更替,所以叫"更虚更实"。脏腑也好,经脉也好,都和自然界相通应,还是《六节藏象论》那个话"嗜欲不同,各有所通"。所谓"嗜欲不同",就以其本身阴阳有多少,而有不同的嗜欲,所以"各有所通",通于自然界的不同的季节、不同的情况。

"更逆更从,或从内,或从外"。这是说经脉走行。有上行为主,有下行为主,上行叫做逆,下行叫做从。足阳明经是从头走足,以下行为主。足太阴经是从足走腹,以上行为主,所以叫"更逆更从"。属阳的从外,属阴的从内,还是讲的阴阳表里不同。以经脉言,阳经行于肢体外侧,阴经行于肢体内侧,经脉走行不一样。以脏腑部位言,脏在内属里,腑在外属表。

"所从不同,故病异名也"。因为它们的性质不同,它们的经脉走行不同,脏腑的部位不同,所以其病也不一样了,所以"其病异名",都不能相同。这就是回答为什么太阴和阳明之病不同呢? 因为一个属阴,一个属阳;一个属表,一个属里;经脉上,一个是上行为主,一个以下行为主,"所从不同",所以它们的病当然也就不一样,而有虚实之不同。

"帝曰:愿闻其异状也。岐伯曰:阳者,天气也,主外;阴者,地气也,主内"。怎么不同? 有什么不同的现象? 异状,现象、表现。岐伯回答说,阳主动,所以应于天,这在《五脏别论》也讲了,"腑,其气象天"。这里阳也是说的腑和阳经。具体来说阳明,其气象天而主外、"外为阳"。积阴为地,五脏是地气之所生而属于阴,所以它主内,"阴主内"。

"故阳道实,阴道虚"。所以说阳的规律多充实,阴的特性就是虚弱。阳的规律、阳的特性,就是旺盛、充实、兴奋;而阴的规律、它的特性,就是柔弱、不足、安静,阴阳相对而言就是有这样一些区别。这句话,它不单是解释太阴阳明,它是一个成形的理论,不单是解释脾胃,而是作为阴阳的基本特点,在这提出来的。所以说阳的特点、阳的特性、阳的规律是什么呢? 充实、旺盛、兴奋。阴的特点、阴的规律是什么呢? 是柔弱、不足、沉静。这一段是讨论脾胃的问题,可以说胃多实、脾多虚,那当然也是对的。因为它是大的规律,联系到脾胃上,当然得适用。

"故犯贼风虚邪者,阳受之"。正是因为"阳道实,阴道虚"、"阳主外,阴主内",所以"贼风虚邪"外来之邪袭人,就"阳受之"。以本篇而论,则是在表之气受,阳明之经受之,胃腑受之。

"食饮不节,起居不时者,阴受之"。饮食不节、生活规律失调,这些病从内生,所以就"阴受之"。外来之邪,阳受之;内生之邪,阴受之。它就按阴阳、表里、内外这样一个观点来划分了。从这两句经文看,邪气和受病途径只此阴阳内外两个方面。

"阳受之则入六腑,阴受之则入五脏"。从《太阴阳明论》讲,"阳受之"则入足阳明胃,入于胃腑和胃经。笼统来讲,它又是说六腑,反正六腑对五脏而言,六腑为阳,所以"阳受之则入六腑"。饮食劳倦、起居不时这一类引起的内生之病,首先伤及五脏。因为这些病因,相对贼风虚邪而言属阴的性质,五脏为阴,所以说"阴受之则入五脏"。

"入六腑,则身热不时卧,上为喘呼"。六腑为阳,六淫之邪从外而来也属阳。"阳道实",因此出现一些阳性的症状。所以有身热,这是一种阳热的症状。还有"不时卧",不过从阳性症状说,不应是"不时卧",如果是"不时卧"的话,那就时不时的想卧,时不时的要睡觉,这个特点不是阳热症状。《甲乙经》是"不得卧",我认为应该根据《甲乙经》,作"不得卧"为对。也就是说发热,阳热之邪导致了人体产生疾病出现的症状,还有"不得卧"。就是睡不好觉、不能安睡。阳热之气盛,烦躁不安,所以说"不得卧"。这个临床上我们见得很多,属于阳热之类的疾病,他是很少睡觉,如果真的能够睡觉了,说明阳热之邪已经去了。治疗一些狂躁不安、不能睡觉这一类病人,很少用温热药,而用凉药、清热药,相对多一些。既有身热不得卧,同时还"上为喘呼",因为热邪上扰,肺气不能正常的宣畅,所以喘息而呼吸声粗。

"入五脏则䐜满闭塞,下为飧泄,久为肠澼"。邪气侵入到五脏,或者说阴邪侵入五脏,即饮食不节、起居不时等伤及了内脏,容易产生"䐜满闭塞"这类的症状。䐜满就是肚子胀满,闭塞是大小便不通畅。在下为飧泄,脾病不能运化,所以为飧泄之病。飧泄,我们在前面讲《阴阳应象大论》的时候就谈到了,谷与水合叫做飧泄,就是完谷不化的那种泄泻,不是糜溏、不是溏泄,而是脾气虚、脾阳虚出现完谷不化。病程久了,还可以出现肠澼,即痢疾,既要泻还便不爽快,这是"病在阴"、"病在下"。所以病为阳,"上为喘呼",病在阴,"下为飧泄,久为肠澼"。也就是"阳主外,阴主内","阳在上,阴在下"。六腑受邪,所以可以"身热不时卧,上为喘呼"。阳明是六腑之一,它也要"发热不时卧",也可以引起喘呼。"入五脏",脾虚了,脾脏受邪了,所以胀满闭塞,或者是飧泄、肠澼。

"故喉主天气,咽主地气"。喉是喉咙,主天气,呼吸之气;咽在饮食物下咽的食管上端,主地气。咽和喉不相同,咽是食物下咽之关,喉是呼吸之气出入之门。因为从自然界吸进的清气是从喉而入,而水谷入于肠胃之中是从咽而入,因此说"喉主天气,咽主地气"。地气,水谷之气;天气,自然界之清气。

"故阳受风气,阴受湿气"。风为阳邪,所以容易侵犯人体之阳,具体到脏腑,容易侵犯阳明,胃腑容易受风邪、容易受阳邪,所以"阳受风气"。湿为阴邪,容易侵犯人体之阴,就《太阴阳明论》而言,脾为阴脏,所以湿邪容易伤脾。"阳受风气,阴受湿气"。这是同气相求、各从其类的缘故。人们常说"物以类聚,人以群分"。它怎么不是同性相斥了呢? 所以不要把什么都看成是绝对的,绝对的观点是不全面、不符合客观实际的。当然我们从小所学的多是"同性相斥、异性相吸",但是那只是一个方面的知识,而另外一个方面知识,同样是相当重要的,还有"同气相求、各从其类"这样一个重要的理论,而且这也符合客观实际。

"故阴气从足上行至头,而下行循臂至指端"。这是讲足太阴脾经和手太阴肺经的循行特点,足太阴脾经是从足至腹,但是其络脉还可以上行至头。怎么又和手太阴连上了,怎么又"下行循臂至指端"? 足太阴脾和手太阴肺经,我在前面讲课的时候,谈到过同名经脉还有相关性。这个太阴虽然是讲的脾,足太阴经为主,但是它又涉及到了手太阴经。而且我也谈过,手太阴肺经起于中焦,下络大肠。中焦是哪? 中焦就是脾胃。所以足太阴经是从足上行至腹,又联系到手太阴经,手太阴又从腹上行,"下行循臂至指端"。这是足太阴和手太阴的循行特点。

"阳气从手上行至头,而下行至足"。阳气,手阳明,是从手上行至头面。又联系到足阳明经,"下行至足",这是讲的手、足阳明经的问题。上一句话是讲足、手太阴经,这句话是讲手、足阳明经,联系起来,这样一个循行特点,也就是"更逆更从"。

"故曰阳病者上行极而下,阴病下行极而上"。所以说阳明受病,阳经受病,有什么特点呢? 先往上行,然后就再往下行;反过来,阴有病是先下行,然后也可以向上。升极必降,下极必升,物极必反,这也是传统认识问题的方法,否极泰来也是这个思路。生活当中所说的"乐极生悲"也是这么一个意思。它都是到一定的时候,就要转化了,从经脉循行上也是这样,所以"上行极而下"、"下行极而上"。

"故伤于风者,上先受之;伤于湿者,下先受之"。前面我们讲过"阳受风气,阴受湿气",这又把前面那句话强调补充了一下。前面只说"阳受风气",这是说"伤于风者,上先受之",上也是阳,"先受之",那就说明还可以有"后受之",不是风邪只伤于上,风邪也可以伤下,但一般地说,首先是伤在上,所以叫"上先受之"。同样的,"伤于湿者,下先受之"。湿为阴邪,无疑侵犯人体的阴分,"下属阴"。所以湿邪和风邪相对而言,"风为阳,湿为阴",阳邪所以伤人之阳,阴邪所以伤人之阴,"同气相求、各从其类"。因此湿邪就首先伤人之阴、伤人之下部,按《太阴阳明论》来讲,是先伤人之脾,因为脾为阴。我这句话的语气比较重,强调的是什么呢? 强调的就是各位在学习的时候,不要把问题想那么简单,说是阳邪就伤人阴,阴邪就伤人阳,就不会阳邪也伤阳、阴邪也伤阴了? 老希望没有这个才好,好记忆,这不是好记的问题。客观世界,既有阳邪伤阴、阴邪伤阳,同样也有"各从其类"的问题,即阳邪也伤阳、阴邪也伤阴。希望在学习中医的时候,对于这一类的问题应该很好地理解,起码要知道避免犯片面性的错误,不然的话,强调一个,忽略另一个观点,那在临床上经常碰壁,或者说可能把病治好了,但是自己也想不通为什么? 最后都可能得出一个错误结论,说中医的理论不适用了,临床看病这点中药还适用,这不得出歪理了吗? 其实不是那样,中医理论是很全面的理论。

[理论阐释]

(一)"阳道实,阴道虚"

我说过了,它是讲阴阳的基本道理,对阴阳理论一个特点的概括。在学中医基础课的时候,已经学过了,说阳是兴奋的、向上的、光亮的、动的等等;阴是柔弱的、不足的、向下的、阴暗的、沉静的等等,相对而言。那不都是"阳属实、阴属虚"吗? 刚强那一类,都属于阳一类;柔弱,那都属阴的一类了。所以"阳道实,阴道虚"这句话,虽然是在《太阴阳明论》里面讲的,但实际上它是对阴阳一个基本特点的概括。当然这个特点适用于太阴阳明。胃平时就以"实"为特点。脾就以"静、相对虚"为特点。在《五脏别论》当中讲六腑,传化物而不藏;五脏,藏精气而不泻。藏就是阴,阴精就唯恐其受伤,所以不能使它虚;六腑往往出现实热之病,所以说阳特别容易实。因此说五脏藏阴,阴精容易耗伤;六腑传化水谷,容易产生积滞。再有"阳道实,阴道虚"是个基本规律,所以有些医学家注解,也从总的大道理上讲,举例说太阳属阳,永远是圆的、满的,真的日食时间是极少的。月亮叫太阴,月亮就是常缺,满的时候少,缺的时候多。太阳属阳,月亮属阴,所以太阳常满,月亮常缺。医学家也有的注解,还说"男为阳,女为阴",男性就应该刚强,女性相对来说,就应该温柔,全都是阴阳性质所决定的,当然不反对男性必要时候也温柔一些;女性,该有女中豪杰的时候,也得女中丈夫一下。但是毕竟从阴阳总规律是这样,而且医学家又分析到男子为阳,精气应当盛满,不应该漏泄,滑精早泄,精气虚衰,这不行。而女子属阴,"月事必须以时下",一般的人,都是每月行经一次,说"月事以时而下",那也是"阳道为实,阴道为虚"的具体的体现。正是因为阴阳与人体脏腑相联系,所以脏病和脏病,腑病和腑病就具有其共同性。

(二)不同的病因伤人的不同部位

不同的病因容易伤人不同的部位,有其规律。不同性质的邪气,对人体部位的侵犯有一种趋向性。这种趋向性表现为以类相从、同气相求的特点。所以病因中的六淫属阳,饮食不节、起居不时属阴;脏腑中的六腑为阳,五脏属阴;经脉中的阳脉属阳,阴脉属阴。所以有"犯贼风虚邪者,阳受之;食饮不节、起居不时者,阴受之"这类的话。"阳受风气,阴受湿气"、"伤于风者,上先受之"(也是部位)、"伤于湿者,下先受之"。当然既有"先受之",之后也可以其他部位受之。但是毕竟有一个"先受"、"后受"关系。对于这句、这段话,比如说天之邪气,应该是伤人之阳、伤六腑,水谷饮食不节、起居不时,伤人之五脏,从阴阳相应的观点来说,是对。可是同样的邪气伤害脏腑问题,在《阴阳应象大论》我们以前讨论过的,又有不同的说法。《阴阳应象大论》说"天之邪气,感则害人五脏;水谷之寒热,感则害于六腑"。那是从另外一个角度,讨论了邪气伤人的规律。乍看上去,与本篇《太阴阳明论》说的相反。不但我们看到这个问题,前人也注意到这个问题,《黄帝内经》注家们也看到了。他们的观点是,这是一种相反相成。清代张琦《素问释义》注解说:"以邪气言,邪气无形故入脏"。它无形的,就容易入脏;"水谷有形故入腑",水谷入于六腑,"以表里言,腑阳主外,故贼风虚邪从外而受;脏阴主内,故饮食不节从内而受",他说从不同的角度来分析这个问题,所以就有不同的说法。其实怎么样呢?"实则脏腑皆当有之",脏也可以受风邪、受阳邪,"盖内外之邪,病情万变,非一端可尽,故广陈其义耳"。虽然从不同的角度讲,对这样的观点、这样的内容,前人已经提到过,实际上阴邪也可以伤阴,阳邪也可以伤阳;阴邪也可以伤阳,阳邪也可以伤阴,这是客观事实。那就根据具体情况、具体的人、具体的病、具体的邪气来具体分析这些问题,不可一概而论,所以他说"盖内外之邪,病情万变,非一端可尽",说这一边,不许说另外一边,那就不是讨论医学问题。也就是说,这个问题有两种分析方法,是相反相成的,在医学实践当中都存在。什么情况下出现这种情况?什么时候出现另外一种情况?那是要根据具体问题、具体分析得出来的。千万不要片面,千万不要只掌握这一条,而排斥另外一个方面。

[临证指要]

(一)"阳道实,阴道虚"

"阳道实,阴道虚"可以揭示五脏六腑的生理、病理、病证规律,是辨证所必须掌握的重要内容。而且说从临床上来看,"五脏多虚证,六腑多实证";在治疗上,五脏之病多偏用补法,六腑之病多偏于用通法、泻法,总体来看,有这样的规律。

联系到太阴阳明问题,阳明病多实证,治疗多用泻法。就《伤寒论》而言,阳明经证,大热、大汗、大渴、脉洪大,所谓经证我们用的是白虎汤,清泻阳明。石膏、知母大泻阳明之热,当然还用甘草、粳米,那叫调补脾胃之气,不要伤胃,不管治什么病也不能伤胃气。阳明腑证,大便不通、大便秘结,甚至于神昏谵语,舌苔黄燥。所谓痞满燥实坚,痞满堵闷作胀,摸摸也是满的。大便燥了而且坚,不能通畅,燥实坚出现了,跟大热、大汗、大渴、脉洪大不一样了。同样是阳明病,这个是阳明腑证,这应该用承气类,也是用泻法。所以《伤寒论》阳明病,就用泻,总体来说病属实了。"阴道虚",太阴之病,就是属于虚证,所以治疗起来就用温法。比如理中汤,那就是温法。这是从太阴阳明,一脏一腑,"腑病多实、脏病多虚"来考虑。

即使一般的杂病,不是阳明经证、阳明腑证那样急性热病。其中焦之病,也就是脾胃之病,实证也要泻阳明;虚证,就要补太阴。脾胃之病,实证就得泻阳明、泻胃,虚证就应该补太阴、补脾。为什么呢?"实责之阳明,虚责之太阴"。换句话说,胃有没有虚证? 也有虚寒证。胃虚寒证吃什么药? 很典型的方子还是理中汤,治疗胃虚寒。"理中汤主理中乡,甘草、人参、白术、黑姜",这都是温补脾气的药。治什么? 治胃虚寒。刚才我说了,中焦之病虚,就治脾,胃虚也得治脾,中焦之病就是这个特点。胃病是热证,没问题,要泻胃;胃病是虚证,可就不是说补胃,而是补脾。相反,脾虚当然是补脾;脾实呢? 脾实看来应该泻脾,比如说脾实、脾热吧! 最常用的泻黄散,"泻黄散内用防风,石膏栀子藿香充",你看这两个清热的石膏、栀子,主要的是泻胃热。也就是说脾热,太阴热,泻也要泻胃。所以说中焦之病,实证就泻阳明。尽管是脾实,脾实也泻胃了。泻黄散不很典型吗? 当然藿香是香的,取其香气入脾。上次讲课谈到"五气入鼻,藏于心肺"的时候,曾经提到过,臊、焦、香、腥、腐那五气,香气入脾的。泻黄散内藿香是入脾经的,但主要泻热的是石膏、栀子。因此伤寒学派的注家早就提出来说"实责之阳明,虚责之太阴"。中焦之病,包括脾胃,从经脉说,包括阳明和太阴。有病的话,实证的时候,就取之阳明,就清泻阳明;虚证的话,要补太阴,从脾治。所以"实则阳明,虚则太阴",在临床上是很有指导意义的。

(二)"阳受风气,阴受湿气"

这个问题已经反复强调过了,也就是说风为阳邪,其性轻扬,容易伤害人的上部、容易伤害人的头部;湿为阴邪,湿性重浊,容易伤害人体的下部、容易伤害人体的下肢。在临床上头痛、头晕、面部浮肿以及肢体的瘙痒多属风邪;足部的浮肿、重痛、肿胀等等,这些多属湿邪所致。当然,湿邪致病之后,首先伤于下,影响到人体脏腑之气的时候,也可以使得清阳不升,才有一个"首如裹"的症状。因为清阳不升了,所以后来出现头晕、头重、首如裹。头好像用布包裹一样,沉闷沉闷的,上部也受伤了。但是反复强调的就是"风伤于上,湿伤于下"。

第二段　论脾病四肢不用之理

[原文诵读]

帝曰:脾病而四肢不用,何也? 岐伯曰:四肢皆禀气于胃,而不得至经,必因于脾,乃得禀也。今脾病不能为胃行其津液,四肢不得禀水谷气,气日以衰,脉道不利,筋骨肌肉,皆无气以生,故不用焉。帝曰:脾不主时,何也? 岐伯曰:脾者土也,治中央,常以四时长四脏,各十八日寄治,不得独主于时也。脾脏者,常著胃土之精也。土者,生万物而法天地,故上下至头足,不得主时也。帝曰:脾与胃以膜相连耳,而能为之行其津液,何也? 岐伯曰:足太阴者,三阴也,其脉贯胃属脾络嗌,故太阴为之行气于三阴。阳明者,表也,五脏六腑之海也,亦为之行气于三阳。脏腑各因其经而受气于阳明,故为胃行其津液。四肢不得禀水谷气,日以益衰,阴道不利,筋骨肌肉无气以生,故不用焉。

[串讲]

"脾病而四肢不用,何也?"首先提出个问题,脾有病为什么四肢运动受影响呢? 或者四肢不能够正常的运动了呢? 我们过去学过,说脾主肌肉,脾有病,肌肉无力,所以就不能运动了。《黄帝内经》里有关脾主肉、脾与四肢运动的问题很多处谈到了。这里首先提出脾病而四肢不用,从病理上来讲。

"岐伯曰:四肢皆禀气于胃,而不得至经"。四肢的运动都需要由胃气,由水谷精微之气来充养,或者在这个概念上说,胃气,精微之气,都可以就叫阳气。人身之气血津液,皆由此化生。清阳实四肢,浊阴归六腑。《阴阳应象大论》讲过这个问题嘛。四肢都从胃气那接受营养,接受气血津液的滋养。禀是禀受,皆从那里接受水谷精微之气,气血营养。"而不得至经",虽然如此,但气血津液又不得至经。这个"至经"在《太素》作"径至"。当从《太素》。径至就是直接到达的意思。虽然说四肢需要从胃那里得到精微之气,但是精微之气又不能从胃直接到达于四肢,中间还有一个过程。

"必因于脾,乃得禀也"。必须经过脾气的运化才能够到达于四肢。脾气作用,四肢才能禀受水谷精微之气。这就是脾病四肢不用最根本的道理。

"今脾病不能为胃行其津液"。上面讲的皆禀气于胃,它只说"气",这里气不就包括津液在内了吗? 所以我说前面的那个"气",既包含水谷精微之气,又包含有气血津液在内,这都统称之为气。当然,这里所说津液,也是指水谷精微之气。尽管胃中有精微之气,但需要经过脾才能运行,叫脾为胃行津液。但这是一方面,下面可还有胃为脾行其津液呢! 脾胃是相合的,分工合作,缺一不可。

142

"气日以衰,脉道不利,筋骨肌肉,皆无气以生,故不用焉"。那么四肢中气血津液就一天比一天少,一日比一日的衰。脉道也不通畅了,气血津液衰了,脉道空虚了,当然就不通利。筋骨肌肉都得不到精微之气对它滋养,所以就不能运动。有气才能动嘛,没有气就不能动。

"帝曰:脾不主时,何也?"五脏之中,肝主春,心主夏,肺主秋,肾主冬,脾不单独主时,是为什么呀?在《黄帝内经》时代关于脾与时令关系方面有两个理论,一个叫脾主长夏,另外一个叫脾不独主一时。本篇就是讨论脾不主时的理论,没有一个时令和脾相应。脾不主时理论根据是什么呢?

"岐伯曰:脾者,土也,治中央,常以四时长四脏"。脾主土,土在四脏的中央,东西南北、上下左右,脾属于中,从立体上,从平面上,脾都在中间,所以叫治中央。治即主持,主持在中间这个地方,这个部位。虽然它不主于时,但是脾气却从不间断(常)地分布到四时去而为四脏之长。脾胃之气分布到春夏秋冬四个时去,分布到上下左右四方去,而为其他四脏之长。肝主东在左,肺主西应右,心主南在上,肾主北在下,上下左右,东西南北四方,分由四脏所主。但是脾在中央,分布到四时,而为四脏之长。这个"长"即是长养之长。

"各十八日寄治,不得独主于时也"。脾虽然不独主一时,分布到四时中去,那么具体怎么分,应该在四季的什么时间呢?这一个理论认为它是分散在四季之末的各十八日,也就是春三月,正月、二月、三月九十天,三月的最后十八天属于脾。九十天除去十八天,真正属于肝的还有七十二天。夏三月,四、五、六月,六月的最后十八天也属于脾,秋冬都是这样。每一个季度的九十天,最后十八天都属于脾。那么四个十八天是七十二天,每一季的九十天除去十八天还是七十二天。所以这个理论它是把一年三百六十天分成了五个七十二天,脾和其他四脏均摊了。在这个理论基础上,中医传统理论又有发展,即使在《黄帝内经》中也还有其他的观点。其关键是把脾胃所占的时间扩大了,因为脾胃为后天之本,治中央,所以它所主持的时间不是本段所说的五分之一,一年三百六十天,它占七十二天,和其他四脏相等。而是把脾胃所主的时间占到全年的三分之一,那就把脾脏的功用扩大了。本篇五脏所主,时间是均衡的。"各有十八日寄治,不得独主于时也",所以它不能够单独主持春夏秋冬四时每一时。我刚才说了这只是一个理论,也还有脾主长夏的理论,还有脾主全年三分之一的理论。

"脾脏者,常著胃土之精也"。常著的著字,显著的著,昭著的著,含旺盛、明显之意。脾常著胃土之精,常把胃的精气昭著起来,让它发挥很明显的作用。胃土之精也就是胃所化生的气血津液、水谷津微,能够使水谷精微之气、气血津液布达于全身,那才能昭著。与上文脾"为胃行其津液"相呼应,相一致。

"土者,生万物而法天地"。作为自然界来讲是这样的,土生万物。人的脾胃属土,人体各个部位生长发育,维持生命活动都需要脾胃之气,都需要土气,任何时间、任何部位不得无土气。所以说"生万物而法天地",脾胃之土气,像自然界天地的土气那样来营养着一切,滋养着一切,万物归于土嘛。

"上下至头足,不得主时也"。这个头足是说从头到脚,其实是说的全身各处,表里内外,也就是说脾胃之气到达于全身各处。刚才我所说的无时无刻无处不得无土气,土气什么时间什么部位都得有。如果没有,对人体而言,那个局部或者全身就是一种病态,就如同上面所说的没有土气,四肢都可以不用。随时随地均赖脾土之气,所以不能单单主持一个时间。前边虽然说了,寄旺于四季之末各十八日,实质上,并不只限于这十八日。上下至头足啊,各处都得有土气,只不过是五脏各按五分之一,脾脏也按五分之一来算的。实际意思还是在说,无时无刻无处都不能缺土气。正是因为各处都需要土气,什么时间都需要有土气,因此脾反而不能单独主一时了。

"帝曰:脾与胃以膜相连耳,而能为之行其津液,何也?"。这里联系到解剖了,脾胃这么大的作用,脾胃之间有什么联系?土生万物,是万物之母。可是又谈到脾与胃只不过是有膜相连,怎么脾就能为胃行津液了呢?因此说,不能单纯从解剖的角度考虑,拘泥于有膜相连,就输散不了它的津液,或者说胃的津液不是完全通过这膜去布散的。尽管这里谈到解剖,可是并未按照这解剖来解释,怎么解的呢?说脾与胃关系是非常密切的,特别是在经脉上它们是相互联系的。

"岐伯曰:足太阴者,三阴也,其脉贯胃属脾络嗌,故太阴为之行气于三阴"。足太阴是三阴。三阴经,太阴是三阴,少阴是二阴,厥阴是一阴。太阴经"其脉贯胃属脾络嗌",嗌,咽喉部位。它的经脉循行属于脾,向上与胃相贯通。这个"嗌"就是咽嗌,就是上面所说的天气通于肺,地气通于咽,这个嗌就是咽。因为水谷之气是通过咽的,所以其经脉贯胃属脾络嗌。这是讲的足太阴脾经,"故太阴为之行气于三阴",这个"三阴"就是指太阴、少阴、厥阴三条阴经了,跟前面那个"足太阴者,三阴也"那个三阴不是一个意思。前面那个单指足太阴者,它是第三阴,相对少阴是第二阴,厥阴是第一阴而言,这个"行气于三阴"的三阴,就是泛指三条阴经了,太阴、少阴、厥阴都在内,其实也可代表人体内部、五脏。所以这两个"三阴"具体所指不同。因为足太阴是阴经,所以可以把气血津液运行到阴经去,运行到五脏去。同理,胃属阳,所以足阳明经就可以把气血津液运行到阳经去。

"阳明者,表也,五脏六腑之海也,亦为之行气于三阳"。阳明是太阴经之表,互为表里,太阴为里嘛。阳明虽然是水谷之海,但也是五脏六腑之海,为什么又称其为五脏六腑之海呢?其实就是因为胃气是气血津液化生的部位,五脏六腑都赖之以维持生命。就此而言,所以说胃是五脏六腑之海,也就是后天之本的意思了。脾与胃在化生布散津液气血方面,是既合作,又分工的。脾属阴,为胃行气于三阴;胃为阳,即为脾行气于三阳。太阴、阳明互用。

"脏腑各因其经,而受气于阳明,故为胃行其津液"。五脏六腑各因其经,各因什么经呢?脾经,这里又说五脏六腑各因脾经而受气于阳明,虽然是受气于阳明,但是必须由脾经运化,与前文"四肢皆禀气于胃,而不得至经,必因于脾,乃得禀也"意思是相同的。这段话说来说去,其实就是这么一个理儿,脾胃相互为用,尽管胃受纳水谷,胃气是生命之根,但是它要想发挥作用,需要和脾相互配合,需要有脾气的运化,水谷精微之气才能发挥滋养全身的作用。如果详细分工呢,脾,足太阴经,主要是把津液运送到阴经去。胃作为阳明经主要是把津液运送到阳经去,运送到阳经去也需要脾的运化作用。

"四肢不得禀水谷气,日以益衰,阴道不利"。跟前面那一段话比较,除了阴道、脉道不同之外,其余都一样,所以没有必要再讲。

这段重点的是讨论脾病而四肢不用,这道理似乎并不复杂,但是这里又提出了一个脾不主时而寄旺于四季之末各十八日的理论,这在《黄帝内经》里也是一个特有的理论。

[理论阐释]

（一）脾与胃的关系

脾与胃的关系,总的来讲,二者是相互配合,密不可分,后世所说的共为后天之本。它们之间联系可从三个方面讲。一是从组织结构上,主要是从解剖上,脾胃以膜相连;还有经脉上相互络属,所以总归叫做组织结构。二是从生理上,两经的生理功能更是相互联系,相互为用的了。两者既分工又协作,共同完成对水谷的消化吸收输布等功能。脾足太阴经,为胃行气于三阴;胃足阳明胃经,为脾行气于三阳。什么为脾为胃啊?其实就是相互为用。就是脾胃共同在发挥作用,气血津液运行到全身各处,这是从生理功能方面相互联系,密不可分。再有在生理功能方面又有胃为燥土,脾为湿土之分,从而使两经之间具有燥湿相济,升降相因的关系。脾虽为湿土,但是脾喜燥而恶湿;胃虽为阳土,但胃却喜润而恶燥,这两者是相互联系、相互为用了。脾是湿土,但是喜燥,正好胃是燥土。胃为燥土而喜润,正好脾是湿土。这俩是燥湿相济。还有升降相因。脾虽然是属阴,但是阴极必升,脾气以升为顺。胃是属于阳,属于六腑之一,腑以下降为顺,或叫胃气以降为和。所以临床治疗所说"和胃",必须要降,让胃气下降,若胃气上逆,那就不和了。而补脾,就应使脾气上升,或说升举中气,因为脾以升为顺。所以从生理上有燥湿相济,升降相因这样的相互为用,或者叫做相反相成。三是从病理方面看,还是一个阳道实阴道虚,我们提到过的,脾胃两经虚实相互影响,中焦之病,实则泻胃,虚则补脾。同时又提到脾病而四肢不用。脾病四肢不用,其实胃病四肢就用吗?不可能嘛。只不过强调的是脾,所以在病理上它们之间也是互相影响的。就以四肢不用而言,本段虽然是说是四肢不用关键病在于脾,脾不能为胃行其津液。其实还有另外一个问题,就是胃热,照样四肢不用,比如痿证,肢体痿废不用。痿证很重要的一个原因,就是因为阳明有热嘛,由于胃有热了,津液不能产生,四肢失去滋养,而不能运用。这就不是个单纯脾的问题,而首先是胃有热了。所以前人总结出歌诀说"五痿皆由肺热生,阳明无病不能成"。痿病之生,虽先由于肺热,但若阳明没有病的话一般不得此病。所以,说四肢不用都在于脾,不好那么说,其实就是相互联系的。可见说脾之病、胃之病相互联系,从病理上是非常密切的。而且胃的受纳存在问题,逐渐脾也会虚;脾不能运化,吃了食物也运化不了,胃也不能再正常的受纳,两者也相互影响。

(二)脾胃为后天之本

这后天之本的问题可以说是一个独特的理论。从现代医学看,把胃切除了,还可以照样输液活着嘛。当然切除的那个胃,不能完全代表产生胃气的胃。但是毕竟中医也认为切除的那是胃,也不能说那不是胃。所以从中医理论上对脾胃尤其重视,特别是从古代的观点来看,要没有胃了,后天没办法活了。现在还可以输液、输营养、输其他东西来维持一段生命,这一段肯定不会太长,但总算能维持。从中医角度看,没有胃气是不行的。因为现在所说的切除胃和中医所说的胃气,不是一回事。中医所说的胃、胃气概念更大,更广。气血之源,后天之本,历来被中医界所重视,有不少专家专题写论文,金元四大家之一的李东垣著《脾胃论》,就是以强调脾胃而著称于医林,称为"大家",在医学史上占有很重要的地位。因为他特别引申、发挥了《黄帝内经》关于脾胃的基本理论。李中梓《医宗必读·脾为后天之本论》,他还有肾为先天之本论、乙癸同源论等,好几个论,从医学理论方面讲得很深透的,不妨一读。

[临证指要]

(一)脾病而四肢不用

临床见到四肢急惰,四肢无力,应该考虑到健脾气,补脾气。四肢沉重,应该考虑到健脾化湿,由于湿邪导致肢体沉重。《阴阳应象大论》说"清阳实四肢"。这个清阳主要是脾胃之气,所以四肢乏力,应该考虑到补脾、健脾予以治疗。四肢沉重应考虑用健脾祛湿法治疗。脾病而四肢不用,比如刚才说那个痿证,痿证有阳明热,也得有肺热证,痿证初起大都先有肺热和胃热,先表现出发热,热从哪来的? 热在于胃,热在于肺。所以治疗痿证,开始阶段都应该清肺热,清胃热,或者清宣肺胃之热,要清还要宣啊。当然现在很少见了,小孩都吃预防脊髓灰质炎糖丸,在没有预防糖丸,或者糖丸不普及的时候,很多儿童,都得了肢体的痿废,常见一侧的痿废,下肢为多。把那叫小儿麻痹症。是一种较常见的痿证啊。这个病开始是肺胃有热,可以用清宣肺胃法治疗。当热退之后才发现,肢体不能动了,这个时候就应该是采取健脾的方法,因脾主肌肉,脾主四肢,脾病而四肢不用,所以当然应该健脾补脾,针刺也应该除了取阳明经穴,还应该取太阴经穴。

(二)胃为五脏六腑之海

物器之大者谓之海,所以胃叫水谷之海。又叫五脏六腑之海,这个概念是说胃是水谷精微化生之处,有了水谷精微化生,才能够滋养其他脏腑,维持人体的生命活动,就这个意义上说它是五脏六腑之海,又叫五脏六腑之大源。《素问·玉机真脏论》还说"五脏者,皆禀气于胃,胃者,五脏之本",其实还是讲的后天之本的意思。所以治疗任何疾病,都要注意胃气,诊断的时候应该注意病人胃气的盛衰有无,胃气旺盛,虽然有病容易治疗,胃气很衰,治疗比较难。没有胃气,从中医传统理论来说是死证或者非常难治了。要说死证、不治之症,《黄帝内经》虽提过很多,不过《黄帝内经》也反对不治之症的说法,《灵枢·九针十二原》说:"言不可治者,未得其术也。"所说的不治无非说是很难治了,没有胃气当然是很难治了。从对疾病的观察,对疾病的分析,对疾病预后的认识,都很重视胃气,这是不错的。包括望面色,了解病人的饮食、二便,切脉,都要注意胃气的盛衰有无。只有这样才会有正确的判断,才能拿出一个比较准确的治疗方案。在治疗方面,首先无论治什么病,外感内伤,都要注意保护胃气。不能为了治病把人的胃气给伤了,应尽量保护。当然有一些药肯定要伤胃,应在配方的时候,注意使用"佐"药尽量少伤胃气,这是治疗所必须的。不是只看到病,更应该看到人,这个胃气就是这个病人的。我们用药去治那病,但是要注意保护这个人。学了一本《伤寒论》,能治疗很多的病,但不论治哪个病,使用哪个方,其中都有这一点,"保胃气,存津液"。其次,还有一些病,尽管并不是胃病,是其他的病,肝、心、肺、肾这类的疾病,在治疗的时候疗效不佳,常有这个事,看医书什么病都能治,到临床上这明明是肺病,于是专一治肺,翻来覆去治肺,它都不见效,或者说疗效不理想,这个时候怎么办? 有一招就是调胃气,补胃气! 不单是补,还有调的问题,从后天之本来治疗,培养后天之本,补充人体的正气,增加人体的抗病能力,这也是重视胃气的一个方面。当然对于肺而言,有补土生金,补脾胃就能生肺金。周子干的《慎斋遗书·辨证施治》说"诸病不愈,必寻到脾胃当中,方无一失",说有些病总治也治不好,

147

这可怎么办？当然有的强调补肾一招，从先天之本治起。但是也有一个思路，从后天之本治，周子干先生的《慎斋遗书》就是从后天之本考虑问题，"诸病不愈"，也就是说有很多病不好治，治疗效果不好，"必寻到脾胃之中"，要找到它是不是脾胃的问题，"方无一失"，这样的话才不致有失误。他接着说："何以言之？脾胃一伤，四脏皆无生气，故疾病日多矣。万物从土而生，亦从土而归。'补肾不若补脾'，此之谓也。"当然也有的专家说补脾不如补肾，我们这里是强调补脾的重要性。确实补脾很重要，当然也不反对补肾的重要性。那就根据病情而定吧。所以在临床上要注意这样几个方面，诊断要注意胃气，用药不许伤胃气，诸病不愈要考虑到从胃治起，这是临床应用的一个基本思路。

第 25 讲

第六节 灵枢·本神

[题解]

本就是探求的意思，本神就是探求神，或者说探求神的本质，探求神的本源。本篇内容主要是讨论神的概念与分类，所以名为《本神》。用现代汉语命题的话，可以叫做神的研究。全篇分为三段。

第一段 神的分类与概念

[原文诵读]

黄帝问于岐伯曰：凡刺之法，先必本于神。血脉营气精神，此五脏之所藏也。至其淫泆离脏则精失，魂魄飞扬，志意恍乱，智虑去身者，何因而然乎？天之罪与？人之过乎？何谓德气生精神魂魄心意志思智虑？请问其故。岐伯答曰：天之在我者德也，地之在我者气也，德流气薄而生者也。故生之来谓之精，两精相搏谓之神，随神往来者谓之魂，并精而出入者谓之魄，所以任物者谓之心，心有所忆谓之意，意之所存谓之志，因志而存变谓之思，因思而远慕谓之虑，因虑而处物谓之智。故智者之养生也，必顺四时而适寒暑，和喜怒而安居处，节阴阳而调刚柔。如是则僻邪不至，长生久视。

[串讲]

"凡刺之法，先必本于神"。就是针刺的时候，或者说针刺最重要的法则是什么呢？先必本于神，这"先必"二字顺序，《甲乙经》作"必先"。作必先好像语气上更顺一些。即在针刺的时候必须要本于神，首先要了解病人的精神，首先要平静医生的心情和神志，因此这个神主要指病人的精神，也包括医生的神气在内。因为医生镇静下来，心情静下来，神气才能充沛，在诊断也好，在治疗也好，才能取得最佳的效果。尤其针刺，医生以手持针对病人进行治疗，这个时候神气非常重要。如果聚精会神地去针刺，效果会明显提高，如果扎针的时候东张西望，心不在焉，其疗效肯定欠佳。其实医生聚精会神地去针刺的时候，神气已经灌注到针里边去了，所以疗效会很好。"凡刺之法，先必本于神"，是从针刺引出了神的重要性。不过，这个"本"字，是以神为本，即神在针刺中十分重要的意思。和篇名"本"之意有所不同。下面要谈的是谈关于神的分类问题。

"血脉营气精神，此五脏之所藏也"。五脏主藏精，血脉营气精神都属于精神一类，都是五脏所藏。《五脏别论》说五脏主藏精气而不泻。《阴阳应象大论》上讲"人有五脏化五气，以生喜怒悲忧恐"，喜怒悲忧恐当然属于情志一类，总的来说也属于神的一类。但是总的来讲，尽管有血、脉、营、气、精、神六者之分，其实是一类，互相有影响，互相有联系，在一定程度上互相可以转化。所以说血脉营气精神是藏于五脏的。

"至其淫泆离脏则精失"。淫泆是过分紊乱的意思。离脏就离开内脏了，本来是血脉营气精五脏之所藏嘛，过乱了，什么过乱了呢？"至其"，其是指的神志。由于神志过分的紊乱，就可以离开人体而夺失，或者说精气就会丢失。

"魂魄飞扬，志意恍乱，智虑去身者，何因而然乎？"魂魄都属于神的范畴，飞扬就是不能藏了，本来魂魄应该藏于脏嘛。淫泆离脏就不能藏而飞扬，飞扬就是散乱。魂魄不能藏了而扬散，散失了。恍乱就是不调理了，紊乱不清，人的志意也不调理了。智虑就是智慧和思虑，这些个神的功能散失，不能考虑问题，聪明才智也都没有了。魂魄飞扬，智意恍乱，智虑去身，这人就等于没用了。这是很严重的问题。"何因而然"呢？什么原因导致的呢？

"天之罪与？人之过乎？何谓德气生精神魂魄心意志思智虑？"是天的问题吗？是外界，是自然导致的吗？还是人的过错呀？是天之罪与？这个"与"是发问之词，现代的写法是欤，问答的问词。是罪在于天还是过在于人呢？这是一个问题。其实下面回答很清楚，这不是天而是人自己造成的，同时提出新的问题，即德与气怎么生成的精神意志呢？

"岐伯答曰：天之在我者德也，地之在我者气也"。天对于人来说，或者对于包括人类在内的一切生命来说，是什么呢？是德，天给予我们的是德，也就是天德。天德对人体的作用是生机，有生机才有生命的发生和发展与壮大。具体而言，包括大气、雨露之类，即属天德。因为有了大气、雨露才有生机可言。所以什么上月球、上火星，到那里要看的第一是有没有空气？第二是看有没有水,地球上有这些才有生命。"地之在我者气也",这个"气"就是指的地气,天德属于阳,地气属于阴。具体而言,地气是饮食水谷之类。

"德流气薄而生者也"。"薄"是结合的意思。就是我们在讲"阴不胜其阳,脉流薄疾"也是这个薄,也可以读成"迫",也就是这个"搏",搏,也有结合的意思。"德流气薄",天德下流,地气上升,天地之气相结合,阴阳之气相合,才有生命,才有人。所以"德流气薄而生者也",这就回答上文"何谓德气生精神魂魄心意志思智虑"问题,先答的德是天德,气是地气,生是德流气薄而生。

"故生之来谓之精,两精相搏谓之神"。生命的来源首先是精,先天之精,有先天之精才有生命。神是什么呢?这里是讲概念问题。什么叫神呢?"两精相搏",阴阳两精相互结合。德流气薄而生的"薄",和这个"搏"的意思相同。两精相搏,阴阳两精相结合就产生了神,或者说产生了生命,有了神才有了生命,凡是生命都应该有神。我们在讲《五脏别论》寸口何以独为五脏主的时候,曾讲诊寸口脉要注意胃神根,为什么脉中有神呢?说寸口脉特别容易反映先天元气,又容易反映脾胃后天之气,先天之气、后天之气,这两精相合便产生神,所以说寸口脉可以观察神气。同时我说这是一种解释,那么这也可以有另外一种解释,要从生命的产生而言,是讲的阴阳相搏。就个体而言,生命之始是阴阳两精相合,生命之后既有阴阳两精相合,又有先后天两精相合,人才有神。三天没吃饭,饥饿没神,老年人肾精不足了也没神,坐一坐就打盹了。

"随神往来者谓之魂"。随着神往来,也就是神动则魂也随着动,神能静藏,魂也可以静藏。魂的具体解释我们曾经引证过张介宾的说法。在正常生理状态下,魂藏于肝脏,而人不自知,是没有感觉的,它不能藏的时候才出现幻觉,做梦甚至于夜游。幻觉分幻视、幻听、幻触等等,触就触摸,老觉得有人触摸,这都属于魂不藏的表现。张介宾注释:"精对神而言,则神为阳而精为阴,魄对魂而言,则魂为阳而魄为阴,故魂则随神而往来,魄则并精而出入",下边接着讲什么叫做神,他说"盖神之为德,如光明爽朗,聪慧灵通之类皆是",这是具体的神,因为神的概念有若干个层次,光明爽朗,聪慧灵通,这是对神魂魄意志分类的神而言。"魂之为言,如梦寐恍惚,变幻游行之境皆是也。神藏于心,故心静则神清,魂随乎神,故神昏则魂荡"。魂是随神而往来,所以临床上,比如心神不藏所以失眠,但是失眠的人少睡着一会的时候,往往梦很多,睡少梦多,为什么?失眠多是神不能藏,心神不能藏所以魂也不能藏,随神往来,稍微一睡就很多的梦。睡得很踏实,心神很安静,魂也能藏,梦也不会再多了。

"并精而出入者谓之魄"。魄又是神的一种,它是怎么产生的,有什么特点呢?是并精而出入。这个"精"也可以说是阴精,也可以说它是代指形体而言。魄附于精,附于形体,形体强健,魄就充沛,所以形体和魄是相辅相成的,在汉语词里还有体魄一词,它把体和魄联系在一起用就成为一个词了。魄是什么呢? 它的表现是什么呢? 张介宾再注说:"盖精之为物,重浊有质,形体因之而成也。魄之为用,能动能作,痛痒由之而觉也"。痛痒还有皮肤的冷热感觉,这些与生俱来的感知觉,又比如说有物一晃就要眨眼,婴儿也知道眨眼,奶嘴搁在婴儿口里他自动就会吸,就会吮,这是与生俱来的,这些感知觉都属于魄的一类。

"所以任物者谓之心"。心的概念怎么定呢? 任物。任就是接受、担任,对外界事物能够接受。观察到的各种现象,感受到的各种变化,能够有体会,能够有认识,不是视而不见,听而不闻,这是心的功能。对什么事都无所谓,都稀里糊涂,那人是无心,心的功能太差了,心的功能本身就是精细的,不断接受新鲜事物这才叫心。所以后来也有人从不同的角度解释心的特点,说"日有所新谓之心",每天都要学习新的东西,每天都要接受新事物,这才叫有心人啊。说某人学习不用心,说这人没心没肺,从解剖上他肯定有心有肺,当然从这功能上他不行,魄也不行,神也不行。这话要直接翻成其他语言看,可能有些西方人就理解不了。这是中国的传统观念,中医医学是这么产生的,和中国文化完全一致的。

"心有所忆谓之意"。这个"意"也可以是追忆的忆,就是回忆往事。更主要的是指意念,对某事物心中一动叫忆。心是任物的,对外来事物的刺激,心理这么一动,不是坚定不移。现在也常常叫做意向,这个意向可是并没确定的东西。写在纸上了它还是个意向,不是定型的东西。初步是这么个想法,不是最后的决定了,这叫意。比如说我们同学们之间,一看他那衣服不错,我也买一件,你可能这么一想。但是真买,那还要受很多因素的影响,也许它不那么好看了,或者说手头上的人民币不太现成,或者是商店里暂时缺货,就不一定跑到很远的地方去买。就是当时那么一想,所以我们常说有意无意嘛。从五脏所藏来说,心藏神,肝藏魂,肺藏魄,意藏于脾。

"意之所存谓之志"。存,存留不忘。意已经有了,定下来了,定下来就叫做志。当初想学理工,又想学农、学医,最后定下来学中医,树雄心,立大志,坚定不移了。

"因志而存变谓之思"。因为要达到自己的志向,必须要反复考虑,所谓反复计度、衡量,怎样才能达到这个志向呢? 比如高考前决定要学中医了,怎么复习功课呢? 报考哪个学校? 还需要作些什么准备,这些我怎么才能做到? 为了完成、达到自己那个志向,进行反复的思考,这个思维过程就叫思。

"因思而远慕谓之虑"。因为认真的思考了,那么想问题就想得比较远。所谓"由近及远,慕逆将来",就是虑。认真的思考,反复的思考,思考的比较

151

深了,考虑到将来的问题,现在如何做,中间进一步如何做,将来又如何做,为达到志向需要怎么去做?这个思维过程叫做虑,就是深入的考虑。

"因虑而处物谓之智"。考虑得很深,考虑得很仔细,很成熟,这样在生活工作中做事也好,为人也好,所谓为人处世吧,自然就显出智慧来了。因为是经过认真考虑的,处理事物很正确、得体,成功率一定很高。以上是对德气生精神魂魄心意志思虑智,所作的概念,最简单的、最概括的提法。这一段应该是熟记的。从"天之在我者德也,地之在我者气也"往下,一直到本段之末,都应该是熟记或者说是背下来的。这是最基本的概念,学中医不能不记得。

"故智者之养生也,必顺四时而适寒暑"。智者,有智慧的人,对事物经过周密思考的人,他们在养生的时候,怎么样呢?首先把人和自然界联系在一起,要顺应四时阴阳升降,顺应四时寒暑的变化。因为四时之气阴阳不同,寒热温凉有所变化,晨昏也有区别,应该适应这些变化来调养自己的身体,这才是智者。以后我们在讲养生的时候,专门有一篇《素问·四气调神大论》,论根据四季的变化,调节形体和精神。适,顺应、适应。

"和喜怒而安居处"。调和自己的情绪,居住环境要安静。"安"作安静、适应,可以做安于现状的"安"解。适应环境,这里是两方面,说我要求最好的条件,只是有时候达不到那怎么养生呢?就应该能适应这个现实环境。尽管这条件可能不是很好,但是能够适应它,平静的对待它,这也叫安居处。既要选择合适的居处环境,安静地平心静气地适应这个环境,调节个人的情绪那是非常重要的事情。看这也不好,看那也不好,哪儿都不好,这人搞事业肯定不能成功,身体也不会保养得好。因此要调和自己的情绪,要适应外界的环境。

"节阴阳而调刚柔"。节,有节制的意思。从广义来说所有的一切都可以称之为阴阳,都要有节制。那么具体的注释常常提到阴阳男女两性,即节制性欲。从中医传统理论上来说,对性欲始终强调要有节制,那样才对身体有利。刚柔其实也是阴阳,刚者为阳,柔者为阴,这就是更泛泛地讲阴阳。如果说"节阴阳"是节制性欲的话,那么调节刚柔这是泛指调和阴阳。这样的话,顺四时、适寒暑、和喜怒、安居处、节阴阳等都属于"调刚柔"之列。

"如是僻邪不至,长生久视"。僻邪,就是大的邪气。不至,不能侵犯。因为什么呢?能做到上面那些要求,正气肯定很充足,血脉营气精神都会充沛而调和,所有邪气,对这样的人来说,其伤害能力都会大大减弱。自然就能够抵抗邪气的侵扰;对一切问题认识得很透,精神上受到刺激相对就比较小。"视"就是活命的"活",长生久视就是长生不老。说长生不老实际上是不可能的事,但却是古人一直在追求的。用我们现在的观点,应该叫健康长寿。

[理论阐释]

(一)关于神的概念

神的概念是很复杂的问题,有的人写论文一个"神"也写几万字,好像还没写全。我们这里只是从中医角度作一个概括。神包括三个方面:一是说自然界事物的运动变化规律,在《黄帝内经》里常常把它叫做神。《天元纪大论》说:"故物之生谓之化,物之极谓之变",你看在古代"变"和"化"的概念不同,产生的时候叫做化,发展到极点了那叫变了。"阴阳不测谓之神,神用无方谓之圣",那么这个神就是指的自然界的运动变化规律,阴阳变化虽然测不很清楚,永远不可能完全测清楚自然界的规律,但是知道那是有规律,那个规律就称之为神。第二是对人体生命活动现象的高度概括。《灵枢·天年》说"何者谓神?血气以和,荣卫已通,五脏以成,神气舍心,魂魄毕具,乃成为人"。它说什么叫神呢?它说气血营卫、神气、五脏身形都完全而且调和了的那就叫做人,那才叫一个完整的人,这个人自然就有神。所以我们诊断上看眼神,切脉还要切神,听音声也要辨神。所以这是对生命活动现象的高度概括。第三,是指人的精神意识思维情志活动,特别是本篇所讲的神魂魄意志思虑智,这都属于神的一类。这是关于神的概念,我说是很复杂的,这里对《黄帝内经》关于神的总体的记载作一概括,它是包括这样几个方面,当然再具体的分,什么叫魂什么叫魄?那在本篇讲了,"两精相搏谓之神,随神往来者谓之魂"等等,那是神魂魄意志等等的具体的概念。

(二)思维活动的过程

人类的思维活动是在心的主导下,由五脏配合来完成的。所以本段说:"所以任物者谓之心,心有所忆谓之意,意之所存谓之志,因志而存变谓之思,因思而远慕谓之虑,因虑而处物谓之智",它是从心开始的,由五脏配合来完成的。但是,它有不同的阶段,《黄帝内经》把整个思维过程是用这样五个阶段划分,就是意志思虑智。对这个思维过程的论述,和现在《心理学》所表达的认知活动它包括感觉、知觉、记忆、比较、分析、综合、判断等过程是十分相似的,在《黄帝内经》那个时代,2000年前我们《黄帝内经》对于这个思维活动过程的划分,和现代《心理学》的划分方法是非常近似的,当然现代《心理学》的产生那是近几十年的事了。

[临证指要]

"凡刺之法,先必本于神"。

首先说,在针刺以及其他的治疗过程当中,都必须充分调动和发挥神气的

153

作用。一个是调动病人的神气,只有病人的神气发挥作用才能够有疗效,不管是针也好,药也好,其他治疗方法也好,都必须要通过病人的神气,才能起到治疗作用。因此医生应该最大限度地调动病人的神气。另一个是医生的神气,刚才我说过了,医生必须要聚精会神,全神贯注去诊断、去治疗,不能想着其他东西,只想到有关这个疾病的问题,诊断问题,治疗问题。怎么样治疗?是补是泻还是调?采用针刺、按摩、药物哪种方法治疗?应该是全神贯注,聚精会神的去进行,那样效果才能好。从《黄帝内经》的理论上来看,一切治疗措施用到病人身上,都需要通过病人的神气起作用,如果病人神气没有反映,再高明的治疗技术也没用。这个基本观点称做"病为本,工为标"。病人、病人的神气那是根本。工是医生和治疗技术,那是标是第二位的。这是医生和病人的关系,医患关系,《黄帝内经》一再强调的观点。《素问·汤液醪醴论》说"精神不进,志意不治,故病不可愈"。病人的精神不行了,志意也已经乱了,所以治疗效果不可能好。作为医生,医务工作者一定要把病人放在第一位,医生和治疗技术绝对是第二位的。严格地说这个病能否治好,关键是看病人本身神气情况,没神气了,谁也治不好。所以说医生能杀生人而不能起死者,这人活着而给治错了,把人治死了的情况肯定有:但是这死人谁也治不活了。因此把医生的地位摆到病人之上去,那是绝对错误的观点。

154

本篇下文说:"故用针者,察观病人之态"。这个"态"是指机体的各种状态,主要是看看有神无神了。观察病人现实状态之后,第二步则是调动病人之情,解除病人的心理障碍,充分发挥其主观能动性,与医生配合。再有就是医生了,例如医生施治时,特别针刺时用目光制约病人的心理活动,而不使之涣散,以促进其气血流通。有少数病人,你给他针刺了,他精神特别不集中,甚至有人还听着音乐呢,这样针刺不行。一定要制约他的精神,用什么制约?可以用眼神制约,所谓"目制其神"。当然也可用语言、动作等方法,以后我们学习《素问·调经论》时还要更具体谈到这个问题。总之,在针刺之前要让他精神很集中,针刺效果才好。医生当然更不能主动跟病人说其他的无关问题,不问无关问题。再有就是调整医生的神气,《素问·宝命全形论》说:"凡刺之真,必先治神,五脏已定,九候已备,后乃存针,众脉不见,众凶弗闻,内外相得,无以形先,可玩往来,乃施于人……经气已至,慎守勿失,深浅在志,远近若一,如临深渊,手如握虎,神无营于众物"。针刺的时候经脉之气已经到来,医生要守住它,要做到非常谨慎,好像如临深渊,手握这个针,不要轻飘飘的乱动,要好像手如握虎,不可放松它。医生的精神要非常集中,而不要装了很多其他的东西,众物都在你脑子里转你还怎么给病人治疗?所以要求医生凝神定志。这是关于"必先本于神"在临证指要方面的几点应用问题。

第26讲

第二段　神志受伤及其临床表现

[原文诵读]

是故怵惕思虑者则伤神,神伤则恐惧,流淫而不止。因悲哀动中者,竭绝而失生。喜乐者,神惮散而不藏。愁忧者,气闭塞而不行。盛怒者,迷惑而不治。恐惧者,神荡惮而不收。

心怵惕思虑则伤神,神伤则恐惧自失,破䐃脱肉,毛悴色夭,死于冬。脾愁忧而不解则伤意,意伤则悗乱,四肢不举,毛悴色夭,死于春。肝悲哀动中则伤魂,魂伤则狂忘不精,不精则不正,当人阴缩而筋挛,两胁骨不举,毛悴色夭,死于秋。肺喜乐无极则伤魄,魄伤则狂,狂者意不存人,皮革焦,毛悴色夭,死于夏。肾盛怒而不止则伤志,志伤则喜忘其前言,腰脊不可以俛仰屈伸,毛悴色夭,死于季夏。恐惧而不解则伤精,精伤则骨痠痿厥,精时自下。是故五脏主藏精者也,不可伤,伤则失守而阴虚,阴虚则无气,无气则死矣。是故用针者,察观病人之态,以知精神魂魄之存亡得失之意,五者以伤,针不可以治之也。

[串讲]

"是故怵惕思虑者则伤神,神伤则恐惧"。"怵",就是我们平常口头所讲的犯怵那个怵,有恐慌、害怕的意思。"惕",就是惊惕,受惊。惊恐和思虑,这些情志过度都可以伤神,但是刚才我们读了这一段,这个精神活动、情志活动受伤和一般所说的伤于哪一脏,在提法上不尽相同,我们学过的《阴阳应象大论》中说喜就伤心、恐就伤肾、怒就伤肝,而本篇不是。本篇讲所伤的涉及范围比较广,一个情志活动可以伤及不同的脏。但是总的来说,怵惕思虑这些精神活动,都可以伤神。神若受伤,反过来又容易出现恐惧,但是这里不能把"神"局限为"心神"。当然心神受伤,可以出现恐惧。或者说心病及于肾,肾主恐。不过不能完全这么推论,这个问题在理论阐释当中再讲。

"流淫而不止"。恐惧可以出现流淫不止。"流淫",是指的滑精之类的疾病。我们在20世纪70年代初的时候,在河北省某地医疗队,治疗一例阳痿、早泄。一个40岁左右的男子,他这病怎么得的? 就是恐惧,吓的。这是一位电工。河北省农村比较干旱,所以在地里面都挖了个大口井,所谓那大口井,直径大概三四米,挺大挺深,用水浇地需用小电泵,在井边上戳一个小杆,拿根电线过来,安上一个闸盒,一合闸,"哗哗哗"就用水来浇地。那年太干旱,水管子够不着井水了,就在大口井边上,又往下挖出一块来,把这小马达往下送到地面下一米多深的地方,使水管可以伸到水面下,就能抽井水浇地了。那一天马达出现故障了,这位电工就到井口下一米多深处,坐在那个马达的轮带上去修,估计是已经修好了,这时来一个愣头青的小伙子,说地这么旱,还不浇水!他也没看看井口下有人没有,就把这个电闸盒"拍"地一合,浇水嘛。这一合,那个电工还在底下坐在轮带上修呢,"嘣",就把他扔起来了,差点没扔到井里边,这一惊恐他就得了阳痿、滑精、早泄的病。给他用了补肾的方法,约三周时间治愈了。

"因悲哀动中者,竭绝而失生"。"中"是泛指内脏,悲哀的情绪扰动了内脏。过去有个成语,不叫铭感五中,铭感五内嘛,直白地说就是五脏都受感动。"竭绝"是精气断绝,精气枯竭。五脏受到扰动,精气受伤而枯竭。

"喜乐者,神惮散而不藏,愁忧者,气闭塞而不行"。喜乐太过了,神不能藏而涣散。"惮散",就是涣散。有这类的病例,突然高兴太过,精神病发了。愁忧的情志太过,特别容易伤害脾气,忧思伤脾嘛。脾气受伤,壅塞不畅,而不能够正常地运行。临床可见腹满、食欲不振、情绪低沉等症状。治疗时,既要调节脾气,更要调节情绪,也就是做心理治疗,给予心理安慰。反过来,脾气不调也容易使人产生忧思、忧愁。临床上看到的,焦虑,抑郁,绝大多数都有消化系统的症状,我们治疗的时候,除了用些菖蒲、郁金这些药开窍醒脑之外,还要加些健胃药,同时给予心理治疗、心理安慰。所以愁忧者气闭塞而不行,这只是说情志过激导致了脏腑的疾病。而反过来讲,脏腑之病,也可以出现情志的异常。治疗情志异常的疾病当然要从调理脏腑气机入手。

"盛怒者,迷惑而不治"。大怒,容易使人出现迷惑。"迷",就是昏迷。"惑",就是惑乱。昏迷惑乱,失于条理,脑子糊涂了。盛怒之下,没有条理了,昏迷惑乱。"不治",就是不条理嘛,考虑不了什么问题了。

"恐惧者,神荡惮而不收"。恐惧,也还可以使神受伤而涣散。"不收",不能自控,自己控制不住自己了。荡惮,前面讲过了,就是涣散。"荡",即飘荡,就是第一段所说的,"魂魄飞扬,志意恍乱,智虑去身"。

"心怵惕思虑则伤神,神伤则恐惧自失"。你看这里讲,怵惕思虑所伤的是心神。一般按《阴阳应象大论》讲,思伤的是脾嘛,在这呢,怵惕思虑则伤心神。和前面那句"神伤则恐惧,流淫而不止"是一个意思。"自失",失控,也是神荡惮不收,自己不能控制自己的情绪。

"破䐃脱肉"。成块的肌肉,叫䐃;"脱肉",就是肌肉的脱失。破䐃脱肉实际上指人体大肉脱失了,应该有的那大块的肌肉全已经消了,没有了,叫破䐃脱肉。并不是说磨破了,不是说长褥疮了。这个"破"是散的意思,脱肉,肌肉脱失,特别削瘦。

"毛悴色夭死于冬"。肉属于脾,破䐃脱肉,病到这个时候已经出现伤脾了,脾大虚了。再见"毛悴色夭",那就是精气已经不能濡养皮肤和毫毛了。

死于冬,这样的病证,冬季加重,甚至死于冬季。为什么说死于冬季呢? 病是先从心怵惕思虑则伤神来的,首先伤的是心,病源是在心受伤方面,心是火之脏,冬是水气,水克火,所以说死于冬。当然这里心受伤,脾也受伤,后天之本也脱了,但是毕竟病源是在心受伤。

"脾愁忧而不解则伤意,意伤则悗乱,四肢不举,毛悴色夭,死于春"。心藏神,所以怵惕思虑则伤神;脾藏意,所以脾愁忧而不解则伤意。其实,愁忧思虑也伤脾意,但是上面说思虑伤神,这里说愁忧伤脾。"意伤则悗乱",这个"悗",我们过去讲《阴阳应象大论》"冤"字时,说和悗、闷,甚至还有一个懑,意思都相同。悗乱,就是心烦意乱,心胸烦闷。"四肢不举",四肢运动无力,脾伤而四肢不用,脾主四肢。病源在脾,为土之气,春属于木,木克土,所以到毛悴色夭,津液大伤,正气大伤的时候,病重了,那么按季节推算,容易在春天死亡,因为木克土,本来已大虚了,所以容易在春天死亡。

"肝悲哀动中则伤魂,魂伤则狂忘不精,不精则不正,当人阴缩而筋挛,两胁骨不举,毛悴色夭,死于秋"。悲哀动中容易伤肝之魂。"魂伤则狂忘不精",应该按《太素》作狂妄不精。"不精"就是不精明。肝魂受伤,这人就不精明而狂妄。"当人",这个"当"字应作"令",令人。令人阴缩而筋挛,阴缩而筋挛这是肝经大伤的问题,足厥阴肝经绕阴器。又肝主筋,病人筋脉拘挛,阴囊内缩,男子阴囊内缩,女子乳头内缩。肝经行于两胁,肝经有病,出现两胁骨不举,就是两胁疼痛不能举动。毛悴色夭,同样说明,是津液大伤了。病源在肝,肝属木,病势垂危的时候,容易在秋季死亡,因为金克木。

"肺喜乐无极则伤魄,魄伤则狂"。喜乐超过一定限度,过度了,这里说伤肺之魄,以前不是说喜伤心吗? 我刚才讲了,这段情志所伤和以前所说不一样,喜也可以伤魄,就是说喜乐固然伤心,喜乐过极也可以伤肺之魄,也可以伤肺。魄受伤也可以出现狂的症状,其实就是五脏所藏之神受伤,神、魂、魄、意、志受伤都可以出现精神症状,所以魄伤则狂。

"狂者意不存人,皮革焦,毛悴色夭,死于夏"。在发狂的心里,他的意念里没有人,旁若无人。肺属于金,夏季属火,病在肺,病情垂危的时候,火克金,所以容易在夏季死亡,与其他几脏之病比较,肺病见有"皮革焦",是因肺主皮毛。

"肾盛怒而不止则伤志,志伤则喜忘其前言,腰脊不可以俯仰屈伸,毛悴色夭,死于季夏"。盛怒本来是伤肝,但是盛怒而不止,不单是伤肝,也可以伤肾之志,肾藏志。本来,志是立志不忘的嘛,但因为志受伤了,于是善忘,刚说过的话,回头就忘了,所立志向,全部化为乌有了。有的老年人痴呆,说完就忘了,刚吃完饭,就问为什么不给我饭吃,回过头就忘,喜忘其前言嘛,肾志受伤了。

"腰脊不可以俯仰屈伸,毛悴色夭,死于季夏"。腰为肾之府,肾受伤,肾精不足,肾气虚,所以腰脊不可以俯仰屈伸。"季夏"就是长夏,属土。肾为水脏,土克水,所以季夏时病危重,容易在那个时令死亡。

"恐惧而不解则伤精,精伤则骨痠痿厥,精时自下"。前面我们讲过了,恐惧流淫而不止,肾精受伤。肾藏精主骨、生髓,所以肾精受伤的时候见有骨酸。"痿",阳痿;"厥",手足厥冷或手足厥热。这个厥和后世的概念不一样,后世说的厥都是指的手足厥冷。《黄帝内经》时代手足冷、手足热都叫做厥,这叫做寒厥和热厥。阳气虚导致手足凉的时候,《黄帝内经》把它叫寒厥,以肾为主,下焦阳气虚手足凉,叫寒厥。肾阴虚、肝阴虚,以肾阴虚为主,阴虚手足热这叫热厥。精伤则骨酸,特别是腿酸,下肢酸,肾虚的表现嘛。"精时自下",跟前边所说的流淫不止是一个意思,肾所藏之精,不时滑泄。

"是故五脏主藏精者也,不可伤,伤则失守而阴虚,阴虚则无气,无气则死矣"。这是总结语,五脏是主藏精的,本不可伤,上面各种情志过激都可以伤五脏之精。五脏受伤了精就不藏,阴精不藏流失就出现阴精大虚。"阴虚则无气",阴精可转化为阳气啊,阴精大虚,那么阳气化生无根了,阳气也没有了。"无气则死矣",阴精伤了,阳气也不能化生了,人就要死亡了。气散则亡,气聚则存嘛。

"是故用针者……针不可以治之也"。前文提到,针灸的时候观察病人的各种状态,神气如何,姿态如何,动作有些什么表现,语言怎么样?可以判断神啊。沉默不语是问题,滔滔不绝也是问题,说起话来毫无逻辑,还是问题。那么动作张牙舞爪,是问题。静卧、蹉卧、不动也是问题。察观病人之态,这个态可是泛指:神态、动态、形态。察观病人之态,借以知道精神、魂魄是存是亡,到达什么程度?特别是已经出现神志异常表现的病,更要仔细观察,不但是《黄帝内经》时代靠仔细观察,现在同样是以观察为主。当然还要问一问病人家属,其实病人家属也是观察来的。换句话说,现代医学,检查神志疾病没有可靠的理化指标,也没有可靠的仪器,还是靠观察。所以要察观病人之态,通过察观病人之态,来了解精神魂魄是存是亡,程度如何?是得是失,得神者生,失神者亡嘛。这个"得失"看来就是损失的情况,或者叫做偏义复词,是偏于失,存亡的情况。"五者以伤,针不可以治之也",五脏所藏之神都伤了,针刺是不能治疗的。因为什么呢?针刺是要通过人的神气起作用嘛,当然针不可以治,其他方法也很难治。

[理论阐释]

神志太过伤脏的规律

我们在串讲中谈到了,本段关于神志与五脏的问题,或者说神志的改变伤五脏的问题,和我们以前所学的,特别是和《阴阳应象大论》所说:喜伤心,怒伤肝,悲伤肺,恐伤肾,思伤脾等不完全一致,那个是一般的受伤。本段又提出来一些特殊的东西,七情太过损伤五脏的规律。

第一点,五志、情绪波动过极首先伤心,所以说"怵惕思虑则伤神","喜乐无极,神惮散而不藏","恐惧者,神荡惮而不收"。本段说明,情志受伤首先是伤人心神。

第二点,五志自伤本脏,过去中医基础课,这个内容讲的比较多,也就是喜伤心,怒伤肝,悲伤肺,思伤脾,惊恐伤肾。

第三点,五志互伤他脏。本段提出来"怵惕思虑",伤心神;"愁忧不解",伤脾意;"悲哀动中",伤肝脏;"喜乐无极",伤肺魄;"盛怒不止",伤肾志。都属于它脏之志伤及本脏之神。这是为什么呢?前面不是说心藏神,肺藏魄,那样伤不是很好嘛?但实际临床上它确有这类问题,怒也伤心,恐也伤心,这种情况挺多的。对这一点的基本解释是,"邪之所凑,其气必虚"。也就是某一脏虚,所以不管什么情志变化,它都可能伤及那脏。比如说,肺气虚,怒也可以伤肺,喜也可以伤肺,恐也可以伤肺,因为肺虚嘛,是从这个角度来解释的。有时五志伤害它脏而不伤害本脏,也就是本脏并不太虚,所以,没伤本脏,而伤它脏。这是我们的解释,而且这个临床上是常见的,所以不能希望说喜只伤心,怒只伤肝。

159

第三段　五脏所藏及其病证

[原文诵读]

肝藏血,血舍魂,肝气虚则恐,实则怒。脾藏营,营舍意,脾气虚则四肢不用,五脏不安,实则腹胀,经溲不利。心藏脉,脉舍神,心气虚则悲,实则笑不休。肺藏气,气舍魄,肺气虚则鼻塞不利,少气,实则喘喝胸盈仰息。肾藏精,精舍志,肾气虚则厥,实则胀,五脏不安。必审五脏之病形,以知其气之虚实,谨而调之也。

[串讲]

"肝藏血,血舍魂,肝气虚则恐,实则怒"。肝是藏血之脏,人卧血归于肝脏,人动血行诸经。而魂,是藏于血的,或讲魂是藏于肝的。由于肝藏血,血舍魂,所以肝气虚容易出现情志方面的症状。恐本来属肾嘛,但是肝肾同居于下焦,肝肾的虚证往往属于肾;而肝肾的实证,往往都责之于肝。肝肾同居于下焦,叫肝肾同源,或叫乙癸同源。按天干,甲是阳木,属于胆,乙是阴木属于肝。癸是水,肾主水,阴水;阳水是壬,属膀胱。"甲胆乙肝丙小肠,丁心戊胃己脾乡,庚属大肠,辛属肺,壬为膀胱,癸肾藏",它是把脏腑同五行和十干联系起来,乙就是肝,癸就是肾,肝肾同源于下焦,同藏阴精,又同寄相火。因此肝肾二脏之病,实证多属于肝,多从肝治;虚证,多从肾治。在这个意义上,后世有的医家说肝无虚证,肾无实证。其实肝有虚证,肾也有实证。但是只不过就这个意义上来说,治肝肾之虚,可以补肾;肝肾之实,可以泄肝。李中梓的《医宗必读》,其中就有一篇论文叫《乙癸同源论》,文章写得非常生动,也很切合实际。所以虽然恐是属于肾之病,但是肝虚,肝血不足,肾阴也不足,所以肝虚证出现恐。实则怒,怒虽然是肝之本志,但肝肾之实,都会出现怒。

"脾藏营,营舍意,脾气虚则四肢不用,五脏不安,实则腹胀,经溲不利"。营气出于中焦,脾藏营,五神之一的"意"就是藏于营,或者说藏于脾。心有所忆,谓之意,意念一动那个意是藏于脾的。"脾气虚则四肢不用","脾病而四肢不用"的问题。《太阴阳明论》讲过了。"五脏不安",脾虚,不单是脾本脏虚,五脏都因之而不安,因为脾是后天之本,又是气机转输之处,肝心脾肺肾,气血运动,内外出入,全靠脾在中间为轴,所以脾虚不单是四肢不用,而且出现五脏不安。临床上脾不藏营,脾虚四肢不用比较常见。在讲《阴阳应象大论》的时候我举过这样一个病例,有一个女孩子,患青春期精神分裂症。就有见到异性"表情丰富"等意不能藏的症状。实则腹胀,脾主运化,不能正常运化了,所以出现腹满。当然这个腹胀满也是大事。它表明,一是运化不好,水谷吸收精微功能下降了,糟粕排泄也出现障碍了。二是说明气机转输不利,脏腑升降出入功能失常,所以也腹胀满。因此这是个大事,请各位留意。我们在讲《阴阳应象大论》的时候说"阳胜则身热",其中到最后,"齿干以烦冤,腹满,死",谈过这个问题。

第 27 讲

经溲不利,这个"经",《甲乙经》作"泾",泾渭分明的那个"泾",一般地说"泾"指小便,"溲"是二便之通称。我们平常生活中说的"解手",要从这个角度看,应该是"解溲"。不过前些日子我在报纸上看有人做文章,说在什么时代官家抓捕了一些老百姓,都拿绳子捆上,一个连着一个,谁要想去大小便的话,就先解手,先把手解开,是这么一种解释。如果从医学角度来看,应称作大溲小溲,只不过把"溲"说成"手"。泾,就是泾渭分明的泾,河水之名,是指小溲而言。"溲"在这里,通指二便。也就是脾运化不利,可以出现大小便失常,不通或者是失禁。不过如果是实证的话,看来还是以不通利为主。因为脾不能运化,水液代谢失常,糟粕排除也失常。我们在讲《五脏别论》的时候特别讲过"魄门亦为五脏使,水谷不得久藏",虽然在这里强调的是脾病可以出现这个问题。

"心藏脉,脉舍神,心气虚则悲,实则笑不休"。心藏血脉,或者叫心主血脉。心又藏神,所以说是脉舍神,其实也是心藏神。心气虚出现无故悲伤的症状,那是心气不足,或者说是营血虚不能养心。悲本来是肺之志,但是心虚也可以出现悲的症状。有一个甘麦大枣汤,治疗脏躁,脏之所以躁,就是营血虚而不能养神,所以病人无故自悲伤。实邪扰乱心神,病人多笑,是病态的笑,嘻笑不休。虚则悲不自胜,实则嘻笑不休,作为疾病而言,自己叨叨咕咕地说,偷偷的笑,自言自笑,这种情况往往是心神之病,这是"精神分裂症"的典型症状之一。为什么自言自笑?我们说是心神受伤,但现在的考虑,这个病人是有幻觉,比如说有幻听,听到了特可笑的话。当然也怒骂的,也常是有幻觉的表现。

"肺藏气,气舍魄,肺气虚则鼻塞不利,少气"。肺主一身之气,五志之魄藏于肺,所以这里说是气舍魄。当然气虚就不能藏魄,也可以出现一系列的精神症状。但是下边举例是由于肺主气司呼吸,开窍于鼻,所以肺气虚可以出现鼻塞不利,呼吸之气不正常,不通畅。在《五脏别论》当中也提到过,"心肺有病,而鼻为之不利",当然它讲的心和肺,这里重点提到的是肺。但是"鼻塞不利"四字在《素问·调经论》上是"息利少气",同样的肺气虚,那个说是息利,就是呼吸之气还通畅。"少气"跟本篇的记载是一样的。所以肺气虚,那一篇讲的是息利,呼吸还通畅,但是少气,"少气"也可以形容呼吸气不够,甚至说是"少气不足以言",就是说话的气都没有了。因此肺气虚到底是鼻塞不利,还是息利呢?应该说两种情况都有,也不见得鼻塞不利的人就都是肺气实,也有虚象。但是话说回来,一般来说,肺实的容易出现鼻塞不利,肺虚的相对比较少。

"实则喘喝胸盈仰息"。肺有实邪,就气喘喝喝。肺有实邪了,宣降不利了,于是气喘。"胸盈"就是胸中满。而"仰息",即是仰面呼吸。现在临床常说的"端坐呼吸",指不能平卧,尤其不能低头,这是实邪壅肺之象。

"肾藏精,精舍志,肾气虚则厥,实则胀,五脏不安"。肾主藏精,又主志。"厥",我们已经谈到过了,有寒厥和热厥。肾阴虚,阴虚则热,所以病人从足到膝发热,是肾阴虚的热厥;肾阳虚,从足到膝寒冷,叫寒厥。总之,厥是和肾关系最密切,和下焦关系最密切。这个厥不是昏厥之厥。"实则胀",肾有实邪,也可以出现腹胀。由于肾是水火之宅,特别是肾阳虚,不能温化脾土,也导致了腹胀;肾阳虚或者肾气虚,不能够制水,使得水液停留,也可以出现腹胀。"实"是指实邪,我说是肾气不足而有实邪停留,因此这个"实"是相对而言的。其实某一脏的实都是相对而言,没有正气虚它不可能有实邪。从这个意义上讲,"邪之所凑,其气必虚","邪气盛则实",邪能够侵犯,必先有正气之虚。但是总的来说分实证和虚证的话,那么有实邪可以出现腹部胀满,运化不利,气化不行,水也不能正常排泄,糟粕也不能正常排泄,所以腹胀。肾为先天,阴阳水火之宅,肾病也可以影响到五脏,而使"五脏不安"。你看,本段五脏所藏及其病证里面,引起"五脏不安"的一个是脾,一是肾。虽然在《黄帝内经》里没有先天之本、后天之本的说法,但是它的意思还是表达得很清楚,只有脾肾之病,才提出来影响到其他脏,当然不是说别的脏腑有病不影响其他脏,也影响,但最突出的是脾肾二脏。但是对这句话不要理解为只有肾实才五脏不安,肾虚就是厥,其实肾虚也可以导致五脏不安。说脾虚五脏不安,那脾实就五脏安,也不是这么理解。所以脾肾虚实之病,不但是本脏之病,都可以影响到其他的脏。这是两脏生理功能更重要,涉及到全身的问题。

"必审五脏之病形,以知其气之虚实,谨而调之也"。所以在临床诊治疾病的时候,首先要审察五脏病的病态。"病形",疾病的症状。都出现那些症状,是属于哪一脏之病,必须要审察。那气喘、胸盈仰息的首先应考虑到肺;那个鼻塞不利,或者鼻息利少气的也应该考虑到肺。所以必审五脏之病形,知道病在哪一脏,然后再分析它是属于实证还是属于虚证?既知病所在之脏,又知道气之虚实。"谨而调之也",谨慎、认真、仔细地来调治。

[理论阐释]

神与脏腑

脏腑藏精,神是精气所化,脏腑精气充盈,神就充沛;脏腑所藏精气虚衰,神也会不足,所以神和五脏关系至为密切。这里从四个方面谈神和五脏的关系,或者说神和形体的关系。因为形神是相对立而统一的,形神是相对而言的。形,这里主要是谈的脏腑,当然下面也谈到了奇恒之腑的问题。

第一点,神与形的关系是说,神主于心,或者说是心藏神,心主神,这个观点在《黄帝内经》里面讲的很多。比如我们在《灵兰秘典论》学过,"心者,君主之官,神明出焉。"《六节藏象论》说:"心者,生之本,神之变也。"这里主要的观点是心藏神,心主神。

第二点,神又分属于五脏,在《黄帝内经》里这个观点也很明确,只不过后世,特别是近几十年,神分属于五脏的问题说得少,甚至于有被忽略的倾向,其实这是不对的。从中医传统理论上说,从《黄帝内经》关于神另外一种说法,就是分属于五脏。怎么分属的?就是像本篇所说的,心藏神,肺藏魄,肝藏魂,脾藏意,肾藏志。五脏都藏神。因此这个五脏又称为五神脏,《六节藏象论》也有"神脏五"之论,就是说五脏都藏神,肝心脾肺肾都藏神,神魂魄意志分由五脏所主,总的来说是神藏于五脏。这是《黄帝内经》的一个重要理论,也是中医学一个重要理论。再有这又不可避免的谈到神寄于脑髓的问题,特别是西医学传入以来,西医学很明确,人的精神出自大脑,它有解剖作为依据。但是从传统中医理论上说,神不归在脑,但是接受了西医学以解剖为基础的知识之后，在一段时间之内，特别在近几十年之内，人们在学中医的时候就往往说心，还有这个血脉之心，还有这个脑髓之心，好像形成那么一种观点。其实从中医传统理论来说，不是这样。虽然《黄帝内经》上有脑有髓，比如我们在讲《五脏别论》的时候，脑、髓、骨、脉、胆、女子胞都谈了，脑只是和女子胞、胆等同为奇恒之腑而已，在《黄帝内经》里面脑与神志有些影子没有呢？有的。它说脑髓虚，人就脑转耳鸣，这个症状用现在的话说是个神经性的。李时珍《本草纲目》，在讲辛夷说："脑为元神之府"。这元神在概念上和我们现在所说的清灵、智慧不是一回事。元神不是指的聪明爽朗，是指自然的生命带来的那种神，李时珍谈的和现在所说精神意识那个概念也不完全相同。《素问·脉要精微论》说："头者，精明之府"。从那段原文上来看，"精明"是指眼睛，眼睛藏于头上，但眼睛也反应人的精、气、神。当然关于脑的问题现在也有著作，叫《中医脑病学》，它是以解剖为基础的研究，中医也得治这个病，比如现在诊断清楚了，CT出来了，核磁出来了，明明发现这里有问题了，那脑病也得承认，那确实病在于脑的，所以有《中医脑病学》应该是很不错的。正是因为西医学的传入，中医接受了一部分以解剖学为基础的观点，认为《黄帝内经》时候，古人对这个问题认识得有缺点，误把心作为藏神的器官了。因此说，五脏藏神的理论之所以往往被忽视，是用西医观点没法解释了，就不容易接受了。但是告诉各位，将来很可能联系得上。因为西医学也在进步，除脑之外的其他器官和精神活动有没有关系？有关系。有一种肽类，认为是精神活动必要的物质。肽类在脑子里存在，才有精神活动，可是近些年来，西医学发现，在胃肠里面所含的肽类很多，所以西医原来叫神经肽，后来叫做脑肠肽。谁说胃肠没有？谁说胃肠不影响人的精神活动？其实肝有没有？从解剖的肝上，解剖的肺上，解剖的心上，都有这类物质。因此，《黄帝内经》时候不单是用五行为基础，把很多东西都划到五上去了，以五脏为中心的吗，把精神活动也分到五脏去，不单纯是为五而划分五，它是有实践作依据的，它是有事实作基础的。就说治疗神志病，我们有时候治肝，有时候治肺、治脾、治肾、治心，或者说治心的时候相对比较多。你也不好说治脑，你没有办法用药，哪个药入脑经？所以这是一个理论体系，它既然是有实践基础，很可能将来会找到物质基础。所以，盲目的固步自封是不对的，虚无也是不对的，妄自菲薄也是不必要的。应该汲取其他学科的精华，丰富我们的理论。而且《素问·移精变气论》讲得很清楚，说"去故就新乃得真人"。"故"就是指故旧粗陋的东西，抛弃那些不恰当的，所谓扬弃其糟粕；"就新"，不断学习新东西。这才是真正的医生，才可能成为一个高明的医生。又说："圣人杂合以治，各得其所宜"，作为治疗来说，也要逐渐丰富，要不断创造新的治疗技术，学习新的治疗方法。"杂合以治"，各种方法都可

163

以用,只是,要"各得其所宜",适宜的才用,哪种方法适宜治疗什么病,你再使那种治疗方法,而不是生搬硬套的用。所以从《黄帝内经》来说,就要求人们不断学习新的东西。"所以任物者谓之心",不接受新东西,那就叫没心了。但是,接受必须是符合或者说在我们理论体系基础之上的,丰富原有的理论与技术。科学的问题是复杂的,可以从不同的角度认识它,这是正常现象。

第三点,是关于神寄于脑髓的问题。话说回来,在中医学的历史上,曾经有过一段,认为脑髓和神志关系是很密切的,这个理论和《黄帝内经》不完全一致。起码在南北朝时代有这种理论,而这个理论现在突出表现在孙思邈的《千金方》和王焘的《外台秘要》上,那两部都是方书。《备急千金要方》是唐朝孙思邈药王的书,简称叫《千金方》。这位王焘也是唐朝人。这两部书都收录记载了南北朝时代的《集验方》和《删繁方》。我们从《千金》、《外台》收录的条文上,可以看到,《删繁方》和《集验方》对于脑髓和精神活动联系比较多。但是,这个理论或称学术观点,以后在学术界不太被重视,没有发展起来,而两书均已失传。只是这两个书的一些方子,在《千金》和《外台》上还看得到,至今临床上还比较常用,而其关于神寄于脑髓的理论却被遗忘了。有些中医学家强调脑藏神,不妨从这两部书中查一查,中医学里的源头。

第四点,神与胆相关。这在《黄帝内经》里就有,"胆者,中正之官,决断出焉","决断"当然就属精神活动了,是精神意志的一种表现。

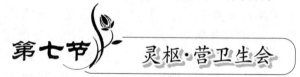

第七节　灵枢·营卫生会

[题解]

本篇讨论了营气与卫气的生成、运行与会合的问题。营气有其运行规律,卫气也有其运行规律,这两个气运行之中还有会合。因为讨论了营气与卫气的生成和运行、会合问题,所以篇名叫做《营卫生会》。全篇分成两段。

第一段　营卫运行与会合

[原文诵读]

帝问于岐伯曰:人焉受气?阴阳焉会?何气为营?何气为卫?营安从生?卫于焉会?老壮不同气,阴阳异位,愿闻其会。岐伯答曰:人受气于谷,谷入于胃,以传与肺,五脏六腑,皆以受气,其清者为营,浊者为卫,营在脉中,卫在脉外,营周不休,五十而复大会。阴阳相贯,如环无端。卫气行于阴二十五度,行于阳二十五度,分为昼夜,故气至阳而起,至阴而止。故曰:日中而阳陇为重阳,夜半而阴陇而为重阴。故太阴主内,太阳主外,各行二十五度,分为昼夜。夜半为阴陇,夜半后而为阴衰,平旦阴尽而阳受气矣。日中为阳陇,日西而阳衰,日入阳尽而阴受气矣。夜半而大会,万民皆卧,命曰合阴。平旦阴尽而阳受气,如是无已,与天地同纪。

黄帝曰:老人之不夜瞑者,何气使然? 少壮之人不昼瞑者,何气使然? 岐伯答曰:壮者之气血盛,其肌肉滑,气道通,营卫之行,不失其常,故昼精而夜瞑。老者之气血衰,其肌肉枯,气道涩,五脏之气相搏,其营气衰少而卫气内伐,故昼不精,夜不瞑。

除了讲了营卫生成会合之外,还谈到了老年人白天没精神,夜里又睡不实,这是和卫气运行关系最密切,或者说和营卫运行关系最密切的问题。

[串讲]

"人焉受气? 阴阳焉会?""焉"是哪里的意思,人从哪里接受气啊? 其实是说人接受水谷,通过脾胃运化产生的精微之气。营属阴,卫属阳,营卫是怎么样相互会合呀,或者说,营气卫气既行于阳,又行于阴,这是怎么会合的呢? 有阴有阳,又在阳分运行,又在阴分运行,怎么才能会合呢? 在哪里会合呢?

"何气为营? 何气为卫? 营安从生? 卫于焉会?"营是什么呢? 卫是什么呀? 安,疑问之词。这说的是营安从生,实际问的是营卫二气是怎么生成的。"卫于焉会?"其实问的是营卫二气在哪里相会的。

"老壮不同气,阴阳异位,愿闻其会"。老年人和壮年人其气血不同,或者说营卫之气不同。阴指的是营气,阳说的是卫气,营气属阴,卫气属阳,这两个气所在的部位不同,也就是循行的部位不同,我想听一听它们怎么才能会合,在哪里会合? 当然是提出问题,说明将要讨论的范围。

"人受气于谷,谷入于胃,以传与肺,五脏六腑,皆以受气"。人焉受气? 受气于谷,谷先入于胃,胃为水谷之海,胃主纳,所以说谷入于胃,这个"胃"看来又含有脾的功能在里面了。"以传于肺",《经脉别论》讲过了,"饮入于胃,游溢精气,上输入脾,脾气散精,上归于肺",所以说谷入于胃,后经过脾胃的运化把精微通过经脉传到肺脏。肺主宣发,布散水谷精微之气,五脏六腑都能够接受之。这就回答了人焉受气问题。

"清者为营,浊者为卫"。二者均是水谷精微之气,"其清者为营",柔润的称之为清,这是营气;慓悍之气叫做浊,即指卫气。和一般清浊概念不一样了,因为一般来说,浊为阴,清为阳,可是这里营是属于阴,卫是属于阳,所以这个清浊是特定的概念。在《黄帝内经》同样相对的两个字,在不同的地方就有不同的意思,是非常常见的。这个清者为营,就是说水谷精微之气中那种柔润的,是营气;那种慓悍的就是卫气。

165

"营在脉中,卫在脉外"。在运行总的特点上,营属阴,以行于脉中为其主体运行路线,所谓主体路线也就是说脉外它也得有营气,但是主体是营在脉中,营属阴而行于脉中。卫在脉外,卫属阳,是慓悍之气,主体路线不在脉中,在于脉外,循脉而行的,总之在脉外,而脉中也当有卫气存在。具体循行路线在[理论阐释]当中再讲一下。

"营周不休"。这个"营"字,是运行的意思,是营运的意思。其实营气之"营"是营运的意思,卫气之"卫"也是运行的意思。要查《辞源》《辞海》,这两个字意思基本相同,营者卫也,卫者营也,都是环周运行的意思。因为环周运行了就有保护的作用,你看军队营盘,一般都是环周的,它也有防卫的意思。卫气,卫也是环周的意思,它也有保卫的意思,所以营卫二字的本义是相同的。只不过在医学上为了区别它们的功能以及运行上一些特点,这个叫做营,清者为营;浊者为卫。其实反应了它们一个共同的特点,即是运行。营是运行,周是循环,循环往复叫做周,所以这个营卫二气,它们都是往复循环,不断运行的,这叫营周不休,不能停止。

"五十而复大会,阴阳相贯,如环无端"。循行五十周而大会一次,营气运行五十周,卫气运行五十周,每五十周这两气大会一次。内外分阴阳,十二经分阴阳,营卫运行内外阴阳各经,怎么相互贯通呢,比如说营气运行按十二经的顺序,它是一阴一阳,相互贯通的,从手太阴经到手阳明经,再从手阳明经到足阳明经,从足阳明经就到足太阴经……,是阴阳相互贯通,相互联系。卫气也有它的运行规律,主体路线循行,也是循环的,如环无端,不能终止,如若终止了,生命也就结束了。这阴阳相贯其实还有另一个意思,就是将脉内脉外叫阴阳的话,营卫二气也是相互贯通的,出于脉者就是卫气,入于脉者就叫营气,脉内脉外也是相互贯通的,不是一个总在脉里走,一个总在脉外跑,不是的,只不过这俩是一气,入于脉的就叫做营了,出于脉外的那部分就叫做卫了,只不过是这样一种划分,并不是绝对的。如果绝对,生命也没法维持,阴阳必须相贯。所以这阴阳相贯有两个意思,一个是阴经阳经相互联系相互贯通,一是脉内脉外营卫二气它也是相互贯通的。

第28讲

"卫气行于阴二十五度,行于阳二十五度,分为昼夜"。"行于阴"是指行于五脏、行于内,也指的是行于夜,"夜为阴,昼为阳"。所以"行于阴"这个阴,一指五脏,二指夜间。卫气夜间在阴、在五脏循行。"二十五度"就是二十五周。在白天运行于阳分,循着阳经而运行,这是说卫气的主体循行路线。卫气还有其他的运行方式,其主体循行路线是循经而行,白天循着阳经而运行二十五周。为什么说是循经而行呢?因为它"卫行脉外",它不在脉里行,说"行于阳二十五度"，不是在阳经里行，而是循着阳经而行，在白天循行二十五周。夜里循于五脏二十五周，白天循阳经而行二十五周，所以叫"分为昼夜"。

"故气至阳而起，至阴而止"。起、止，是指作息。卫气行于阳的时候，人就睡醒了，起来了；行于阴、行于内、行于五脏的时候，人就要睡眠了。"止"，是指休息，睡眠。你看，卫气和人的活动关系被提出来了。就说卫气抵抗外邪的作用，保卫体表作用。人醒来的时候，卫气行于外，所以抵抗外邪作用就强；人睡眠的时候，卫外能力就差，因为它行于五脏了。生活中也有体验，夜里睡觉，要是气温平均十度的话，穿短裤睡大概不行，可是有十度穿短裤跑步就没问题。那不是吗？人醒来的时候，卫气旺盛，保卫体表的作用就强。睡眠的时候，卫气行于里了，体表卫气保卫能力差了，所以睡眠的时候，就应该适当的保暖，生活体验也是这样。

"故曰：日中而阳陇为重阳，夜半而阴陇为重阴"。日中，在自然界一天当中阳气最隆盛，这个"陇"就是隆盛的隆。日中卫气也行于阳，自然界的阳气也最盛，所以叫"重阳"。"夜半而阴陇为重阴"。第一句话，"重阳"懂了，"重阴"也就懂了。

"故太阴主内，太阳主外"。"太阴"是说手太阴肺经主内。营属阴，营气的运行是从手太阴肺经开始，营行于脉内，所以叫"太阴主内"。计算营气、卫气的运行时候，有一个开始的经脉，营气运行即起于手太阴肺经。"太阳"是说足太阳膀胱经，"主外"是说卫气运行，卫行脉外，卫是阳气，它的运行是从足太阳膀胱经开始的，所以叫"太阳主外"。

"各行二十五度，分为昼夜"。也就是说营气白天运行二十五周，夜间运行二十五周，一天运行五十周。卫气，刚才我们讲了，白天行于阳、夜间行于阴各二十五周。所以"各行二十五度，分为昼夜"。

"夜半为阴陇，夜半后而为阴衰，平旦阴尽而阳受气矣"。夜半是一天中阴气最盛之时，但物极必反，到阴气最盛的时候，阳气就该开始初生了，所以到夜半之后，阳气初生，阴气渐衰，因此说夜半后而为阴衰。到平旦太阳开始出来了，天亮了，"阴尽"，也就是说，卫气在阴分运行结束了；卫气开始行于阳，所以说阳经该接受卫气了。平旦的时候，卫气在阴分，在五脏的运行结束了，而阳经接受了卫气了，从足太阳膀胱经开始该循着阳经运行了，所以叫"平旦阴尽而阳受气"。

"日中为阳陇，日西而阳衰，日入阳尽，而阴受气矣"。日中阳气陇，日西的时候阳气衰，自然界阳气衰了。人与自然相合，所以人体的卫气到日西的时候，太阳快落山的时候，也开始不足了。日中阳气最旺盛，到"日入"夜里了则"阳尽"，卫气循着阳经，主体路线的运行结束了，而五脏该接受卫气了。五脏

167

接受卫气,所以叫"阴受气"。

"夜半而大会,万民皆卧,命曰合阴"。到夜半,营气与卫气会合于阴分。每天一昼夜,在夜半的时候,营气、卫气大会于手太阴,这个时候,卫气在阴,营气也在阴,所以这时阴气最盛了。"万民皆卧",人就应该睡眠了,在古代的时候是"日出而作,日落而息",所以到夜半,"万民皆卧。"由于营卫二气相会合于阴,因此,大会又叫做"合阴"。当然它是讲一般的生活规律,现在就有些个特殊的工种、特殊的工作,需要夜里做,那这个卫气运行也得颠倒过来,它的运行就跟平常人不一样。反正人要睡眠,卫气就得入阴;人要活动,卫气就得出于阳。当然也有一些人没有特殊需要、特殊工作,他就不愿意夜里睡觉,认为那是新潮,其实那不算好事,人的生命活动和自然界就不协调,从养生角度考虑,不主张那样。

"平旦阴尽而阳受气,如是无已,与天地同纪"。刚才讲了"平旦阴尽阳受气"的问题。"如是无已,与天地同纪",像这样的话,"昼行于阳,夜行于阴",营卫二气每运行一天,五十周在夜半大会一次,循环无端,永远不能结束,与天地自然相协调一致,不停地运行。"纪"即是法则、规律。和天地的运行规律是一致的,没有结束的时候。当然作为人的生命是有结束的时候,人的生命结束,营卫二气也不存在了。下面又讲,卫气、营气运行和睡眠的关系。

"老人之不夜瞑者,何气使然? 少壮之人不昼瞑者,何气使然?""瞑"就是眠,"瞑"本来是闭眼睛,在这里也通"眠"。老年人夜里睡不好觉,这是相当多的,虽然不是所有的人,但一般来说,老年人睡觉都不如年轻人,或者跟自己比,人老了总不如年轻时候睡得实,一般不算病态。但是睡不着,失眠,"不夜瞑"整夜不眠,当然是病态。这是什么气造成的呢? 年轻人白天不睡觉,不愿意睡觉,"何气使然"? 这是什么气所造成的呢?

"岐伯答曰:壮者其气血盛,其肌肉滑,气道通,营卫之行,不失其常,故昼精而夜瞑"。岐伯回答说,这和营卫二气有关系。为什么呢? 身体强壮的年轻人,他们的气血盛,肌肉滑利,营卫二气运行之道路通畅,所以营卫之气的运行"不失其常",没有失常的时候,它运行得很有规律。所以白天有精神,精力很充沛,而夜里睡得很实,这是气血盛的原因,气道通、肌肉滑利才有这种现象,是身体好的表现。睡觉不好的人,不能说他身体好,这可是大事。现在世界性的还有睡眠日,说睡眠是人类生命当中的重要问题,尤其是在当代工作繁忙,生活节奏很快,人们压力也大,如果身体不好,就出现了睡眠障碍。所以睡眠是一种现象,标志着人体气血盛衰、人体健康的程度问题,所以是个非常重要的问题。

"老者之气血衰……故昼不精,夜不瞑"。老年人气血衰了,肌肉枯了,气道也不通畅而涩滞了，营卫之气该运行到什么地方，运行不到那里了。该运行到阳，它运行不到阳，所以人也没精神；该运行到阴，也不能顺利的运行到阴，所以人也就睡不着，或者睡不实。"相搏"也就是不调的意思，五脏之气不调和。你看，这睡不着觉涉及到五脏的问题，从营卫二气运行来说，特别是卫气和睡眠的关系来说，那并不单是一个简单的卫气，而涉及到五脏的。"其营气衰少而卫气内伐"，虽然是说睡眠关系到卫气和五脏，但是和营气也有密切关系，营卫二气同是水谷精微之气所化，而且营卫二气是内外相贯。特别是营气虚衰而卫气内扰，伐，即扰乱的意思。扰乱就是不调，运行失常。该行于阳它不行于阳，人就没精神，白天应该有精神，可是打瞌睡；夜里卫气该行于阴，它也不能正常行于阴，于是该睡眠了，不能入睡而失眠。这里只是用老年人和壮年人睡眠的问题来说明卫气、营气，特别是卫气运行的一个功能表现，卫气当然很多的作用，其中很重要一条是关系到睡眠的问题。因为"昼行于阳，夜行于阴"，行于阳就该醒了，行于阴则该睡觉了，也就是卫气"行于阳则寤，行于阴则寐"。

[理论阐释]

（一）营卫二气的运行

先说营气的运行。营气的运行，其特点是"太阴主内"，即起于手太阴肺经开始。虽然说营出中焦，是水谷精微所化，但因手太阴肺经起于中焦，营气运行的第一条经脉即是肺经，它运行于脉内。在脉内怎么运行呢？简要的说，就是按照十二经脉的顺序为运行的路线，每昼夜按着这条路线运行，"五十周于身"。

《灵枢·营气》篇说："营气之道，内谷为宝，谷入于胃，乃传之肺，流溢于中，布散于外，精专者行于经隧，常营无已，终而复始。""内谷为宝"，这个"内"，也就"纳"字。"内谷"就是进饮食。必须饮食进入，脾胃能够受纳、消化饮食，是宝贵的。营卫、精气，既要"流溢于中"，内脏；又"布散于外"，连皮毛都得布散到。精专的，就是前面所说"清者"，精气中营养浓厚、丰富或者丰厚的部分，"行于经遂"之中，经常运行，运行不能停止，"终而复始"。这是说营气产生，以及其运行的特点是"终而复始"。其具体的循行路线，就按十二经的顺序。下面有个表一会儿再讲。

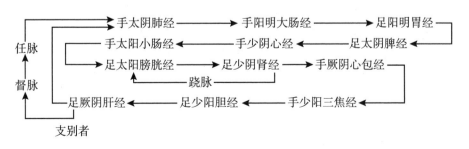

169

《灵枢·脉度》以及《灵枢·五十营》等篇,又提出了一个"二十八脉"之说。二十八脉,人体经脉总的长度是十六丈二尺。我校招硕士研究生的时候出考题,题目是"人体经脉总长度是十六丈二尺,请说明二十八脉的名称"。大约有三分之二的人就没答对这个问题,其实本科生肯定讲过了。现在我说一遍二十八脉:十二正经,知道吧!一手太阴是肺经、二手阳明大肠经、三足阳明是胃经、四足太阴是脾经,一直到十二,足厥阴肝经,这个叫做十二条正经,十二正经左右各一,这就二十四了。再有就是任脉一条,督脉一条,这就二十六了。还需要两条脉,就是跷脉。跷脉左右各一,共二十八。但是跷脉有阴跷和阳跷,要把阴跷和阳跷加上那是三十了。不是全加上,只加一个。加哪一条呢?男子加阳跷脉,女子加阴跷脉,左右各一。所以数到男子上,十二正经加上任脉、督脉,再加阳跷左右各一,共二十八;女子不计阳跷,再加上阴跷,左右各一。所以《灵枢·脉度》说:"男子数其阳,女子数其阴,当数者为经,不当数者为络也"。也就是男子以阳跷为经,而以阴跷作络来看待;反之,女子以阴跷为经,阳跷就作为络脉看待。作络脉看的就不算在二十八脉之内。因此,经脉总长度,才是十六丈二尺。当然,每个人经脉总长度都是十六丈二尺,高个子是十六丈二尺,矮个也是十六丈二尺,这是以同身寸来计算的。根据你的身体长短,尺寸不一样。这是关于卫气运行当中又谈到了二十八脉问题,这是个常识。所以学了《黄帝内经》,应该知道了。

请看下面营气运行的示意图。

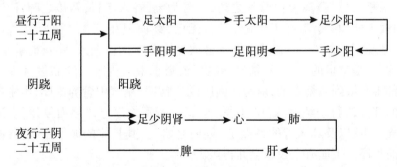

这个图应该是示意图,第一,手太阴肺经(气从手太阴出);第二,手阳明大肠经;第三,足阳明胃经;第四,足太阴脾经;第五,手少阴心经;第六,手太阳小肠经;第七,足太阳膀胱经;第八,足少阴肾经;第九,手厥阴心包经;第十,手少阳三焦经;第十一,足少阳胆经;第十二,足厥阴肝经。沿十二经的运行是一主体循环路线,从足厥阴肝经又直接回到手太阴肺经。此外,还有两条支线:一是从足厥阴经开始,过督脉、任脉到达于手太阴;另一分支,运行到足少阴肾经就回来一部分,回到足太阳膀胱经,这又是一个支。就是这样,沿二十八脉运行,营气运行路线示意就是这样。

卫气运行在《黄帝内经》里记载更复杂,它的运行规律可归纳为三方面。

第一种循行,卫行脉外,与营气并行,这是一条路线。与营气并行,就是按照上面所说的营气路线,十二正经,其中还有两个分支。只不过"营行脉中,卫行脉外"。当然可以内外相贯,脉内之营也可以出于脉外作为卫,脉外之卫也可以入于脉内成为营,阴阳相贯,这样运行。

第二种循行,可以说是卫气循行的主体路线。就是昼行于阳,夜行于阴,各二十五周。《灵枢·卫气行》专篇论述了卫气的昼夜运行的路线,它说:"故卫气之行,一日一夜五十周于身,昼日行于阳二十五周,夜行于阴二十五周,周于五脏";又说:"其始入于阴,常从足少阴注于肾,肾注心,心注肺,肺注肝,肝注脾,脾复注于肾为周"。"常从足少阴注于肾",这是说卫气运行从阳入阴,首先要从足少阴经入于肾。但是这里可还有一个问题,就是卫气运行于阳的时候,每一周都要交会足少阴一次。不是白天总在循阳经转,它不是。在循阳经转每一周,都要交会足少阴肾一次。为什么?卫是阳气,交会足少阴肾经一次才取得肾精的支持与滋养,不然阳气、卫气不停地耗散,就会枯竭,阳气需要有阴精作为支持的。这叫"阳根于阴"。其实上边我们谈营气循行的时候没说,营气循行每一周都要从肺经开始,因为肺主气,营属于阴,必须要有肺气不断地推动;而且又说了营气之产生,首先由水谷精微之气上注于肺,营气滋养人体,它也要损耗,需要不断地从肺得到滋养。所以营属阴,需要有肺气的不断的支持,是"阴根于阳"。卫为阳,要阳根于阴,所以每周都要交会足少阴肾经一次。

请看卫气运行示意图。这就是第二种运行方式,或者把它叫做主体路线运行方式。平旦从足太阳经目内眦的睛明穴开始,卫气到这,所以眼睛睁开了。从足太阳到手太阳、手少阳、足少阳、足阳明、手阳明,循着这六阳经一周。每一周下来,要通过阳跷脉交会足少阴肾一次,然后通过阴跷回来,再到足太阳。所以行于阳是二十五周,从足太阳经开始,但每一周都要交会足少阴肾一次,以取得肾精的滋助。二十五周之后,又通过阳跷脉到达于足少阴,从少阴注于肾,入五脏了。从肾到心、从心到肝、从肝到脾,按照五脏这个顺序运行,夜里运行二十五周之后,平旦又从脾运行到足太阳膀胱经了,又运行于阳了,这样有规律不停地运行。上面谈到了老年气血衰、气道涩,营卫运行失常而不能通利的时候,就睡不好觉。是因为气血衰了,不能够正常地从阳入阴了。而反过来,如果说卫气在五脏运行,由于五脏的原因,它不能够正常地出于阳,这人可就醒不了,或者叫做嗜睡。按卫气运行的道理,不是很清楚吗?所以我们分析睡眠,"卫气行于阴则寐,卫气出于阳则寤"。睡不醒,那是卫气不能出于阳;不能入睡,那就是卫气不能入于阴。

第三种,卫的散行。卫气行于脉外,有一部分是"散行的",没有一个准的路线可描述。散哪? 散于肌肉、皮肤、胸腹、脏腑。也就是说,无处不到。你看《灵枢·邪客》篇说:"卫气者,出其悍气之慓疾,而先行于四末分肉皮肤之间,而不休者也",首先因为它是慓悍之气,不是循着脉行,既先行又是四散开。"四末",手足四末,皮肤、分肉之间,这是一个解释。《素问·痹论》又说:"卫气者,水谷之悍气也,其气慓疾滑利,不能入于脉也,故循皮肤之中,分肉之间,熏于肓膜,散于胸腹"。把这两段话联系起来看,就是卫气散到全身,对全身各处都起到温煦的作用。后世所说"气主煦之,血主濡之","煦"就是温煦,全身各处都得有温暖之气。脏腑、肓膜、皮肤,都需要有卫气的温养。因此,它有"散行"的特点。

我们以本篇为主,并综合《黄帝内经》其他篇章,来认识卫气运行规律,三个方面。当然由于学习《黄帝内经》的认识不同,也可能有一些其他的见解。不过我看这是主体、这是主要的,而且我们都是以《黄帝内经》的经文作为依据的。

(二)营卫的会合

1. 营气自己会合　那就是五十周大会一次,也就是营气始于手太阴,每周都是从手太阴开始,但是一昼夜大会一次,自己和自己,还是会于手太阴。

2. 卫气自己会合　卫气循经而行,白天行于阳经,始于足太阳,而复会于足太阳,就像上面那个表所示;当然夜行于五脏,也有规律。但是卫气从足太阳开始,昼夜五十周于身,仍大会于足太阳。

3. 营卫交会　营卫在运行当中,虽然有"阴阳异位",但是二者不是绝对分开,互不相涉,而是相互贯通,不断交会的。其一,是营卫脉内外的交会。"营在脉中,卫在脉外",总体说是这样。但是这两者内外二气又是相互感应、相互贯通、相互交会。如果学了《黄帝内经》说"营在脉中、卫在脉外",那就理解为营不能出于脉外,卫不能入于脉中,两气各行其道,这绝对是错误的。正像张介宾《类经》注释所说:"虽卫主气而在外,然亦何尝无血"。血,是指的营了。"营主血而在内,然亦何尝无气"。没有卫气的话,营血怎么运行? 不可能。营也靠卫气的推动,卫也需要靠营血的滋助,二者相互为用的。张介宾接着说:"故营中未必无卫,卫中未必无营,但行于内者便谓之营,行于外者便谓之卫,此人身阴阳交感之道,分之则二,合之则一而已"。所以我们学过《黄帝内经》之后,不许死记,死记就错了,说"营在脉中,卫在脉外",没有别的了,不对。脉内也有卫,脉外也有营,营卫交会。但是总的来说,作为特点来说,营的特点主要在脉内,卫的特点主要在脉外。所以我们说营卫分行,不断交会,以互促互化,从而维持人体的生机。虽然营卫二气不断地交会,但每天之大会则在夜半而会于手太阴。

第29讲

[临证指要]

营卫的运行与睡眠的关系及其意义

本段的最后一个小的自然段,是以老年人昼不精,夜不瞑;青壮年白天精明,夜里睡得好,"老壮不同气"而提出问题,用以解释营卫之气运行及其与睡眠的关系。因为营卫运行,是相偕而行,不是完全的是一个脉外、一个脉内,而是相互影响的。所以,虽然睡眠的问题主要是由卫气运行所决定,但正是因为营气跟卫气相互影响,因此营气运行也与睡眠有关系。当然,关键是卫气运行的问题。[理论阐释]当中那个卫气循行的示意图,也就是我所说的主体路线,昼行阳经,夜行五脏。行于阴,则寐;行于阳,则寤。可以说,这是《黄帝内经》解释睡眠的唯一的理论。《素问·逆调论》所说的"胃不和卧不安",那个胃不和,实际上也说的是肠胃。因为卫气从阳入于阴,关键部位在于手足阳明经。只有通过阳明,才能再通过阳跷脉,进入于阴,才能够睡眠。尽管各种原因都可以导致睡眠障碍,但是,就失眠而言,最关键的部位则是阳明肠胃。当然,如果嗜睡、睡不醒,关键部位就在于脾。卫气从阴出于阳,最后一脏是脾脏。所以入睡困难,不能入睡,或者相反睡而不能醒,即嗜睡,其关键是脾胃。大肠也属于胃,《灵枢·本输》说:"大肠、小肠皆属于胃",脾胃又相表里。从卫气运行这个理论上看,不论是治失眠,还是治嗜睡,都应该调脾胃。所以古来治失眠的方子,绝大多数都是调脾胃,或者都离不开调脾胃。《灵枢·口问》、《灵枢·大惑论》、《灵枢·邪客》篇都载有失眠与肠胃的关系。其实调脾胃和调肠胃的方子往往相接近,用药上也是相联系的。当然我们以后在讲《灵枢·邪客》篇的时候,要重点讲用半夏秫米汤,《黄帝内经》叫半夏汤,就这两味药。这两味药能祛阳明痰浊,或者阳明湿浊。阳明湿浊祛掉了,卫气就容易从阳经入于阴经,所以就睡觉了,说该方效果神奇,能"覆杯则卧",喝完药汤,把杯子扣在这里就睡觉了。所以对于睡眠失常的病证,也有从心、从肝、从肾论治的方药,但最应注意的还应当运用调和营卫之法。如《黄帝内经》用半夏秫米汤治失眠;《金匮要略》用桂枝龙骨牡蛎汤治失眠、梦交;《三因方》用温胆汤治虚烦不眠,惊悸不宁等,都与调和营卫有关。

营卫怎么调和?营卫都是水谷精微所化,而水谷精微就是中焦所化生。所以说,调营卫其实就得调脾胃,不调脾胃这营卫就很难调得好。无论治嗜睡还是治失眠,都要调脾胃。用调脾胃的法既可以治失眠,又可以治嗜睡。实践中也有这种用方,基本上一个方子,就是又治失眠又治嗜睡。只是用药量不

173

同,我的经验是一般的药量治失眠,把这方子加量时,就治嗜睡。这是中医理论的特点之一,起码在治疗睡眠障碍的问题上,从理论到用药这是我们的特点。所谓特点,无非是拿西医的观点来对照。西医观点治嗜睡和治失眠,绝对是相反的两个药。一个是镇静,一个是兴奋。可是中医就是用相同的方药,都能取得较好的疗效。如果从西医观点考虑,就很难理解。西药是化学制品,分子式的,针对性特别强。中药很少有一个药只有单纯的作用。往往一个方子可以治疗若干种病,只要是病机相同,什么病都可以用这个方。所以必须掌握好中医的理论才能够很好地使用中药、方剂,才能够正确的认识这个问题。不然的话,你一想人家用了安定,咱们就用生龙骨、生牡蛎、珍珠母、石决明,都使上也不见得能顶人家那个几毫克的安定。但是我们不是那么用的,中药调理脾胃,调理好之后,无论是治失眠也好,治嗜睡也好,醒来之后,脑子是清醒的,是精明的,不是睡得稀里糊涂,睡醒了还挺疲乏,脑子还不清醒,不是那样。所以要认真的钻研中医的理论,真的理解了这个理论,在临床上才好用。

第二段　上、中、下三焦的部位及其功能

[原文诵读]

黄帝曰:愿闻营卫之所行,皆何道从来? 岐伯答曰:营出于中焦,卫出于下焦。黄帝曰:愿闻三焦之所出。岐伯答曰:上焦出于胃上口,并咽以上贯膈而布胸中,走腋循太阴之分而行,还至阳明,上至舌,下足阳明。常与营俱行于阳二十五度,行于阴亦二十五度,一周也,故五十度而复大会于手太阴矣。黄帝曰:人有热饮食下胃,其气未定,汗则出,或出于面,或出于背,或出于身半,其不循卫气之道而出,何也? 岐伯曰:此外伤于风,内开腠理,毛蒸理泄,卫气走之,固不得循其道。此气慓悍滑疾,见开而出,故不得从其道,故命曰漏泄。

黄帝曰:愿闻中焦之所出。岐伯答曰:中焦亦并胃中,出上焦之后,此所受气者,泌糟粕,蒸津液,化其精微,上注于肺脉,乃化而为血,以奉生身,莫贵于此,故独得行于经隧,命曰营气。黄帝曰:夫血之与气,异名同类,何谓也? 岐伯答曰:营卫者精气也,血者神气也,故血之与气,异名同类焉。故夺血者无汗,夺汗者无血,故人生有两死而无两生。

黄帝曰:愿闻下焦之所出。岐伯答曰:下焦者,别回肠,注于膀胱而渗入焉。故水谷者,常并居于胃中,成糟粕而俱下于大肠,而成下焦,渗而俱下,济泌别汁,循下焦而渗入膀胱焉。黄帝曰:人饮酒,酒亦入胃,谷未熟而小便独先下,何也? 岐伯答曰:酒者熟谷之液也,其气悍以清,故后谷而入,先谷而液出焉。黄帝曰:善。余闻上焦如雾,中焦如沤,下焦如渎,此之谓也。

[串讲]

"愿闻营卫之所行,皆何道从来? 岐伯答曰:营出于中焦"。营卫的运行

从哪先开始？岐伯回答说："营出于中焦"。营出中焦也就是营气的化生，出于中焦，其运行亦从中焦输出。杨上善《太素》注说："故营出中焦者，出胃中口也。"胃中口，就是胃部，它是对下边讲卫气出胃上口而言。前面讲过，营气运行的第一条经脉是肺经，怎么又说营出中焦呢？是肺脉起于中焦。手太阴肺脉起于中焦，下络大肠，还循胃口，上膈，属肺，从肺系这样一个路线。按经脉讲，运行的第一条经脉还是肺经。营气化生于中焦，其运行是要经过脾上输于肺，从肺经开始运行。当然，肺经本身就是起于中焦。

"卫出于下焦"。卫气也是水谷之气化生的，但是卫气运行的第一条经脉是足太阳膀胱经。膀胱经在下焦，肾与膀胱相表里，属于下焦。再看卫气运行示意图：昼行于阳，早晨、平旦，卫气从足太阳经的睛明穴开始，循经而行，所以叫卫出下焦。但是，对于这个卫出下焦的认识，历代都有一些分歧，到现在还有人讨论。说这个"下"乃是"上"之误，应当作"营出中焦，卫出上焦"。卫气主于表，经过肺气宣发才能布达于全身，所以说卫出上焦。这是一个学术讨论问题。《太素》、《千金方》这个"下"字都作"上"。杨上善注："卫出上焦者，出胃上口也。"清·张志聪在《黄帝内经灵枢集注》注："卫气，阳明水谷之悍气，从上焦而出，卫于表阳，为表，故曰卫出上焦。"但是《营卫生会》则是"卫出下焦"。认为当出于下焦的，前人注释也不少，比如张介宾的《类经》，就像我前面所讲那样一种注法。即卫气从太阳经开始循行，足太阳膀胱与足少阴肾为表里，属于下焦。

"黄帝曰：愿闻三焦之所出"。既然说"卫出于下焦"，"营出于中焦"，所以再问三焦出于何处。这个"之所出"是讲的三焦的部位从哪到哪算上焦，从哪到哪算在中焦，从什么部位往下属于下焦。另外一个含义是输布精微的情况。上焦、中焦、下焦与人体精微输布有什么关系？与人体的饮食水谷的代谢有什么关系？也就是上、中、下三焦在部位上是怎么划分的？上、中、下三焦在水谷饮食消化、吸收、排泄过程当中功能是怎么划分的？"之所出"，含这样两个问题：一是部位，一是功能。

"岐伯答曰：上焦出于胃上口，并咽以上贯膈而布胸中"。从胃上口往上，这是上焦，胃之上口叫上焦。这个"咽"是指食道，也就是上焦是包括胃上口及其以上的部位。"贯"是贯通，通过膈膜，到达于胸中。因此我们笼统地说，胸中属于上焦，腹部脐以上属于中焦，脐以下属于下焦。如果按《营卫生会》篇说，上焦是在胃上口，胃上口可也在膈下，从上口之上通过膈膜。当然主要的部分是在胸中，横膈以上。所以说，随着食道向上，通过横膈膜，布散于胸中，这个部位叫上焦。而且这个部位也是卫气所循行的部位。

"走腋循太阴之分而行"。卫气循上焦到达胸中之后，从胸中走到腋下，腋前这个部位。"太阴之分"就是手太阴肺经的部位。这既是讲上焦的部位，又是讲卫气的循行。所以我说，三焦之所出含两个含义，一个是讲部位，二是讲功能。

"还至阳明，上至舌，下足阳明"。还至阳明这个"阳明"是指手阳明大肠经，肺与大肠相表里，循肺经而行，然后又从阳明经返还回来上至于舌，这还是既讲经脉循行，又是讲卫气循行。上至舌，又下足阳明，手阳明连着足阳明，下至足阳明时这个循行进入了营卫之气的循环之中，而不单是卫气循行。卫气是与营气相偕而行，进入了循环。这个营卫之气的循环，如环无端的问题，我们在上一节课讲过了。

"常与营俱行于阳二十五度，行于阴亦二十五度，一周也，故五十度而复大会于手太阴矣"。常与营，是卫气常与营气俱行，就是相偕而行。卫气常与营气一起，行于阳二十五周，行于阴二十五周。这个行于阳、行于阴，其阴阳的概念可以理解为是昼夜，所以也可以行于白天二十五周，行于夜间二十五周。这"一周也"是一大周，一个昼夜一大会嘛。昼夜五十周于一身，而大会于手太阴肺经。

"黄帝曰：人有热饮食下胃，其气未定，汗则出，或出于面，或出于背，或出于身半，其不循营卫之道而出，何也？"。下边讨论由于热饮食引起的几种异常汗出的问题。饮食入胃，水谷在胃里没来得及化生为精微，这时候就出汗了。因为汗也是精微所化的，吃了热饮食之后刚到胃里汗就出来了，没有化生精微怎么就出来了？为什么出得这么快？有人特别容易出汗，吃几口东西，马上汗就出得很多，超出了正常的限度。这个汗呢，或者出于面部，面部是属于足阳明胃经所主的部位。或出于背部，背部是足太阳膀胱经所主的部位。或出于身半，左半身或者右半身，即半身出汗，半身无汗，足少阳经的部位。或者就头面有汗，齐颈而还，到脖子以下，没汗了。这些特殊的汗，出得也不均匀。反映了三阳经的问题，也反映出营卫失和，有的属于少阳枢机不利，少阳半表半里，枢机不利，所以他半身有汗。本篇在这里没回答为什么出于面，为什么出于背，为什么出于半身。只是回答吃了热饮食就先出汗这一问题，即卫气不循其道而出。卫气司开合，皮肤汗孔的开合是要靠卫气主管的，因此汗出和卫气关系是很密切的。但是这个病人刚吃下热饮食，来不及化生津液，也不按照卫气正常的开合，他就汗出了，所以说"不循卫气之道"。为什么卫气不循其道呢？

"岐伯答曰：此外伤于风，内开腠理，毛蒸理泄，卫气走之，固不得循其道"。这个病人不单是热饮食，要单纯是热饮食，出汗不是这样出的。他受了邪气了，感受的什么邪气呢？是风邪。风为阳邪，其性开泄，容易使皮肤腠理疏松,而内开腠理。本有腠理开泄的身体状态,再加上热饮食,很快就出汗了。所以毛蒸理泄,原来有邪气,再加上饮食这个热气一蒸,腠理就发泄。这个时候,卫气便从腠理疏松之处跑出来了,津液自然也随之外出而为汗了。"走",逃亡、逃跑之意。本来卫气不是这样运行的,因为毛蒸理泄,腠理疏松了,所以卫气从这里跑掉了。"固不得循其道",这个"固"其实就是这个"故"的意思。总之,卫气就不能按原来的规律来发挥它的作用了。所以在治疗这类汗出的时候就要考虑疏风,因为先有外伤于风,内开腠理。如果腠理太虚了,除了疏散风邪之外,也可以补气固表。当然应该是以疏风占首位,补气固表是随之而用的。同时也可能要清热,因为有里热,才毛蒸理泄。所以从这个理论考虑治疗汗出之病,应该有一个思路,要疏风,要相应地固表,要再清里热,

"此气慓悍滑疾,见开而出,故不得从其道,故命曰漏泄"。卫者,水谷之悍气也,它慓悍滑疾。"其浊者为卫",这个浊气我们讲过了,就是慓悍之气。因为卫气是慓悍滑疾之气,所以它就见开而出。遇到毛蒸理泄,汗孔疏松了,卫气散出了,汗才随之而出。如果说卫气是热气的话,汗出了热就降一点了。人体活动之后体温高了,为什么必须得出汗,出汗后阳热之气就散一些了,从卫气角度考虑,汗也出了,卫气散一些,体温也降一些。但是如果汗大出,卫气大散了,那么卫气也虚了。正常出汗是生理,过分了就是病理,当然这里讲的主要是病理。气慓疾滑利,"故不得从其道",所以就不能按它原来的规律来运行。"道"是原来的规律,正常的功能。总结上两句可看到,上述异常汗出有三个条件。一是卫气本身为慓悍之气,容易见开而出;二是外受风邪,致使腠理疏;第三,是"热饮食"之"热"气。"故命曰漏泄",这种汗出得太大了,就跟漏出来的一样,不是正常的汗出,所以它叫做漏泄。这小段虽然看来是解释异常汗出的机制,其实是进一步说明上焦的部位及卫气的功能,同时也提示临床治疗这类病的基本思路。

"黄帝曰:愿闻中焦之所出。岐伯答曰:中焦亦并胃中,出上焦之后"。中焦是从哪出呢? 从部位上是"亦并胃中",它也是从胃中出行的。上焦出于胃上口,卫气行于上焦;中焦也从胃中出来,这里同时也说明营气亦从胃中输布。"出上焦之后","后"作为部位来说,是"下"的意思。所以杨上善注这个问题是说胃中口,也说是胃的中部,中焦是从胃的中部算起,营气亦自此处而出。胃上口往上是属于上焦,胃上口以下是中焦,上焦之"后"就是上焦之"下"。它的功能特点是什么呢?

"此所受气者,泌糟粕,蒸津液,化其精微,上注于肺脉,乃化而为血"。中焦接受水谷之气,进一步发挥它的功能。"泌",是泌别、过滤的意思。泌糟

177

粕,其意是指把糟粕和津液分开。蒸化津液,中焦腐熟蒸化,能够化生津液。所化生的精微首先要上输于肺,就成为营卫之气了。而营即是血之气,所以这里又讲"化而为血"。营与血实为一气,所以下文说:"命曰营气"。当然关于血的化生问题,有的注家说,精微之气,上升到肺之后,接受心肺之气才化成为血,尤其赖心气作用,所谓"奉心神而化赤"。心为火脏,其色赤,营血之所以是红色,正是"奉心神"而化。

"以奉生身,莫贵于此,故独得行于经隧,命曰营气"。奉,即奉养、滋养。奉生身,奉养有生之身。滋养维持人体生命"莫贵于此",没有比这个更重要的东西了。人的生命能够保存,能够持续,能够健康的生长、发育,没有比这个营血再重要的了。营气独得行于经隧,对卫气而言,营气是行于内的,营行脉中,所以说行于经隧。"隧"是隧道。经隧即深层的经脉、大的经脉。命曰营气,上面说化为血,后面又说命曰营气。本段重点讨论营出中焦问题,营乃血之气,故在此营即血,血亦营。

"黄帝曰:夫血之与气……异名同类焉?"。是啊,前面说是血,后面称营气,那么血之与气,当是异名同类。名字不同,同是一回事,同是一类,为什么呢? 岐伯回答说:营气和卫气都是水谷精微之气所化。血是什么? 血是营气奉心神而化赤,所以又叫做神气。血也是营卫之气,因为营卫二气就是阴阳相贯的,血又是营奉心神而化成赤色的。换句话说,若将营和血分开的话,看来营不能算赤色,其奉心神才化赤而为血。当然我们在习惯上也叫营血,又说营者血之气,营是血分当中积极活跃,发挥作用的那部分,最轻灵那部分,那是血中之气,是营。所以血和气从源本上说,都是水谷精微之气所化的,所以异名同类。

"故夺血者无汗,夺汗者无血"。这个"无"是"勿"的意思,不要。夺,即夺失。汗是什么? 汗就是津液所化,津液也是水谷精微所化的。血是什么? 血也是水谷精微之气所化的,从源本上血和津液又是不可分的。血液,血液,血里必须是有津液才行。所以对于失血的病人,特别是从治疗角度来看,不要再用汗法。因为出汗会进一步伤津液,也就更伤其血,所谓"夺血者无汗"。因为血汗同源,同源于水谷精微。同样的,汗大出的人津液已经受伤了,在治疗时不要再用耗血动血药,温热的血分药、活血破血药,都在禁用之列。

"故生人有两死而无两生"。把气血、汗血所伤作一个总结,"有两死",指既夺血又夺汗。有这两种情况,汗出得很多,血又丢失,大失血的病人又大汗出,这两种现象存在的话,就很难维持生命了。"无两生",没有这两个情况,哪怕有一个失血而没有夺汗,或虽有大汗而血没有受到耗伤,这样都可以生。无两,无这两种情况,有一个还容易治疗。

以上是讲中焦的部位,出在上焦之后,胃上口之下是中焦;讨论中焦主要功能,是化生营气,以及营气的主要作用。同时又谈到血、营、卫以及汗之间的相互联系。

第30讲

"黄帝曰:愿闻下焦之所出。岐伯答曰:下焦者,别回肠,注于膀胱而渗入焉"。"别"就是区别、划分,也就是说下焦部位是从回肠往下。"注于膀胱而渗入焉",是说下焦所输出的津液是从回肠往下,而把它渗入到膀胱里面去。回肠就是小肠的下段,现在解剖学也还有回肠这个部位名称,就是小肠的下段这个位置。小肠的功能我们在讲《灵兰秘典论》时曾经提到过,它有泌别清浊的功能。所以它从回肠往下,有泌别津液,渗入膀胱的功能。

"故水谷者……循下焦而渗入膀胱焉"。饮和食,水和谷,"并居于胃中",同时混合在胃里面。它成为糟粕之后,都下到大肠里面。下面"而成下焦,渗而俱下,济",这九个字怀疑是衍文。"泌别汁","泌"前面我们讲了,过滤、区别。过滤、分别水和糟粕,把水就渗入膀胱,"循下焦而渗入膀胱",糟粕下于大肠。这是下焦的功能,把糟粕分开,一部分水液到膀胱,谷食糟粕到大肠。和在中焦的"并居于胃中"情况就不同了。那么下焦就有排出的功能特点,膀胱有排出的特点,大肠也有排出的特点。

"人饮酒,酒亦入胃,谷未熟而小便独先下何也"。下面又谈到饮酒而小便先下这个特殊的例子。前面讨论上焦功能,举一个热饮食,其气未定,汗出的问题。现在讨论下焦,又举例人饮酒,其气未定,而小便先出的问题。"谷未熟",水与谷入胃之后,时间很短,谷食并未被腐熟,尚未消化吸收,尿可就出去了。这是为什么呢?也就是说喝了酒,酒虽然是液体的东西,但刚到胃,食物还没消化的时候,小便怎么就产生了呢?

"岐伯答曰:……先谷而液出焉"。酒是经过酿制熟了的液体。"其气悍以清",这个"清"作"滑","滑利"的"滑"。《甲乙经》以及《太素》均作"滑",作"滑"的意思比较准确。既慓悍又滑利,所以不但是同时饮酒吃饭,即使是后喝的酒,它也先排出来,"后谷而入,先谷而液出"。本段在讲上焦、中焦、下焦的部位与功能特点,在举例的时候也举不同的现象来说明。上焦部位在上是卫气之所行,所以易受风邪,热饮食则容易出汗;中焦在中部,是营卫生成之处,而举例是血汗同源;下焦部位在回肠以下,功能特点是泌别糟粕而排出,举例则是饮酒后小便排出过快。

"上焦如雾,中焦如沤,下焦如渎"。上焦主宣散,把津液输布到全身乃至毫毛,所以"上焦如雾",好像雾一样散开,弥漫各处。"沤"就是用水浸泡东西使它变质。"中焦如沤",使饮食物腐熟而化生精微。下焦的功能特点像渎,渎是水沟,主排出。这是对于上、中、下三焦功能特点总的概括。中焦腐熟水谷,所以如沤。下焦主要是有排泄的特点,大便小便排出,所以下焦如渎,像水沟向下,流动水液。当然,后世也有人说上焦主纳,主受纳;中焦主化,消化;下焦主出,排出。

[临证指要]

"夺血者无汗,夺汗者无血"

这个观点是建立在血汗同源上,也就是津液、营卫、气血都是水谷精微所化,无论在生理还是在病理情况下都是相互影响、相互转化,一荣俱荣,一损俱损。所以说血汗同源,气化相通,血与汗的关系密不可分。换句话说,血液中有津液,津液本身就是血液的一个组成部分,当然津液不单纯在脉里面,津液分布到全身各处,但是血中包含大量的津液在内。而汗就是津液所化。关于津液化生为血的问题,《灵枢·痈疽》说:"肠胃受谷中焦出气如雾,上注溪谷而渗孙脉,津液和调,变化而赤为血。"津液和调,变成赤色,它就是血。或者津液到了脉里面去,那就成为血液的组成部分。所以"夺血者无汗,夺汗者无血"。《伤寒论》说"衄家不可汗"。"衄",衄血的病人。衄家,就不是衄一次两次,而是经常衄血,这样的病人不可汗。又说:"疮家不可汗"。生疮也是伤津液、伤血的,这都不可发汗。又说"亡血家不可汗",这就更清楚了,无论什么原因,经常失血,哪怕痔疮经常出血的,或者妇女崩漏失血的,这些个经常出血的病人都不可用汗法。反过来,大汗出的病人也避免伤其血,不可妄用活血化瘀、刺络出血等方法,在临床上这"夺血者无汗,夺汗者无血",是一个非常重要的原则。

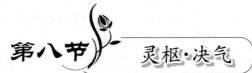

第八节　灵枢·决气

[题解]

"决"就是分别、区别的意思。"决气",就是区别气血。因为这一篇是论述六气的概念,以及它们的功能特点和主要病证。它先区别开六气的概念,然后再分别讨论六气的生理、病理,所以篇名叫做《决气》。

[原文诵读]

黄帝曰:余闻人有精、气、津、液、血、脉,余意以为一气耳,今乃辨为六名,余不知其所以然。岐伯曰:两神相搏,合而成形,常先身生,是谓精。何谓气?岐伯曰:上焦开发,宣五谷味,熏肤充身泽毛,若雾露之溉,是谓气。何谓津?岐伯曰:腠理发泄,汗出溱溱,是谓津。何谓液? 岐伯曰:谷入气满,淖泽注于骨,骨属屈伸,泄泽,补益脑髓,皮肤润泽,是谓液。何谓血? 岐伯曰:中焦受气取汁,变化而赤,是谓血。何谓脉? 岐伯曰:壅遏营气,令无所避,是谓脉。黄帝曰:六气者,有余不足,气之多少,脑髓之虚实,血脉之清浊,何以知之? 岐伯曰:精脱者,耳聋;气脱者,目不明;津脱者,腠理开,汗大泄;液脱者,骨属屈伸不利,色夭,脑髓消,胫酸,耳数鸣;血脱者,色白,夭然不泽,其脉空虚,此其候也。黄帝曰:六气者,贵贱何如? 岐伯曰:六气者,各有部主也,其贵贱善恶,可为常主,然五谷与胃为大海也。

[串讲]

“黄帝曰:余闻人有精、气、津、液、血、脉,余意以为一气耳,今乃辨为六名,余不知其所以然”。人有这样六气,从实质上说,这六气是一个气,可是现在竟有六个名称,为什么要这么分呢? 回答则是讲每一气各有不同的特点。虽然是一气,都是水谷精微之气所化,但是又各有不同的功能特点,各有不同的病证特点,所以把它分为六气。

“两神相搏,合而成形,常先身生,是谓精”。精的特点,或者说精的概念,是什么呢? 两神是男女两神,阴阳两性之精,相互结合,搏就是结合,相互结合而成新的生命,在婴儿产生之先,“常先身生”,那个就是精,也就是先天之精,男女生殖之精。

“何谓气? 岐伯曰:上焦开发,宣五谷味,熏肤充身泽毛,若雾露之溉,是谓气”。什么是气呢?《营卫生会》篇讲了上焦有主开泄、发散这样的特点,就是开发。上焦开发、宣散五谷之气味,这五谷之气味,实际上就是精微之气。上焦将五谷所化生之精微,宣散到全身去。起到什么作用? 有“熏肤”,“熏”是温煦的意思,温煦皮肤;“充身”,充斥全身,全身各处都得有水谷所化生的精微之气;“泽毛”,润泽着皮毛。“若雾露之溉”,好像自然界的雾和露那样灌溉着大地,弥漫、布散从而滋养各处,这个就是气。

“何谓津? 岐伯曰:腠理发泄,汗出溱溱,是谓津”。津是什么呢? 腠理开发的时候,溱溱而出的那些汗,就是津液所化的。在《营卫生会》篇讲过“夺血者无汗,夺汗者无血”,汗即津所化。溱溱,汗出的样子。

“何谓液? 岐伯曰:谷入气满,淖泽注于骨,骨属屈伸,泄泽,补益脑髓,皮肤润泽,是谓液”。“满”,就是很丰盛的意思。饮食水谷到人体之后,化生的精微之气很丰盛;“淖”就是浓浊、浓厚的意思。泽,即润泽。谷气中浓浊润泽的部分,灌注输入于骨;“属”是连接的意思,骨和骨连接的地方即关节,不但骨受到了液的滋养,而且滋润关节,使之能够正常的屈伸,也就是关节滑利;“泄”满溢,是流动的意思。泽,即润泽,滋润。流动而滋润的作用。流动而滋润的当然是汁液之类,所以叫泄泽。还有“补益脑髓”,因为注于骨,而滋养骨

181

髓,脑为髓海,所以又能够补益脑髓。还有什么作用呢? 使皮肤润泽。水谷精微所化生之气中,灌注于骨,滋养骨,又使骨的关节能够屈伸,还补益脑髓,润泽皮肤,有这样特点并发挥其作用的,就叫做液。那么液和津的区别,津对液而言,性属阳,清稀而布散全身;液相对来说偏于阴,是比较厚浊的部分,所以"淖泽注于骨"。

"何谓血? 岐伯曰:中焦受气取汁,变化而赤,是谓血"。中焦受水谷精微之气,取其津汁,奉心神而化赤,这就是血。

"何谓脉? 岐伯曰:壅遏营气,令无所避,是谓脉"。什么叫脉呢? 它是从功能上讲,壅遏,即约束之意。营者血之气,壅遏营气即约束着气血;"令无所避",让它不能逃避,按照一定的轨道循行,这是脉。

上面这一段非常重要,要一定把它记熟了。从"两神相搏"至"是谓脉",应熟记。

"六气者,有余不足,气之多少,脑髓之虚实,血脉之清浊,何以知之?"怎么样才知道这六气的病理情况呢? 气有多少,脑髓有虚实,血脉有清有浊。怎么才能知道呢? 知道六气之病又和那个脏腑有关系呢?

"岐伯曰:精脱者,耳聋"。这个"脱"就是脱失的意思,丢失了,大虚了。精脱了常见的症状是耳聋。这个"精"上面讲了,是指肾精,"常先身生,是谓精",新的生命产生之前的那个物质,即先天之精,藏于肾脏。由于肾主耳,或者肾窍在耳,肾精大虚,所以出现耳聋。耳聋的原因很多,但确实是肾虚容易出现耳聋,老年人听力差了,从中医理论角度考虑,是因为老年人肾中精气虚了,精气不能充于耳,故耳聋。当然,也有的暴聋的,那一般多是肝火太旺所致。肝胆之火太盛,和"精脱者,耳聋"是虚实不同了。

"气脱者,目不明"。目,眼睛,五脏六腑之精气皆上注于目而为之睛,所以眼睛的视力好坏与五脏六腑之精气皆有关。不仅肝开窍于目,而且五脏六腑之精气皆上注于目,所以临床望患者眼睛有神无神,那是看五脏六腑之精气,所以目不明,视物不清,是五脏六腑之精大虚,五脏六腑之气脱失。

"津脱者,腠理开,汗大泄"。上面讲"汗出溱溱,是谓津"嘛,汗是津液所化,所以腠理开,大汗出当然津要脱了。

"液脱者,骨属屈伸不利,色夭,脑髓消,胫酸,耳数鸣"。上面讲了,液有"注于骨,骨属屈伸"的特性,那么由于液脱了,就不能滋养于骨,不能润滑关节了,所以关节屈伸不利了;因为它不能润泽皮肤了,所以皮肤颜色、面部色泽就枯槁无华,不润泽了,所以色夭;液是补益脑髓的,所以液脱脑髓当然也就消了;因为液注于骨,液脱骨虚,骨骼不能得到液的滋养了,所以小腿酸软无力;液脱则精也虚,肾精虚,故时常耳鸣。

"血脱者,色白,夭然不泽,其脉空虚,此其候也"。血脱失,面色当然不红润了,所以"色白";"夭然",面色一点不润泽了,苍白了;这个"其脉空虚"值得分析,虽然血脱的可以"脉空虚",但是我们联系上文,精、气、津、液、血、脉这六者,在这里讲了五个脱,有精脱、气脱、津脱、液脱、血脱,而还没有脉脱,所以有的注家提出这"其脉空虚"前面应当是"脉脱者"三字。《甲乙经》就有"脉脱者"三个字。这样就把这六气之脱说全了,因为"脉者血之腑","壅遏营气,令无所避",那么如果脉脱了,"其脉空虚"。"此其候也",这是对上述的总结,即以上所列是六气脱失最常见的证候。

"黄帝曰:六气者,贵贱何如? 岐伯曰:六气者,各有部主也,其贵贱善恶,可为常主"。精、气、津、液、血、脉这六气有没有贵贱之分? 谁贵谁次? 岐伯回答说,六气各有五脏之所主,分别由不同的脏腑所主,比如肺主气,肾藏精,脾主津液,心主血脉,六气各有所主。"其贵贱善恶,可为常主","常主",主是脏腑,"可为常主",可以知道它脏腑的状态。六气各有所主,那么通过观察六气贵贱善恶的各种变化,如前面所列出的耳聋、目不明、胫酸等等,那些症状、情况,就可以知道它内脏的情况。这个贵贱善恶是指病理状态还是生理状态,贵善言生理,贱恶指病理。"可为常主",可以知道他各脏腑的功能状态如何。听力很好,精神头很足,考虑肾精不衰。腿也酸了,站也不稳了,耳聋了,是肾精大虚了。

"然五谷与胃为大海也"。虽然六气各有所主之脏,观察六气变化,可以推断相关脏腑,但总的来说,这六气都以胃为其大海,也就是说,最根本的来源是水谷精微之气。因此说将六气可视为一气,都是从水谷精微之气所化的,胃是水谷之海,是六气最重要的根本。

[理论阐释]

关于气的概念

气的概念在《黄帝内经》里很广泛,我们这只是根据这个《实用内经词句辞典》把气分成若干类。在人体,气主要指四个方面:一是指体内流动的精微物质,如水谷精微等;二是指脏腑组织的功能活动,如五脏之气等;三是指脏腑经络功能失调所出现的病理变化和症状,如肺气不降,胃气上逆等;四是指体内存在的不正之气,如邪气、滞气、湿气等。其实在《黄帝内经》里面的气,天地之气、阴阳之气、人体内之气,那是很多的,它还有正气与邪气。万事万物都有气,一块石头也有气,《黄帝内经》里有记载,一段枯草也有气,《素问·奇病论》上说:"芳草之气美,石药之气悍",那不是讲的草和石吗? 所以各处都有气,无物无气,只不过说气跟气不一样就是了,生有生气,死有死气,有不同的气,因此在《黄帝内经》里气的概念非常广泛。

[临证指要]

（一）精脱者耳聋

这个精脱主要是肾精大亏，肾精耗脱，脑髓空虚，耳失其养，所以出现耳鸣，因此在治疗这类病的时候补肾的方法是常用的。因为这里是讲精脱耳鸣嘛，那个肝火当然不在其内，一上火，一着急，一生气，耳朵聋了，赶紧泻肝火，那是暴聋，不在此列。这种精脱者耳聋，要用补肾的方法，滋补肾阴的方法。一般可用六味地黄加减，酌情可加入柴胡、磁石。加柴胡的意思是该药走肝胆经，因为胆经绕耳，所以加点柴胡是从引经的角度考虑。加磁石免得虚火升，有一个左慈耳聋丸，是六味地黄丸加磁石、柴胡。同时，还可以加上一些滋阴、益气的药物，如枸杞子、肉苁蓉、人参等。同时又可以用一些开窍的药，比如菖蒲、远志。因为在《黄帝内经》里讲耳的问题，确实有肾开窍于耳之说，又有心开窍于耳之说，《素问·阴阳应象大论》讲肾开窍于耳，而《素问·金匮真言论》则谓心开窍于耳。所以用石菖蒲、远志化痰开窍，开窍是开的心窍。

当然，耳聋的原因是很复杂的，有久有暴，有虚有实。暴聋多实，一般较易治；久聋多虚，肾虚的久聋确实很难治。应当进行医学知识教育宣传，不要等已经聋多少年了才治，是非常难了。发现有些耳背了，那赶紧治，效果还会好一些。

（二）"气脱者，目不明"

《脉要精微论》说："精明五色者，气之华"，这"精明"就是说的眼睛，"五色"是面部的五色。"气之华"，五脏之气的荣华表现。《大惑论》又说："五脏六腑之精气皆上注于目而为之睛"，人的视力之所以能够区别颜色，判断形态，都是因为五脏之精气充沛。所以在临床上根据视力如何，也可以判断内脏之精气。当然是说的病态上，在有病的时候出现视力上的障碍了。另外我们还知道肝气通于目，所以疾病中出现眼睛及视力的问题应考虑到肝脏，但是在很多疾病上，除了考虑到肝之外，更应当考虑到五脏。你别多心啊，有很多同学都是近视眼，我没说你是五脏大虚，那是另外一回事。当然，也不能说五脏充实，眼睛就近视了，也不敢那么说。所以根据视力的变化，也可以作为临床辨证的一个参考。特别是有很多的疾病，并不是眼睛本身的病，而是内脏疾病出现视力障碍的症状。

藏象部分我们就把这篇讲完了，这个藏象理论是《黄帝内经》理论的核心，因此它是非常重要的。因为是核心，所以就贯穿到所有的理论当中，不管以后研究的经络也好，病因病机也好，诊法也好，治则也好，各个方面的理论都贯穿着藏象，所以这一章我们大家应该要认真复习。

184

小　结

　　本章所讲的主要内容：第一，讲了脏与腑的区别，主要在于藏泻，当然还有奇恒之腑的问题。第二，讲天之五气入鼻藏心肺，地之五气入口养五脏，维持生命活动，这样一个重要的理论，是天人相应，把人和自然联系起来看的一个理论。第三，心气通于夏，肺气通于秋，四时、五脏、阴阳的理论，是一个重要的，也可以说四时阴阳是一个重要的思想方法，认识问题、分析问题的方法。第四，提到了强调脾胃不主时的问题。强调脾胃不主时，其实是强调后天之本的问题。第五，上、中、下三焦的特点以及界限划分。第六，五脏所藏精气，五脏藏神的问题，五脏藏神是我们中医理论的特点。中医理论的特点从哪来的？就是从《黄帝内经》来的，所以必须认真的学习，认真的理解，才能认识很多的中医理论问题，不然的话，这个理论不理解，就不能指导临床用药。第七个问题是讲了六气的概念，精、气、津、液、血、脉，这些都是非常重要的内容，必须很好地理解和掌握。

185

第三章

经　络

今天我们开始学习第三章,经络。我不准备细讲。经络,是藏象学说的组成部分,但是因为它具有相对的独立性,自己又可以成为系统,所以很多的著作都把经络单列一章。经络理论又是中医的一大特色,现在全世界很多的地方,都在研究经络。在公认经络存在的前提下,探讨其实质。实质是什么?希望用现代的科学手段去研究它,去发现它。但是直到目前为止,真的所谓经络实质还没有发现。换句话说,现在的科技手段和科研能力还不能证实符合现代科学的经络实质。当然经络在《黄帝内经》时已经认识到,而且认识得相当深入,是把它作为人体生命活动中一个重要的组成部分。尽管说经络应当有其实质,肯定有其实质,但是我认为,它和藏象一样,重点是讲的功能。如果重点在于功能上,那么过分的强调它的实质,特别是从解剖的这个思路来研究,肯定会遇到很多的困难。所以尽管除了中国之外,还有很多国家和地区在那里花很大的力气,花很多的经费,花很多的时间研究它的实质,但若不能从中医理论特点考虑而采取适当的策略和选择适宜方法,要想取得满意的成果,实在太难了。

经络,是经脉和络脉的总称。经脉有正经和奇经的区别。正经就是十二经,手足三阴三阳共十二经。奇经,就是奇经八脉。冲、任、督、带、阴跷、阳跷、阴维、阳维。正经是直接和脏腑相络属的,属于某一脏腑,而络于相表里的那一脏腑。奇经不直接和脏腑相络属,也不具备表里阴阳的关系,所以叫做奇经。络有别络,又叫做大络。还有络脉、孙络,孙络就更细小了。一般地说,经脉的部位深,络脉的部位浅,孙络的部位最浅。所以体表上看到血脉充斥,颜色发赤,多半都属于孙络。针刺出血的时候,多半是刺的孙络。当然有时候也刺络脉,刺经脉出血的时候那就很少了。

经和络共同的功能是运行气血,交通阴阳,沟通表里内外。表里内外就包括脏腑、四肢,乃至肌肉、皮肤、毫毛。就是说,既运行气血,营养全身,保障全身的营养,又有联络周身的功能,使全身成为一个协调统一的整体。但是正经、奇经、络脉之间其功能还有区别。有一个比喻说,正经如同大地之江河,奇经八脉犹如湖泊,江河满溢,水储存到湖泊;江河水不足,湖泊之水又可以补充江河。所以奇经八脉在经脉当中有调节气血的作用。当然,由于络脉和经脉的分布不同,所以它们的功能,以及它们所主的部位,也不一样。经脉部位深,络脉部位浅。经脉就如同大的主干,络脉就是分支,孙络就是更细小的分支,它是一种树状的结构。是一个立体的树状结构,全身表里内外都有分支。

《黄帝内经》论述经络的主要篇章有《灵枢》的经脉、九针论、血络论、经别、经水、经筋、营气、脉度、背腧、卫气、动腧,以及《素问》的骨空论、阴阳离和论、针解篇、皮部论、经络论、气穴论、缪刺论等篇。当然,我们这里列出的是主要的篇章,涉及到经络问题的还有很多篇章。这一章有的篇我讲得稍微详细一点,有的篇就提一提,甚至于不讲,采取这种方式。

第一节　素问·骨空论

[题解]

骨就是骨骼,空,就是孔,就是穴。骨空就是研究骨骼和穴位的关系。换句话说,人身的穴位都是在骨与骨之间相连结的空隙,孔就是空隙。其在肌肉上,也是肌肉的缝隙,分肉的缝隙。虽然是肉与肉之间,骨与骨之间,甚至于每一根骨上的孔穴处,但它是气血游行出入之处,或者说,神气游行出入之处。这个孔穴不单是直接属于经络,穴位与穴位之间相互联系,同时,又和人体内外相互交通。人体和自然界相互交通,不单是口鼻而已,全身的三百六十五穴,《黄帝内经》称三百六十五节,肉与肉之间,骨与骨之间,关节之间,这不都叫节吗?三百六十五节,都和自然界相联系。神气游行出入,有出有入,这是腧穴的功能。不然的话,针刺一个穴位,不可能治疗全身的病。经常有这种情况,头上有病,针刺脚上的穴位;左边有病,针刺右边的穴位;脏腑之病,也从四肢上取穴治疗。由于腧穴与全身都是相通的,是气血游行内外出入之所。所以我们在穴位上施治,才能起到相应的效果。

本篇论述了风病、水病的针刺治法,冲、任、督脉的循行部位及其病症的针刺治法,最后介绍了寒热病的灸法。由于针刺与灸均当取相应的穴位,而腧穴则位于骨空之中,故以"骨空"名篇。

第一段　风从外入的病证以及针刺取穴法

针刺的时候怎么取穴,还有个方法问题。当然,这里仅是举例而言。人身三百六十五节,都怎么取穴,《黄帝内经》举了很多的例子。《黄帝内经》说人身有三百六十五节,也就是三百六十五穴。但是从现在的《灵枢》《素问》中不是那个数。但是从理论上是三百六十五节,为什么呢?人和自然是统一的,一年中天有三百六十五日,人身中有三百六十五节,它是从天人相应的观点推测的。当然后来又发现了很多的穴位。即使《黄帝内经》时代其实已经有阿是穴了,叫做"以痛为腧"。后人叫"阿是穴","阿是"是一种象声词,一按疼处,他就发出声音来,是这么一种穴位。还有一些穴位,它不在经脉上,称经外奇穴,也不在这三百六十五穴之内,特别是近几十年又发现安眠穴,(有安1,有安2);又有阑尾穴,足三里下的位置上,接近于丰隆,治阑尾炎的等,很多这样的穴位。在医疗实践当中,又发现人体的某些特定的部位,用于针刺、按摩的时候可以治疗某些相应的疾病。所以从理论上讲是三百六十五节,而《黄帝内经》中并无三百六十五之数,现实医疗实践过程当中,除了十二正经的腧穴之外,还有很多其他的发现。

[原文诵读]

黄帝问曰:余闻风者百病之始也,以针治之奈何? 岐伯对曰:风从外入,令人振寒,汗出头痛,身重恶寒,治在风府,调其阴阳,不足则补,有余则泻。大风颈项痛,刺风府,风府在上椎。大风汗出,灸譩譆,譩譆在背下侠脊旁三寸所,厌之,令病者呼譩譆,譩譆应手。从风憎风,刺眉头。失枕在肩上横骨间,折使揄臂,齐肘正,灸脊中。䏚[Miǎo]络季胁引少腹而痛胀,刺譩譆。腰痛不可以转摇,急引阴卵,刺八髎与痛上,八髎在腰尻分间。鼠瘘寒热,还刺寒府,寒府在附膝外解营。取膝上外者使之拜,取足心者使之跪。

[串讲]

"风者百病之始也,以针治之奈何"。这在《黄帝内经》理论里边提过很多次,有时说"风为百病之长",有时说"风为百病之始",意思相同,就是外淫致病,风邪为主,所以又叫风为六淫之首。风邪为患,不单它自己侵入人体,其他邪气侵入人体也往往借助于风邪。所以风邪常和其他的邪气相杂为病,相结合,相兼,相杂为病。因为风属阳,其性动,无孔不入,所以其他的邪气侵犯人体,往往借助于风邪。作为引起外感之病的病因而言,风为百病之始。你看,有风热,有风寒,有风湿,风燥也有,它和其他的邪气往往相合而侵入人体。而其余的邪气也有相兼的,但种类少,就只有风,六气都可以兼,全可以相杂。而且风邪致病,速度很快,变化很多,就这个意义上讲,所以风为百病之始也。以针治之奈何? 那么风邪侵入人体,或者说外邪侵入人体,用针刺治疗,应该怎么样治呢?

"岐伯对曰:风从外入,令人振寒,汗出头痛,身重恶寒"。既言"外入",就不是肝风内动,而是风从外入,引起了外感病。可以出现振寒,战栗而寒,振是振颤,冷得哆嗦叫振寒。为什么呢? 邪从外入,首先伤的是卫气。卫气受伤,不能肥腠理,司开阖,不能发挥卫气的正常温煦作用,所以振寒,怕冷。风为阳邪,其性开泄,使腠理疏松,所以容易汗出。因为太阳主一身之表,外邪袭表,先伤太阳经气,足太阳膀胱经是人身阳气最盛的经脉,所以称太阳,又叫巨阳。太阳主一身之表,卫气有卫外的作用,外邪侵入,首先伤人之表,所以首先伤及太阳。太阳经的循行部位在头、在背,然后到下肢的外侧,至小趾端。因此,风邪侵犯太阳,出现汗出,头痛,身重而恶寒,因经脉不通畅,气血不流通了,所以肢体沉重,或者疼痛。恶寒和上边振寒的道理是一回事。外感病的常见症状是什么?恶寒,头痛,当然风邪引起汗出。

“治在风府,调其阴阳,不足则补,有余则泻”。这时候以针治之奈何?应该针刺风府。风府属于督脉穴,在项后入发际一寸正中央。其两旁,那是少阳经的穴,叫风池。治风府,目的在于调其阴阳,即是调营卫,使其营卫调和,卫气运行通畅,这样就可以祛除风邪了。“不足则补,有余则泻。”风邪侵入人体,一般的是有余之证,但是也有人正气不足,就邪气而言,它是实邪,是实证,应该泻。但是对于人来说,有的虽然感受的是风邪,却是以正气虚为主,所以因为不足则补之,这是针刺的补泻方法。当然这个补泻理论对用药同样适用。

“大风颈项痛,刺风府,风府在上椎”。大风无非是说风很大,风邪很严重,在《黄帝内经》里还有别的“大风”,麻风病也叫大风。看来这里大风就是比一般风邪要严重的风,不是另外那种大风。风邪侵犯人体,出现颈项疼痛,颈项还是足太阳膀胱经所过,所以《伤寒论》有“项背强几几”,也有项。项和背都是膀胱经所过,所以大风颈项痛。还可以针刺风府穴来散其风。风府在哪呢?风府在上椎,上椎就是椎上,大椎穴上面一点。入发际一寸。颈部下边那个最高突起的部位,下边叫大椎穴。在中医传统理论把那个大椎上边的高起叫做第一椎,和现在解剖的第几颈椎那个算法不一样。大椎上面叫做一椎,因为将来咱们在学习针灸取穴位的时候,是以那第一椎来标定其他相关穴位的位置,很多穴位都以大椎穴为准。风府属督脉,在项后正中央,督脉外侧还有两排是膀胱经。即在后背,除了中间督脉一行之外,膀胱经一共有四行,左边两行,右边两行。上下穴位顺序怎么排的呢?都是以第一椎为准,然后一椎、二椎、三椎,往下数的。先把大椎定下来,风府在大椎之上,入发际一寸,所以风府在上椎。

“大风汗出,灸譩譆”。看来这是表虚。针刺固然有补泻,灸法也有补泻,但是灸必然是温热的,有风,也有寒,适合用灸法。看来这里用灸法有补气的作用。这个风邪也比较重,病人汗出很多,不是一般的汗,要灸譩譆穴。譩譆,是膀胱经的了。膀胱经有两排,一边两排。譩譆穴在第二行,在六椎旁开三寸。

“譩譆在背下侠脊旁三寸所,厌之,令病者呼譩譆,譩譆应手”。在第六椎旁旁开三寸，离督脉正中间是三寸。找到位置后，若要进一步确定，可以采用以下方法。以手"厌之"，厌之就是按之，按着后背六椎旁三寸处，告诉病人你喊譩譆。病人说："譩譆，譩譆"，你手上相应地感觉到颤动，这就是譩譆穴。这是一种取穴方法，不是听诊，而是触诊，触摸这个部位来找到穴位。譩譆是膀胱经的穴位，膀胱主一身之表。风府是督脉穴，督脉总督一身之阳。阳气也就是卫气不足，才受外风，所以刺风府灸譩譆。

"从风憎风，刺眉头"。"从风"就是受风，"从"就是随从，随之而受。眉头，两眉头的穴位那是膀胱经的攒竹穴。憎风也是恶风，由于受了风邪就恶风，肌表疏松了，所以怕风，可以刺眉头的攒竹穴。

"失枕在肩上横骨间，折使揄臂，齐肘正，灸脊中"。失枕就是平时所说的落枕，睡一夜起来以后脖子怎么动都不舒服，怎么动都疼。落枕取什么穴呢？取肩上横骨间肩井穴。肩井在肩上中间那个地方，从颈部到肩头的中间这个地方。肩井一般不应该深刺，深刺的话，有时会伤到肺尖，引起气胸。"折使揄臂"，这个"揄"是下垂的意思。取穴方法，手臂下垂，再把肘屈起来。折，再把臂折起来。齐肘正，和肘尖相对正的这个部位。灸脊中，就是灸脊背中央和肘关节相对的部位，相当于督脉的阳关穴，腰阳关。还有个阳关穴，不在腰上。

"胁[Miǎo]络季胁引少腹而痛胀，刺譩譆"。"胁"也就是软肋，季胁也是软肋这个位置。肋下这个地方疼痛，和少腹之间牵引而痛胀，又痛又胀，治法也是要刺譩譆，因为这还是由受风邪引起的。由于风邪引起的软肋到小腹的胀痛，应该是刺譩譆。

"腰痛不可以转摇，急引阴卵，刺八髎与痛上，八髎在腰尻分间"。腰疼不能转动。急引，拘急牵引。腰痛了还牵引了睾丸，阴囊部位，阴卵是指的睾丸。应取什么穴？"刺八髎与痛上"，可以刺腰痛局部的阿是穴，也可以刺八髎穴。八髎穴同样是膀胱经的穴，即上髎、次髎、中髎、下髎，左右共八个穴位。八髎在哪呢？八髎在腰尻分间，有的写成"腰尻"，应是"尻"，那是个"九"，这是个"几"。尻就是尾骨尖，尾骨之尖，骶骨尖，那叫尻。这个尻，发音是[jū]，尻者处也。在《黄帝内经》中尻是泛指臀部，八髎穴在膀胱经的腰尻分间，从腰到臀部中间这个位置上，即骶部。

"鼠瘘寒热，还刺寒府，寒府在附膝外解营"。鼠瘘，"瘘"就是瘘管，现在这个病不多了，以前常有，淋巴结核长久不愈，最后成了瘘管，流脓哒水的。建国以来卫生条件改善，结核病已经很少，但是还有。近年由于有些人不注意卫生，又有一些发生。但是淋巴结核那瘘少了一些了，不过肛瘘还是有。痔疮没治好，成肛瘘了，它也叫瘘，和这里所说的鼠瘘不同。寒热，发热恶寒，怎么治疗呢？"还刺寒府"，应该回过头来刺寒府。寒府在哪里？寒府在附膝外解营,在膝盖外边这个地方,就是膝阳关,属足少阳经。鼠瘘多生于耳后及颈两侧,位当少阳,故取之。刚才我说了腰阳关,这有个膝阳关,在膝盖上边一点。

"取膝上外者使之拜,取足心者使之跪"。取膝上外的穴位,这里把后边叫"外"。前为阴,后为阳,腹为阴,背为阳,膝后边是哪?是腘窝处的委中穴。取该穴的方法是使之拜,就是那么一抱拳,一鞠躬,这样一弯腰,腘窝就突出来了,这是委中穴。"取足心",足心的涌泉穴,怎么取法?让病人取跪姿。跪下之后,两脚窝的涌泉穴就露出来了。当然这段重点是说的外风侵入人体之后出现的病症,常规使用的一些穴位和取穴的方法。

第二段 冲、任、督脉循行及其病证

[原文诵读]

任脉者,起于中极之下,以上毛际,循腹里上关元,至咽喉,上颐,循面入目。冲脉者,起于气街,并少阴之经,侠脐上行至胸中而散。任脉为病,男子内结七疝,女子带下瘕聚。冲脉为病,逆气里急。督脉为病,脊强反折。

督脉者,起于少腹以下骨中央,女子入系廷孔,其孔,溺孔之端也。其络循阴器合篡间,绕篡后,别绕臀,至少阴与巨阳中络者,合少阴上股内后廉,贯脊属肾。与太阳起于目内眦,上额交巅上,入络脑,还出别下项,循肩髆内,侠脊抵腰中,入循膂络肾。其男子循茎下至篡,与女子等。其少腹直上者,贯脐中央,上贯心,入喉,上颐环唇,上系两目之下中央。此生病,从少腹上冲心而痛,不得前后,为冲疝。其女子不孕、癃、痔、遗溺、嗌干。督脉生病治督脉,治在骨上,甚者在脐下营。其上气有音者,治其喉中央,在缺盆中者。其病上冲喉者,治其渐,渐者上侠颐也。蹇膝伸不屈,治其楗。坐而膝痛,治其机。立而暑解,治其骸关。膝痛,痛及拇指,治其腘。坐而膝痛如物隐者,治其关。膝痛不可屈伸,治其背内。连骺若折,治阳明中俞髎。若别,治巨阳少阴荥。淫泺胫痠,不能久立,治少阳之维,在外上五寸。辅骨上横骨下为楗,侠髋为机,膝解为骸关,侠膝之骨为连骸,骸下为辅,辅上为腘,腘上为关,头横骨为枕。

什么部位叫什么名称,这是古代的解剖名称。但是这段讲的冲脉、任脉、督脉的循行还是很重要的。《黄帝内经》关于奇经循行的部位记载比较概括,不是很细致,所以后世医学家对它进行过相当多的研究,李时珍还写了《奇经八脉考》。在这里我们就不仔细地去讲这个原文了,就看看理论阐释。

[理论阐释]

(一)冲、任、督三脉的起始问题

这篇谈到了,"任脉者,起于中极之下";"督脉者,起于少腹以下";"冲脉者,起于气街",但是后世研究冲、任、督三脉称一源而三歧,同起于一处,而分

191

出三条经脉。这一源在哪?《黄帝内经》的记载不完全一致,《灵枢·五音五味》说:"冲脉、任脉,皆起于胞中"。胞中是女子胞。男子在哪呢?后人分析认为是精室,藏精的精室。本篇又说:"督脉者,起于少腹以下骨中央"。骨中央就是横骨的中央,"起"是出于外,并不是根本的起源,是说从胞中出来,然后出到骨中央。所以这三个经脉的起始处,王冰总结为一句话,叫一源而三歧。胞,男女各不同,在女子指胞宫,在男子指精室。由于胞宫和精室是男女藏精之所,又是构成新生命原始物质的发源地,其气通于肾,故为冲、任、督三脉的起始之处。这是研究的结果,认为三脉起始于胞中。

第32讲

(二)冲、任、督脉的循行

关于冲、任、督三脉的循行,在《黄帝内经》里除了本篇之外,《灵枢经》的《动输》、《逆顺肥瘦》、《经脉》等篇,也有这方面的记载。当然我也说过,《黄帝内经》的记载总的来说比较概括,所以李时珍又写了《奇经八脉考》,还有其他的前世医学家也研究过奇经八脉的循行、分布的问题。我们结合《黄帝内经》的有关记载,把三脉的循行概括如下:

冲脉,是一干而四支。一个主干,又有四个分支。主干部分起于胞中,外行而出于气街(小腹部,就是气冲穴),并少阴之经(随着肾经)在腹部上行,分散于胸中,这是主干。分支有上行支、有下行支。上行支又分为前支和后支;下行支又分为行于下肢内侧和外侧两支。所以可以说冲脉有上行的、有下行的、有行于前的,还有偏于后的。所有的经脉当中,冲脉的分布范围最广。而又说冲脉藏血,它的阳支就能够渗灌诸阳,阴支就能够渗灌诸阴,因为藏血,各阳经受冲脉滋养,各阴经也都受冲脉的滋养。所以说冲脉为血海,冲脉又为经脉之海。冲、任、督这三脉主干都是从下向上,只不过冲脉分支最多、分布最广、藏血最盛,所以上冲之势更明显,说"冲脉为病,逆气里急","逆气",气往上逆。

任脉。任,承任、担任的意思。承任一身之阴,全身的阴气都和任脉有关系。任脉是一干一支。主干部分同样是起于胞中,沿腹胸正中线向上行,至咽喉,上颐部,循面,连系目下。这是主干,从正中线走。分支部分,由胞中贯脊,走后边,跟督脉那条线相接近,向上循行至背部正中位。

督脉有一干而三支。主干的部分,起于胞中,沿着背脊正中线向上行(走后背的正中线向上行)。分支为上行支和下行支。上行支分为前行支、后行支,所以督脉一干三支。督脉是总督一身之阳,诸阳经都和督脉有关系,特别是足太阳膀胱经,和督脉相关系最密切的。这是关于这一篇谈到的冲、任、督的循行。

第三段　水腧五十七穴及寒热病灸法

[原文诵读]

水俞五十七穴者,尻上五行,行五,伏兔上两行,行五,左右各一行,行五。踝上各一行,行六穴。髓空在脑后三分,在颅际锐骨之下,一在龂基下,一在项后中复骨下,一在脊骨上空在风府上。脊骨下空,在尻骨下空。数髓空在面挟鼻,或[yù]骨空在口下当两肩。两髆骨空,在髆中之阳。臂骨空在臂阳,去踝四寸两骨空之间。股骨上空在股阳,出上膝四寸。骱骨空在辅骨之上端,股际骨空在毛中动下。尻骨空在髀骨之后,相去四寸。扁骨有渗理凑,无髓孔,易髓无空。

灸寒热之法,先灸项大椎,以年为壮数,次灸橛骨,以年为壮数。视背俞陷者灸之,举臂肩上陷者灸之,两季胁之间灸之,外踝上绝骨之端灸之,足小指次指间灸之,腨下陷脉灸之,外踝后灸之,缺盆骨上切之坚痛如筋者灸之,膺中陷骨间灸之,掌束骨下灸之,脐下关元三寸灸之,毛际动脉灸之,膝下三寸分间灸之,足阳明跗上动脉灸之,巅上一灸之。犬所啮之处灸之三壮,即以犬伤病法灸之。凡当灸二十九处。伤食灸之,不已者,必视其经之过于阳者,数刺其俞而药之。

[串讲]

"水俞五十七穴,尻上五行,行五,伏兔上两行,行五"。有治疗水病的五十七个穴位,都是哪些穴位呢？就是臀部以上有五行,中间一行是督脉,旁边各两行膀胱经的经脉,所以有五行,每行有五个穴,五五二十五个穴。"伏兔上两行",伏兔本来是在大腿股部的,但是根据马莳的注释,是说任脉两旁足少阴经的穴位,左右共有两行,"行五",这又十个穴位。

"左右各一行,行五"。这句前面应该加"少阴"二字,挟足少阴肾经是足阳明经。再加足阳明经左右各一行,每行五穴,这又十个穴,以上共四十五穴。

"踝上各一行,行六"。足少阴经足内踝骨上两边各一行,每行六个穴,这就十二个穴,前面已有四十五穴,再加上足内踝上各一行,"行六",再加十二个穴,四十五加十二,五十七。这五十七个穴具体的名称及部位,可参考马莳《黄帝内经素问注证发微》,现有铅印本,由北京科技出版社出版,是经我校定的。

"髓空在脑后三分,在颅际锐骨之下,一在龂基下,一在项后中复骨下,一在脊骨上空在风府上。脊骨下空,在尻骨下空"。脑后三分,锐骨之下,同样是说入发际一寸的风府穴。还有"一在龂基下",还有一个穴位在龂基,龂基就是牙龈的下边龈交穴。"一在项后中复骨下",这个是说的哑门穴,也在项

193

后,风府穴下半寸,这个地方针刺就更要小心,刺不好致哑了。当然在20世纪70年代,有人说刺哑门治聋哑,有过一段报道,后来没有太推行开。"一在脊骨上空在风府上","在风府上"这个穴是脑户穴。"脊骨下空,在尻骨下空",这脊骨的下空和尻骨下空,那个穴是什么?长强。长强是在两阴之间,当然在脊骨最下端了。

"数髓空在面挟鼻,或〔yù〕骨空在口下当两肩"。"在面挟鼻",即目下挟鼻,指承泣穴。"或〔yù〕骨空在口下当两肩","或"读域。这是指的大迎(穴),口角下边当两肩,颊车前边,即大迎穴,"当两肩",相当于肩的高度,与肩齐平的意思。

"两髁骨空,在髃中之阳。臂骨空在臂阳,去踝四寸两骨空之间"。髃中之阳,是肩髃穴。臂阳就是臂外侧,两骨空之间就是尺骨、桡骨中间,这是什么?是三阳络穴,手少阳三焦经的穴位。

"股骨上空在股阳,出上膝四寸。骭骨空在辅骨之上端"。股阳就是大腿的外侧。"出上膝四寸",在膝盖上边四寸,大腿的外前部位,即伏兔穴。要单纯外边那是风市了,在前外方,膝上四寸是伏兔穴。"骭骨空在辅骨之上端"小腿叫做骭,又叫做胫。骭骨之上为辅骨。小腿的骨空在辅骨之上端,那是什么穴?犊鼻。外侧的叫犊鼻穴,在膝外侧。我们针灸治膝关节病常称为膝眼。里外一起叫膝眼,膝眼里边那个就是经外奇穴,外侧那是经脉上的穴位叫犊鼻。

"股际骨空在毛中动下"。"毛中动下"就是说阴毛处有动脉波动的部位,在曲骨之两旁。

"尻骨空在髀骨之后,相去四寸"。"尻骨"就是臀部的骶骨。髀骨,即骨盆。在髀骨之后相去四寸是指的八髎穴。

"扁骨有渗理凑,无髓孔,易髓无空"。总的来说,有的扁骨它就没有穴位,没有骨空。还有呢?有一些无髓孔的,由于是扁骨,它津液可以渗透过来,所以不需要有骨空;还有易髓无空,易是交易和交通,易髓就是说周身还有很多小的骨骼,骨骼之间它的骨髓可以相互交通,这样的骨骼也可以没有穴位,所以说易髓无空。

下面讲的是寒热病的灸法。发热恶寒之病,古时候太多了,所以在《黄帝内经》里论寒病、论寒热病、论热病的篇章是很多的,本篇又特别提出来对寒热病的灸法问题。

"灸寒热之法,先灸项大椎,以年为壮数"。"灸项大椎"的灸法是"以年为壮数"。壮,就是把艾绒捏成团,有时捏成绿豆粒大,有时捏成黄豆粒大,总之,一团一团艾绒。一个,就叫一壮。灸多少壮呢?"以年为壮数"。十岁就灸十壮,二十岁就灸二十壮。

"次灸橛骨,以年为壮数,视背俞陷者灸之,举臂肩上陷者灸之,两季胁之间灸之"。先灸项大椎,然后再灸橛骨,又是说的尾骶端的长强穴,同样是"以年为壮数"。再灸"背俞陷者",背部膀胱经和督脉的穴位,看看哪个部位下陷,就是虚的部位,可以灸之。此外,还可以再灸肩上的穴位,"举臂肩上陷者",举起胳膊来有凹陷那个部位要灸,这是肩髃,针灸歌诀"肩髃、肩峰举臂取",肩髃穴是在肩的峰端,要举臂来取,凹陷处就是肩髃穴。"两季胁之间灸之",这就是京门穴,京门十二肋骨端,那地方太软了,京门穴也应该灸。

"外踝上绝骨之端灸之,足小指次指间灸之,腨下陷脉灸之,外踝后灸之"。在外踝上的绝骨这个地方也可以灸,是阳辅穴,足少阳胆经阳辅穴,不是那个绝骨(悬钟穴)。"足小指次指间灸之",足小指次指间这个穴位是胆经的侠溪穴。"腨下陷脉灸之",腨就是说腓肠肌,小腿肚子。腨下陷下这块,那是承山穴。"外踝后"指的昆仑穴。

"缺盆骨上切之坚痛如筋者灸之,膺中陷骨间灸之。掌束骨下灸之"。筋,即箸,筷子。指肩上这个部位,无穴名,随证灸之。"膺中陷骨间",膺,胸膺,锁骨之间下陷的部位,天突穴。"掌束骨下",阳池穴。

"脐下关元三寸灸之,毛际动脉灸之"。关元,任脉穴,在脐下三寸。"毛际动脉"是气冲穴,有动脉跳动,又称气街穴,属足阳明经。

"膝下三寸分间灸之,足阳明跗上动脉灸之"。膝下三寸是足阳明经三里穴了。跗,足背。足阳明胃经的跗上动脉是冲阳穴,又叫趺阳,张仲景《伤寒论》特别强调要诊趺阳脉、诊太溪脉、再诊寸口脉,这趺阳就是足背上的动脉,可以诊候胃气之有无。

"巅上一灸之,犬所啮之处灸之三壮,即以犬伤病法灸之,凡当灸二十九处。伤食灸之"。巅顶之上百会穴。"犬所啮之处灸之三壮",灸狗咬伤之处,当是外丘穴,在外踝上七寸,属足少阳胆经。灸三壮,"即以犬伤病法灸之",古时候可能狗咬伤的很常见,可以用灸法。"凡当灸二十九处",有二十九处可以用来灸治寒热。"伤食"者,也可以灸。

"不已者,必视其经之过于阳者,数刺其俞而药之"。不管是寒热病也好,还是伤食也好,用上面那些灸法都灸不好。那就要再观察该灸的部位,是不是有"过于阳"的现象。"过于阳"是什么?就是并不下陷而充满的,阳是充满,虚的才陷下。有"过于阳者",有经穴过于充满的,它不是寒,不是虚,这怎么办呢?不能再灸了,要"数刺其俞",这时候要针刺,甚至可以放血。同时可以用药物治疗。也有人认为这"药"就是治的意思,用针刺方法来泻其阳热。另一理解是一方面针刺,一方面用点清热的药来治疗。灸法是温补性质的,当然

195

灸也有泻,但是毕竟是治寒性病的,寒性的虚性的部位就陷下,所以可以灸。那有过者,它不陷下而突出起来了,过于阳了,所以应该针刺。

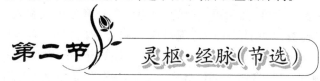

第二节 灵枢·经脉(节选)

[题解]

这一篇讲了十二正经和十五络脉的循行部位及其病证等问题。是论述经络最全面的一篇,所以篇名就叫《经脉》。

这一篇不细讲,要大致说一下。从"雷公问于黄帝曰:禁脉之言"到"肝足厥阴之脉……虚者寸口反小于人迎也"。这么多内容是讲什么呢? 是讲经脉的作用及十二正经的病证。经脉什么作用呢? 我们开头就讲了,通气血、和阴阳,等等,这一大段是讲这个的。你想十二经的循行与病证,那是多么重要的问题! 这里需要大家记的就是第一个自然段。

[原文诵读]

雷公问于黄帝曰:禁脉之言,凡刺之理,经脉为始,营其所行,制其度量,内次五脏,外别六腑,愿尽闻其道。黄帝曰:人始生,先成精,精成而脑髓生,骨为干,脉为营,筋为刚,肉为墙,皮肤坚而毛发长,谷入于胃,脉道以通,血气乃行。雷公曰:愿卒闻经脉之始生。黄帝曰:经脉者,所以能决死生,处百病,调虚实,不可不通。

[串讲]

"禁脉之言"。《灵枢经》有《禁服》篇,可能是传抄之误,"禁脉"应该是"禁服"。

"凡刺之理,经脉为始,营其所行,制其度量"。针刺的时候,首先必须了解经脉,知道它是怎么运行的? 营,即循环运行的意思。"制其度量",就是知其度量。制,《太素》作"知",知道的知。知道它的长短、知道它的位置、知道它的浅深。长短浅深都是个度量问题。

"内次五脏,外别六腑,愿尽闻其道"。内与五脏相联系,或者说针刺的时候,既要懂得经脉,又要知道经脉和脏腑的关系。所以"内次",次也是次序;"外别",其实在这里也是辨别。就是知道五脏和六腑的排列次序,知道五脏和六腑的位置、五脏和六腑的表里阴阳关系、五脏和六腑的功能特点,这都叫"内次五脏,外别六腑"。"愿尽闻其道",我想全面了解关于针刺与经脉的问题。

"人始生先成精"。人是怎么生成的? 不是上帝造人,讲得非常清楚,是

"先成精"，先有生成人体之先天之精。

"精成而后脑髓生，骨为干，脉为营"。到阴阳两精相合，构成新生命之后，有脑髓形成；生成骨骼而为人体的骨干；"脉为营"，经脉是能够围绕着全身营运的，营既有保卫的意思，又有运行的意思。运行什么？运行气血联络周身。

"筋为刚，肉为墙，皮肤坚而毛发长"。"刚"就是维系、联系的那个纲，提纲挈领的纲，"筋为刚"。肌肉有保护作用，如同围墙。"皮肤坚而毛发长"，这是说人的生命形成、发育成为一个正常的人的这样一个过程，至皮毛长全了，新的生命完成了。

"谷入于胃，脉道以通，血气乃行"。人出生之后，则要靠后天之气滋养，赖水谷之气维持生命，脉道通，气血行都是泛指生理状态。

"雷公曰：愿卒闻经脉之始生。黄帝曰：经脉者，所以能决死生，处百病，调虚实，不可不通"。其实这个"之始生"不是原始产生的问题，而是讲经脉的主要生理作用。主要有什么作用呢？"能决死生"，因为经脉有行气血、营阴阳这样重要的作用，所以通过经脉变化可以判断人的生死，我们切脉诊病也是切按的经脉。在《黄帝内经》里经与脉是不分的，经就是脉，脉就是经，不是说非得跳动那个就叫做脉，不跳动那叫经，经脉是同一名称。"处百病，调虚实"，关于病的认识、关于治疗的认识，都得依靠经脉的理论，所以说"不可不通"，这个"通"是懂得的意思，作为医生来说，必须懂得经脉理论。

后面是讲十二经循行的路线以及它们的常见病证。这里当然有很多字，有的时候发音不准，只好自己去查查字典了，特别是古时候一些解剖的名称，很多需要查字典。

《灵枢·经脉》从"经脉十二者，伏行分肉之间至络脉异所别也"，是讲十五别络，又叫大络。络脉有大络，大络有十五，是由经脉别出之络，又叫别络。哪十五别络呢？一开头"手太阴之别，名曰列缺"，"别"就是别络。是什么穴？是列缺穴，在腕上一寸。手太阴的列缺穴是大络。络什么呢？络于手阳明大肠经。第二是手少阴之别，通里穴，在腕上一寸；第三是手心主之别内关穴，在腕上二寸；第四是手太阳之别支正穴，在腕上五寸；第五是手阳明之别偏历穴，在腕上三寸；第六是手少阳之别外关穴，在腕上二寸；第七是足太阳之别飞扬穴，在踝上七寸；第八是足少阳之别光明穴，在踝上五寸；第九是足阳明之别丰隆穴，在踝上八寸；第十是足太阴之别公孙穴，在足大趾本节后一寸；第十一是足少阴之别大钟穴，在内踝后；第十二是足厥阴之别蠡沟穴，在内踝上五寸；第十三是任脉之别尾翳穴，在剑突下；第十四是督脉之别长强穴，在会阴处；第十五是脾之大络大包穴，在腋下六寸。共有十五络。怎么会出十五络？十二正

197

经十二个，任脉、督脉再加一个脾之大络大包穴，足太阴经除有个络脉之外，还有个脾之大络，名曰大包。所以十二正经加上任督，再加上脾之大络大包穴，就一共是十五大络。

最后总结一句话，说"凡此十五络者，实则必见，虚则必下"。必见或者必现。络脉一般不太突出，但是有实邪的时候，络脉就充斥了。"虚则必下"，虚证的时候，它就陷下。如果充实，可以针刺出血，络脉可以放血的；如果陷下，陷下就不适合放血，所以说"视之不见，求之上下，人经不同。络脉异所别也"。有时你看不清的时候，要上下联系起来分析，把这个经脉上下一块联系起来观察、认识，其是否有异常，就容易分辨了。

经络这一章，我们就讲完了。

198

第四章
病因病机

我们今天讲第四章病因病机。从概念上来说,病因就是破坏人体阴阳平衡而导致疾病的原因。什么叫病? 阴阳失调就叫病;什么是健康? 阴阳协调就是健康。在病因分类上,《黄帝内经》里分为阴阳两大类,"或生于阴,或生于阳,生于阳者,得之风雨寒暑","生于阴者,得之饮食居处,阴阳喜怒",就是后来我们说的内因外因之类。由于外邪引起的疾病,那个原因是外邪,就叫阳的一类;饮食、居处、阴阳(阴阳,泛指男女两性而言)、喜怒(代表七情),说饮食、喜怒、房室等这些容易使病从内生,就属于阴的一类。

《黄帝内经》所论述的病因有外感时邪、情志过激、饮食失调、劳逸失度、起居无节、跌仆损伤以及病气遗传,都涉及到了。我们学习《黄帝内经》病因的理论,应该注意两个问题。一个是要注意病因的相对性。所谓相对性,就说同样是一种原因,会使有的人得病,而有的人则不得病。因此,对得病的那个人来说,这个原因就是病因;对于没有得病的那个人来说,这个同样的原因它就不是病因,所以说是相对的。大家同在一个环境里面学习、工作、生活。说有的人就得了感冒,而其他的人不患感冒。因此那个环境,对于得病的那个人来说,就有病因存在;而对不得病的人来说那是正常的环境。就从气候变化来说,也是如此,对没病的人来说不算病因;对得病的人来说,就算病因了,所以说是相对的。当然过于剧烈的原因,对很多人都可以是病因。七情刺激也是这样,同样的刺激量,有的人就引起疾病,而另外一些人就不引起疾病,我们在《经脉别论》讲过的,"惊恐恚劳",都可以使人气血紊乱,但是"勇者气行则已,怯者则着而为病"。

所以从中医理论说,很难说零下多少度叫寒,零上多少度叫暑,从理论上说就很难定。所以我们在认识问题和研究问题的时候,应当认识到这样一个特点。和相对性有关的问题,或者说也是个相对,得了外感,这个外感到底是风热感冒呢? 还是风寒感冒呢? 有一个审证求因的问题,也就是说到底这个外感病是寒邪引起的呢? 还是热邪引起的呢? 其实在很大程度上,并不是要分析患病那天的气温是多少度,到底是寒了还是热了。如果是最近这一批感冒,很多人都感冒了,大体症状相同,气候变化也很明显,那样一般说可以确定,最近这一批感冒是什么性质的,大致上可以这么说,也只能是大致。如果是分散的、个别的,有人患外感了,到底是风寒还是风热?怎么分析?不是问他,你那天坐在屋子里室温是多少?或者你去室外劳动去、跑步时温度是多少?风力有多大?中医大夫大概不是想这些事,而是要看看这个病人的表现、临床症状如何?根据他临床症状来确定是风热,还是风寒。

二是"审证求因"。与病因相对性紧密相关的"审证求因",是根据临床表现来推求、研究病因。同样是一个环境下得的外感病人,甲就可能是风热感冒,乙就可以是风寒感冒,这在中医看来是很常见的事。因此,对甲病人就可能用辛凉解表,对乙病人就应该用辛温解表,他俩在同一个环境下得的外感病,治起来就是不一样,因此说是要审证求因。同样的,到底直接致病因素是什么?中医不是单纯看直接致病因素。更主要是看病人的临床表现如何,根据临床表现,确定属于什么性质的疾病。外感病这样,内伤病也这样。如果从这个角度上说,很多人都得这种病,所谓传染性的疾病,所有病人都有共同的症状。但是说今年的这种病和明年的这种病还一样,那倒不一定了。那要看明年这种病出现的症状,是不是和今年出现这种症状一样,或者非常相似,不然的话,那就改变了。今年得的这种病和明年得的那种病,治法上就应该不一样。这是中医理论的特点。所谓个性化,人和人不一样,在不同的时间,就会出现不同的情况。所以治疗上会有因时因地因人制宜,天地人全方位地考虑问题,来研究这个病因是什么?所以"审证求因"是个很重要的特点。西医学要求病因的话,根据若干理化指标,找到直接致病因子(当然有些也找不到),这个是什么病毒?这个是什么细菌?是病毒就应该用哪些抗病毒的药,是什么细菌用哪类抗生素类的药。因此,不论是谁得了这样的病,都是同一个药。中医就不能这样,不同人表现出不同的症状,就使用不同甚至相反的药,所谓相反的就是寒热温凉性质不同的药物,我认为这有先进性,先进性就在于个性化的治疗。所以学习病因的理论,就应该注意这个问题,不要被所谓具体的致病因子所局限。当然化验的时候检查出来具体致病因子,这也好。但治疗时,不能只是想着我用哪个药去抗这病毒,有的时候只想着抗病毒去用药,不见得效果好。假如用针灸方法,该如何抗病毒?如果用这个思路去想问题,我不是反对,这种思路有一些没关系,比不知道强。这是什么细菌感染的?我用哪个中药能够抗细菌?有这个思路,可以。但那不是辨证施治的主要思路。所以病因的问题,是破坏人体体内的阴阳相对平衡,而导致疾病的原因,这样说是对的。但是对具体致病那种原因而言,它又是相对的。因此对于某个病因,就不要再认定它就是那个直接致病的原因,那样认识就不全面了,是不是受的寒?是,明显是受的寒。但是几天后已经出现热证,那就是热了。麻黄汤证是受的寒,太阳伤寒,过几天病未愈就成了阳明经证、阳明腑证了。开始病因是寒,但是到阳明经证,不是寒了,是大热了。审证求因,求出这就是热。就得用清热法! 这才是中医特点。

病机,就是疾病发生发展变化的规律。比如说阴阳盛衰、邪正虚实、升降出入失调等,就是分析这样一些规律,也就是分析病机。还有疾病的一些症状是怎么产生的? 病人感受了寒邪,他为什么就要发热恶寒了? 为什么有这样的症状出现? 这个症状出现之后,它又为什么产生其他的症状? 其他症状和这个症状有什么相关? 分析这些问题是很重要的。只有分析清楚这些问题,才能够正确地认识疾病,才能正确地作出明确的诊断。所以认识病机、分析病机就是辨证。分析病机的过程,就是辨证的过程,辨证的过程其实就是在那里分析病机。所以说病机是疾病发生发展变化的规律。

在《黄帝内经》里有很多篇记载病因、病机,主要有《素问·生气通天论》、《玉机真脏论》,还有《至真要大论》《举痛论》以及《灵枢·百病始生》等。关于病因、病机,我们重点选这样几篇。

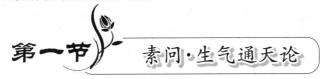

第一节 素问·生气通天论

[题解]

生气就是生阳之气,或者说就是生命之气。其实本篇所讲"生气"主要是指的阳气,因为人有了阳气才有生命,才能不断地生化。因为本篇重点讨论了阳气对于人体生命的重要作用,当然也谈到了阴精的重要作用,也谈到了阴阳相互协调的重要作用,但是它突出要讨论的是阳气的重要作用。"天"是泛指自然界,也就是人体生命之气是和自然界相互通应的。我们讲《阴阳应象大论》不是讲"应象"吗?《六节藏象论》也讲"四时五脏阴阳"的问题吗? 把五脏阴阳都联系起来了,把人和自然作为统一体来看待的。所谓"天人合一"、"天人相应"、"天人相通",生命之气与自然界之气相通应,因此叫《生气通天论》。

第一段 生气通天

[原文诵读]

黄帝曰:夫自古通天者,生之本,本于阴阳。天地之间,六合之内,其气九州、九窍、五脏、十二节,皆通乎天气,其生五,其气三,数犯此者,则邪气伤人,此寿命之本也。苍天之气,清净则志意治,顺之则阳气固,虽有贼邪,弗能害也。此因时之序。故圣人传精神,服天气,而通神明。失之,则内闭九窍,外壅肌肉,卫气散解,此谓自伤,气之削也。

[串讲]

"自古通天者,生之本,本于阴阳"。自古以来通晓天道,通晓自然规律的人,都有这样的认识。什么认识呢?包括人体生命在内的一切生命的本源,在于阴阳协调与统一,这是生命的根本。我们讲过《阴阳应象大论》,大家记得,"阴阳者,天地之道也,万物之纲纪,变化之父母,生杀之本始,神明之府也。治病必求于本",那也是讲的这个道理。

"天地之间,六合之内"。"天地"、"六合",就是讲的宇宙之内。"六合"是指东西南北四方上下,上下和四方没有划定界限,因此"六合"和前面天地其实是一个意思,就泛指宇宙之内。

"其气九州、九窍、五脏、十二节"。这个"其"是指的人;"九州"二字怀疑是衍文,因为"九州"、"九窍"有时作为同义词来看。"九州"还是有的,古代的地理区域划分为"九州",就是冀州、兖州、青州、徐州、扬州、荆州、豫州、梁州、雍州。"九窍",耳、目、口、鼻、前阴、后阴,人之九窍;"五脏",肝、心、脾、肺、肾,人之五脏;"十二节",十二个大的关节,也就是上肢三个腕、肘、肩,下肢三个髋、膝、足踝。左右共"十二节"。"九窍、五脏、十二节",其实这是泛指整个人体。"皆通乎天气",都和自然界之气相通应。

"其生五,其气三"。这个"其"是指自然界的阴阳。自然界的阴阳化生五行之气,天之阴阳,化生地之五行。一个阴阳又化为三阴三阳之气。如果按传统的哲学观点,首先是精气,一个精气分为阴阳,一个阴阳又分为三阴三阳,先由一个精气,然后化生为二,即阴阳,所谓一生二。二生为三,阴阳化生三阴三阳,有三就能化生万物。所以说一生二、二生三、三生万物。《黄帝内经》的理论和古代的这种哲学思想相一致。"阴阳者,一分为二也"这个观点是唐·杨上善《黄帝内经太素》的注释里提出来的。明代的张介宾在写《类经》的时候,也说了"阴阳者,一分为二也"。就是一气分了阴阳,分为二,二又分为三,分为三阴三阳之气。所以"一分为二"是中国哲学的传统观点。我们在年轻的时候,都要学习毛主席的"一分为二"的理论,当然中国早就有"一分为二",毛主席又把它发展了一下,但是他说的还是这"一分为二",这是中国传统的东西。

"数犯此者,则邪气伤人,此寿命之本也"。"数犯",就是屡屡的违反了人和自然相统一的这个规律。违反了这个规律之后,人体的正气就不足,外邪就可以侵犯人体了。所以外邪侵犯人体有一个前提,首先是人体违反了规律。"此寿命之本也",这是跟人体寿命密切相关的问题,或者寿命的根本所在。如果能够顺应自然界的规律,把"天地人"作为一体来很好的协调,就可以长寿，就可以达到自然所赋予的寿命；如果违反了这个规律，寿命自然就夭折，就短寿。

"苍天之气，清净则志意治"。"苍天"，还是指自然界的环境。当然"天"有苍天，又叫青天，用苍、青色来形容它，其实是幽远的意思。"清净"，就是指正常而不紊乱，自然界的规律很正常，没有紊乱。这自然界实际上和人体是统一的，人体的阳气、生命之气（生气）也是正常运行的。那样，则精神上就是非常调顺。"治"，就是调理，不紊乱。人的精神活动和自然界的规律是相一致的，自然界的阳气正常，天地之气的运行正常，人体的阳气调顺，人的精神意志也是很正常的，所以说"清净则志意治"。

"顺之则阳气固，虽有贼邪，弗能害也。此因时之序"。如果遵循着使它调顺的规律，对人体而言，则"阳气固"，阳气就能够固密。阳气固密就可以固护体表，抵抗外邪。如果没有顺从自然界正常的天道运行来保护人体阳气的话，阳气就不能固密，所以就容易受到外邪的侵袭。"贼邪"就是泛指伤害人体的一切邪气，或者说是病因。人体有阳气固密，也就是正气充足，抵抗外邪，所以外邪不能伤害人体。"因时之序"，这个"时"就是四时，春夏秋冬四时，就是指的自然规律，这是由于能够顺从着自然界的顺序、自然界的规律来养生。"序"，就是顺序、就是规律、次序，温热凉寒规律，阴阳升降规律，能顺从那个规律了，所以"虽有贼邪，弗能害也"。

"故圣人传精神，服天气，而通神明"。圣人是指的深通养生之道的人；这个"传"，有的人读作"抟"。俞樾《内经辩言》注：说"传字，读为抟，聚也"，聚精会神的意思，读成"专"也可以，"传精神"，就是专一精神，也是聚精会神的意思。专一精神就是精神不紊乱，不是胡思乱想。"服天气"，"服"也是顺从的意思，服从自然界的规律；"通神明"，这个"神明"是指的阴阳变化，阴阳变化之妙。懂得养生之道的人，专一精神而不是胡思乱想。我们学习和工作，也要专一。精神上专一而正直，对人体的正气、对人体的气血的运行是有帮助的，或者说它不会使人气血紊乱。如果精神不专一、不正直，歪门邪道、七想八想，那对人体的正气会造成紊乱。说"圣人"养生专一精神，这里专一，也还包含恬惔的意思。"恬惔"即虚无，安静，要使得心情非常安静。顺从着自然界这个规律，就可以"通神明"，"通"就是统一的意思，和自然界的阴阳变化相统一。

"失之则内闭九窍，外壅肌肉，卫气散解"。如果违反了规律就导致疾病，首先是"五脏之气"就不通畅了。"五脏之气"不通畅，所以九窍就不通了，所谓"内闭九窍"。"九窍"是人体内脏之气所灌注的地方，如果五脏之气不能调畅，所以就出现九窍内闭，在九窍上表现出症状。"外壅肌肉"肌肉之气壅塞不畅,其实就是讲营卫之气壅塞不畅。"卫气散解",卫气也是阳气,这里讲的"生气通天"主要是讲的阳气,具体而言很重要的是讲卫气,卫阳之气。"散解"就是解散、消耗,就是耗散。

"此谓自伤,气之削也"。"削"就是削弱,阳气削弱。阳气削弱不是由于自然的问题,不是由于环境的问题,而是由于人自己没有做到"传精神,服天气,而通神明",是自己造成的损伤。

这一段是讲"生气通天",以及应该注意把人体生阳之气和自然界联系起来养生。突出的是"天人相应"、"天人合一"这样一个思想。

第二段　阳气的重要作用

[原文诵读]

阳气者,若天与日,失其所则折寿而不彰。故天运当以日光明。是故阳因而上,卫外者也。

就这么两句话,这要熟记或者说背下来!

[串讲]

阳气的重要作用,比喻人体的阳气就好像天上的太阳那样。自然界如果没有太阳,不可想象是个什么样子? 人体中阳气的重要性,就好像自然界之有太阳那样的重要。自然界如果没有太阳,有没有人类难说。所以说阳气就是那么重要,"若天与日",就好像天上的太阳那样重要,自然界必须有太阳。"所"就是所在、场所。"失其所"就是失去其正常的作用、失去其正常的规律,不能够按其规律正常运行,也就是"阳气失其所"。怎么样呢? 就"折寿而不彰"。"折寿",寿命短折,即短寿;"不彰",不彰著。寿命不显著,身体很衰弱而不能长寿。"故天运当以日光明"。所以天体的运行,应当是有日才能光明,没有日就不能光明。所以对人体而言,阳气的作用是有向上,有保卫人体的作用。"是故阳因而上,卫外者也"。这个"因",作为顺应、依顺来讲,也就是这样阳气才能够有向上、向外的作用。这个"因"字,还有一解,作为"大"来解,你看那"因"字组字,包围着大,也就是范围包容很大的意思,"因"有大的含义。如果作这个含义来讲,说阳气很强大,或者很庞大。阳气作用很大,而且又有向上和卫外的作用,也可以讲。"因",作为依顺、作顺应,当然也可以。这是讲阳气的重要作用。

[理论阐释]

阳气的重要作用

我要重点提出一个重阳思想。在中医理论里面,有一种重阳思想,就是重视阳气。当然也有人说不重视阴精吗? 没有不重视阴精,也重视阴精,也重视阳气,更重视阴阳协调。但是在阴阳两者之间,从理论上来看,确有强调阳气重要作用,强调阳气作为主导的作用。阴阳之间的关系,阳气作为主导的作用,这样的理论观点在《黄帝内经》中也有体现,而且在临床上,也能体现出这样的特点。中医在看病的时候,经常重视功能的改变,说胃痛,食欲不振,经过治疗不痛了,食欲也不错了,脉象没什么特殊,就可以认为是好了。没有任何不适,食欲也不错了,身体结实了,这就算好了,不必再做胃镜去瞧瞧,到底那个溃疡长上没有?即使原有消化性溃疡,一般地说,溃疡面也平复了。自古以来就强调功能正常了,就是病愈了的观点。实际是什么?功能对形体而言,还是把功能看作是阳气。张介宾在《类经附翼》上的话讲得很生动,他说"天之大宝,只此一丸红日;人之大宝,只此一息真阳"。强调了阳气的重要性,在《黄帝内经》里有体现。

第34讲

第三段　论阳气失常则受邪而病

本篇重视阳气,前面第二段"阳气者,若天与日,失其所则折寿而不彰。故天运当以日光明。是故阳因而上,卫外者也",强调了阳气的重要作用。正是因为阳气有那样的重要作用,所以阳气失常,就容易感受外邪而形成多种疾病。本段指出了多种疾病,但还是举例,而不可能举全。就这篇文章来讲,可以说人体的绝大多数病,都得有阳气失常。

[原文诵读]

因于寒,欲如运枢,起居如惊,神气乃浮;因于暑,汗,烦则喘喝,静则多言,体若燔炭,汗出而散;因于湿,首如裹,湿热不攘,大筋緛短,小筋弛长,緛短为拘,弛长为痿;因于气,为肿。四维相代,阳气乃竭。

阳气者,烦劳则张,精绝,辟积于夏,使人煎厥。目盲不可以视,耳闭不可以听,溃溃乎若坏都,汩汩乎不可止。阳气者,大怒则形气绝,而血菀于上,使人薄厥。有伤于筋,纵,其若不容。汗出偏沮,使人偏枯。汗出见湿,乃生痤痹。高粱之变,足生大丁,受如持虚。劳汗当风,寒薄为皶,郁乃痤。

阳气者,精则养神,柔则养筋。开阖不得,寒气从之,乃生大偻;陷脉为瘘,留连肉腠,俞气化薄,传为善畏,及为惊骇;营气不从,逆于肉理,乃生痈肿;魄汗未尽,形弱而气烁,穴俞以闭,发为风疟。

故风者,百病之始也,清静则肉腠闭拒,虽有大风苛毒,弗之能害。此因时之序也。故病久则传化,上下不并,良医弗为。故阳蓄积病死,而阳气当隔,隔者当泻。不亟正治,粗乃败之。

故阳气者,一日而主外,平旦人气生,日中而阳气隆,日西而阳气已虚,气门乃闭。是故暮而收拒,无扰筋骨,无见雾露,反此三时,形乃困薄。

[串讲]

"因于寒,欲如运枢,起居如惊,神气乃浮"。前提是阳气受伤,或者说阳气不足,才因于寒,以寒为病因,感受寒邪。欲如运枢,阳气应该正常地开合启闭,就好像户枢一样,门轴一样正常的运转。但是,如果生活起居失调而不规律了,阳气就外浮于表,也就是说人体感受了邪气之后,阳气浮于表,来和邪气相抗争。惊,即暴卒。神气,即指阳气。但是,欲如运枢,这个"运枢"《新校正》说全元起本作"连枢"。连是系的意思,拴在一起了。感受寒邪阳气的开合失常了,不能够正常发挥作用,如同把门轴拴住,不能运转。这样在道理上似乎更好讲一些。所以这句话理解起来有些难,恐怕跟这一字之差有关系。总的来说,是阳气正常运行,就像门轴那样,有开有合。特别是卫阳之气,司开合。如果人体的生活起居失常了,就容易感受外邪,阳气就不能够很好运行了。所以要有一个很好的作息规律,养成好的生活习惯,这对人体健康是很重要的。当然一些年轻人体会不到这点,靠自己身体强壮,也就是阳气足,生活习惯不好,在短期间内可能看不到对健康的影响。实际上久而久之,阳气受伤了,会造成很多的疾病,到年长了后悔也来不及了。作为医生,除了自己要养成良好的生活习惯之外,还要对其他人进行宣传。

"因于暑,汗,烦则喘喝,静则多言"。由于阳气受伤,而感受了暑邪,暑为阳邪,使人腠理开张,容易出汗。有的由于暑热扰乱神明,所以心烦,还出现喘喝。喝是象声词,出现气喘喝喝。这是因为邪气使得肺气不能宣畅,而出现气喘。有时候,中暑之后,使人昏迷,看来不烦了,其实那病更重了。静了,则可能多言,这个多言是指的谵语,郑声之类。谵语、郑声都是在神志昏迷状态下说的话,胡言乱语,叫谵语。郑声是声音比较低,不断地重复相同的话,好像很郑重,那都是一种神志昏迷的现象。当然一般来说,谵语是偏于实热;郑声是偏于气虚。

"体若燔炭,汗出而散"。身体发热,像烧红了火炭那样。燔就是火炭,像火炭那么热。但是这种情况出汗之后,暑邪可以随从汗解,所以汗出而散。明代的吴昆在《素问吴注》里认为"体若燔炭,汗出而散"这两句应该在"因于寒"下边,即"因于寒,欲如运枢,起居如惊,神气乃浮,体若燔炭,汗出而散。"他说感受寒邪之后,人体发高烧,一出汗,把寒邪散去了。把经文移动了一下,看来是和现在临床上比较接近,但是这种移动不见得有理。为什么呢?因为现在治暑病不用汗法,但是在《黄帝内经》时代认为暑也是外感,不见得不用汗法。因为有外邪侵入病机,就可以根据这种病机来治疗。汗出而散,即是用汗法散外邪。我们后代的中医对暑病一般不再用汗法,因为暑已经伤气又伤津液了。可《黄帝内经》时代也可能有用汗法治该病的认识。《素问·热论》讲"暑当与汗皆出,勿止"。说暑邪应该和汗一块出来,不要用止汗法。因此,吴昆迁移《黄帝内经》的经文,和现在临床接近,但是未见得就完全符合《黄帝内经》的原意。我只是提一下这个问题。

"因于湿,首如裹"。阳气不足,感受湿邪,湿为阴邪困遏阳气,使得清阳之气不能上升于头,因此首(头)如裹。好像有布带子包裹着头一样,沉闷、头重、不清醒,那样的一种感觉。

"湿热不攘,大筋緛短,小筋弛长,緛短为拘,弛长为痿"。如果湿邪不去,郁而化热而出现湿热。六气都能化火,湿化热就成湿热之邪。不攘,攘就是排除,湿热在体内不能很快地排出,郁结在内,进一步的阻遏了气机,使得气血不能正常运行,因而不能濡养筋脉,出现了筋脉的緛短,或弛长。这里说大筋緛短,小筋松弛而长,其实,这句是互文,大与小不要绝对看待,是说无论大筋小筋都可以弛长,也都可以緛短。不同的病人,出现不同的症状,有的就可以緛短,有的就可以弛长。緛短也好,弛长也好,都是由于湿邪阻滞了气血的运行,更主要的是阻滞了阳气的通行之故。如果筋脉緛短了,就出现肢体拘急难伸的症状。如果筋脉松弛而长了,就可以出现肢体痿废不用,没有力气,松弛了。所以或者说首如裹,或者说筋脉的拘急与松弛,都是湿邪引起的常见症状。

"因于气,为肿"。这个"气"可以作风来解,是说的风。前面有因于寒,因于暑,因于湿,这里突然提出因于气,似乎体例不顺。理解为因于风,就是阳气失常,感受了风邪,因而出现浮肿,则较顺畅。感受风邪使水液代谢的失常,出现风水病,或肾风,因而出现浮肿。当然,也有一种解释,这个气就是气虚,由于气虚不能运化,水液停留而出现浮肿。高世栻《黄帝内经素问直解》说:"气,犹风也。"并且引用《阴阳应象大论》的话说:"阳之气,以天地之疾风名之。"人体的阳气就好像是自然界的风一样,因此高世栻说,这个"气"是指的风,我们采取了他的这种观点,这种观点和上边的文意是相联系的。有寒邪,有暑邪,有湿邪,有风邪,都属于六淫之气。但是也有的医学家把这个气就解释成气虚,也不是没道理,气虚也可以肿。

"四维相代,阳气乃竭"。四维,一种说法,可作东西南北四方,或春夏秋冬四季解。春夏秋冬四季,寒热温凉也不相同。如果是"相代",就是相互更代,相互代替,也说明气候失常,该凉反热,该热反寒,就是四时之气相互更代紊乱。那么人体的阳气就衰竭了,这是一种解释。第二种解释,四维作为四肢解,手足四肢。四维相代,是手足四肢相互更代,怎么相互更代?比如说有的病人手不好用,他用脚去代替手的工作,有的腿不行了,用手撑着来走路,这样就叫四维相代。这样解释,是把这句话作为这一小自然段的总结来看待,因于

207

寒,因于暑,因于湿,因于风,最后总结为四维相代,四时气候紊乱了,人的阳气就要衰竭了。如果不这样解,把"四维相代,阳气乃竭"和上句相联,就是"因于气,为肿,四维相代,阳气乃竭"作为一句话看,也不是没道理。就是肿到什么程度?肿到了四维相代,手肿完了脚肿,左肿完了右肿。前人注家也有这么解释的,当然这个肿多半真的是气虚。由于气虚了,出现左肿完了右肿,手肿完了脚肿,更替为肿,四肢交替为肿。我年轻的时候,看到这样的解释觉得可笑,哪有那种肿法,说左边肿完了右边肿? 早上手肿晚上脚肿还可以,哪有左边肿完了右边肿的? 其实在临床实践当中我还真见到过两例,都是气虚的。一个月左右交换一遍,先左边肿,后就右边肿。用现代的理化检查无阳性发现,两例都是六十岁左右的男子。一个是用补脾气治好的,一个是用脾肾两补治好的。确实是气虚,用补气的方法治好的,所以也有这种现象。如果肿到这种样子,四维相代的肿,那确实阳气大伤了,所以用补气法治好了。因此,这句话句逗可以改变,理解可以不一。也就是说,"四维相代,阳气乃竭"这八个字,可以作为小自然段的全面总结语;也可以连上句,"因于气,为肿,四维相代,阳气乃竭",作为一句话来看。而且这个气,既可以作风来解,也可以作气虚解。

"阳气者,烦劳则张,精绝"。人体中的阳气,活动之后就旺盛,所谓"动则生阳"。不论体力劳动,还是脑力劳动都能使阳气旺盛。但是如果过于烦劳,超强度、超时日的烦劳,就会导致阳气从旺盛到过亢、鸱张所以叫烦劳则张。由于阳气过分亢张,出现"阳盛则阴病"的病理情况,而过分地耗伤阴精,使阴精接近于枯竭。

"辟积于夏,使人煎厥"。烦劳阳亢而伤精的情况不是一日之病,相对来说,持续已久,病程比较长。辟积,就是重复的意思。这个辟通襞,是衣服和裙子褶,也是重叠的意思。积就是积累。就是说如果阳气亢盛,阴精已伤,再重复的遇到夏天,夏天阳气盛,会使人体中的阳气更亢。进一步煎熬阴精,由于阴精枯竭,以致神气散失而昏厥,这个病的名字叫煎厥,那如同阳热之气煎熬了津液一样,使得阴精大亏而出现的厥,根据病机和症状命名,所以叫做煎厥。这是个阴精大虚之病,尽管它病是由阳热引起的,但是到后来出现煎厥的时候已经是阴精大虚了。由于阳气过亢,耗伤了阴精,再遇到了夏天,自然界的阳气亢盛,天人相应,生气通天,更使得人的阳亢而阴精更伤。所以煎熬津液,阴阳不能相互协调而出现了昏厥。这是个危重的病证。

"目盲不可以视,耳闭不可以听,溃溃乎若坏都,汩汩乎不可止"。煎厥之病,会出现什么症状? 出现目盲不可以视,看不见东西了;耳闭不可以听,也听不到声音了。听觉、视觉全丧失了,那不就昏厥了吗? 病势严重到什么程度?

那病势溃溃乎若坏都,都是存水的水库,坏都,就是水库堤坝崩裂了,那水流一泻而下,不能收拾,病势何等危急! 汩汩乎不可止,汩汩形容水流的样子。堤坝一崩开,水流泻下去,成为洪水了,所以不能控制。也就是说煎厥病病势很危重,病势发展很快。

"阳气者,大怒则形气绝,而血菀于上,使人薄厥"。人大怒,怒则气上,血随气涌,而导致了形与气相互脱离。本来形和气、阴和阳是相协调的,由于大怒之下,气血上涌了,使形气相互脱离,相互隔绝。这个"菀"也就相当于这个"郁",或者在这里也可以理解为"瘀",血瘀于上。怒则气上,血也随着气往上涌,所以血菀于上,使人昏厥,这种昏厥叫做薄厥病。薄者,迫也。气血上迫,导致了昏厥。看来这个薄厥是实证,虽然是实证,但是我们在本段开头有话,也是有阳气受伤在先,才会出现这种薄厥。

"有伤于筋,纵,其若不容"。上述薄厥病,除见晕厥外,还可以出现一些其他症状,比如说有伤于筋,这种薄厥可以伤筋。气血上涌,不能正常循行,使筋脉失养而伤。受伤之后,筋脉弛纵,就是松弛。其若不容,不容就是不用的意思,就好像不受支配了,肢体不能运用了。也就是说大怒之下,血菀于上,可以使人昏迷。昏迷之后还可以出现肢体不会动,全身或半身不遂。

"汗出偏沮,使人偏枯"。沮是湿润的意思,偏沮就是半边有汗,身体半侧有汗,另半侧无汗。一边湿一边干,所以叫偏沮。这也是阳气受伤的表现,因为阳气,特别是卫阳之气司开合,使得汗孔能够正常的开合,从而正常出汗。正常出汗就是全身都有汗,不可能这边有汗,那边无汗。那样的话就是阳气受了伤,阳气不能够温煦全身,以致身体半侧有汗,半侧无汗。这样的病人,可以出现偏枯,半边身子枯萎。这句话如果联系上文,说薄厥出现肢体痿软不能运动,也可以使不能运动的半身枯萎。不联系薄厥病,半边有汗,半边无汗这个症状,也往往出现在一些其他的疾病,其病机为卫气大虚,或者营卫失调。当然出汗很复杂,我们讲过或出于头面,或出于背,不同的原因,出于不同的部位,而这里是指的左右,汗出偏沮。

"汗出见湿,乃生痤痱"。另外有的人,阳气受伤之后,汗出见湿。汗出之后,本来汗孔开张,阳气外散,但是突然遇到湿,湿为阴邪,使汗孔迅速闭塞。这样就可以生痤疮,可以生痱子,这个痱也就是痱子。那是由于汗孔开张的时候,受到湿邪,使得汗孔又闭塞,把热郁在里边而发生的疾病。卫阳之气不能外散而郁于体内,郁于皮下,所以生痱子,生痤疮。

"高粱之变,足生大丁,受如持虚"。高粱就是膏粱,就是膏粱厚味,肥甘厚味。就是说过食肥甘,生湿、生痰、生热,体内有湿热,有痰热,在这个状态下,容易产生疔疮。痰热内盛,湿热内盛,阻滞气血不能正常运行,所以容易生疮。足生大丁,丁,即疔疮,足是容易的意思。当然也有的注家说足上生疔,那倒不一定,脖子上生疮的也不少。这个高粱之变,足生大丁的现象在现代社会更多见,那些患糖尿病的人特别容易长疮,患糖尿病绝大多数和饮食有关,多半是和膏粱厚味有关系,粗茶淡饭得这个病的很少。当然疔疮的产生不都是膏粱厚味,别的原因也可以,但是这里说的膏粱厚味容易使人产生疔疮也对。受如持虚,说这种人为什么容易生大丁? 他特别容易受外邪侵犯,好像拿着空虚的器皿装东西一样,什么来了都接受。持虚,拿着空的器皿,邪气来了就装进去。

"劳汗当风,寒薄为皶,郁乃痤"。劳动汗出,又受到风邪,其实这个风邪就带着寒气了,所以叫寒薄为皶。劳动汗出,和上面所说的汗出见湿是一个道理,由于劳动,动则生阳,使人汗孔张开,这时受到风寒之邪,使得汗孔突然闭塞了。薄还是迫的意思,寒迫皮肤,使得汗孔闭塞,卫气不能外泄,郁在里边化为热,就生成了皶,就是酒齄鼻子一类病。再郁于内,进一步还可以成为痤疮或者粉刺。痤疮就不单长在鼻子上了,皶是指的酒齄鼻子,红鼻子头,痤疮可以生于满面,甚至全身,特别是后背、前胸也不少见。从总的病机上分析都是热郁于内。但是这里强调阳气受伤,或卫气被郁,从这个意义上讲,我们治疗粉刺、痤疮,看来既要清热还得散风,同时凉血。

"阳气者,精则养神,柔则养筋"。这是个倒装句法,阳气的作用是养神则使神精明,养筋就使筋柔润。神要精明,筋要柔韧。筋不能硬,年轻人肢体柔韧,筋脉和调;老年人胳膊腿发硬了,那是筋脉不柔了。所以阳气养神则精明,人的精明是要有阳气充足,这阳气虚了,人就没精神,阳气大衰就会但欲寐了。

"开阖不得,寒气从之,乃生大偻"。阳气不足,不能够正常开合,这个开合是指汗孔的开合。由于汗孔开合失常了,所以邪气随之侵入人体。偻就是伛偻,筋脉拘急导致的腰脊屈而不伸,北方话就叫罗锅,这是由于阳气受伤,寒邪侵入导致筋脉拘急而不伸。

"陷脉为瘘,留连肉腠,俞气化薄,传为善畏,及为惊骇"。如果邪气陷到血脉里去,久而不解,还可以出现瘘管病。这瘘管病是脉的问题,比如说痔瘘,属于瘘管。留连就是停留,不能很快散掉。邪气停留在肌肉腠理之间。俞就是经脉腧穴的腧。俞穴之气,是和五脏之气相连的,而且是神气游行出入之处。它不但连于经脉,而且内连于脏腑外络于肢节,所以邪气通过腧穴,可以进入脏腑。化就是传化,薄就是迫的意思,俞气化薄,邪气传入内迫五脏。五脏主藏神的功能受到干扰,因而可以出现善畏,容易害怕;及为惊骇,还容易受惊。这邪气通过腧穴而影响到五脏,出现精神、神志方面的症状。

"营气不从,逆于肉理,乃生痈肿"。上边主要讲的是卫,这里又说营气。

不从就是不顺，营气不能正常运行。营卫相偕而行，卫气失常，营气也不能正常运行了。它不正常运行了，可以逆乱停留在肉理之间，乃生痈肿。停留了又郁而化热，就红了、肿了、痛了，就成痈肿了。营者血之气，气血瘀滞不通，于是痛而且肿。瘀滞又容易化热，所以红肿热痛都出现了。那么要治痈肿的话，我们讲过《阴阳应象大论》时说过，注意要行气，因为它营气不行；要活血，营者血之气；要凉血，一般多有热，郁而化热了。要行气、凉血、活血，就行了。当然，你说由于毒热，可以再加清热解毒的药。我曾经提过这个问题，一看痈肿就清热解毒，就说什么革兰氏阳性杆菌引起的，必须是二两银花，三两蒲公英，那个思路就不准确了。并非不许用，应该用，但是更应该用理气活血、凉血、清热解毒，这样才全面。

"魄汗未尽，形弱而气烁，穴俞以闭，发为风疟"。魄汗就是自汗，汗还没有停，这时形体比较弱，这个弱是指的虚。魄汗未尽，汗孔张开，就容易感受外邪。气烁就是气热。劳动的时候，动则生阳，所以有热。形体汗孔张开了，是表虚而又有热的状态，突然受到外邪，使得腧穴包括汗孔又闭住了，闭郁又进一步生热了。也就是说，外受风寒之邪，同时体内郁热，从而发为风疟之病。

第35讲

接着讲《生气通天论》的内容，前面说阳气失常之后，可以引起各种疾病。比如"魄汗未尽，形弱而气烁，穴俞以闭，发为风疟"。我们谈到了魄汗就是自汗，正在出汗的时候，形体是弱的。因为汗孔张开邪气容易侵犯，就这个意义上来说，是形弱。而气烁，汗出则有热，所以叫气烁。这个时候如果再受到风寒之邪，可以使汗孔闭塞，卫气郁而为热。热郁于内，风寒束于外，因此可以出现寒热往来的疟疾。疟疾在《黄帝内经》里主要是说有寒热往来的症状，一天可以出现一次，也有两天出现一次，一般是先冷而后热。冷的时候虽厚衣汤火不能温，烤火，穿厚衣，盖厚被子，泡在热水里，还是冷。热到什么程度呢？《黄帝内经》形容说，冰水不能解，泡到冰水里，喝凉冰，还是热。疟疾先冷后热，然后一般还有头痛，说头痛如裂。就根据发作的频率分成一日疟、二日疟、间日疟。《黄帝内经》又有如疟这个词。如疟，是讲一天寒热出现很多次，也就是《伤寒论》所说往来寒热的现象，所谓寒热如疟。现在称疟疾、有真疟、假疟。所谓真疟就是在血液里查到疟原虫的那种，没有疟原虫寒热往来，似疟而非疟的那种疟叫做假疟。不过话说回来，按我们中医治疗，不论吃药也好，针刺也好，有疟原虫的疟和没有疟原虫假疟常常是用同样的方法治疗，均能取得很好的疗效。以其疟而论，吃些中药，治愈了。用现代的生化检查的方法看，血液里见不到疟原虫了。那么针刺呢，用针刺的方法治疗疟疾，同样是再查血也见不到疟原虫，针刺到穴位上也起到同样的治疗作用。所以现在的说法，根

211

据是有没有疟原虫叫做真疟或者假疟,在中医的治疗方法上,无论是用药还是用针,以及其他的方法,都是要辨证施治。当然,辨证施治,并不排除治疟也有相对稳定的常用方药。

"故风者百病之始也"。在前面讲《骨空论》中,也同样有这句话。后面将要讲的《玉机真脏论》还有"风者百病之长也"。意思相同。既百病之始,又是百病之长,都是强调风为六淫之首的特点。外邪致病,风为先导,风邪又常和其他的邪气相杂为病,相互结合起来侵入人体。

"清静则肉腠闭拒,虽有大风苛毒,弗之能害。此因时之序也"。清静,就是指人体的阳气运行正常,如同本篇第一段所说"苍天之气,清净则志意治",这两个清静的意思相同。人体的阳气运行正常,则腠理密闭,外邪就不容易侵入。因此说,虽有大风苛毒,弗之能害。大风也就是指大的邪气,苛毒其实就是指尖锐的病毒。苛字本身是细、尖锐的意思。苛,也可作暴解,强暴、暴力,其实也有尖锐、尖苛的意思。过去有一句话叫"苛税猛于虎",那个苛就不单是暴,也是细,什么都上税,很严厉。但若人体阳气正常,能够抵御邪气,虽有大风苛毒,也可以不受伤害。这是由于能够按照时令,根据自然界阴阳变化的顺序来养生的缘故。

"故病久则传化,上下不并,良医弗为"。疾病久了,没有及时的治愈,邪气没有很快的排出去,就要传化,要转移、变化,疾病要发展,所以叫传化。上下是指人体的上下,阳气上下不能交通,人体的正气已经不能发挥作用,高明的医生确实难有作为了。

"故阳蓄积病死,而阳气当隔,隔者当泻。不亟正治,粗乃败之"。本来阳气是生命中重要之气,其正常运行而发挥作用,维护着人体生命的各种活动。但这阳气瘀滞不通畅,那就成火热之邪,而引起阳热实证,甚至也可以导致死亡。当隔,即挡隔,阻挡不通。阳气蓄积,与阳气挡隔,有相近的意思。隔者当泻,这个"当"即是应当的当。阳热之气阻隔不通之证应当用泻法,应该用宣泻阳热之法。亟作频繁、快速讲。如果不快速地给以治疗的话,就要引起严重的后果,甚至死亡,那就是为粗工所败。

"故阳气者,一日而主外"。这是说阳气在一天之内的盛衰情况,自然界一天之内,早、中、晚阳气有盛衰的变化。人体生气通天,所以人体的阳气也随着有盛衰的改变。阳气有盛衰的改变,所以人抵抗外邪的能力就有时强有时弱,在一天之内而有不同。

"平旦人气生,日中而阳气隆,日西而阳气已虚,气门乃闭"。平旦太阳刚出来的时候,人气生。人气就是阳气,也就是《生气通天论》那个生气。平旦时自然界的阳气初生,人体的阳气也开始生。阳气夜行于阴,昼行于阳,所以平旦的时候出于阳,阳气初升,相对而言抵御外邪侵犯的能力就开始增强了。日中而阳气隆,《营卫生会》也有这样的话,"日中而为阳隆"。自然界的阳气隆盛,人体的阳气也隆盛,所以日中的时候抵抗外邪的能力最强。当太阳西沉,自然界的阳气开始下降,人体内的阳气也开始要虚了,所以说日西而阳气已虚。气门是指汗孔,阳气已虚之时汗空也应该闭。因为阳气虚了,汗孔再过分张开的话,容易受到外邪侵犯,所以不要再象中午那样可以暴露形体而出汗。

"是故暮而收拒,无扰筋骨,无见雾露"。平旦人气生,日中阳气隆,日西而阳气已虚,气门乃闭,所以人们养生到日暮的时候,活动要适当收敛,使阳气不外散,来抵御、抗拒外邪,不要再扰动筋骨,过分的体力活动。也不要再将身体暴露在雾露之中,以减少与外邪的接触。雾露之邪,这里也可以说泛指邪气。

"反此三时,形乃困薄"。如果违反了平旦、日中、日暮这三时阳气盛衰的变化规律,人的形体就要困顿而衰薄。阳气受损伤了,形体就要困顿而衰薄,这是从人与自然相通应的观点来分析问题的。特别是在古代,日出而作,日落而息的那个时代,这个强调更是很符合实际的。但是你说现代就是有特殊情况,一些体育比赛偏偏在晚上进行,而且据说人到晚上的时候,活动能力反而提高,反而强。我想在晚上比赛、演出,也有晚上的特殊情况。白天人们都去上班了,体育比赛文艺表演给谁看?所以在晚上,尤其是周末登场,总不能说周末人的精力就足吧!所以晚上比赛恐怕市场因素也在起作用。但是从中医传统理论来看,平旦人气生,日中人气隆,日西而阳气已虚,因此人的活动应该按照这个规律来活动。

[理论阐释]

(一)阳气的生理功能

主要是从两个方面,一方面是"阳气者,精则养神,柔则养筋"。或者养神则精,养筋则柔。阳气正常,充沛,人的精神就旺盛,精力就充沛,人的筋就柔韧,运动就灵活。其实,筋属于形体,所以阳气既养神又养形。人无非形神而已,如果形神失养,那当然就会出现很多病。所以这段原文,又提出了形神失养的一些病证。生理功能的第二方面,是昼夜的阴阳消长变化,也就是"阳气者,平旦人气生,日中阳气隆,日西而阳气已虚",从生到旺盛、到衰这样一天之内的过程。当然夜里阳气就相对更弱,人体的阳气也藏于内,抵御外邪的能力也就比较差。生理功能不同,就影响疾病的变化。《灵枢·顺气一日分为四时》论述疾病情况时说:旦慧,平旦的时候病情比较轻;昼安,白天的时候病就最轻;夕加,到太阳西下的时候病情就加重;夜甚,到夜里一般的病情就要

213

加重。这是指一般病证而言，就是说相当多的疾病，都有这样的特点，天亮的时候病情比较平稳，白天的时候比较好，一到傍晚病情有加重现象，到夜里病最重。这个说法的依据，同样是平旦人气生，日中阳气隆，日西而阳气已虚。尽管在不同的篇章上有不同的说法，理论都是一致的。

（二）阳气的病理

第一点，卫气失常，卫外的功能不足，外邪容易侵入，有因于寒，因于暑，因于湿，还有因于风。"因于气，为肿，四维相代，阳气乃竭"，那个"气"也可解释为风。就是阳气失常，才容易受到外邪侵袭，所以举了有风、有暑、有湿、有寒等外邪侵袭。

第二点，阳气过亢，引起精绝，阴精枯竭而出现煎厥。阳气之所以过亢，提出来的原因是烦劳。这不是外邪，是由于烦劳，精神和体力过分劳累，而使阳气亢盛。阳气亢盛了，而消耗阴精，"阳胜则阴病"嘛。使阴精已衰，再遇到夏天这种阳气盛的季节，就可以出现煎厥。和《阴阳应象大论》阴虚阳盛之病耐冬不耐夏，到夏天不能耐受的道理是一样的。

第三点，是阳气厥逆，大怒则形气绝。由于大怒，使阳气上升，上逆，气血都上逆而血菀于上，出现薄厥。薄厥类似于现在所说的脑出血，就是中风的现象。

第四点，阳气失常又可见汗出偏沮。阳气不足，不能温煦全身，汗也不能出遍全身而出现一侧有汗，一侧无汗。

第五点，阳气阻遏，被湿邪，被风寒之邪所阻，可以出现痱子、痤疮，或者酒齄鼻。

第六点，膏粱厚味，也可以使阳热内盛。厚味积热，热积生火、生痰。俗语所说的"鱼生火，肉生痰"，实际上泛指膏粱厚味而言。

第七点，邪入于里，阳气开合不得，而出现各种病证。比如说，邪气入脉，出现瘘管；邪伤筋脉，使筋脉拘急，引起伛偻；营气不从，而生痈疮。还有，邪气从腧穴而入影响内脏，引起善畏和惊骇等一些精神症状。这都是阳气开合不得，使得邪气入里，留连不去而出现的各种病证。

第八点，阳气阻隔，上下不能交通。应当急用泻法，祛除火热之邪，使阳气疏通。阳气病理，本段就提出这样八个方面的问题。这八个方面同样是举例，不是阳气的所有病理。

[临证指要]

（一）煎厥和薄厥

薄厥，这是一种危重的病证，类似于临床所说的中风病，可以说这就是中医对脑中风病的最早记载。这个病以阳气失常为前提，又常和大怒等情绪激动有关,情绪激动,导致气血逆乱而发生本病。如果没有阳气失常那个前提,一般的大怒也不会出现这个问题。关于煎厥,其轻证类似于现在所说的癫病,也可以出现昏迷不醒等症状。《金匮要略》所说脏躁,也有这类问题。用甘麦大枣汤治疗。煎厥重证,属于阳亢而阴虚,最后导致阴精枯竭的虚证,同样是比较危重的病证。所以说临床看到这样的病,应该及时抢救。煎厥,薄厥这两个证候,首先要记住一虚一实,煎厥是虚证,薄厥是实证。

(二)邪气侵犯人体的问题

在这里仅举"因于湿",临证应用之例。"因于湿,首如裹,湿热不攘,大筋緛短,小筋弛长"。关于病机,湿邪阻遏了阳气,使清阳之气不能上升,所以导致头重如裹。如果湿邪不能及时祛除,则可以郁而化热,湿热之邪进一步阻遏阳气,使得阳气不能温煦筋脉。因此,出现筋脉的短缩或者松弛而长。緛短,就是拘挛;弛长,就是肢体痿软不用。《至真要大论》说:"诸痉项强,皆属于湿",即言湿邪伤筋的病机。《丹溪心法》有用二妙丸治疗筋脉的弛缓,治疗湿证的记载。湿证比较多见,比如说,表湿证是湿困于表,可以头昏,困重,身体沉重,背部洒洒恶寒,舌苔薄白腻。虽然是外感,有的是三个月,有的五个月,甚至有的三年、五年不愈。一般地说表证病程短,但是湿证不同,湿邪粘腻,缠绵难愈,所以表湿证可以迁延多年。有这样一个病例,那还是 20 世纪 70 年代初,北京中医学院山西省暨山县办分校。派我去讲《黄帝内经》,班上有一个班长,是复员军人,当了三年兵回来上学了。曾在南方某地当兵,每天早晨训练完之后,出了一身汗,就到水溪里去洗头洗澡,有这么一个经历。复员回来上学,当班长。这个班长一上课就犯困,老师讲课,他用手扳着眼皮,眼睛睁不开,就得睡。早上要按时起床,要早晨锻炼,总要别人拉着才能起床,就那么倦思睡,困。然后头发沉,首如裹的症状出来了,后背有发凉的那种症状,当兵的时候就出现了,不严重。上学之后这个症状就更突出了,这种现象已经有一两年了。吃过补气的药,吃过活血化瘀的药。因为 20 世纪 70 年代初,活血化瘀法非常盛行,很多难治病都用活血化瘀,他也吃过活血化瘀药,当然效果不好。我们看他"首如裹",这个是主要的症状,那是湿邪阻遏了阳气,阳气不能上升他当然脑子不清楚。精则养神嘛,阳气不能养神,当然不精明,当然头困重。其实还是属于表湿,因为后背还有怕凉的现象,后背是太阳经所过。基本方,就是羌活胜湿汤。它有些发汗作用,湿邪嘛,发散一下,但是不会出很多汗,不像麻黄汤那样发汗退烧。这个病人服数剂汤药,一周之内就治愈了。

还有个病例,是"湿热不攘,大筋緛短,小筋弛长"的临床应用。是 1974 年 11 月看的病。一位四十二岁的男子,头部右侧外伤手术后半年余。现症左侧肢体活动不便,尤其是下肢为甚,自足至膝内翻不能伸,也没有力量,等于半身不遂的现象。但是这种半身不遂不是松弛的，下肢还是内翻的。当时我的诊室是在二层楼上，几个人用担架把患者抬到诊室。因为是壮年人，体质还比较壮实，脉濡数，舌质红，舌苔黄厚腻，大便不爽。从舌苔脉象，还有大筋软短，小筋弛长来看，明显的是湿热。但是病因很清楚，就是外伤引起的。如果按直接致病因素考虑，应当治外伤，就活血。可他吃过活血通经中药，效果不好。我怎么治？还活血化瘀？还通经脉？人家用这法子不行，到我这里再用就行了？恐怕不行！但是，我们学过《黄帝内经》。《黄帝内经》有"湿热不攘，大筋软短，小筋弛长，软短为拘，弛长为痿"的记载，这个病例正是湿热之证。那就得用祛湿热的法子。也就是二妙加味，苍术、黄柏，加川牛膝、生苡仁、萆薢、滑石、木通、车前子，再加独活。独活虽然是温性的，但是我取它是风能胜湿的意思，同时独活又走下肢。这是基本方，有时还加乌蛇肉散风，或加丹参、鸡血藤之类活血通经。就用这个思路，治疗四五十天，逐渐好转，达到生活基本自理，还能做简单的体操运动，当然没能完全恢复正常。这个病例，直接原因很清楚，就是外伤。针对外伤去治，无效。用祛湿热的方法治，效果不错，应该说很不错了。这也说明所谓病因的相对性的问题，不要只盯着直接的致病因子是什么，认为外伤之后必是血瘀，去活血，不对了。因为临床症状不是瘀血，舌质不黯，脉也不涩，皮肤也无甲错，没有瘀血的现象。而有一派湿热之象。所以这个病例说明病因的相对性问题，也说明审证求因问题。自"因于寒"至"反此三时，形乃困薄"这一段，应该熟记。

第四段 阴精的作用以及阴阳和调的重要性

前面那几段讲的都是阳气的作用，本篇重点就是要突出阳气，讲了阳气的生理和病理。但是不要忘记，阳气是离不开阴精存在的，所以接着就讲了阴精的作用，以及阴阳和调的重要性。

[原文诵读]

岐伯曰：阴者藏精而起亟也；阳者卫外而为固也。阴不胜其阳，则脉流薄疾，并乃狂。阳不胜其阴，则五脏气争，九窍不通。是以圣人陈阴阳，筋脉和同，骨髓坚固，气血皆从。如是则内外调和，邪不能害，耳目聪明，气立如故。

风客淫气，精乃亡，邪伤肝也。因而饱食，筋脉横解，肠澼为痔；因而大饮，则气逆；因而强力，肾气乃伤，高骨乃坏。

凡阴阳之要，阳密乃固。两者不和，若春无秋，若冬无夏，因而和之，是谓圣度。故阳强不能密，阴气乃绝；阴平阳秘，精神乃治；阴阳离决，精气乃绝。

因于露风，乃生寒热。是以春伤于风，邪气留连，乃为洞泄；夏伤于暑，秋为痎疟；秋伤于湿，上逆而咳，发为痿厥；冬伤于寒，春必温病。四时之气，更伤五脏。

[串讲]

"阴者藏精而起亟也;阳者卫外而为固也"。亟,是频数、不断的意思。阴精不断的起来,做什么呢? 来支持阳气,与阳气相应,其实就是讲的阴阳相互配合的问题。阴为阳之基,阴精是阳气的基础。阳气卫外而为固,保卫体表,抵御外邪,同时使阴精能够固密。阴精藏于内,而不断的起来供给阳气,作为阳气的根基。而阳气固护于外,保护阴精,使阴精固密而不露泄。阴阳相互关系是:阴为阳之基,阳为阴之用。

"阴不胜其阳,则脉流薄疾,并乃狂"。阳气过盛,而阴精不能与它相配合。或者阳气过盛,阴精就衰,阴不能制约阳。两者应该是相互配合相互制约的,阳盛则阴病,故阴气衰。薄,还是迫的意思,逼迫的迫,疾就是快。阳热之气逼迫血脉,血流急速,所以脉象也急数。并,阳邪并于阳位。阳热之邪并于阳位,比如说,并于阳明、并于心,神志受热邪扰乱而为狂乱之证。正常的阳气是人体生命必不可少的,但是阳气超过限度,不论烦劳则张也好,还是阳气挡隔也好,这都成邪气了,所谓气有余便是火。阳明热盛,热扰心神,都可以出现狂躁不安,神志失常。

第36讲

继续讲"阴不胜其阳,则脉流薄疾,并乃狂"。阳热之邪过盛,阴邪不能与它相配合,火热之邪扰乱神明,因此出现狂躁不安的症状。有这样一个病例,一位21岁的姑娘,是幼教老师,患精神病。什么症状呢? 狂躁不安,连喊带叫,不睡觉,常用来抗精神分裂的这些西药镇静药都用上,不效。西医的办法,给她注射胰岛素,很快血糖低,出现低血糖休克,她就不闹了,可是再过两三天,又开始闹,那不停地唱,不停地叫。请我到医院去会诊的时候,她住单间,妈妈护理,跟妈妈也是乱打乱闹,她拿着一小盒果冻,一舔果冻就看见舌头了,舌红瘦起刺,说明内热很盛。有时少许安静一些,也可以切脉,脉细数得很。怎么得的病呢? 病因也很清楚,为了参加知识大奖赛,背这个材料,背那个材料,七天之内基本没有睡觉,昼夜不停地找材料背,积累知识。"阳气者烦劳则张"啊,成天找材料、背材料,那阳气得多亢张啊,亢张就伤阴。阴不胜阳,阳邪并于阳位,伤了心神,所以出现了狂证。治疗就用大量的药要养阴,要潜阳这一套方法,基本方还是三甲复脉汤,滋阴潜阳。再用一些羚羊粉之类的,本来应该用犀角清心火,但是我们参加动物保护组织了,不能再用犀角,除非是个别人自己家里存的那些旧东西。治疗一周这个病人就平静下来,很快痊愈了。这是一个"阴不胜其阳,脉流薄疾,并乃狂"的病例。还有一个病例,是一个二十八岁的初产妇,因难产行侧切术后感染,产后十天突然发烧,热退之后仍胡言乱语，精神就错乱了，诊为产后精神障碍。说自己有两个大脑，说有特务在跟踪她等等感觉、知觉的紊乱症状。是当时精神病院的病床不够，就在门诊用西药治，效果不显。我在门诊接治的时候，距发病又有一周的时间了。来就诊时，两个大男人左右挟着，她还大喊大叫挣扎，说有人窥视她，跟踪她，迫害她，自己有两个大脑等胡言乱语，狂躁不安。这个病例也很清楚，原因就是生小孩又侧切感染，既有伤血，又有热邪。伤血阴分本已不足，再加上热邪感染，还是阴不胜其阳。看了之后给她用什么方子呢？是以黄连阿胶汤为基础，加清心火的药，比如说连翘心，莲子心。黄连阿胶汤有补阴、健脾作用，鸡子黄是补脾药嘛。服中药一周后医院通知病家说可以住院，其家属回说病已痊愈，不用住院了。然后我派学生去随访时确实平安无事了。所以"阴不胜其阳，脉流薄疾，并乃狂"，在临床上并不少见呢。至于承气汤证那个神昏谵语也是一种狂的现象，当然不是一般的精神病，而是高热引起的神志昏乱。但其病机也是"阴不胜其阳"。

"阳不胜其阴，则五脏气争，九窍不通"。阴气过盛，阳气不足，五脏就不和了。五脏气争就是五脏不和，五脏失调。"九窍不通"，前面讲过，内脏的功能失调而出现了九窍的障碍，九窍不通也反映五脏功能失调。阳气不足，阴气过盛而出现五脏失调，九窍不通，不通，亦即功能失调。

"是以圣人陈阴阳，筋脉和同，骨髓坚固，气血皆从"。陈就是陈列、调畅。陈阴阳就是把阴阳调畅起来，好像摆列整齐一样。圣人即深通养生之道的人，要使阴阳协调，所以就"筋脉和同"，和同也就是协调而无病，筋脉很正常。骨髓也坚固，气血也不紊乱，人体就非常健康。

"如是则内外调和，邪不能害，耳目聪明，气立如故"。如果是这样，"则内外调和"，人体内调和了，人体和外界也能调和。因而"邪不能害"，外邪就不能侵犯身体。"气立如故"，"立"作"行"讲，气立如故就是气行如故，气行正常而不紊乱，如故就不变嘛。那当然就健康长寿啊。"耳目聪明"，耳目都是九窍之一，五脏的功能正常，所以耳目聪明。

"风客淫气，精乃亡，邪伤肝也"。阳气本身不足，所以风邪侵犯。淫气，就是淫乱之气，过盛之气，这里是言风邪过盛。风为阳邪，伤人阴精，所以"精乃亡"。风为阳邪，气通于肝，同气相求，而易伤肝脏。

"因而饱食，筋脉横解，肠澼为痔"。阳气本已不足，再吃得太多，吃得过饱，使得"经脉横解"，横是放纵，解即松弛，横解其实就是松弛。过饱使胃肠受伤，使其经脉松弛，可以导致"肠澼"，就是痢疾之类的疾病，或者成为痔疮。这是由于饱食太过，伤了肠胃的经脉，使得经脉松弛而出现痢疾或者痔疮。

"因而大饮，则气逆"。大饮是指饮酒过多，酒气本身就是辛热的，所以使气上逆,阳气受伤了再大量饮酒,气更容易上逆。

"因而强力,肾气乃伤,高骨乃坏"。阳气已伤,再勉强用力。强力包括两方面,一个指勉强入房,男女两性强力;一指勉强用体力,本来阳气就不足,又用力太过,特别是搬重东西,伤了肾气,腰间的高骨受到损坏。比如椎间盘突出,也属于高骨乃坏。在正气不足的时候,稍微一搬东西对他来说就超重了,所以椎间盘突出的病人即使治好了,也不要再猛搬重东西。当然"用力"是否属于勉强也是相对的,有这样一个成年人,提一把不超过三公斤的水壶,他一提,对他来说太重了,高骨乃坏,马上腰就痛了。所以上述这些病症之所以发生,都有正气虚作为前提。

"凡阴阳之要,阳密乃固"。你看吧,阴阳两者相互关系的要点,关键,是阳气密闭,阴精才能固守,也就是阳气的固摄作用强才能保障阴精固密,这是阴阳协调互用的关键。

"两者不和,若春无秋若冬无夏,因而和之,是谓圣度"。阴阳两者如果不相协调,就好像有春天没有秋天,有冬天没有夏天那样,就不成其自然了,万物也就不能够生长了,甚至要毁灭了。"因而和之",所以要使阴阳调和。"是为圣度",这是圣人的法度,最好的法度。保持阴阳调和是最好的法度,是养生、治病最好的方法。

"故阳强不能密,阴气乃绝"。阳气过亢了,阴精就不能密闭而守于内。"阴阳之要,阳密乃固"嘛,如果阳气不能够发挥固密的作用,使阴精枯竭。上面讲"阴不胜其阳,脉流薄疾,并乃狂"等等,也是这个问题啊,也是阳强不能密啊。"阳气者,烦劳则张,精绝,辟积于夏,使人煎厥",那也是阳强不能密啊。阳气鸱张,才使得精绝嘛。只不过这里说的更是大的原则,很多病都是这样的,不单煎厥而已。

"阴平阳秘,精神乃治"。阴平阳秘就阴阳之气协调,阴气和平,阳气固密,精神乃治。"精神",泛指一切功能活动,不单指人的精神,当然精神是正常的,但这里是泛指一切功能活动。治,正常,调理而不紊乱。阴平阳秘,生命正常,人体就健康。

"阴阳离决,精气乃绝"。决,决裂,阴和阳相互脱离,相互决裂了。人的所有精气要耗伤而枯竭,生命也就断绝而终止了。

这一段从"凡阴阳之要"到"精气乃绝"这里,应该熟记。

"因于露风,乃生寒热"。露风,泛指一切外感致病因素,露作触冒讲,暴露的露。由于受到风邪的侵袭而发生寒热,恶寒发热外感病。换句话说这个露风,概指外淫、邪气而言。外邪侵入人体,最主要的症状是出现发热恶寒。后世人概括说:有一分寒热便有一分表证,也从《黄帝内经》理论来的嘛,感受外邪,为什么要恶寒?是因为外邪伤人首先伤卫气,卫气"温分肉,肥腠理"的作用失常了,不能温煦皮肤分肉所以就恶寒。为什么发热呢?外邪侵袭之后,一般的都要使腠理密闭,汗孔闭塞,卫气不能正常宣散,卫气是阳热之气,闭郁就化热,所以发热。虽然发热,仍然恶寒。

"是以春伤于风,邪气留连,乃为洞泄"。正是由于阳气失常了,所以容易感受外邪,风为春季的主气,所以春伤于风邪。伤于风之后,没有很快治愈,没有及时把风邪祛除掉,而留连于体内,到夏季容易产生洞泄之病。洞泄就是完谷不化的飧泄啊,止不住地泻叫洞泄。为什么邪气留连,到夏天成为洞泄之病呢?那是由于阴阳相互滋长的关系,生长化收藏是相互关联的,春天阳气生,因为感受了风邪而不能生,所以夏天阳气当长而不能长,就成为阳虚洞泄之病。

"夏伤于暑,秋为痎疟"。暑热为夏之主气,夏伤于暑热之邪,到秋天的时候,热之邪郁于内,风邪闭塞于外,因此出现寒热交作的疟疾。痎疟,疟疾的总称。这个痎疟发病情况前文"魄汗未尽,形弱而气烁,穴俞以闭,发为风疟"有相似之处。那个也是外受风寒之邪,里面有热;这里讲有暑热之邪,又遇风寒之邪外束,于是出现寒热交作的疟疾。

"秋伤于湿,上逆而咳"。秋天感受湿邪,可以引起咳嗽。一般说秋燥,可这里却是秋伤于湿邪,所以注家们多半解释为那是初秋,湿气尚盛,燥气还没有当令的时候,所以仍伤于湿,使肺气上逆而出现咳嗽。"发为痿厥",可以理解为是冬为痿厥。秋伤于湿,使阳气当收而不能收。因此到冬天当藏而不藏,阳气不足,不能够温养骨骼、筋脉,所以就痿软了。

"冬伤于寒,春必温病"。冬主藏阴精,感受寒邪而阴精不藏,那么到春季之时,自然界阳气上升,由于阴精不足而又值阳气上升,这时就容易发生温热之病。所以"春必温病"。是由于冬不藏精,阴精不足了,到春天阳热之气上升的时候阴不足以与阳相配,所以就出现温热之病。

"四时之气,更伤五脏"。这是四时气候失调,其不正之气交替、更迭地伤害五脏,还不单纯是一气伤本脏。比如说春天伤于风,风伤于肝,象前文所说的"风客淫气,精乃亡,邪伤肝",不单是这样,它可以春天伤于风,夏天成为洞泄;夏天伤于暑,秋季为痎疟;秋伤于湿,冬生痿厥;冬伤于寒,春天成为温病。所以四时之气更迭伤害五脏,总之还是邪气可以伤害五脏之气。

这几句经文应从阴阳相互滋生,春生夏长秋收冬藏互根的角度来理解。也就是说只有春生才能夏长,只有夏长才能秋收,秋收好了才能冬藏,冬藏正常了春天才能生。其中某一个环节紊乱,就可以导致下一个环节异常状态,这倒容易理解。容易出现问题的是"冬伤于寒,春必温病",后世温病学家把它作为伏邪的理论根据。这个问题应该有分析地看待,仅从这一段的本义来看,应该说不含有伏邪的意思。但是后世温病学家根据这个创造了一个新理论,这个理论在临床当中也适用,应该说是对《黄帝内经》理论的发挥。

[理论阐释]

阴精与阳气的关系提出三点:第一点,互用互存。只有有阴的时候才能有阳,只有阴精充足的时候,阳气才能旺盛。只有阳气充沛的时候,阴精才能化生,是互用互存的。换句话说,此虚彼也虚,不存在阳虚了阴气就特别正常的情况。严格地说阳虚的病人阴也是虚的,只不过是相对而言,阳虚显得阴盛了。从互根互存的角度来说,阴虚阳也虚,阳虚阴也虚,阴精虚了不能化生阳气,阳气怎么充足的? 那不叫充足,那是虚亢,或者叫虚热,不是真正的阳气足。第二点,互相制约此消彼长。阴阳是相互制约的,所以有此消彼长,和上面说的此虚彼亦虚不矛盾。此消彼长、此长彼消,是从相互制约的角度考虑的。第三点,阴平阳秘,精神乃治。是和为贵的问题,是讲阴阳调和。必须调和事物才能正常的发展,人体阴阳必须调和才能健康。虽然对立的双方,说斗争是永存的,其实斗争的前提是协调,不协调谁跟谁斗去? 从人体生命的角度考虑,必须使阴阳协调,谁说阴阳不是相互对立的? 是相互对立的。但是必须保持它们的相互协调才能健康,如果失调则病,决裂即是死亡。所以从医生的角度考虑,应该想办法促进人体内的阴阳协调,和为贵在我们医学里是说这样的关系。

[临证指要]

阴阳互根理论的临床应用

大家可以看一看张介宾《景岳全书·补略》提出的观点:"善补阳者,必于阴中求阳,则阳得阴助而能生化无穷;善补阴者,必于阳中求阴,则阴得阳生而源泉不竭",就是你阳虚的时候单纯补阳,不补阴是不可以的;阴虚了就一味补阴,不给他阳气是不能化生出阴精来的。这个观点是非常重要的。当归补血汤必须重用黄芪,尽管是为了补血而设方,还是重用补气药,血脱了,要不要补血? 要补血,但是还得重用黄芪呢,没有黄芪来补这气,血不能生,亦不能固,所以阴中求阳,阳中求阴,那是阴阳互根嘛。

第五段　五味偏嗜所伤

[原文诵读]

阴之所生,本在五味;阴之五宫,伤在五味。是故味过于酸,肝气以津,脾气乃绝;味过于咸,大骨气劳,短肌,心气抑;味过于甘,心气喘满,色黑,肾气不衡;味过于苦,脾气不濡,胃气乃厚;味过于辛,筋脉沮弛,精神乃央。是故谨和

221

五味,骨正筋柔,气血以流,腠理以密,如是则骨气以精,谨道如法,长有天命。

[串讲]

作全篇来讲,大部分是讲阳气的重要性,阳气的生理和病理;中间一部分是讲阴阳协调的重要性;最后一段是讲阴精所伤。你看虽然本文是强调阳气的,生气通天啊,但是在论述过程当中,对阳气的重要性作了全面的论述。其次又谈了阴阳相互协调的重要。最后,也强调了阴精的作用,就是五味偏嗜时导致的一些病证。这样看来,从结构、从内容上这篇论文就是很完整的了。

"阴之所生,本在五味;阴之五宫,伤在五味"。阴就是阴精,人体内阴精的化生,本源于什么? 饮食五味。五宫就是五脏,五脏在人体之"中",宫即中,五脏又称五中;五脏又主藏神,神所居之室亦称宫。五脏属阴,所以称阴之五宫。虽然五脏藏精,阴精必须由五味化生,但是饮食五味又能伤害人的五脏。事物的两方面,没有饮食五味,五脏的阴精不能够产生;但是五味偏嗜了,太过了,又能反过来伤害五脏。

"是故味过于酸,肝气以津,脾气乃绝"。津,满溢、过盛之意。酸味入肝,本来酸味可以补肝,但是味过于酸,先使肝气过盛,木克于土,所以"脾气乃绝"。绝,衰竭。使脾气受伤,甚至使得脾土之气衰竭。

"味过于咸,大骨气劳,短肌,心气抑"。咸属于水之味,入于肾,肾主骨,咸味本来是入肾益肾的,但是咸味太过,就伤肾而伤人骨髓。肾主骨嘛,使骨气劳伤。水盛反侮土,脾主肌肉,所以短肌。心气抑,心火被抑制,水盛而侮心火。上面这两句话,还是按五味入五脏解释的,但是下边就有改变了。

"味过于甘,心气喘满,色黑,肾气不衡"。甘属于脾土之味,味过于甘,应该伤脾土,可是下面说"心气喘满,色黑,肾气不衡",所以这句话有个校勘问题。甘,《太素》作苦。苦是火之味,入于心,苦味太过,使得心气喘满,心气就不调顺了而喘满;色黑,黑是水之色,心火太盛伤肾水,所以出现黑色,肾气不平衡,火反侮水了。本来是水克火的,但是由于心气太过火反侮于水,所以使得肾气不衡。

第 37 讲

前面我们讲到了过于酸、过于甘引起的一些疾病。下面看看味过于苦。

"味过于苦,脾气不濡,胃气乃厚"。这个"苦"字,《太素》作"甘"。前面那个"味过于甘"我们按《太素》认为应作"苦";这个"味过于苦","苦"应该从《太素》作"甘"。甜味本来是入脾胃的,但是如果甜味太过,反伤脾气,所以有说"脾气不濡",脾气不濡润。"胃气乃厚",厚是指的胀满之类。胃气阻滞,不能畅通,因此出现腹部胀满。其实这也是太过而病,生病起于过用嘛,过用的原因很多,劳伤过用,饮食过用,情绪过用,这里是甘味过用。"脾气不濡"《太素》无"不"字。而为"脾气濡"。那就是脾湿,脾湿也是一种病态。总之是甘味太过反伤脾胃。

"味过于辛,筋脉沮弛,精神乃央"。辛味入肺,但是味过于辛,可以使"筋脉沮弛"。筋脉属于肝,辛味属金,五行之金太过而伤肝木所主之筋脉。弛,松弛。沮,败坏的意思。筋脉败坏、松弛,不能发挥其联络关节、主司运动的功能了。同时"精神乃央",也就是辛太过耗伤神气。"央"与殃同义。味过于酸,味过于苦,味过于甘,味过于辛,味过于咸,均能引起疾病。正是因为这样,人们在养生的时候,应该特别注意饮食五味的调适。

"是故谨和五味……长有天命"。酸苦甘辛咸对人都是必要的,但是要适当,要谨慎地调和五味,不要太过,不要偏嗜。这样才可以达到"骨正筋柔"。骨正,骨骼坚强,可以说肾气盛,肾主骨嘛。筋柔,筋脉柔韧,可以说是肝气足。"气血以流",气血充沛,肺主气,心主血,心肺功能也正常。"腠理以密",腠理固密而不疏松,不容易受外邪侵犯,脾主腠理肌肉,反映脾脏健运。所以说谨和五味,才能保持身体强健,肝心脾肺肾五脏功能都正常。"如是则骨气以精","骨气"二字是泛指上面所说的筋骨气血肌肉脉等等。精,即强盛。"骨气以精",就是指身体非常健康,机体很强盛。"谨道如法,长有天命",谨慎地遵守这个养生之道,就可以享有天赋的寿命。

[理论阐释]

"阴之所生,本在五味,阴之五宫,伤在五味"

五味是生命不可缺少的,但是如果五味不适当了,就可以伤害五脏,正如同"水能载舟,亦能覆舟"一样,所以要强调五味调和。本段提出来五味失调,五味偏嗜,分别伤害不同的内脏。在《黄帝内经》里对五味所伤记载不完全像本篇所说的:苦伤心、甘伤脾以及比如辛味太过伤肝,苦味太过伤肺,咸味太过伤心等,按五行相克所伤的。还有些记载和上述规律都不一致,也就是说五味伤人存在不同情况。即使按照《太素》作为校勘,从五行相克的说法,也有些不同。五脏所伤的也是很复杂的,不能说板上钉钉,不是本味伤本脏,那必须是按五行相克来伤,不是的。也有其他,也有个别。当然一般来说,是像上面我们所说的两种情况,也有不符合这两个规律的情况。所以我们在学习的时候,既知道有一般的规律,又应该知道有特殊的、个别的情况,这样在分析、认识有关理论时才不至迷惑。

[临证指要]

五味所伤的临床意义

中药有五味,饮食也有五味,饮食五味太过伤人,中药五味调和不当更能伤人。所以这里特别提出使用中药,尤应注意五味和调、应用得当。当然药食

223

同源,有很多的药它也是食物;反过来,很多的食物其实在临床中也作为药来使用,药食五味是一个道理。所以说在日常生活中要注意饮食,在临床用药,尤其要注意药物性味,不要太偏。

辛味食物,辛味主发散,辛甘发散为阳嘛。具有行气、行血、发散的作用。例如葱、姜、蒜、胡椒、辣椒等都具有行气、行血、发散的特点。将其作为药物的话,也有一定辅助治疗作用。比如说可以辅助治疗气血阻滞,可以治疗外邪束表。受了风寒雨淋了,来碗姜汤水一喝,也有发散作用。但是如果过多了,辛味太过了,就容易产生内热。有热性病或易出血的人,不宜食辛味。

甘味,有和中缓急补益作用,甘能补中嘛,入脾胃。比如蜂蜜、饴糖、甘草,国家规定甘草可以作为食品。有些胃脘疼痛,痉挛性疼痛,用这些食品有缓解作用。正常人如果脾胃比较虚弱,也可以适当的采用甘补的药,或者甘温的食品。所以说甘味通常可以治疗脾胃虚弱类的病。但是如果甜味药食用得太多了,容易引起气滞。"甘能中满"就是因为引起气滞导致的,使得腹部胀满。前面讲了嘛,"味过于甘,脾气不濡,胃气乃厚"。厚,就是腹部胀满。气机阻滞,还会烦闷、烦躁。不但《黄帝内经》的理论提到,"甘能中满",满,也可以作"闷"解。其实现代研究也发现甜的东西吃得太多,就可以使人烦。近年来有很多人处在亚健康状态,或者叫慢性疲劳综合征。有关资料反映,亚健康状态者占人口的百分之六十,见有疲劳、心烦、精力不够,睡眠不安,有时候心跳,肩背不舒等。可以说是多系统的功能紊乱,但是作一般的理化检查又发现不到哪有疾病,所以才把它叫做亚健康吧。据说精神紧张,工作压力大,生活节奏快,容易产生。其实据我观察,那些固然是主要原因,但也和饮食结构、饮食习惯、生活习惯有关系。有的人不见得压力大,或者说他不应该有压力,但是他也搞成这个样子,是"天之罪与,人之过乎"?有的时候不能怪别人,不能怪社会,只怪自己!明明可以按时作息,挺好的生活规律,他就以为半夜之后两点才睡觉,才算是最高明。别人工作忙,不得不这样,但他没有事,却以为这样才时尚。我曾经写过一篇科普小文,就是对待亚健康怎么办?其中一条饮食必须注意,一不要喝酒,因为喝酒影响人体的气机正常的运转。二是不要过多吃甜东西,因为甘使气机阻滞容易心烦。三是晚上睡觉前那顿饭不要吃难消化食物。胃不和则卧不安嘛,所以饮食上要注意。其他注意就是生活要有规律,工作要有计划,精神要专一而正直等,这样的话呢,有利于亚健康恢复正常。若还不能恢复,我才建议用些中药调节一下,可用调理肝脾的方法。这不是说咱们在讲甘味太过涉及到的问题吗?除了调脾还要调肝,因为他烦躁啊,和肝也有关系。

酸味,有开胃,增加饮食的作用,酸味也有收敛固涩的作用,现代研究,说酸味食品提高钙、磷的吸收率。中药酸味又有止汗、止泻、治遗精这类的作用。但是酸味不能太过,太过容易出现木克土,导致脾胃的毛病,使消化功能紊乱。

苦味,如杏仁、苦瓜等,苦有宣泄、清热、燥湿等方面的作用。苦以燥之,治湿病的时候,不是有淡渗利湿,芳香化湿,苦以燥湿,风能胜湿吗?苦有燥湿的作用。少量用,苦味还能健胃,因为什么?"酸苦涌泄为阴",苦有往上升的作用,苦还有往下降的作用,胃以降为和,现代药理学也有苦味健胃药一说嘛。但是如果苦味太多反而伤胃,可以导致恶心呕吐胃受伤的症状。

咸味,具有软坚散结的作用,比如海带、海藻、海蜇等咸味食物,具有软坚散结的作用,可以治疗瘰疬、痰核、瘿瘤之类的疾病。现代药理学认为此类食物中含碘钠比较多。但是如果咸味太过,《黄帝内经》说咸伤血、咸伤骨。咸味入肾,过咸就伤骨、伤肾。血属于心,咸味属水,所以过咸伤心,也就伤血。五味理论在《黄帝内经》里记载很丰富,五谷、五畜、五菜、五果,《黄帝内经》中都有举例。什么样情况适合于用哪种谷物、吃哪种果子,吃什么蔬菜以及吃哪些肉类等,这方面的记载,相当丰富。

《生气通天论》我们就讲完了,这一篇重点是讲的人体的生命之气与自然之气相通应,突出了阳气在生命中的重要作用。它说"阳气者,若天与日,失其所则折寿而不彰"。因为阳气有很重要的作用,所以阳气受伤之后容易感受外邪,而出现不同的病理状态,这是一个方面。第二方面又谈到阴阳平衡,阴阳协调,阴阳相互之间的作用问题,特别是"阴平阳秘,精神乃治;阴阳离决,精气乃绝",这些内容在中医基础理论课中也是特别突出、特别重要的问题。第三个部分就是阴精是生于水谷五味的,但是饮食五味偏嗜,又可以伤害五脏,所以在养生来说,应当注意谨和五味,才有骨正筋柔,气血以流,腠理以密,才能长寿健康。

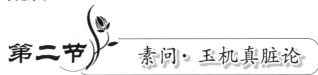

第二节 素问·玉机真脏论

[题解]

玉机,因为本篇所讲的理论非常重要,所以要"著之玉版,藏之藏府,命曰玉机"。"著之玉版",就是要刻写在玉石的版上。古代没有纸张,在竹版上刻,要在玉版上刻,那是更珍贵了嘛。藏府,珍藏重要东西的府库。机,有关键、重要的意思。玉机是这么个意思。真脏,这里是讲的真脏脉的脉象,也就是毫无胃气的脉,称作死脉。真脏脉的内容属诊断,本节只选其中病因病机以及疾病传变的原文。但是就全篇而言,论真脏脉还是一个重要内容。由于本篇讨论了真脏脉,又讨论了病因病机的理论问题,这些理论都是非常重要的,所以"著之玉版,命曰玉机",因此篇名叫《玉机真脏论》。

第一段 病气的逆传和顺传

[原文诵读]

五脏受气于其所生,传之于其所胜,气舍于其所生,死于其所不胜,病之且死,必先传行至其所不胜,病乃死。此言气之逆行也,故死。肝受气于心,传之于脾,气舍于肾,至肺而死。心受气于脾,传之于肺,气舍于肝,至肾而死。脾受气于肺,传之于肾,气舍于心,至肝而死。肺受气于肾,传之于肝,气舍于脾,至心而死。肾受气于肝,传之于心,气舍于肺,至脾而死。此皆逆死也。一日一夜五分之,此所以占死生之早暮也。

黄帝曰:五脏相通,移皆有次。五脏有病,则各传其所胜;不治,法三月,若六月,若三日,若六日,传五脏而当死,是顺传所胜之次。故曰:别于阳者,知病从来;别于阴者,知死生之期。言知至其所困而死。

[串讲]

这一个段落分两个自然段,第一个自然段讲病气逆传;第二个自然段是讲病气的顺传。在疾病传变当中,逆传是危险的病证,预后不良;顺传,相对来说比较容易治疗。

"五脏受气于其所生"。对这里的"其所生"、"其所胜","其所生",特别是这两个"其所生",理解上容易混乱,我们就先把它硬记下来再说。这个所生是说我生,比如说肝生心,心生脾。五脏受气,是接受病气,是病气的来源,病气从哪来呢?是从我所生之脏来,也就是子病传母。

"传之于其所胜,气舍于其所生"。传入其所胜好理解,就是传到我克之脏,我所胜之脏。"气舍于其所生",舍就藏舍,其实也是传导,传导而藏舍。"气舍于其所生",这个"其所生"是生我者,第二个"其所生"是生我。舍于生我者,其实还是子病传母。有的注家说,前后两个"其所生"没法区别,后面那个"气舍于其所生"的"其"字应当视为衍文。就是这样了,第一个"其所生"是我生,第二个"气舍于其所生"是指的生我者。一个我生,一个生我。

"死于其所不胜"。"所不胜"就是克我者,比如说肝病死于秋,肝病死于金时,或者肝病传到肺,就是危重了,当然说"死"也就是危重之意。我们在前面曾经讲过这个问题,《黄帝内经》所说的死或者必死,无非是说病比较危重。

"病之且死,必先传行至其所不胜,病乃死"。传就是传变,由此传彼,由此脏传给他脏。传行到什么脏呢?"至其所不胜病乃死"。传到它所不胜之脏,或者说传到它所不胜之时,不论是月份、季节,还是时辰,都可依五行生克关系,分析出所不胜之时。传到所不胜之脏的时候,病乃死。如肝病传来传去传到肺了,病危重了。

"此言气之逆行也,故死"。这是病气的逆传,不是一般传变。所谓一般传变,本篇是指相克而传,就是肝病传脾,脾病传肾,肾病传心,心病传肺,按相克传,它说这是顺传。但是上面所说的这个理论,是说病气逆传,也就是子病传母的传变方式。逆传是病情比较危重的现象,所以说"故死"。下面是具体举例说明逆传规律。

"肝受气于心,传之于脾,气舍于肾,至肺而死"。五脏受气于其所生,受气于我生者嘛,肝生心,木生火,所以说"肝受气于心,传之于脾",就是"传之于其所胜"。肝所胜是什么脏? 肝属木脏,木克土,所以其所胜者是脾土。"气舍于肾",上面讲了,气舍于其所生,是舍于生我者。肾属水,肝属木,水生木嘛,所以肝病气传舍于肾脏。"至肺乃死",就是"死于其所不胜",肝属木,传之肺,肺属金,所以说肝病传至肺乃死。

"心受气于脾……脾受气于肺……肺受气于肾……肾受气于肝……至脾而死"。与上文"肝受气于心"规律都是一样。"此皆逆死也",上述这都是逆传而出现的危重证候,都是气之逆传。所以这几条,肝心脾肺肾五脏受病及传变是解释上面所说"五脏受气于其所生,传之于其所胜,气舍于其所生,死于其所不胜",那个逆传的规律。下面具体以时间举例,按一昼夜十二个时辰及昼夜晨昏推断疾病转重时间。

第38讲

"一日一夜五分之,此所以占死生之早暮也"。上面说病气从哪里接受,舍于什么地方,传到哪一脏死,以部位论之;这里举例是按时间来算,如果把这一昼夜分为五个时段,每个时段都和一个脏相应,这样也可以"占死生之早暮"。"占"就是测、占卜。比如说肝之病,在什么时辰加重呢? 应该在属金的那个时辰加重,可以得出这样的预测来。关于时辰和脏腑配属关系,我们在讲《脏气法时论》和《太阴阳明论》的时候,曾经提到过。十二辰依顺序是:子、丑、寅、卯、辰、巳、午、未、申、酉、戌、亥,十二辰。

时辰与五脏、五行的关系是:寅卯属于木,配属肝胆;巳午属火,配属心、小肠;申酉属金,配属肺、大肠;亥子属水,配属肾、膀胱。两个时辰与一对脏相配。但是"脾不独主时,而寄旺于四季之末"。木火金水是四个段,四段之末是辰未戌丑四个时辰,习惯说法是辰戌丑未,这四个时辰都属土,土就属于脾胃。若从子时算的话,就是现代钟表的夜里11点到凌晨1点,这是子时,其余依顺序排列,每两个小时一个时辰。这是五脏和时辰的关系,这样的话就可以"占死生之早暮"了。再以肝病为例,"至其所不胜而死",肝木所不胜是肺金,

227

所以到肺金申酉时,肝病加重甚或死亡,即下午3点到7点。就是用这样的办法来推测哪一脏之病,传变到什么时候病势加重或者是死亡的,这就是一种推算方法。假若按季节算也可以,比如肝病到秋天容易死亡,肝属木,"其所不胜时"是秋金。肺病容易在夏天死亡,因为肺属金,夏属火,"其所不胜时"是火。所以虽然只举"一日一夜五分之"为例,也可以按季节或十干日等推算。上面所说的就是逆传。这种传变病情危重,往往可以出现死亡,所以说"至其所不胜,病乃死"。

"五脏相通,移皆有次,五脏有病,则各传其所胜"。五脏是相互联系的,由此及彼,互相之间是有一定的次序的。而五脏有病的时候,容易传到它所克、所胜之脏,比如肝病容易传脾,脾病容易传肾,这叫"各传其所胜"。这就是顺传,是相克传。如果这样传变的话,有利于及时采取治疗措施。比如肝有病,除了治肝之外,你知道"见肝之病,知肝传脾",应当肝和脾一起治,甚至可以先健脾,先把脾气充实起来,让肝气不能再传变了,这样治疗方法都是正确的。

"不治,法三月,若六月,若三日,若六日,传五脏而当死"。尽管顺传可以及时治疗,从而取得较好疗效,但是明明知道疾病要往那传了,还没有治,那它要传了,病传可就重了。所以如果不治的话,就是说三个月、六个月,或者三天、六天,五脏都传遍了,也是要死亡的。意思是说,尽管是顺传,如果不及时予以治疗的话,让它传变下去,待五脏都传遍,仍然是很危险的。但是对"三月"、"六月","三日"、"六日"该怎么看的呢?如果按日夜各传一脏,也就是一天传两脏,则三日传遍,那就是"三日"死;如果一日夜传一脏,则六日传遍,那就"六日"死。月份也一样,十五日为一气,一个节气,若一气传一脏,三个月共有六气,五脏传遍,所以"三月"死;如果一个月传一脏的话,则六个月五脏传遍,所以"六月"死。它是根据病情有轻重缓急不同,所以有的以日夜来计、有的要以月来计。总之,对疾病不予及时治疗,最终传遍五脏,病势危重。

"是顺传所胜之次"。上面所说的这种传是顺传,就是按相克传的次序。比如说肝病传脾,然后传肾,然后传心,然后传肺,然后再传之肝。但是根据什么来判断是"三月"死、是"六月"死,还是"三日"死、"六日"死?

"故曰:别于阳者,知病从来"。"别",即辨别。"阳"指胃气。能够从脉象上辨别出胃气盛衰,胃气已经失去了三分之一,这个病情就比较轻;失去三分之二,病情就比较重了;全无胃气了,那就很危险了。能够知道胃气盛衰的情况,又掌握上述疾病顺传的规律,医生就应该"知病从来",知道疾病是怎么传变来的。

"别于阴者,知死生之期"。阴,指毫无胃气的真脏脉。能够辨别出真脏脉,便可以预知死期。以肝病脉为例,这个脉"如循刀刃责责然",弦得可太厉害了,是肝的真脏脉见。推而论之,能够认识到肝的真脏脉以及心、脾、肺、肾五脏真脏脉的时候,这样的医生,就可以"知死生之期",可以判断病人什么时候严重、什么时候可以缓解。

"言知至其所困而死"。为什么说"知死生之期"?其实就是知道"至其所困而死"。"所困"就是"其所不胜之时",如肝所不胜之时是肺主的时间。"言知"的"知"字,《太素》没有这个字,说"言至其所困而死"倒是没什么不通的。知道病情加重时间,病情的变化,判断预后,所谓"占死生之早暮"。

本段所讲疾病传变规律,一是逆行传变,也就是子病传母;二是顺传,也就是相胜传,这是本段重点问题。然后要熟悉"占死生之早暮",无非是按五行相克"至其所不胜之时"而死的问题。

第二段　病有以次传和不以次传

疾病有的按着次序传,有的不按固定的次序传。上面所讲"子病及母"逆传也好、"相克传"顺传也好,都是以次序相传的。但是这一段要讲的,除了上边所说的以次传变之外,还有其他的传变规律。

[原文诵读]

是故风者,百病之长也。今风寒客于人,使人毫毛毕直,皮肤闭而为热,当是之时,可汗而发也。或痹不仁、肿痛,当是之时,可汤熨及火灸刺而去之。弗治,病入舍于肺,名曰肺痹,发咳上气。弗治,肺即传而行之肝,病名曰肝痹,一名曰厥,胁痛出食,当是之时,可按若刺耳。弗治,肝传之脾,病名曰脾风,发瘅,腹中热,烦心,出黄,当此之时,可按可药可浴。弗治,脾传之肾,病名曰疝瘕,少腹冤[mēn]热而痛,出白,一名曰蛊,当此之时,可按可药。弗治,肾传之心,病筋脉相引而急,病名曰瘛,当此之时,可灸可药。弗治,满十日,法当死。肾因传之心,心即复反传而行之肺,发寒热,法当三岁死,此病之次也。

然其卒发者,不必治于传,或其传化有不以次。不以次入者,忧恐悲喜怒,令不得以其次,故令人有大病矣。因而喜,大虚,则肾气乘矣,怒则肝气乘矣,悲则肺气乘矣,恐则脾气乘矣,忧则心气乘矣,此其道也。故病有五,五五二十五变,及其传化。传,乘之名也。

[串讲]

"风者,百病之长"。和我们前面讲的"风者,百病之始"是一个意思。风为阳邪,为六淫之长,常为六淫病先导。寒、热、湿诸邪侵犯人体,往往是先有风邪侵入,因为它善行而数变,所以无孔不入,而把其他邪气带进人体。另外,风邪致病变化多而且快,百病丛生,即所谓"数变"。这也可以说它是"百病之长"。当然本篇主要是指六淫之首,引导其他邪气侵犯人体的意思。因为什么? 下面说了。

"今风寒客于人,使人毫毛毕直"。首先是风寒侵犯人体,然后会传变成很多病症。正气是主,邪气是客,"客于人",其实就是侵入人体。邪侵入人体后,疾病不断发展,也有从表入里传变过程。首先是最体表的部位,毫毛先受邪气,汗孔收缩,因此"毫毛毕直",就是俗话所说起鸡皮疙瘩,一受风寒,突然起鸡皮疙瘩,汗孔一收缩,毫毛直起来了。

"皮肤闭而为热,当是之时,可汗而发也"。受到外邪侵袭之后,汗孔收缩,皮肤就密闭,卫气不能宣散,就会引起发热。这个时候,病在最浅表的部位,可用发汗法治疗,把邪气发散出去。

"或痹不仁、肿痛"。如果病在皮毛时没有及时治疗,病邪进而深入到经脉,使气血运行不畅,不能营养肌肤,而引起皮肤麻痹不仁,不知痛痒。或者由于血脉不通,"营气不从,逆于肉理,乃生痈肿",可以引起痈肿疼痛。

"当是之时,可汤熨及火灸刺而去之"。这种情况下,还可以用热水浸泡。汤,就是热水。热水浸泡洗浴的方法,使邪气从汗而去,因为这时病邪仍偏于体表。或者是用熨法,把药物蒸热包在一个布袋里,在病痛局部熨烫。或者是用针刺法、艾灸法治疗,因病已经到经脉了,所以用针刺通其血脉,用艾灸来祛其寒邪。尽管邪气仍偏于肌表,但已涉及血脉,相对深入了,轻微发汗的方法不行了,需选用汤、或熨、或灸、或刺,还可以治疗。

"弗治,病入舍于肺,名曰肺痹,发咳上气"。虽然可用汤、熨、灸、刺治愈,但没有治,病邪就要深入了。由于肺主皮毛,和体表相应,所以外邪侵犯人体,从毫毛到皮肤,到血脉,再到脏,首先入肺脏。而出现的病证叫"肺痹"。"痹者,闭也",不通的意思,是肺气不能宣畅了,宣发、肃降功能都要受到影响,而出现咳嗽气喘。"上气"就是喘气。

"弗治,肺即传而行之肝,病名曰肝痹,一名曰厥,胁痛出食,当是之时,可按若刺耳"。按上一段所说的顺传之次,"传其所胜之脏","肺即传而行之肝",金克木。传入肝以后,肝脏之气不通畅了,所以叫肝痹,或者叫做厥逆。"厥"就是逆,肝气不通畅,容易上逆,甚至横逆,所以"一名曰厥"。肝经布两胁,其气横逆,所以胁痛。木克土,影响到脾胃,所以"出食",呕吐食物。在肝痹的这时候,还"可按若刺","若"是"与"的意思,或者按摩和针刺的方法进行治疗。

"弗治,肝传之脾,病名曰脾风,发瘅,腹中热,烦心,出黄,当此之时,可按可药可浴"。传其所胜,木克土,所以"肝传之脾"。肝主风木之气,肝病传脾,所以叫做脾风。脾风主要症状就是发黄疸,疸者,热也,症见"发瘅,腹中热"。这个病在脾，黄疸关键是脾胃，但和肝胆有关系，是由肝传到脾，不过脾胃无湿热不出黄疸，黄为脾土之色嘛。现在为什么说黄疸是肝胆病？因为跟现代的生理、病理联系起来了，肝炎，或者胆道不通，胆汁溢到血液中就黄疸了，是和现代医学联系起来，比较直观，人们容易接受，因此，现在一些书也这么写，学生也这么学。其实从传统理论上，黄疸绝对是脾胃的问题，脾为土，其色黄。"腹中热"，已不再是外寒，传变为热了。风寒之邪到体内早变了，只有在毫毛皮表的时候是寒，出现皮肤麻痹不仁、肿痛的时候，就已经有化热的现象。寒凝不通畅虽也可以肿痛，但一般说有热才肿。"风胜则动，热胜则肿"嘛。脾风更明显地提出"腹中热"，还有"烦心"，是热扰心神；再有"出黄"，即尿黄，古人也看到了，黄疸病尿色也黄。当出现"脾风"的时候，还可以用按摩、服药、洗浴的方法治疗。这几种方法应该联合使用，这个浴主要指药浴，就用药汤来泡，也有治黄疸作用。上文那个"汤"是热水浴。这个"浴"，看来主要是指药浴，用药物煎水来洗浴。这样综合用各种方法还能治疗脾风。

"弗治，脾传之肾，病名曰疝瘕，少腹冤[mēn]热而痛，出白，一名曰蛊，当此之时，可按可药"。土克水，脾传其所胜之脏，"传之肾"。"疝"就是疝气，"瘕"是瘕块，是指的少腹部的疾病。因此，病名叫"疝瘕"。主要症状是"少腹冤[mēn]热"，少腹烦闷而热，同时疼痛、"出白"，尿混浊而色白。这个病名还可以叫做蛊，"蛊"原意是指有毒的虫子，这个病称为"蛊"，是说病人很消瘦。因为病从皮毛、血脉，传到肺、肝、脾，然后传到肾，病程已经相当长了，病人身体很瘦弱了，就好像有蛊虫把气血都给吞噬掉了，所以病名为蛊。这个时候，可以用按摩，也可以用药物治疗，还是可治之证。

"弗治，肾传之心，病筋脉相引而急，病名曰瘛，当此之时，可灸可药"。上证不予治疗，病从肾传心之后，使心的血脉受到影响，因而不能滋养筋脉，出现了"筋脉相引而急"等抽搐、拘急的症状。"病名曰瘛"，瘛，即抽搐。此时，仍可以用艾灸和药物疗法。

"弗治，满十日，法当死"。由于没能及时治疗，经过五日，疾病已经传遍了五脏，又经五日全身的气血都耗尽了，所以"法当死"。这个时候病情很危重，或者要死亡了。

"肾因传之心，心即复反传而行之肺，发寒热，法当三岁死"。上边说肾传到心，如果不死的话，还可以再传，又返回来传到肺。不是说"法当死"，就是必死无疑，但还有不死的情况，它还要再传，又从心传到肺了。这个时候又出现寒热的症状，本来病在开始之初到肺之时就有寒热症状，但是转了一圈回来，又复反而传之肺，又出现寒热症状，这个时候寒热症状可不再是表证了，而

231

是一种危重的现象,所以"法当三岁死"。这"三岁",当作"三日"。滑寿《读素问钞》,"三岁"就作三日。因为前边"十日,法当死",虽说没有死,再由心传到肺,病情很危重才发寒热,所以"法当三日死"。

"此病传之次也"。这又是一种疾病传变次序,是从表渐次入里,传到里之后,又按五脏相传,即按上段经文所说的,五脏相胜传法。开始是从外邪侵表,由表入里,首先到肺,由肺开始按五脏相胜传变。"此病之次也",也就是一种疾病传变的次序。

联系上段,疾病传变有逆传、有顺传,本段前面又谈到外邪从表入里传,这都是有一定次序、一定规律的。可以推测疾病的发展,判断其预后。可是还有一种情况,疾病传变没有一个特定的规律。就是下边所说的了。

"然其卒发者,不必治于传"。"卒发",突然暴发。突然暴发的疾病,可能由于正气大虚,或者由于邪气太盛,没有前述各种传变次序,一下子病情很重了。《伤寒论》有直中三阴,它就不从太阳到少阳、到阳明,再到三阴。外邪直中三阴,无非是寒邪太严重,再有就是人体的阳气太虚。当然《伤寒论》就是本着《黄帝内经》"然其卒发者,不必治于传"等理论来辨直中病的。

"或其传化有不以次"。或者病虽也传变,但是它这个传变和前面那几种传化次序都不一样,其传变没有明显的规律性。什么情况容易出现引起疾病一开始就很深入?或者即使有传变也没有明显的规律性呢?

"不以次入者,忧恐悲喜怒,令不得以其次,故令人有大病矣"。最常见的是七情导致的疾病,"忧恐悲喜怒"是泛指七情而言。七情致病容易直接伤害到某一脏,并不像外邪从表到肺,从肺再以胜相传,而是一发病就先伤内脏,一下子伤人气机、伤人五脏。《阴阳应象大论》说"喜怒伤气,寒暑伤形"。"喜怒"也是泛指七情,伤五脏升降出入之气机。五脏藏神,所以情志致病,首先伤五脏,不必从表入里,不用从此脏传彼脏,这种病反而是严重的。

"因而喜,大虚,则肾气乘矣……此其道也"。喜伤心,心气大虚。心气大虚出现什么问题?"肾气乘",肾为水之气,水来克火了。如果心气不虚,则心火、肾水是相互既济的。心气大虚了,故水气来乘。"怒则肝气乘",大怒肝气过盛,肝气盛容易克害脾土之气,所以说怒则肝气乘脾;悲则肺气乘肝;恐则脾气乘肾,恐本来伤肾,故而有肾气虚,所以脾土之气乘虚而入;忧伤肺,故肺气虚,则心气乘肺。"此其道也",说这就是忧恐悲喜怒所致疾病的传变情况。这个传变没有明显的规律性,可以直接伤害到脏,即使传变,也"不以次传变"。

"故病有五,五五二十五变,及其传化。传,乘之名也"。所以说肝心脾肺肾有五脏之病,但是一脏之病又可以兼及其他四脏,如肝病可以及心、肺、肾、脾等等,一脏又涉及到五脏之病。因而脏有五病,又有二十五种病变。这类疾病也有传变,只是传变的规律性不很明显。传变是什么?"传"就是指"乘",乘虚而入的"乘",这里所说的"传"也就是乘的意思。

这一段讲了外邪从表入里,然后先伤于肺,由肺按五脏相胜而传;同时又提到"然其卒发者,不必治于传",一种特殊情况。这种特殊情况,常见于"忧恐悲喜怒"七情导致的疾病,发病即刻就入于里,使全身气机紊乱,所以病比较重。联系上一段先说"逆传",再说"顺传",本段又说外邪传入,从表入里,再传到五脏。除这些传变规律之外,还提到没有明显传变规律的疾病,即"不必治于传"的特殊情况。这样认识问题,应该说才是全面的。很多疾病,可以按传变次序去推理,但确有不符合那个传变次序的,这是客观存在。《黄帝内经》提出这样的传变规律,或者没有明显规律的传变。这样的话,从理论上,应该说是很全面的,也符合临床实际。

第39讲

[理论阐释]

关于随证而治

本段记载风寒之邪从外而侵入,使毫毛毕直,皮肤闭而为热。如果弗治,再进一步传变,出现皮肤不仁或者肿痛;再不治,进一步传变,就影响到内脏,所以要随证而治。根据病证部位及其性质,而采取适宜的治疗方法,其实这当中还反映出要早诊断、早治疗。在毫毛、在皮毛的时候可汗而已;等到经络、血脉,就较严重了;到五脏,病已深重,越发难治,如果再不治疗,就会引起死亡。所以要随证而治,不能固执一端。虽说病初是风寒侵袭引起的,但到最后都传遍五脏了,还要去治风寒,那肯定是不对。应该表现出什么证候来,就采取相应的治疗措施,即随着证候的变化而治疗,这是中医治病的一个很重要的特点。不能说是什么原因引起的,就始终针对原来那个病因去治,那就不对了。因为疾病的性质在变化,疾病的部位也在发生着变化。这不等于是提出来早诊断、早治疗吗?学习疾病传变规律就可以预测疾病将要怎么发展,因而及早采取治疗措施,不单是针对现在的证候表现采取相应措施,又知道它将要如何传变,事先就给以阻断,遏制它传变。也就是早诊断、早治疗,才能够取得好的临床效果,才能最低限度地损伤病人正气。不然的话,疾病越传越深,人的正气也越来越弱,治疗效果肯定就越来越差。所以要早期诊断,早期治疗,同样是非常重要的。本段关于传变的问题,也指出有顺传、有逆传,有不以次传,各种情况。所以在临床中要注意,不要拘泥于五行关系,要从实际出发,要知道"然其卒发者,不必治于传,或其传化有不以次",既知道有一般的传化规律,又知道还有特殊情况,这就全面了。

233

[临证指要]
病邪传变的规律

特别是顺传，由表入里，入里之后又一脏一脏的相胜传。比如外邪侵犯，先伤皮毛，今风寒客于皮毛，毫毛毕直；从毫毛到皮肤，皮肤闭而为热，这时候怎么治疗呢？本段提出来就近治疗，因其势而利导，在表所以用汗法。进入到经脉可以用针灸或者是汤熨，如果还没有及时治疗，病传到肺，而引起咳喘，可酌用三拗汤、桂枝加厚朴杏子汤等来治疗。接着就是相胜传，因为金克木，传入其相胜之肝脏，引起肝痹，出现了两胁胀痛；如果肝木克土的话，伤害脾胃，因而出现呕吐，当然要用疏肝降逆之法，比如柴胡疏肝散。肝木传入脾土，可以成为脾风，表现为脾胃湿热的病证，所以出现黄疸、腹中热、心烦、小便黄，这时应该祛湿热，可以用茵陈五苓散这类方剂，治疗其黄疸。由脾而传之肾，成为疝瘕之证，出现少腹隐痛，少腹烦热，或者小便混浊而白，这是下焦湿热。下焦湿热固然多见小便黄，但是也有尿白浊，混浊不清，也是下焦湿热，此处关键在于"混浊不清"为热，这时应该用清利下焦的方法，比如萆薢分清饮之类。肾传之于心，导致心火过亢，可扰心神而致神昏，热极生风，可见筋脉拘急抽搐。病势已经很重，治疗可以用清心泻火、养阴熄风法，比如清宫汤。清宫之意，指心包代心用事，而为心之宫城，邪气犯心，由心包代之，所以用清宫汤。清宫汤的药物组成，现在看来就要斟酌了，其中犀角不能用，因为是保护动物，有的用羚羊角代，有的用广角代。这是从外邪侵入影响到不同的部位，病气传化到不同的内脏，而有不同的治疗方法。如果不能够及时治疗，尽管是外感病，最后也可以导致死亡。

第三段　五实五虚及其生死

[原文诵读]
黄帝曰：余闻虚实以决死生，愿闻其情。岐伯曰：五实死，五虚死。帝曰：愿闻五实五虚。岐伯曰：脉盛、皮热、腹胀、前后不通、闷瞀，此谓五实；脉细、皮寒、气少、泄利前后、饮食不入，此谓五虚。帝曰：其时有生者何也？岐伯曰：浆粥入胃，泄注止，则虚者活；身汗得后利，则实者活。此其候也。

[串讲]
"黄帝曰：余闻虚实以决死生，愿闻其情"。我听说，根据疾病的虚实可以判断其死生，什么情况下可判断其死，什么情况下判断其可生呢？愿闻在什么情况下死，在什么情况下可生。

"岐伯曰：五实死，五虚死"。五个实证同见是死证，五种虚证同见也是死证。其实这五实是指五脏皆实，五虚是五脏皆虚。五脏都有邪气充斥，那邪气太盛了，可以引起死亡。五脏精气全部大亏了，也会导致死亡。

"帝曰：愿闻五实五虚，岐伯曰：脉盛、皮热、腹胀、前后不通、闷瞀，此谓五实"。想听一听五实是什么，五虚是什么？表现哪些主要症状？五实就是下面这五个实性的症状。"脉盛"，脉搏跳得很盛，实脉如数、动、滑、洪等都属之。心主血脉，一般来说，脉盛是属于心脏的邪气实。"皮热"，皮表发热，肺主皮毛，一般是说肺的邪气实。"腹胀"，腹部胀满，脾居大腹，一般说是脾的邪气实，而不能运化。"前后不通"，前后不通即是大小便不通利，肾司二阴，这是肾的邪气实。"闷瞀"，"瞀"是昏瞀，头脑不清醒。"闷"就是烦闷、郁闷。头脑不清醒，二目昏花，这都属于瞀。肝的经脉上巅顶，肝开窍于目，所以出现烦闷、昏瞀是肝的邪气实。以上心肺脾肾肝五脏皆实，所以这叫五实。

"脉细、皮寒、气少、泄利前后、饮食不入，此谓五虚"。"脉细"，心气血虚，不能充盈于脉，所以脉细。"皮寒"，是说肺虚，肺主皮毛。"气少"是说肝虚，肝为少阳，是少阳生生之气。为什么十一脏取决于胆？也是从少阳升发之气角度讲的，是气血生化中所必需的一种生气，因此"气少"是说肝气虚。"泄利前后"，肾气虚，肾司二便。"饮食不入"，脾气虚，当然脾也包括胃了，受纳运化之气不足了，所以饮食不入。以上五脏虚统称为五虚，五虚或者五实同样是死证。

"帝曰：其时有生者何也？岐伯曰：浆粥入胃，泄注止，则虚者活"。虽然五实死、五虚死，但是有的时候实证有活的，五虚证也有活的，这是为什么呢？能够吃些汤吃些粥，而且注泄停止，则虚者可活。泄利停止就是正气不再脱，肾气可以固；浆粥入胃就是说后天之本有所恢复，气血又可以化生。正气逐渐产生，而不再脱失了，所以虚者可活。实证有汗，表邪可解；大便通畅，里邪可去。从表解，从里去，邪有出路了，五实证也有可生之机。

"此其候也"。这就是五实、五虚的表现，以及五虚证之所以活是因为正气可以来复，而不再丢失；五实证之所以活是由于邪有去路。这虽然是分析五实、五虚生死问题，其实在临床治疗很多实证都应该考虑给邪气一个出路，这是一个基本的治疗思路。虚证总得让正气不再脱失才行，不论用哪些补药，若泄利前后没止住，多好的补法也没有效果，所以必须想办法制住那个泄利不止。

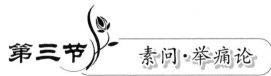

第三节　素问·举痛论

[题解]

"举"是举例，是辨析。因为本篇从病因、从病机、从症状特点等方面分析

235

十四种痛证,所以这篇名叫做"举痛"。另外有的医学家认为"举"字是误写,应是"卒"。为什么?因为原文里有一句话,"愿闻五脏卒痛",所以说篇名应叫做"卒痛论"。这种说法有一定道理,因为原文上确有这样一句话,只不过我们现在没选到,因为痛属于病证,将在以后讲,我们这一章讲的是病因病机。现在要讲的这段原文,是九气为病及其机制。

[原文诵读]

余知百病生于气也。怒则气上,喜则气缓,悲则气消,恐则气下,寒则气收,炅则气泄,惊则气乱,劳则气耗,思则气结,九气不同,何病之生?

岐伯曰:怒则气逆,甚则呕血及飧泄,故气上矣。喜则气和志达,荣卫通利,故气缓矣。悲则心系急,肺布叶举,而上焦不通,荣卫不散,热气在中,故气消矣。恐则精却,却则上焦闭,闭则气还,还则下焦胀,故气不行矣。寒则腠理闭,气不行,故气收矣。炅则腠理开,荣卫通,汗大泄,故气泄。惊则心无所倚,神无所归,虑无所定,故气乱矣。劳则喘息汗出,外内皆越,故气耗矣。思则心有所存,神有所归,正气留而不行,故气结矣。

[串讲]

"余知百病生于气也。怒则气上……九气不同,何病之生?"。很多原因之所以引起疾病,那是由于它们都能导致人体之气失调。发怒的时候气容易上升;过喜,人的气就容易涣散。悲哀的情绪可以消耗人的正气;恐惧的情绪可以使人的正气下陷;寒则使气收敛;热可以使人的气外泄;惊则使人的气乱;过分的劳累就耗伤人体正气;思虑的情绪太过可以使人气结滞而不行。这九种气是不一样的,都能引起哪些疾病?

从"百病生于气"至"正气留而不行,故气结矣",这是中医最常说的话,最基本的观点,所以应该熟记了。

"怒则气逆,甚则呕血及飧泄,故气上矣"。怒容易使肝气上逆,血随气涌,可以出现呕血。肝木之气横逆,影响到脾胃而出现飧泄。这个"怒则气上"问题,《生气通天论》也谈到过,说:"大怒则形气绝,血菀于上,使人薄厥",那不是血郁于上吗?那是郁到头,使人昏迷不醒了。这里是血随气向上,可以呕吐鲜血,临床上也不是很少见的症状。大怒之下,"啪——",呕血了,当然也有大怒之下咳血的也有,反正血从上出了。呕血一般是从胃出的,咳血是从肺出的。这儿主要还是讲的呕血,木克土,血随气涌所以呕血。怒气太过,肝木之气,克害脾土而出现飧泄。

"喜则气和志达,荣卫通利,故气缓矣"。喜为心志,喜本来是一个好情绪,正气应该调和,志意能够通达,喜则气和志达。"荣"就是营,营卫之气的营。气和志达,荣卫通利是好事,但喜太过可以使心气涣散。"缓"即涣散。

"悲则心系急，肺布叶举，而上焦不通，荣卫不散，热气在中，故气消矣"。悲从心生，同时又由于心肺都在上焦，所以心系急。又心肺俱在膈上，所以可以出现肺叶张举。心系急，肺叶张举，不能正常宣降，所以就上焦之气不通畅了，不通畅就导致营卫不能宣散。《营卫生会》篇上讲到，卫气从上焦宣散，而营气"出于中焦"，也就是中焦化生水谷精微，化生之后，需要上输于肺脉化为营气，才能够布散全身。所以上焦不通就导致了营卫之气不能正常的宣散，不能布散就可以化而为热。所以说"热气在中"，热就变成邪气了，可以消耗人的正气，从而导致了全身之气都不足了。

"恐则精却，却则上焦闭，闭则气还，还则下焦胀，故气不行矣"。恐的情绪可以使精却，恐伤肾，精却就是精衰。"却"退却；恐使下焦的精气衰，下衰不足以济上，以致上下不相交通，于是就"上焦闭"。上焦之气不能正常运行，"还"就是返还，不能正常宣散就返还于下。"还则下焦胀"，这时候出现下焦胀的症状。"故气不行"，这个"不"字《新校正》云："当作'气下行'也"。因为上文有，"恐则气下"，这里是对上文的解释，应该是"气下行"。

"寒则腠理闭，气不行，故气收矣"。寒为阴邪，可以使腠理闭塞。腠理闭卫气就不能正常宣散，所以说气不行，气不行就叫气收，收敛于内。

"炅则腠理开，荣卫通，汗大泄，故气泄"。"炅"，是热。热和寒相反，上面"寒则腠理闭，气不行"；热则腠理开，因而荣卫通，"汗大泄"，汗外泄气也随之外泄，卫阳之气就要散失，所以热使人气泄。我们前面讲过"寒伤形，热伤气"，热之所以伤气，首先是汗大泄，气随汗出。

"惊则心无所倚，神无所归，虑无所定，故气乱矣"。"惊"没有任何精神准备，突然被外界事物刺激，而产生惊的症状。突然一惊因而心神被扰就乱了，心脏如悬在半空，无所依附。心一乱，神无所藏，本来神藏于心，由于心无所倚，因此神无所归。思虑问题也不能够正确的进行了，惊慌了，不能镇定下来当然就不能够思虑问题，所以举措失当。

"劳则喘息汗出，外内皆越，故气耗矣"。"劳"是指的劳累，劳累就可以使人气喘，也可以使人汗出。汗出是气外越，喘息是气内越，因此内外皆越，使得气耗散了。

"思则心有所存，神有所归，正气留而不行，故气结矣"。思考、思虑，可以使心神存于某事物上，因此神有所归。如果过度的思虑，就导致了神气留而不行了，神气都集中到那个具体事物上去了，气血因之不能很好地运行，留而不行，故气结。本段后面是分析前面那几句话，所以还是个病机问题。这是九气为病。

虽然我们只选了这一段，但是这一段有很强的理论性，其特点是重视七情

237

致病的问题。

[理论阐释]

(一)"百病生于气"

百病,多种疾病,笼统地说甚至是任何疾病,它都是气机紊乱。从原文分析可以看到以下几点:

1. 气虚 本段原文说,炅则气泄是气虚;劳则气耗,内外皆越是气虚;喜则气缓,缓是涣散,也可以引起气虚;悲则气消,悲哀的情绪也可以导致气虚。炅、劳、喜、悲都可以使气虚。

2. 气滞 比如思则气结,寒则气收,这都是失调,属于结,属于气滞一类。

3. 气机逆乱 怒则气上,惊则气乱,这都是属于气机逆乱的一类。

4. 气机下陷 恐则气下,气机下陷,气机闭阻。

5. 气机闭塞不行 可以出现昏厥,可以出现意识丧失,呼吸窒息等。暴厥、薄厥、尸厥等,本段上没提出厥这个问题,结合《黄帝内经》其他原文,可知厥多属于气机闭阻之类。

(二)情志致病

情志致病特点,大致可归为四个方面:

1. 首先犯心,因为心主藏神,心是五脏六腑之大主,主神明 因此情志致病,首先容易影响心,当然也影响其他脏。情志本身作为致病因素,它可以直接引起疾病,同时这情志又可以使人在疾病情况下病情加重,或者说病情明显缓解。所以在疾病状态下情志的影响也是很大的,因此也必须加以重视。不但预防疾病要调节情志,有病之后更应该注意情志调畅。

第40讲

2. 直接损伤内脏,导致气机紊乱 这是和外邪伤人形体的最显著区别,《阴阳应象大论》所谓"喜怒伤气,寒暑伤形"亦是此意。由于五脏与情志活动之间,虽非绝对但大致具有对应配属关系,因此不同的情志过激,所伤之脏不同。如:喜伤心、怒伤肝、忧伤肺、思伤脾、恐伤肾,以及本篇指出怒则气上、喜则气缓、悲则气消、思则气结、惊则气乱、恐则气下等。均说明情志致病伤内脏,使气机紊乱的显著特点。

3. 加重病情 一般来说适度的喜悦情绪有益于病体康复,某些情志活动能缓解甚至消除另一种情志性疾病,所谓"以情相胜"。但是过激不良的情志刺激则往往加重病情,正如《素问·汤液醪醴论》所说:"嗜欲无穷而忧患不止,精气弛坏,荣泣卫除,故神去之而病不愈也。"

4. 发无常分,遇触则发 情志致病,因情而发,证候无常,在时间、性质及所伤部位等方面,均无规律可循,《玉机真脏论》所谓:"忧恐悲喜怒,令不得以其次"。

[临证指要]

治疗七情致病重在于理气调神

这方面的内容,《黄帝内经》上记载得很多,后世医学家们的医案及论述也不少,有很多的病要通过调神、调理气机来治疗。《现代针灸医案选·气厥》载用针刺治疗情志抑郁。某女,28岁,因为情志抑郁,经常胸闷不舒,头痛头晕。今天与其丈夫发生口角,突然晕倒,不省人事,四肢厥冷,口噤拳握,呼吸急促。急给予指切人中,再按压肘窝、腿弯,之后苏醒。醒后哭啼不休,少时又突然抽搐,脉沉弦。治以疏肝理气之法,加开窍醒神,针刺人中、四关而愈。我们看,这是怒则气厥的轻证,很像癔病。其实这样的人以后再遇到刺激她还会犯,虽是因情绪而引起的疾病,但其本身也先有正气不足为前提。课间有同学问,一病人,由于情绪导致小便失禁,怎么治?由于情绪引起的小便不禁,应该调治情绪,治疗也应该用理气的方法。在这里介绍最近治疗的两例供参考。两例都是妇女,一位是三十多岁,病程也若干年了,稍微有一点精神紧张,特别是夜里,就没有次数的要小便。她说一次旅游,一夜出去二十多遍,怎么睡觉呀?即使在家里,一夜也得十几遍。治疗数年,效果不明显。这个病因很清楚,"稍微有点紧张",尽管旅游去没必要紧张,毕竟换了环境,所以她就出现了夜尿多少遍。主要不是因为喝水多,当然喝水多尿也多,她说喝了马上就得去。其实这个方子很简单,就是逍遥散,后来她告诉我,吃一剂就好了。逍遥散也疏肝理气,当然还理脾,还加了贝母、苦参,因为这位中年女士,舌质很红,有湿热的现象,既有阴虚又有湿热的现象,带下偏多,尽管当归贝母苦参丸是治小便难的,但不断地排,也是属于小便的问题,再加上病有湿热的现象,所以病机是相同的。吃一剂药就没问题了。过了个把月又来找我,为什么呀,昨天跟她丈夫吵架,夜里就又没遍数的排小便。再治,还开逍遥散。她问以后怎么办?我说以后你不要生气,自然会好。其实我这也有一种心理暗示,放松一些,自然就会好。医生有一点暗示也是必要的,心理治疗也是治疗。前几天还有一位从内蒙古来的74岁的患者,她当年还有股骨头骨折,后来不正常地愈合,假关节形成,瘸,又难受,疲乏的很,食欲也不好。虽然她腿痛,其实能走,但是因为自己觉得病重,她女婿背进诊室来的。症状是什么呢?说是有肾炎,腰痛,血压忽高忽低,夜里要尿七八遍,腿脚又不方便,这太难了。下肢不肿,看了化验单也不是肾炎。其实又给她开的逍遥散,服药一周复诊,拄着棍自己走进来了。腿痛是假关节形成,我没有办法再给她恢复正常。夜尿如何?尿一次。其他一切感觉都比较不错了,原来有腰痛,我在逍遥散里也加杜仲、独活这一类。复诊哪还不舒服呀,脖子不舒服,血压偏高,加点葛根,以上方为主轻轻地调一调。第三次来就比较好了,但还是挂着棍,告诉我要回内蒙古去了。确诊不是肾炎,病人心理轻松,家属也高兴了。这个老太太病也跟情绪有关系,儿子一吵一闹,老头子一吵一闹,她病就加重。告诉她你没有肾炎,情绪也放松一点,再吃些疏肝理气的药,她这夜尿频也解决了。临床上这类的现象很多的。不要见小便不利就一个劲利小便、见尿频就一个劲地益肾,那不见得对嘛。根据病情,益肾不反对,恐伤肾的那种小便频可以益肾。

"以情相胜"也属于调神范围。在《阴阳应象大论》里讲过喜伤心,恐胜喜;怒伤肝,悲胜怒等七情所伤,用其相胜的情志来制约它,这个是一个方法。但是以情志相制约的方法,不都是用相克,你比如有的人受惊恐了,用相制约的方法,就让他思,土克水,也不见得。他惊恐,让他平静平静也可以,惊者平之嘛,以情相胜不要完全拘泥于五行生克关系。《古今医案案·七情·思》载一病例:说是一女新嫁后,其夫经商,二年不归,因而不食,困卧如痴,无它病,多向里床坐。丹溪诊之,肝脉弦出寸口,此思男子不得,气结于脾。药独难治,得喜可解,不然,令其怒。因为怒胜思,思念丈夫得的病。脾主思,过思则脾气结而不食,思则气结。怒属肝木,木能克土,怒则肝气升发而冲开脾气之结。其父掌其面,呵责之。号泣大怒,至三时许,令慰解之,与药一服,即索粥食矣。朱曰:思气虽解,必得喜,庶不再结。乃诈以其夫有书,旦夕且归,后三月,夫果归而愈。你看,一是要以情相胜,二是要吃些药,三还得要解除疾病的原因。对吧?不然的话,她还会再犯。所以诈以其夫有信至,只能诈一时,不能久了,幸好三月之后丈夫回来了。这样的话呢,引起疾病的原因也去除了。所以在临床上治疗这类病,既要有心理治疗,又要有药物治疗,还得尽量地解除,或者是转移病人思想。有的解除不了,她就思念那男子,那男子就是不爱她了,这也能解除得了吗?但是可以用别的办法转移她了,不然的话她总是病着。当然,看来这位女子跟丈夫非常恩爱,倒是好事,不过成病了,那倒不好了。

第四节 素问·调经论

[题解]

"调"就是调畅,"经"就是经脉。因为经脉决死生,处百病,所以很多疾病要通过调畅经脉来治疗,所以篇名叫"调经论"。本篇原文很长,我们节选其病机内容。

第一段 有余不足及其调治原则

[原文诵读]

黄帝问曰:余闻刺法言,有余泻之,不足补之。何谓有余? 何谓不足? 岐伯对曰:有余有五,不足亦有五,帝欲何问? 帝曰:愿尽闻之。岐伯曰:神有余有不足,气有余有不足,血有余有不足,形有余有不足,志有余有不足。凡此十者,其气不等也。帝曰:人有精气津液,四肢九窍,五脏十六部,三百六十五节,乃生百病,百病之生,皆有虚实。今夫子乃言有余有五,不足亦有五,何以生之乎? 岐伯曰:皆生于五脏也。夫心藏神,肺藏气,肝藏血,脾藏肉,肾藏志,而此成形。志意通,内连骨髓,而成身形五脏。五脏之道,皆出于经隧,以行血气,血气不和,百病乃变化而生,是故守经隧焉。

[串讲]

"余闻刺法言……愿尽闻之"。"刺法",是指的古代有关针刺的文献。古代针刺文献讲"有余泻之,不足补之",这是最基本的道理。但是,什么叫做有余,什么叫做不足呢? 或者说都有什么不足,又有哪些有余呢? 岐伯回答说,有余有五类,不足有五类,您想问哪个? 黄帝说我都想听听,哪五个有余,哪五个不足。

"神有余有不足……其气不等也"。神、气、血、形、志,其实又是说的心、肺、肝、脾、肾,五脏有有余也有不足。因为心藏神、肺藏气、肝藏血、脾藏意、肾藏志,五脏各有虚实,共是十种,这十种虚实各不相同的。尽管都是实,心之实和肝之实也不一样。

"帝曰:人有精气津液,四肢九窍,五脏十六部,三百六十五节"。人可不是单纯有五脏问题,还有其他,比如精气津液,还有四肢九窍,按形体部位划分,还有十六部。有五脏之外,还有十六部,这十六部说法不一。有的说十六部是十六部经脉;而《黄帝内经研究大成》说十六部是:毛、皮、络、经、腠、肉、脉、筋、骨、上、下、内、外、左、右、中,这是我的观点,因为我查了古人的注释,今人的论文,各有各的说法,我根据本篇讨论了这十六部的病。病在皮,病在毛,病在筋,病在骨等,讨论了这样的部位问题,总之十六部是说的部位。人有五脏,有十六部,还有三百六十五节,就是三百六十五个腧穴。节之交,节跟节相互交接的地方,那就是腧穴,就是神气游行出入之处,天人相应,天有三百六十五日,人有三百六十五节。不是指骨节,不要把这个节看成是解剖学上的骨节。当初,西医大夫没学中医的时候,一听说中医有三百六十五节,就嘲笑,怎么中医连多少个骨节都不知道。不是骨节,是三百六十五个腧穴,嘲笑腧穴是不对的。

"乃生百病,百病之生,皆有虚实。今夫子乃言有余有五,不足亦有五,何以生之乎?"有这样一些组织结构,才能够生百病,有了形体才有百病从之而生,诸病都有虚实之分。"夫子",即先生。既然百病之生都有虚实,那就应该有很多虚,很多实,先生为什么说有余有五个,不足有五个呢?这五实、五虚,它们是怎么产生的呢?

"岐伯曰:皆生于五脏也……而此成形"。都生于五脏,不管气血津液,还是形体官窍,它都属于五脏,"百病之生",都可以归属到五脏去。每一脏各有虚实,因此有余有五,不足有五。"而此成形"几个字,《甲乙经》无此四字,怀疑是衍文。

"志意通,内连骨髓,而成身形五脏"。"志意"是说的五神,神魂魄意志。"骨髓"是说的形,所谓五体,筋骨脉肉皮。神形兼备,这就是一个健康的、完全的人。

"五脏之道,以行血气,血气不和,百病乃变化而生,是故守经隧焉"。五脏的神气之道,五脏之气的出入之道,"皆出于经隧",都和经隧相通。隧是深层的,经隧就是经脉,五脏神气之道,都是通过经隧相互联系"以行血气",经隧有行血气的功能。如果经隧不通畅,血气不和了,就可以产生百病,百病也是通过经隧联系到五脏的。所以病虽然是百病,最后还可以划归到五脏中去。"守"是守护,守护着经隧,不要让它紊乱,保持经隧的通畅,那么人就可以不受百病的干扰。

第二段　神气血形志有余不足之病及调治法

[原文诵读]

帝曰:神有余不足何如?岐伯曰:神有余则笑不休,神不足则悲。血气未并,五脏安定,邪客于形,洒淅起于毫毛,未入于经络也,故命曰神之微。帝曰:补泻奈何?岐伯曰:神有余,则泻其小络之血,出血,勿之深斥,无中其大经,神气乃平。神不足者,视其虚络,按而致之,刺而利之,无出其血,无泄其气,以通其经,神气乃平。帝曰:刺微奈何?岐伯曰:按摩勿释,著针勿斥,移气于不足,神气乃得复。

帝曰:善。有余不足奈何?岐伯曰:气有余则喘咳上气,不足则息利少气。血气未并,五脏安定,皮肤微病,命曰白气微泄。帝曰:补泻奈何?岐伯曰:气有余,则泻其经隧,无伤其经,无出其血,无泄其气。不足,则补其经隧,无出其气,帝曰:刺微奈何?岐伯曰:按摩勿释,出针视之,曰我将深之,适人必革,精气自伏。邪气散乱,无所休息,气泄腠理,真气乃相得。

帝曰:善。血有余不足奈何? 岐伯曰:血有余则怒,不足则恐。血气未并,五脏安定,孙络水溢,则经有留血。帝曰:补泻奈何? 岐伯曰:血有余,则泻其盛经,出其血。不足,则视其虚经,内针其脉中,久留而视,脉大,疾出其针,无令血泄。帝曰:刺留血奈何? 岐伯曰:视其血络,刺出其血,无令恶血得入于经,以成其疾。

帝曰:善。形有余不足奈何? 岐伯曰:形有余则腹胀,泾溲不利;不足则四肢不用。血气未并,五脏安定,肌肉蠕动,命曰微风。帝曰:补泻奈何? 岐伯曰:形有余则泻其阳经,不足则补其阳络。帝曰:刺微奈何? 岐伯曰:取分肉间,无中其经,无伤其络,卫气得复,邪气乃索。

帝曰:善。志有余不足奈何? 岐伯曰:志有余则腹胀飧泄,不足则厥。血气未并,五脏安定,骨节有动。帝曰:补泻奈何? 岐伯曰:志有余则泻然筋血者,不足则补其复溜。帝曰:刺未并奈何? 岐伯曰:即取之,无中其经,邪所乃能立虚。

[串讲]

"神有余不足何如? 岐伯曰:神有余则笑不休,神不足则悲"。前面我说了,也是指的心有余不足,心的虚实。由于心藏神,所以叫神有余不足。由于心在志为喜,在声为笑,所以邪气有余,则嘻笑不休,出现神失常的症状,有事没事都要笑,样子也挺可怕的。作为病人来说,那是一种神志失常的现象。要不是病人,他嘻笑不休,你要留心了,说不定有什么坏点子了。虚则悲,悲本是肺之志,心火不足,肺金反侮,因而出现悲的现象。实则嘻笑不休;虚则悲不自胜,哭泣不止。病人有原因没原因的哭,其实多半是营血虚不能养心神。《金匮要略》有一个甘麦大枣汤,治妇人无故自悲伤,妇女多见一些,男人也有。无故,也就是没缘故的自己悲伤、哭泣。

"血气未并,五脏安定,邪客于形,洒淅起于毫毛,未入于经络也,故命曰神之微"。"并"是合并、偏聚,血气偏聚,这叫"血气并"。血并于气,或者气并于血,或者血气相并,都是不正常的状态。"未并"呢,是血气能够顺畅的运行,处在正常的生理状态,所以说"五脏安定"。这时邪气也可以侵犯人体,但是相对来说病情轻微。"洒淅",好像有一股冷水向背上洒,发凉,有点恶寒的样子。"起于毫毛",病情浅表,还没有入于经络,那说明病情很轻。虽然是神之病,但因病情比较轻微,所以叫"神之微"。

"帝曰:补泻奈何? 岐伯曰:神有余,则泻其小络之血,出血,勿之深斥,无中其大经,神气乃平"。怎么样治疗这种病呢?因为病情轻微,所以如果是有余之病的话,就针刺浅表的小络脉,出些血。"斥"是开拓、扩大,摇大针孔。由于病浅,所以"勿之深斥",不要深刺摇针。更不要刺中其大的经脉,这样的

243

话,神气就可以平复了。

"神不足者,视其虚络,按而致之,刺而利之,无出其血,无泄其气,以通其经,神气乃平"。不足的呢,要"视其虚络",看它经脉所过的部位,络脉比较虚,而陷下的地方,"按而致之",要用揉按的方法,使它的气血充实起来,到达于心的经络。致者,使之至,使什么至? 使气血到达于这个络脉虚的部位之后再"刺而利之",再用针刺方法使它通畅。当然,要"无出其血,无泄其气",因为它是虚证嘛,只要使气血到达这个部位,然后针刺让它再通畅,这个病就算好了。不需要泻。所以说"以通其经,神气乃平"。

"帝曰:刺微奈何? 岐伯曰:按摩勿释,著针勿斥,移气于不足,神气乃得复"。神气轻微的病怎么治? 要在针刺的部位上按摩,不要松手。"著"就是拿着。"斥"就是扩大,不要去摇针,不要把针孔摇大,因为病情很轻微,不用深刺,不用大摇。就使气血转移到针刺按摩处,那样神气就可以恢复了。这是关于神的有余不足,主要表现及针刺。

"帝曰:善。有余不足奈何? 岐伯曰:气有余则喘咳上气,不足则息利少气"。这里脱一个"气"字,应为"气有余不足"。实际上说的肺气虚实。肺司呼吸,邪气有余,不能宣降,因此肺气上逆而喘咳。肺气虚就气少,少气不足以言,连说话的力气都没有。但是我们还记得《本神》篇讲"气不足者,鼻塞少气",我也谈到,《调经论》说"不足则息利少气"。"息利"就是说呼吸还通畅。

"血气未并,五脏安定"。同样是正常的状态,五脏安定的状态。如果是受到外邪,也不可能严重,所以说"皮肤微病",这种病把它叫做"白气微泄"。因为肺主金,其色白,肺气微泄,所以叫白气微泄。

"帝曰:补泻奈何? 岐伯曰:气有余,则泻其经隧,无伤其经,无出其血,无泄其气"。这种气的有余不足怎么治呀? 气有余虽然要泻其经隧,但是要注意"无伤其经"。这个"无"者"勿"也,不要的意思。前面"无出其血,无泄其气","无"也是"勿",不要伤其经脉,还不要使其气泄。尽管是有余,也不要使其气泄。不要使什么气泄? 马莳注说:"不要使营气泄"。是不是可以泄卫? 从马莳对上下文的注解来看,好像卫气还可以泄,因为是实证,轻微地泄一泄。

"不足,则补其经隧,无出其气"。气虚证当然要补,但应"无出其气"。就是说不要使营气出,也不要使卫气出,马莳是这么注的:"虽卫气亦不可泄也"。所以,我解释上一句,说实证"无泄其气"的时候,推测说"无泄其营气",是可以泄卫气。

"帝曰:刺微奈何? 岐伯曰:按摩勿释,出针视之,曰我将深之,适人必革"。治疗这种轻病的时候,应该怎样针刺? 病在于气,病情很轻微,甚至于病人自己也不在意,你要不治,病可以从浅入深,可是病人自己又不重视,他的精神很不集中。随便找你看看,你给我点药吃,给我扎一针,我就走了。这种情况,尽管病不重,疗效也不好,所以特别指出医生要非常注意这一点。说"按摩勿释",按摩该针刺那个部位,不要撒手,同时要把针拿起来,让病人看,而且要说:我将要拿这个长针深刺了。有什么作用? 这是一种心理作用,这样病人他精神马上就集中了。医生的精神集中,病人的精神也集中,才能有利于气血的运行,针刺的效果才会好。所以说"我将深之",是起这么一个作用。但是,毕竟病情很轻微,不能深刺,"适",触到,触到病人体表的时候,"必革",必然改变,说要深刺,实际还是浅刺,因为病情轻微,所以"适人必革"。

"精气自伏,邪气散乱,无所休息,气泄腠理,真气乃相得"。病人的精气很顺从平伏,针刺的效果好,可以使邪气散掉。"休息",就是停留,使邪气不能停留在体内。"气泄腠理",因为病在体表,腠理一散,邪气就出去了。"真气"是讲的气血、正气,"相得",就是相互和调,邪气散去了,正气就合调了。这里提到针刺时,用暗示的方法使病人精神集中,提高疗效的问题。

第41讲

"帝曰:善。血有余不足奈何? 岐伯曰:血有余则怒,不足则恐"。实际上是讲的肝有余不足的问题,因为肝藏血。怒为肝之志,所以肝气实善怒;恐为肾志,肝气不足,所谓子盗母气,或者从"乙癸同源"讲,肝肾同源于下焦,同藏精血,肝肾实证多从泻肝治疗,肝肾虚多从补肾治疗。即虚则补肾,实则泻肝,这是"乙癸同源"的理论。李中梓的《医宗必读》有一篇文章叫"乙癸同源论",讲得很深刻,文章写得很漂亮,可以自己翻阅。所以肝不足则恐,既可从子盗母气理解,也可从"肝肾同源"来理解。肝属木,肾属水,所以实则泻木,虚则补水。

"血气未并,五脏安定,孙络水溢,则经有留血"。前两段也有"血气未并"这句话,是说病还没有发生,也可以说病而未甚,轻微。由于血气并没有严重的偏倾,尚未影响到五脏,所以五脏安定。但是有"孙络水溢",这个"水"字,《太素》作"外",孙络外溢,说明浅表的孙络有充斥。如果真的血气完全未并的话,孙络也不应该有外溢的现象,所以我刚才说"血气未并"可以理解为血气已病但很轻浅。"留血",有瘀滞的现象,由于孙络外溢导致了经脉的留血。

"帝曰:补泻奈何? 岐伯曰:血有余…无令血泄"。血有余不足的补泻法怎样呢?"盛经"就是血液充斥的经脉,所以叫"泻其盛经",主要是指泻肝经中气血充实的部位。不足也是肝经之虚,观察到不足之处,针刺到腧穴当中之后,要留针观察。刺入虚脉当中留针,当观察到脉大,也就是经气来至的时候才有疗效。"脉大"说明气血已经到来了,这个时候"疾出其针",要赶快地起

245

针了。所以针刺之后要观察，观察其经脉充盛了，则起针，这是治虚证的方法。而出针时，应按闭针孔，"无令血泄"，因为它是虚证，当然不要令血泄。和上面的"泻其盛经，出其血"，从针刺法上完全不同，实可以泻出血，虚就无令出血。

"帝曰：刺留血奈何？岐伯曰：视其血络，刺出其血，无令恶血得入于经，以成其疾"。血有留滞怎么治疗呢？看到血络充斥之处，即针刺放血。所出之血，即是所说的"恶血"，要赶快把它放出来，不要让它再深入到经脉里面去。如果再深入到经脉之中的话，疾病就要严重了。"成其疾"就是疾病已经成，就说明疾病严重。

"帝曰：善。形有余不足奈何？岐伯曰：形有余则腹胀，泾溲不利"。"形"即形体，是说的肌肉，这里实际上是讲脾有余不足，脾主肌肉。脾的邪气充盛，运化不利，又脾主大腹，因而出现腹胀。"泾溲"是指的大小便，二便不利。脾主运化，运化水谷精微，运化水湿，功能失调，所以出现二便不利，这是实邪导致的。

"不足则四肢不用"。脾虚则四肢不用，肌肉痿软无力。我们在讲《太阴阳明论》的时候谈过这个问题，"脾病而四肢不用"，就是"筋骨肌肉，皆无气以生，故不用焉。"脾为后天之本，化生气血津液来滋养筋骨肌肉。脾虚，气血精微不足，不能滋养因而出现四肢不用。

"血气未并，五脏安，肌肉蠕动，命曰微风"。病情很轻微的时候血气没有明显的偏倾，内脏没有明显地受到干扰，即使受到邪气，也只是肌肉轻轻蠕动，这是轻微的风邪所致，脾属土，风属木，邪气轻微而导致脾的病变，所以叫微风。

"帝曰：补泻奈何？岐伯曰：形有余则泻其阳经，不足则补其阳络"。怎么治疗呢？脾有余则泻阳明经，不足则补阳明络。太阴阳明互为表里，所以在这里泻阳经、补阳络，都是阳明之经和阳明之络。

"刺微奈何？岐伯曰：取分肉间，无中其经，无伤其络，卫气得复，邪气乃索"。疾病轻微时怎么针刺呢？脾主肌肉，所以针刺取分肉间。因为病比较轻，所以不要深刺中其经，同时也不要伤其络。因为卫主表，病情轻微，所以说卫气得复，浅表之气也可以恢复了。"索"是消索，消散之义。

"志有余不足奈何？岐伯曰：志有余则腹胀飧泄，不足则厥"。肾藏志，所以这里是讲肾有余不足是什么样呢？肾有邪气充斥，就出现腹胀飧泄。"飧泄"这个词讲过几遍了，就是完谷不化那种泄泻。这是说肾的邪气盛，主要是指寒邪盛，肾为水脏，其性寒，最容易受寒邪侵袭。水寒之气充斥，因而出现腹胀。"肾者，胃之关，关门不利，故聚水而从其类"（《素问·水热穴论》）。由于肾受了邪气,使得关门不利因而水液停留,而出现腹胀;同时肾中的阳气可以生化脾土,肾阳受伤,不能温养,脾土的运化功能失调,可以出现飧泄;再有肾司二便,肾中邪气盛,也可以出现飧泄。"不足则厥",出现什么厥?主要是寒厥。如果是肾阳虚,手足冷就是寒厥;如果肾阴虚手足热,则为热厥;同时如果肾精不足,水不涵木,还可以出现昏厥。所以说不足则厥。

"血气未并,五脏安定,骨节有动"。肾主骨,所以病轻微的时候骨节可以出现病变。"动"就是变动,也就是骨节出现了病变。

"帝曰:补泻奈何? 岐伯曰:志有余则泻然筋血者,不足则补其复溜"。"然筋"也就是针灸穴位的然谷穴,是足少阴经的荥穴。志有余则泻其然谷穴,同时可以放出血。"复溜"是足内踝上二寸,复溜穴,属于足少阴经,用补法。

"帝曰:刺未并奈何? 岐伯曰:即取之,无中其经,邪所乃能立虚"。对于这个比较轻微的病,也要立即针刺,当针刺的时候,也就不要太深。络浅而经深,所以无中其经,只宜浅刺其络。那么邪气就可以很快地散去了。邪气实,散去了就叫"立虚"。

[理论阐释]

五脏虚实的病机

从本文"血气未并",为"神之微"的疾病症状推之,当为"血气已并"。所以我在讲的时候说血气之病很轻微,还没有入脏,故谓五脏安定。因此对这个"血气未并"应该理解为血气已并但很轻微。本段分别讲了神病、气病、血病、形病、志病五个方面。关于神病,心藏神,心病则神志失常,心气实则出现喜笑不休,心气虚则见悲不自胜。在前面学过的《灵枢·本神》篇,也有这个问题,谓"神伤则恐惧自失",当与本段互参。

肺主气,司呼吸,这里所说的气病主要说肺脏之病。表现在呼吸之气的异常,或者气喘或者少气。临床表现上实证即可仰面呼吸,胸盈满闷;虚证可以见到没有说话的力气,所谓少气不足以言。当然我们也提到,在《灵枢·本神》篇讲肺气虚的时候,它是说"鼻塞不利,少气",而本篇《素问·调经论》说"息利少气",也就是说在肺气虚的时候既可以出现鼻息利,也可以出现息不利,两种倾向都可以出现。

关于血病,也就是肝病的虚实问题,也应和《灵枢·本神》篇加以联系,《本神》说:"肝藏血,血舍魂,肝气虚则恐,实则怒",这和本篇讲的是同一个道理。

形病是说脾病的虚实,本篇谓形病"不足则四肢不用",在《灵枢·本神》篇有相近似的记载。谓:"脾愁忧而不解则伤意,意伤则悗乱,四肢不举"。

在志病即肾病虚实中,本段云:"志有余则腹胀飧泄,不足则厥";《本神》谓:"肾气虚则厥,实则胀"。所以两篇之论,相互发明,学习时当互看。

[临证指要]

五脏虚实证治及其临床意义

关于心藏神。现引《续名医类案·咳嗽》验案。心神病,虚可以产生悲,实可以笑不休,实用泻心火的方法,虚当然要补心气。一个病例是万密斋治程氏子,未一岁,多笑,知其心火有余,令以川连、栀子、朱砂为丸,服之。后三日,笑渐少。川连、栀子泻心火,朱砂有安心神作用,重镇安神。另外心血不足则悲的问题,有些病证好像类似《金匮要略》脏躁证。这时候用益心宁神,甘麦大枣汤,来治心虚之悲,临床上还是比较多见的。当然,我提出的泻心火也好,养心营也好,这是概括的一个大的方向,并不是说泻心火只能用川连、栀子、朱砂;补心营,只用甘麦大枣。这只是一个思路。

肺藏气。也从虚实两个方面来谈,我们说实证见有胸闷、气喘或者所说胸盈仰息;虚则息利少气,或者说少气不足以言。同样的实则泻之,虚则补之。例:陆祖愚治唐鸣和,这个病例是从《续名医类案》摘下来的,这个唐氏平时有火证,因为着急准备考试,所以成了痰火咳嗽。日夜吐黄痰二三碗,气逆喘息,饮食不进,给他用枳实、桔梗、二陈这些药,越吃越厉害。改服参、术就更危险了。看他两手脉,俱洪滑而数。于是乎就改用了茯苓、桑皮、贝母、芩、连、花粉、元参、枳壳,用一些清凉的药,又加了牛黄和竹沥,泻其心肝之火。二三剂胸宽气缓,七八剂痰色乃白。痰色变白说明热象已去。去了牛黄,因为牛黄是寒凉的药,再服三十余剂而安。本案情志郁热化火而成痰,壅滞于肺而致喘咳,用清肺泄热,降气豁痰,痰火去则喘咳渐平。

再谈肝喜条达。肝之实证,多见情志不达,肝气郁滞,或者是肝郁化火。肝郁一开始不难辨别,因为气恼得的,胸闷太息,两胁不舒,情绪或低,或急躁,不难辨别。但是难在治疗上,一看到气滞就理气,这就不见得对,所以这个问题应该注意。肝郁气滞开始阶段,可以用疏肝理气法。但是如果过一段,这一段根据病人的情况有长有短,可能是一二个月,也有可能是半年,这肝气郁滞没有好,它就可能化热,"五志化火",肝气郁最容易化火。那就到了化热的阶段,这时单纯用疏肝理气的方法就不行了,因为一般的理气药都偏温,已经化火了,你再用偏温的理气药去治,就助长其火邪了,所以到这个时候就应该用清肝热的方法了,既要注意理气,更要注意清肝火。第三个阶段病情继续发展,就出现火热伤阴,既有肝郁气滞,又有化热,又有伤阴的现象,这时仅仅理气、清肝热又不对了,要加用养阴了。要养阴的同时注意理气,比如说最常用的一贯煎,实际上是以养阴为主,兼以理气疏肝,用了川楝子是理气而不伤阴的药。所以关于肝的问题,最容易出现气滞,气滞最容易化火,化火就可以出现伤阴。这是临床特别要留心的。再举《古今医案按》例:朱丹溪治一妇人,年十九,气实多怒不发,忽一日大发,叫而欲厥,盖痰闭于上,火起于下,上冲故也。用甘草、川芎,童便,姜汁,又与青黛、人中白,香附末为丸,稍愈,后大吐乃安,复以导痰汤加姜炒黄连,或者当归龙荟丸。此系郁怒伤肝,气郁痰结,痰火上扰,蒙闭清窍,所以呼叫欲厥。证属实火,治疗当泻火调气涤痰,先祛痰火,调其气机,继以凉肝豁痰、养心安神而收效。

　　脾的虚实。脾主运化精微,充养五脏,故脾病出现气机不畅,或湿邪困脾,碍脾健运,成为实证,而出现腹满,二便不利。治疗应该祛邪运脾。如果是脾虚而四肢不用,那么当然用健脾的方法,《素问·痿论》提出"治痿独取阳明"之法用针刺也好,用药物也好,都要考虑阳明的问题。《中国现代名中医医案精华·一》载一例:单某,20岁,四肢痿弱无力两月余,神经科诊断是"重症肌无力"。症见手指无力,没有握笔写字的力量了,走路常跌倒,右眼皮下垂,倦怠嗜睡,苔薄白,脉沉细。综合病情,属气血不足,脾虚肾亏的痿证。用补肾健脾的方法,黄芪、当归、丹参、红花、川芎、菊花、枸杞、黄精、玉竹、桂枝、鹿角、炙甘草为基本方,逐渐恢复了。

　　肾虚实之证。肾的精气亏虚,"肾气虚则厥",《厥论》说:"阳衰于下则为寒厥,阴衰于下则为热厥"。我们下面再讲的"诸厥固泄,皆属于下",《至真要大论》病机十九条,也是说厥属于下,属于肝肾的。厥证常可表现为肢体的厥冷,或出现阴阳之气不相顺接之昏厥。又讲肾为胃之关,邪实于肾则关门不利,可见腹胀、飧泄等症。现举一《中国现代名中医医案精华》病例:一男子60岁,素有腰膝酸痛,头晕、失眠、耳鸣、咽干,最近因思想紧张,恐怖不解,随之卒然晕倒,诊为脑出血。症见面红,痰声漉漉,牙关紧闭,舌红赤,脉弦大。患者素禀肾阴亏损,肝阳上亢,复因恐怖伤肾,肾精倍损,水不涵木,而肝阳愈亢,遂阳热上冲,风痰交阻,出现上症。先用六味地黄补肾,再用白芍、龙骨、牡蛎养肝潜阳熄风的方法,后又加菖蒲、远志、竹茹祛痰。希望诸症缓解。

　　总之这个五脏虚实的病证临床最多见,看杂病主要是用五脏辨证,这里只是举其大要而已。

第三段　气血失调而生虚实之证

[原文诵读]

帝曰:善。余已闻虚实之形,不知其何以生。岐伯曰:气血以并,阴阳相倾,气乱于卫,血逆于经,血气离居,一实一虚。血并于阴,气并于阳,故为惊狂。血并于阳,气并于阴,乃为灵中。血并于上,气并于下,心烦惋善怒。血并于下,气并于上,乱而喜忘。

帝曰:血并于阴,气并于阳,如是血气离居,何者为实?何者为虚?岐伯曰:血气者,喜温而恶寒,寒则泣不能流,温则消而去之,是故气之所并为血虚,血之所并为气虚。

帝曰:人之所有者,血与气耳。今夫子乃言血并为虚,气并为虚,是无实乎?岐伯曰:有者为实,无者为虚,故气并则无血,血并则无气,今血与气相失,故为虚焉。络之与孙脉俱输于经,血与气并,则为实焉。血之与气,并走于上,则为大厥,厥则暴死,气复反则生,不反则死。

帝曰:实者何道从来?虚者何道从去?虚实之要,愿闻其故。岐伯曰:夫阴与阳,皆有俞会,阳注于阴,阴满之外,阴阳匀平,以充其形,九候若一,命曰平人。夫邪之生也,或生于阴,或生于阳。其生于阳者,得之风雨寒暑。其生于阴者,得之饮食居处,阴阳喜怒。

帝曰:风雨之伤人奈何?岐伯曰:风雨之伤人也,先客于皮肤,传入于孙脉,孙脉满则传入于络脉,络脉满则输于大经脉,血气与邪并客于分腠之间,其脉坚大,故曰实。实者外坚充满,不可按之,按之则痛。帝曰:寒湿之伤人奈何?岐伯曰:寒湿之中人也,皮肤不收,肌肉坚紧,荣血泣,卫气去,故曰虚。虚者聂辟气不足,按之则气足以温之,故快然而不痛。帝曰:善。阴之生实奈何?岐伯曰:喜怒不节则阴气上逆,上逆则下虚,下虚则阳气走之,故曰实矣。帝曰:阴之生虚奈何?岐伯曰:喜则气下,悲则气消,消则脉虚空,因寒饮食,寒气熏满,则血泣气去,故曰虚矣。

[串讲]

"帝曰:余已闻虚实之形……一实一虚"。前面讲了,五脏各有虚实之病,但是怎样产生的虚实之证呢?下面回答说气血失调导致各种虚实之证,重点倒不是五脏了。"并"相结合,相合并。本来是气行于气道,如果气血不是正常而有所偏,并于一处,所以叫"血气以并"。"阴阳相倾",即阴阳不平衡,倾斜。这样因为卫属于气,卫气乱所以叫气乱于卫;血行于经,血乱了所以叫血逆于经。"逆"也是乱。血气离开了正常的轨道,运行失调,可以出现一实一虚。本来是应该运行于阴的,它运行于阳了,那就阴虚而阳实了;反之,应当运行于阳的而运行于阴了,那就阴实而阳虚。离开的那个部位就虚了,不应当有而有了就是实了,血气离居,自然就一实一虚。

"血并于阴,气并于阳,故为惊狂"。"阴"是指阴分,部位,血属于阴又并于阴的部位,那就是重阴;气属于阳而又并于阳的部位,即是重阳。可以出现惊或者发狂,神志方面的病变。《难经》云:"重阴则癫,重阳则狂",血属于阴,并于阴分,因而可以出现精神症状;气属于阳,又并于阳分,同样可以出现精神症状。关于"重阳则狂"的问题《阴阳应象大论》讲过,"阴不胜其阳,则脉流薄疾,并乃狂"。

"血并于阳,气并于阴,乃为炅中"。血为阴而并于阳分,并于阳分则阴不足,阴不足就可以出现内热。气属阳而入阴也出现里热,所以说"乃为炅中","炅中"就是热中,就是出现内热。

"血并于上,气并于下,心烦惋善怒"。"上"是指上焦,主要是心;"下"这主要是指的下焦,讲的肝。血属阴而并于心,心气被郁,因此出现心烦而抑郁的症状。同时气并于肝,使得肝气实,因此出现善怒。

"血并于下,气并于上,乱而喜忘"。"并于下"就郁滞于下,血并于下,血蓄下焦而不能濡养心神了,所以出现乱而喜忘的症状;"并于上"即气上冲,阳气上扰,也可以出现狂乱而喜忘。以后学《伤寒论》有"下焦蓄血,其人如狂",也是讲这个问题。

"血并于阴,气并于阳,如是则血气离居,何者为实?何者为虚?"。血也可以并于阴,气也可以并于阳,上面讲了嘛,这样的话血气就离开它的正常部位了,那么什么样的叫做实,什么样的叫做虚呢?

第42讲

"帝曰:血并于阴……血之所并为气虚"。血气有喜温而恶寒的特点,遇寒则气血运行涩滞,而流通不畅,如果得到温热就容易消散而运行加快。当气血涩滞不畅,那就成为实了;而消散了,就是虚了。所以说:如果气实了,那就成为血虚;血实,气就虚了。或者说,血如果并于气,那就是气分实而血分就虚了。同样的,气并于血,那气分就虚,而血分实了。

"帝曰:人之所有者……故为虚焉"。血并也是虚,气并也是虚,那么说就没有实证了?岐伯回答说:相对而言,有就是实,没有就是虚。所并之处就是实,其他地方就叫虚。所以气并就气盛,相对来说就无血,那就是血虚。同样的,血并,血盛了,相对来说就是气虚。无气、无血,就是气虚、血虚之意,并不是没有了。血与气相失,即血气不和、不协调,所以就出现虚了,或者是气虚,或者是血虚。

"络之与孙脉俱输于经,血与气并,则为实焉。血之与气,并走于上,则为大厥,厥则暴死,气复反则生,不反则死"。络脉也好,孙脉也好,最后都输入到大的经脉。假若血与气并,血气相结而瘀滞,那就成为实了。如果血之与气,同时上逆,那么下部气血皆虚,上下气机不相交通,就可以出现大厥,即昏厥之证。就是《生气通天论》讲的"大怒则形气绝,而血菀于上,使人薄厥"。薄厥即此大厥,也是血气俱走于上所致。其实,病机是上盛下虚,血气并走于上,下还不虚吗?张仲景的解释是阳气脱于上,阴气在下和阳气不相接,阴阳气不相顺接就昏厥了。厥则突然暴死,不知人,如果气血还能下降,使上下能够相协调,则可苏醒而复生。气血不能返回来,恢复不到正常状态,就可以引起死亡。

"帝曰:实者何道从来?虚者何道从去?虚实之要,愿闻其故"。那么实是怎么实起来的?虚又是怎么虚的呢?气血去哪里了呢?形成虚实的关键是什么?

"岐伯曰:夫阴与阳皆有俞会,阳注于阴,阴满之外,阴阳匀平,以充其形,九候若一,命曰平人"。这个阴与阳就是指阴经和阳经,俞会就是腧穴。阴经、阳经的腧穴都是气血游行出入之处,相互交通的地方。"阴满之外",这个"之"字可以作"至"、"于"字来讲。"外"指阳经。阳经的气血可以注于阴经,阴经满溢之后也可以注于阳经。阴阳是相互交通的,阴经、阳经是相互联系的,这是正常现象。阴阳相互平衡,相互协调,气血可以充养着全身,这样便表现出"九候若一"的脉象。《黄帝内经》时代有一种诊脉方法叫"三部九候"脉法,从头到脚分成三个部分,每一部分又分三候,所以叫三部九候脉。"若一"就是都一致,都平衡,都处在一种正常的状态。所以九候若一,是指没有哪部分脉出现异常,这就叫平人,也就是健康无病之人。

"夫邪之生也,或生于阴,或生于阳"。又讲病因的问题。或者说由于不同的病因,产生不同病证的问题。邪气引起疾病,可以导致阴分的病,或者阳分的病。导致阴分病的那就是阴邪,导致阳分病的那就说是阳邪。这是《黄帝内经》关于病因的分类,即分为阴阳两类。

"其生于阳者,得之风雨寒暑。其生于阴者,得之饮食居处,阴阳喜怒"。风雨寒暑六淫之气使人病生于阳,换句话说,六淫之气总体来说又叫阳邪。我们说《黄帝内经》将病因分为阴阳两类,主要是从这里讲的,这句话讲得很典型。风雨寒暑等,外邪那就是阳邪,所以病于阳位。病生于阴,病生于里,属什么原因呢?饮食不当,居处失宜,生活不规律,或者是阴阳喜怒。喜怒代指七情失调,阴阳指男女两性之事。这些都可以伤于内脏,而不是伤于皮毛,所以叫病生于阴。因此,饮食失节,居处失调,阴阳喜怒这些病因都属于阴的一类。

"帝曰:风雨之伤人奈何……其脉坚大,故曰实"。风雨,泛指外邪六淫之气。外邪伤人,先从表而后入里,其传变次第:风从外受,先伤于皮毛,然后从皮毛入于孙络,孙络满则传入于络脉,络脉满则输于大经脉,具有由表入里由轻浅逐渐深入的过程。血气与邪并客于分腠之间,从经脉又到腠理。这时脉象就实而大,因为邪气盛,这个病证就是实证了。《黄帝内经》没有谈到实证的问题,"证"字在《至真要大论》出现过一次,所以我这里说是实证,《黄帝内经》就叫做实。

"实者外坚充满,不可按之,按之则痛"。"坚"字《太素》作"邪",外邪充满,就是说实证的特点是外邪充盛。由于是邪气充盛,所以不可按之,拒按者为实。为什么拒按?按之则痛,因为那里有实邪,气血和邪气都充实,因此按之则痛。我们在上诊断课时也讲了虚则喜温喜按;实则拒按。

"帝曰:寒湿之伤人奈何? 岐伯曰:寒湿之中人也,皮肤不收,肌肉坚紧,荣血泣,卫气去,故曰虚"。上边说是风雨,那么看来风雨是偏于阳了。风从外受,雨从上来,相对而言寒湿就是偏于阴了。"寒湿之中人也,皮肤不收",《太素》没有"不"字。寒湿为阴邪,所以使人皮肤收敛。肌肉坚紧,坚紧就是不疏松。荣血泣,卫气去,前面讲了"血气者,喜温而恶寒,寒则泣而不能流",所以寒湿之邪可以使得荣血泣。这荣就是营气。泣,音意同涩。卫为阳热之气,寒湿之邪可以耗散人体的阳热之气,所以"卫气去",这就叫做虚。联系上文,风雨之邪为病,外坚充满的就是实;寒湿之邪使得荣血泣,卫气去了,所以叫做虚。

"虚者聂辟气不足,按之则气足以温之,故快然而不痛"。"辟"这个词我们讲"煎厥"病机时有"辟积于夏",辟,同襞,重叠。聂,皱褶。皮肤皱褶说明什么? 是气不足。卫气去了,气血不能充养皮肤,所以皮肤出现皱褶。按之则气足以温之,按摩之可以使热气来至,使气血相对充足而局部温暖起来,所以患者有快感而不痛,因此虚者、寒者都喜按。快然,觉得舒服了。

"帝曰:善,阴之生实奈何? 岐伯曰:喜怒不节则阴气上逆,上逆则下虚,下虚则阳气走之,故曰实矣"。"阴"是说内伤之病,内伤之病怎么有实证呢? 或者说阴邪,上边所说的阴阳喜怒、饮食居处这些叫做阴。岐伯回答说:喜怒不节则阴气上逆,内脏之气上逆,特别是肝的气血上逆,气血上逆下部就虚了。下虚则阳乘虚走于下,于是人体下部的阳气就实了。

"帝曰:阴之生虚奈何? 岐伯曰:喜则气下,悲则气消,消则脉虚空,因寒饮食,寒气熏满,则血泣气去,故曰虚矣"。阴又怎么生的虚呢? "喜则气下",《举痛论》九气为病说"喜则气缓",这个"下"也是缓的意思,即涣散。喜的情志可以使气涣散,悲可以使气消散,消耗。气消散了,脉就空虚了。前面讲了,饮食居处、阴阳喜怒,这都属于阴的。脉空虚,再受到寒饮食,会使寒气熏满。"熏满"二字《太素》作"伤脏",可从,即寒气伤脏。寒饮食之寒气伤脏,则血泣气去,"血气者,喜温而恶寒"嘛。寒气,使得血涩而不能流通,卫气也消散了,故曰虚,这就是阴之生虚。

[理论阐释]

虚实的病机

关于虚实的病机,《黄帝内经》从两个方面阐释:一、从邪正盛衰立论,也

253

就是《通评虚实论》所说的"邪气盛则实,精气夺则虚"。所谓实,是指邪盛;所谓虚,是指正气夺失。二、从气血逆乱,阴阳失衡立论。也就是本篇所说的"血气以并,阴阳相倾",气血偏于哪个部位了,所偏的那个部位就是实,另外一个部位自然就是虚了。这个相倾包括左右相倾、上下相倾、阴阳气血相倾。血气并走于上,那么下就虚了;血并于阴,阳就虚了。这也叫虚实。我们通常说,虚实的问题只注重了"邪气盛则实,精气夺则虚"这一种虚实的立论。通过本篇学习知道,还有"气血以并,阴阳相倾"虚实的分析病机。当然,这个"血气以并,阴阳相倾"本身也具有虚实夹杂的问题。

[临证指要]

(一)血气者,喜温而恶寒

这在临床治疗上尤其要注意,行血、活血,必须要用一些温药,全用凉药去活血,效果不好。当然不是说凉药没有活血药,你看丹皮、赤芍都是偏凉的,都能活血。但真的要想很快就把血活开,那必须要用一些相对温性的药,因为血气有喜温一个特点,所以在临床治疗的时候都要注意这样一个问题。《现代针灸医案选》载一个痛痹病例:一位64岁的妇女,一个月前因为受凉导致了右上肢疼痛。用针药兼治,但关节疼痛不减,痛处不移,得热痛减,遇冷加剧,日趋严重。舌质淡,苔薄白,脉沉紧,诊为痛痹。当用温经通络散寒的方法,用温针疗法一个疗程之后,症状消失。那温针就是既要针又要温,有一种是在针刺下去之后,在针柄上缠一点艾绒,捏成一团,然后把这个艾绒点着,让艾绒燃烧的热度从针下入到穴道里边去。此例用温针的方法治疗效果好。

(二)关于大厥

大厥就是指神志不清的昏厥。比如说,曾经讲过的"大怒则形气绝,血菀于上而使人薄厥"的薄厥,属于大厥。张锡纯《医学衷中参西录》说脑出血就属于此类,张氏创制镇肝熄风汤来治疗。其实这个镇肝熄风汤在还没有脑出血之前倒应该常用,也就是这个人脾气很急,血压还很高,有肝阳上亢现象,镇肝熄风汤倒是很常用的方子。张锡纯关于气厥的论述比较多,说:"《调经论》曰:'血之与气,并走于上,则为大厥,厥则暴死,气复反则生,不反则死'"。然后,张锡纯先生自己说:"盖血不自升,必随气而上升。上升之极,必致脑中充血,至所谓气反则生,气不反则死者,盖气反而下行,血即随之下行,故其人可生。若其气上行不反,血必随之充而益充,不至血管破裂不止,犹能望其复苏乎?读此节经文,内中风之理明,脑充血之理亦明矣。"

第四段　论阳虚外寒,阴虚内热

[原文诵读]

帝曰:经言阳虚则外寒,阴虚则内热,阳盛则外热,阴盛则内寒,余已闻之矣,不知其所由然也。岐伯曰:阳受气于上焦,以温皮肤分肉之间,今寒气在外,则上焦不通,上焦不通,则寒气独留于外,故寒栗。帝曰:阴虚生内热奈何?岐伯曰:有所劳倦,形气衰少,谷气不盛,上焦不行,下脘不通。胃气热,热气熏胸中,故内热。帝曰:阳盛生外热奈何?岐伯曰:上焦不通利,则皮肤致密,腠理闭塞,玄府不通,卫气不得泄越,故外热。帝曰:阴盛生内寒奈何?岐伯曰:厥气上逆,寒气积于胸中而不泻,不泻则温气去,寒独留,则血凝泣,凝则脉不通,其脉盛大以涩,故中寒。

[串讲]

"帝曰:经言阳虚则外寒,阴虚则内热,阳盛则外热,阴盛则内寒,余已闻之矣,不知其所由然也"。"经",古代的医学经典。不知其所由然,不知道病机是怎么回事。为什么阴虚则内热,阳虚则外寒?又为什么阳盛则外热,阴盛则内寒?下边就逐一地来解释这几个问题。

"岐伯曰:阳受气于上焦,以温皮肤分肉之间,今寒气在外,则上焦不通,上焦不通,则寒气独留于外,故寒栗"。先说阳虚则外寒的问题,为什么阳虚外寒?阳受气于上焦,这个阳主要是讲的卫阳,卫阳之气受气于上焦,它有温暖皮肤分肉的作用。现有寒邪侵袭于体表,使上焦之气不能宣通布散,所以就寒气独留于外,因此人就寒栗,恶寒而战栗。其实这是说,外有寒邪,使得上焦之气不能宣散,卫气不能布达于表,失去温分肉皮肤的作用,因而出现恶寒的症状。所谓阳虚外寒是说这个过程,和我们现在所说的阳虚身寒不是一回事。现在说阳虚而寒多半是以肾阳虚为主,症见四肢清冷。本篇是指寒邪束于表,卫阳之气失于宣散,不能通达温煦,因此寒栗。

"阴虚生内热奈何?岐伯曰:有所劳倦,形气衰少,谷气不盛,上焦不行,下脘不通。胃气热,热气熏胸中,故内热"。这个阴虚生内热又和现在临床上常说的阴虚生内热不是一回事。现在所说阴虚生内热,是指阴精不足,阴不制阳,所以阴虚阳亢,而出现的虚热,比如六味地黄丸治疗的那个阴虚。这个阴虚生内热是什么?是有所劳倦,病因是因为劳倦,致形体也不足、气也不足。因为劳倦,形气衰少,再加上水谷精微之气不足,上焦之气不能正常宣散,上焦本应宣五味、宣发津液的。下脘不通,脾胃也不能运化。上焦不能宣散,脾胃不能运化,就可以生内热,郁而生热,所以产生了内热。上焦不能散,上焦也热,胸中也热。下脘不通呢,不能运化,胃中也有热。所以这样的热就叫内热,叫阴虚内热。实际上这个阴虚是指的脾虚,脾属阴,其实质是脾气虚而内热,这也就是后世所说的甘温除热的那个热。李东垣对这个病治疗最有办法,升阳益胃也好,补中益气也好,就这类方子甘温除热。临床上有些低烧不止,用养阴清热法那不行,看看是不是脾气虚了?

"帝曰:阳盛生外热奈何? 岐伯曰:上焦不通利,则皮肤致密,腠理闭塞,玄府不通,卫气不得泄越,故外热"。这是寒邪引起的发热了,为什么呢? 是上焦不通利。由寒邪导致的皮肤致密,也不能出汗,腠理闭塞。玄府,也就是汗孔,汗孔也不通了,因此无汗,于是卫气不得泄越。卫阳之气本来应该是正常宣散的,不能散,则卫气郁在里面而化为热了。虽然是寒邪引起的,但是它可以产生热,这个热是卫气被郁不能散,所以叫外热。前面那个阳虚则外寒,是卫气不能温煦人体,所以恶寒。尽管恶寒,可仍发热,自我感到很冷,实际病人体温还挺高,这种现象临床上是很常见的。感冒发热,体温到四十度了怎么还冷啊? 是解释这个病机。

"帝曰:阴盛生内寒奈何……故中寒"。这个厥气是说的寒气,寒气上逆,即下焦的阴寒之气上逆。下焦阴寒之气上逆于胸中而不得散,寒气不散则伤阳,特别是卫阳之气就散失了。卫气耗散,寒气单独留在胸中。寒则使得血脉凝泣,血脉凝泣则脉不通,于是其脉盛大以涩,所以胸中寒。盛大,说明邪气盛。而涩,说明气血瘀滞。这就叫阴盛生内寒。

以上就是阴虚内热,阳虚外寒,阴盛内寒,阳盛外热的病机。其特点就在于和后世所说的阴虚、阳虚概念不一样,不要搞混了。尤其是关于阴虚内热的问题,是甘温除热法,那是临床上非常重要的方法。不要以为发热都是阴虚,阴虚都是津液不足,那不对。更要注意脾气虚引起的发热。

[临证指要]

甘温除热的临床意义

也就是这一段提出来的阴虚内热,主要是指的脾胃气虚。另外临床中还可以见到既有脾胃气虚,又夹杂着外邪,即虚实夹杂出现的发热。现举赵金铎《医话医论荟要》一则病例:陈某 26 岁的妇女,半年来右胁部疼痛,经常发热,在 37℃ 到 38.5℃ 之间,多发于下午及夜间。伴有食欲不振,心悸,四肢无力,睡眠欠佳,大便稀而粗糙,舌质红,苔薄黄,脉沉细。属于湿热困脾,中气不足。师甘温除热法,以补中益气汤加减十五剂,热退,余症大减,拟上方加减为蜜丸,以资巩固。半年多了患者体温高,有脾虚之象,所以用甘温除热法。不过我看这个病人还有右胁疼痛,说不定有胆囊疾患。因此在临床上要我考虑的话,除了这个思路之外,还应该考虑柴桂干姜的思路,以作参考。

第43讲

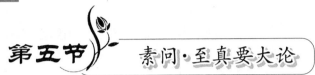

第五节 素问·至真要大论

[题解]

《至真要大论》是讲五运六气,也就是讲运气的七篇大论之一。我主要是选讲其中的病机部分。病机这一部分其实也和风寒暑湿燥火六气密切相关的。篇名为什么叫《至真要大论》?吴昆在《素问吴注》解释说:"道无尚谓之至,理无妄谓之真,提其纲谓之要"。也就是最高尚的道理,叫"至",即至高无上。"理无妄",那个道理是没有虚假的,完全是真实的东西,称为"真"。提纲挈领,抓住重点和关键,可以称"要"。总之,是说这一篇内容非常重要,所谓"至真、至要、至为纲要",所以叫"至真要"。就如同《素问·灵兰秘典》、《金匮真言》,都无非说这篇的内容是非常宝贵的,是非常重要的理论。即强调重要性的意思。

上面提到这一篇是讲运气的,我们所选讲的是其中一段关于六气病机问题。俗称"病机十九条",在中医学界,一说"病机十九条",就是指这一段,共讲了十九条病机;或者说从其内容上称为"论六气病机"。关于病机,不止于六气病机,我们前面讲《调经论》有气血病机,"血并于阴,气并于阳,气并于上,血并于下"等,那都是讲的气血病机。还有阴阳的病机、五脏的病机等。这一段,主要是讲风寒暑湿燥火六气引起各种疾病及其主要病机。对于这一篇的理解,后世医学家引申为六气病机和脏腑病机,再分上下病机。其实这些脏腑病机、上下病机是一种引申之义,就本篇的实际内容而言,还是讲的"六气病机"。当然"六气病机"的理论,同样也可以适用于对脏腑病机以及其他病机的认识。因此引申之义,也不能说是错了。

这一段内容十分重要,古今都有这方面的论文,还有的写成了专著。比如"金元四大家"之一的刘完素,写有《素问玄机原病式》,就是以"病机十九条"为主要研究对象,现代医学家任应秋先生写的《病机十九条临证分析》等。至于学术论文,关于"病机十九条"的理论认识、临床应用论文尤多,这一段内容重要性可想而知了。

[原文诵读]

帝曰:善。夫百病之生也,皆生于风寒暑湿燥火,以之化之变也。经言盛者泻之,虚者补之,余锡以方士,而方士用之尚未能十全,余欲令要道必行,桴鼓相应,犹拔刺雪污,工巧神圣,可得闻乎?岐伯曰:审察病机,无失气宜,此之

257

谓也。

帝曰:愿闻病机何如? 岐伯曰:诸风掉眩,皆属于肝。诸寒收引,皆属于肾。诸气膹郁,皆属于肺。诸湿肿满,皆属于脾。诸热瞀瘈[wuqi],(或者读成[màochì],每一字都有两音),皆属于火。诸痛痒疮,皆属于心。诸厥固泄,皆属于下。诸痿喘呕,皆属于上。诸禁鼓栗,如丧神守,皆属于火。诸痉项强,皆属于湿。诸逆冲上,皆属于火。诸胀腹大,皆属于热。诸躁狂越,皆属于火。诸暴强直,皆属于风。诸病有声,鼓之如鼓,皆属于热。诸病胕肿,疼酸惊骇,皆属于火。诸转反戾,水液浑浊,皆属于热。诸病水液,澄彻清冷,皆属于寒。诸呕吐酸,暴注下迫,皆属于热。故大要曰:谨守病机,各司其属,有者求之,无者求之,盛者责之,虚者责之,必先五胜,疏其血气,令其调达,而致和平。此之谓也。

[串讲]

"百病之生也,皆生于风寒暑湿燥火"。"百病",泛指很多种疾病。很多外感性疾病,都生于风寒暑湿燥火六气。六气作为病因就称为六淫,风寒暑湿燥火正常范围内是六气,超过了限度致人为病,成为邪气了,就称为"六淫"。

"以之化之变也"。由于六气,有正常的化,也有失常的变。"化"是指顺的、正常的;"变",就是动变,异常、失常。六气正常,称之为"化",它总得有风寒暑湿燥火不断正常的变化;六气异常,超过一定限度,作为病因致人为病了,就称之为"变"。关于"变"与"化"还有的解释:"化",是所谓量变;"变",就是质变。我们现在口语将变化作为一个词了,其实在原来的用字上,"化"与"变"是有一定的区别的。当然我们现在讲课,采用第一种说法。"化",是说正常。"变",是说异常。六气有化有变,有正常有失常,因而可以引起很多种的疾病。

"经言盛者写之,虚者补之,余锡以方士,而方士用之尚未能十全"。经,指古代医学经典。对实证,邪气盛的应该用泻法;对正气虚的虚证应该用补法,这是最基本的道理。"锡"字就是"赐",赐予,以上赐下。"方士",所谓"方技之士",在这里是指医生。我把"盛者泻之,虚者补之"这些医学经典理论交给了医生们,而他们在临床实践当中,没能收到十全的效果。

"余欲令要道必行,桴鼓相应,犹拔刺雪污,工巧神圣,可得闻乎?""要道",指重要的医学理论、医疗技术。我希望重要的医学理论得到认真的执行,取得"桴鼓相应"的效果。"桴",即鼓槌。这是说立竿见影的效果。"犹拔刺雪污",好像刺扎到肉里边去了,把它拔出来就好了。好像被什么东西污染了,把这污染洗掉,就干净了,还是说治病的效果显著。"工巧神圣"按照《难经》的解释,"望而知之谓之神,闻而知之谓之圣,问而知之谓之工,切而知之谓之巧",是指这样四种诊断技术。也就是说,我希望把这样重要的医学理论交给医生,医生在应用的时候,可以取得突出的疗效。所以用"桴鼓相应"、"拔刺雪污"、"工巧神圣"来形容医生诊治疾病所取得显著的效果。

"岐伯曰:审察病机,无失气宜,此之谓也"。这就需要谨慎地审查病机。这就提出病机的问题了,换句话说,我们中医学术当中,病机是一个重要的理论,病机这个词就出在这里。上边"审察病机"以及下边的"愿闻病机何如"。"病机"一词就出自《至真要大论》这一篇,后来发展形成《黄帝内经》理论体系的一个重要组成部分。"机"是什么意思?"机",是机要、是关键的意思。病机是指疾病发生发展变化的关键所在。换言之,疾病为什么产生这个症状?为什么又转化为另外症状? 研究这些问题,这就是研究气机。张介宾在《类经》上解释说,"机者,要也,变也,病变所由出也"。疾病的变化从哪出来的?怎么出来的? 这其中的道理与规律就是病机。其实分析病机的过程,也就是辨证的过程。临床辨证是辨什么呢? 就是在那里分析病机,分析的结果出来了,就辨出寒热虚实等证了。因此,临床要注意审查,认真分析病机。"无失气宜","气"是指的六气,风寒暑湿燥火这六气;"气宜",就是六气主时之宜,风寒暑湿燥火正常情况下各有其主时。风是春季的主时、火热是夏季的主时……。所以六气各有所宜,但是我们在临床诊治疾病的时候,不要失去六气主时之所宜。要研究五运六气,知道什么气是正常的,什么样的气是不正常的,这样就能够很好地分析病情。

"愿闻病机何如"。病机的内容是很广泛的,气血阴阳脏腑都有病机,这一段只是相对集中的讲病机,因为其他病机的理论在《黄帝内经》里分散在很多篇,我这么说的意思在于请各位知道,《黄帝内经》讲病机不止是这十九条。但是十九条是相对集中地讲,所以尤其被重视,凡研究病机,首先想到的是病机十九条。

"诸风掉眩,皆属于肝"。十九条的语法、句式有特点,每句话都有"诸、皆、属"这三个字,所以在讲十九条的时候,首先要把这三个字说一下,不然容易误解。这十九条当中,第一个字"诸","诸风掉眩"这个"诸",是指不定多数。就如同老师上课说"诸位"同学。诸位,就是不定多数,三十位、一百位都是诸位。不是指"一切"、"所有"。也就是说,"诸风掉眩",是说多数的风,并不是所有的风、一切的风,"诸"字,应该这样理解。"皆",是"同"、"同样"的意思。也不能作完全、全部讲。"属"字,"皆属于肝"的"属"字,"属"是联系、有关的意思,有关联、有联系。若理解为全部的、所有的、一切的,这样理解太机械了,客观上并非如此。比如说"诸风掉眩,皆属于肝"。是说很多的风、风证,出现什么症状呢? 出现"掉眩"。而"掉眩"属于风的常见症状,它多和肝有联系。"掉",是指振摇、摇动、摇摆不定;"眩",是指眩晕,头晕目眩。"眩"字,"目前玄"就是眼前发黑。眼发黑、头发晕,谓之眩。风性动摇,眩晕也是动摇,是自我感觉的动摇。病证当中有些头动摇、肢体的动摇,在外观上看得见的,属于动。眩呢?是病人自我感觉在动、在运转不停,所以这都属"动",这是很多风证的共同症状。因为"风气通于肝",所以风的病证常和肝有联系的。换句话说,"掉眩"这类的病证,常常是和肝有联系的。因为肝开窍于目、肝的经脉上巅顶、肝主筋,肝有这三个特点。"目眩",是眼睛发黑,肝开窍于目;"头晕",肝的经脉上巅顶;"掉",振摇,"肝主筋",抽搐动摇多是筋的失常。比如抽搐了,就叫抽风了,动就叫风,多因肝不能养筋了。肝开窍于目、肝的经脉上巅顶、肝主筋,因此肝的病常常出现振摇、眩晕这些症状。我说不是所有的掉眩都是肝的病,比如头晕,不见得肝病才头晕,坐着,猛然一站来就晕起来;躺着突然坐起来也会晕。当然还有些其他症状,脉象比较虚,舌质也比较淡。所谓气虚,一般是脾肺气虚;还有水饮或者痰饮病,也常有头晕,"无痰不作眩"这句话,无非是强调"眩"那个症状经常是由痰引起的,可不要又机械地理解为眩全是痰引起的。痰湿阻滞,清阳不升,所以头目眩晕。这时就应该化痰祛痰法,如有热就用祛痰清热。所以我说气虚也可以眩、痰盛也可以眩、阳虚也可以眩,真武汤证也有"头眩、身𬌗动、振振欲擗地",他眩晕得都要倒地了,那是肾阳虚不能化水,水饮所造成的眩晕。因此说"诸风掉眩,皆属于肝",是说相当多的振摇、眩晕的病证是属于风的,常常和肝有联系。当然本段是讲六淫为主,比如说外感,经常有眩晕,其实桑菊饮的适应证,就应该有眩晕,菊花、桑叶都是入肝经清肝热。内伤病,刚才我讲的那些眩晕,属于内伤的反而说得多了一些。

"诸寒收引,皆属于肾"。肾应冬,其气寒,寒性收引,寒性凝滞,寒邪容易引起的拘急收引之类的病证。"收引",屈而不伸,叫收引,多与肾有联系。多是由于肾阳不足而感受外寒,所谓"风寒专打下虚人",下虚是说的肾阳虚。"正气存内,邪不可干";"邪之所凑,其气必虚",同样的道理。所以肾的阳气不足,不能温化,特别容易受风寒之邪的侵袭,寒性凝滞、寒主收引,因此出现了肢体收引拘急、屈而不伸之类的症状。《生气通天论》说:"阳气者,精则养神,柔则养筋。开合不得,寒气从之,乃生大偻"。还有印象吧?"偻"就是伛偻,"大偻"就是伛偻得很厉害,腰屈曲得很厉害。首先是有阳气受伤,而肾为阳气之根,寒气通于肾,主于北方水之气。所以说"诸寒收引"之病,常常和肾有关系。

"诸气膹郁,皆属于肺"。"膹郁"就是指胸满、喘急类的症状。膹,是气逆喘急;郁,是痞闷。也就喘急、胸闷。肺主气,司呼吸。肺气不利,常常出现胸满、喘息、咳嗽。

"诸湿肿满，皆属于脾"。多种湿邪引起的肿满之病，常和脾有联系。肿是浮肿，满是腹部胀满。腹部胀满和浮肿这一类病常常是由湿邪引起的，而由湿邪引起的肿满之病，又多和脾脏有关系。也就是说，当脾脏运化功能失常的时候，特别容易感受湿邪。在同一环境下，有的人感受湿邪，有人就没感受湿邪，前提是人的脾气先虚，运化失常则易感。反之，如果外界湿邪不厉害，这人尽管脾虚一些，未见得出现浮肿，或者胀满。但是毕竟湿邪容易伤脾，所以说"诸湿肿满，是皆属于脾"。常常是由于脾脏受了湿邪，而运化功能失调，才出现腹部胀满和浮肿。所以肿满之病就其病机而言，多和脾有联系。因此常用健脾化湿的方法治疗。

"诸热瞀瘛[wuqi]（也有读成[màochì]），皆属于火"。瞀就是昏冒，头晕眼黑，头脑不清醒。"瘛"，是瘛疭，指肢体抽搐。昏冒和抽搐多和火有关系。和什么火有关系呢？常常是和心肝之火有关系。因为心藏神，火热之邪扰心，常常出现昏冒；火热之邪影响到肝，肝不养筋则常可出现瘛疭，抽搐。当然高士宗《素问直解》说这火字应当是"心"。是从前文讲肝、肾、肺、脾四脏病机，此句"火"当作"心"。但火可以讲得通，而且临床上见到昏冒、瘛疭的病人，常用清泻心肝之火治法，临床疗效还是不错。小儿高热惊风，那不很常见吗？治疗就应该清肝热、泻肝火；昏迷的话，也可以清心热。

"诸痛痒疮，皆属于心"。"痒"，是阳性症状，"痒者，阳也"；"痛"，是不通，血脉不通；"疮"，由于血脉不通，就可以常常引起疮疡。《阴阳应象大论》所说的"营气不从，逆于肉理，乃生痈肿"，痈肿就属于疮之类，那是由气血运行不畅。心主血脉，血中有热，常常出现痈肿，出现痛（气血不能正常运行而痛），或者作痒。"痒"也是阳性症状，热和风常常引起痒的症状。所以多种的疼痛、痒疮这一类的病证，常和心有联系。因此，治疗疼痛、疮，或者瘙痒，就应当考虑到心和血脉。或者是凉血行血，或者是清热解毒，总之要考虑到是心火、心血的问题。

"诸厥固泄，皆属于下"。"厥"，我们讲过，在《黄帝内经》里手足冷的就叫寒厥，手足热的就叫热厥，和《伤寒论》所讲的寒厥、热厥概念不一样。《伤寒论》所讲的寒厥、热厥都是手足冷，只不过病机不同。由于热郁于内，而寒格于外的手足冷，它叫热厥。由于阳虚的手足冷，那是寒厥。可《黄帝内经》所说肾阳虚的手足冷叫寒厥；肾阴虚而手足热的那叫热厥。还有昏厥，我们在讲《调经论》的时候，已经谈到了，下虚则厥。肾阴不足，肝阳上亢可以出现昏厥。肝肾均在下焦，所以厥这个病证属于下，确实常和下焦有关系。我刚才讲，有的专家说上下病机，这就说的是下，下其实是下焦。下焦具体而言，还是讲的是肝肾,特别是以肾为主,这是厥。固,是指大小便不通;泄,是指二便失禁。不通或者失禁,常和下焦有关系,特别是常和肾有关系,肾司二便。你说"都属于下"就不对嘛,饮食不当也泻,那就属于肠胃的问题了,所以说"多"属于可以。特别是慢性的腹泻,很长时间,是肾和脾虚的问题。因此,治疗这种厥、固、泄,属于下的那种泻,当然要从补肝肾入手。大家所常说的五更泻、鸡鸣泻,多属于肾虚。当然有肝参与。

"诸痿喘呕,皆属于上"。"上"是说的上焦;"喘"就是气喘,气喘多属于肺;"呕"是呕吐,呕吐也从上出。本来呕吐是从胃内出来,为什么说属于上呢?"呕"从胃上口出来的。胃上口那就属于上焦了,前面讲过的《营卫生会》篇,上焦是从哪划分的?"上焦出于胃上口,并咽以上"。"呕",从胃上口出,所以说"皆属于上"。"痿",痿证也多和肺有关系。五脏都能使人痿,但是首先是有肺热,不能布散津液,津液不能布达于筋骨脉肌皮形体各处,才痿软无力,当然也和胃有关系,《太阴阳明论》所说:"四肢不用",其实也是"痿"。阳明是化生气血之源,肺是主治节,布散气血津液。肺不能布散气血津液,当然可以致痿。所以说"五痿皆由肺热生,阳明无病不能成"。

"诸禁鼓栗,如丧神守,皆属于火"。这是火热的病机。"禁",是口噤不开;"鼓"是鼓颔;"栗"是战栗,口语所谓的哆嗦,冷得打哆嗦。口噤不开、鼓颔战栗,这是寒冷的表现。"如丧神守"是形容鼓颔战栗的症状,所谓"神能御形",神志能够控制自己的形体,但是这个病人控制不住自己鼓颔战栗、口噤不开,就如同神不能控制形体了,所以叫"如丧神守",即神不能守形。"皆属于火",常常是由火邪引起的。所谓真热假寒,是热郁于内,而寒象表现于外。如果看到冷,就当寒治,那肯定错了。当然说是火,除了鼓颔战栗之外,他肯定还有其他的现象,比如摸患者身体是不是凉?深按一按是不是还凉?属于火的,深按下去是热的。脉象一般说是数或者是有力的。所以说常和火有联系,也就是提醒医生,不要见到这人冷你就给热药,要考虑到这种情况,反而是火引起的最常见。因为这不是慢性病,多半是急证出现的,没有个慢性病长年口噤不开、鼓颔战栗的。因此,这类病往往是急证。突然就寒冷成这样子的,多半是火热,所以说常和火有联系。

"诸痉项强,皆属于湿"。"痉",就是角弓反张;"项强",那就是脖子强硬。角弓反张、脖子强硬是筋的问题,筋不柔和。这里说常和湿有联系,是由于湿邪阻滞筋脉,气血不能运行,筋脉失其所养,因此出现角弓反张、出现脖子强硬。

"诸逆冲上,皆属于火"。"逆"是上逆;"冲上"也是上逆。很多的病证,有从下向上冲的症状。比如急性的呕吐、呃逆,甚至头晕、头痛,那都可以是气上冲。也有的病人自己感觉气往上冲，胸中、咽喉，冲到头上。火性炎上，所以容易出现上冲的那些症状，因此说"诸逆冲上"，常常和火有联系。

"诸胀腹大，皆属于热"。腹部胀满、膨胀，多是由于热邪导致肠胃的气机不能运行了。

第44讲

"诸躁狂越，皆属于火"。躁，就是烦躁不安，躁动不安；狂，是狂躁，疯狂；越，就是超越，超越正常。躁动不安，狂躁异常，超越正常的限度，常和火有关，常是火邪导致的。火扰心神，而狂躁不安；或者火扰乱阳明之经，阳明有热，也可以出现狂。所谓"阴不胜其阳，脉流薄疾，并乃狂"。(《生气通天论》)阳邪过盛，阳邪并于阳位。《调经论》讲"气血以并，阴阳相倾"，也是那个"并"。所以火热之邪入于阳明之经，火热之邪扰乱于心，都使神明紊乱，而出现狂躁不安，失去理智，言行超越正常限度。因此，治疗这类病，常用的方法是泻心火、泻阳明之火热，有时也需泻肝火。当然也有因虚致狂，其狂程度相对来说，比较弱。

"诸暴强直，皆属于风"。突然的僵直，这常常是由风邪引起的。风是肝木之气，肝主筋。肢体僵直不柔也是风，是常和风邪引起的病证有关。

"诸病有声，鼓之如鼓，皆属于热"。这是热邪引起腹鸣、肠鸣这类病证的病机。有声，是指肠鸣，咕咕作响；鼓之如鼓是说腹胀。第一个"鼓"是说敲击的意思，第二个"鼓"是说锣鼓之鼓，敲击着如鼓之有声，砰然作响。肠鸣、腹泻属于寒的比较多。同样，肠鸣、腹部胀满，砰砰作响，热邪引起的也很常见。邪气郁滞于里，气机不畅，当然可以作胀。

"诸病胕肿，疼酸惊骇，皆属于火"。胕肿，在《黄帝内经》屡见，但含义不尽相同。如胕肿的胕，又通腐烂的"腐"，胕肿就是说皮肉溃烂。又通"跗"，足跗的跗，就是足背，那胕肿是指足背肿。又通"浮"，就是浮肿，一按一个坑的浮肿。本条的"胕肿"属于火邪，应视为"腐肿"，也就是疮肿腐烂。就是前边所说，"诸痛痒疮，皆属于心"是由火热之邪阻滞了经脉，气血不通而出现"胕肿"。由于热扰心神，所以可以出现"惊骇"。火热之邪使气血流通不畅，可以出现"疼酸"。当然《调经论》说：血气，得温就可以消散，但是热邪也可以使它运行逆乱，逆乱就不调畅了，所以照样可以引起疼痛。

"诸转反戾，水液浑浊，皆属于热"。讲热邪致病的病机。转，筋脉扭转，如腓肠肌痉挛。也有腹部扭转疼痛，如肠绞痛、肠痉挛那些都属于扭转一类。反，是指角弓反张，也是筋脉的失养。"戾"，是屈而不伸，这个"戾"字，一个"户"字底下一个"犬"字，就是屈而不伸的样子，这些常常是筋脉之病。水液，就是身体内代谢的水液，包括眼泪、鼻涕、小便、妇女的带下，还有口腔的唾液，

263

都可以叫做水液。浑浊,就是不清,粘稠的,这种状态常和热有关系。热邪使气血津液不能荣养于筋,可以出现"转反戾";热消耗津液使水液变得浑浊,比如痰和涕,当然《黄帝内经》里没有痰字,从呼吸道出来的都叫"涕"。涕黄、涕粘,那多半属于热;小便黄,小便浑浊而黄,也多半是属于热。

"诸病水液,澄澈清冷,皆属于寒"。刚才所说不管唾液、尿液,还是涕、带下这类东西,性质冷、清稀而不粘浊的,多属于寒。由于寒邪导致津液不能够正常布散,而成了多余的水液,所以它变得清稀、澄澈、清冷,这在临床辨证上是很重要的。比如说是清涕?还是浊涕?小便黄还是清?妇女带下是粘浊还是清稀?这都是区别寒热的重要依据。当然有的时候,还可以从气味上来辨别,病人排泄物气味很浓、很污浊,一般多是热;一般的排泄物气味比较轻,一般多是有寒;还有病人自己知道口里发苦,那多半是有热。没什么味,所谓"口中和",那常常是没有热的现象。辨别这些东西,对临床诊断疾病,都有重要意义。

"诸呕吐酸,暴注下迫,皆属于热"。呕吐酸物,或泛酸,或者吐出物是酸的,常常是有热。酸属于肝,呕吐酸物,常常是肝胃不和而有热。暴注就是泻下如注,泻得很快;下迫,肛门窘迫,下窍窘迫,所谓"后重"。由于热郁于内,气机不畅,所以后重;火性急速,所以暴泻如注。

前面共是十九条,但还言犹未尽,因为病机太多了,说不完,所以最后做个总结。把有关病机的范围,又概括了一下。"故《大要》曰:谨守病机,各司其属"。《大要》古之经典。诊治疾病,要谨慎地分析、掌握病机。"各司其属",风寒暑湿燥火六气不同,说风属于肝、寒属于肾,……各有其所属。

"有者求之,无者求之"。"有者"就是临床出现了什么症状,有了这个症状。"求之",就是研究它。要研究为什么出现这个症状,即分析病机。"无者求之",根据病情全面考虑,应该有某个症状,而没有出现这个症状,那就要分析为什么没出现此症状?是正气不足?还是由于邪气入里?没有表现出相应的症状?有者求其所以有,无者也要求其所以无。

"盛者责之,虚者责之"。病人表现出实证,有余之象,要责其为什么有余?为什么出现过盛、出现实证?出现了虚象,就应该分析为什么会出现虚象?要研究出现虚实证候的机制何在。是因为什么导致"实"?是由于什么导致虚?是气虚、血虚?还是阴虚、阳虚?同样,是由外感实邪,还是饮食积聚、气血凝滞等。所以对盛者要责其所以盛;对虚者则责其所以虚,分析其所以然,这就是研究病机,也就是辨证。

"必先五胜,疏其血气,令其调达,而致和平"。在分析病机过程中,先要研究"五胜",木火土金水五行之气的更胜。为什么又提出五行之气了呢?这一段是讲运气的,开头说"风寒暑湿燥火,以之化之变也",讲的六气。最后又说"必先五胜",木火土金水五气运行,互有更胜,有胜有衰。某一年是土运,某一年是金运,土运有什么气候特点?金运会出现哪些情况?所以先要明白五气更胜的道理。前面是讲六气"之化之变",这一段结束又讲"必先五胜",那就把五运六气联系到一起来分析问题了。总之,虚也好、实也好,都可以叫做不顺畅,因此要"疏其血气",调畅其血气。"令其调达",让血气调畅,运行正常。"而致和平",达到气血平和,阴阳相对协调状态。求其和,使气血达到和平、阴阳达到协调这样的状态。这样的话,疾病就可以治疗好了,健康就可以恢复了。

"此之谓也"。这就是《大要》所载的理论,《大要》这几句话,不单指上边十九条而言,对所有疾病的辨证都应该这样做。不光气血辨证、阴阳辨证,或者气血病机、阴阳病机,以及本段所说的六气病机、脏腑病机,都是应该"有者求之,无者求之,盛者责之,虚者责之",这样才不至于失误,从而取得很好的临床疗效。达到了上面所说的"桴鼓相应,犹拔刺雪污,工巧神圣",样的目的。

[理论阐释]

(一)掌握病机的重要性及其方法

1. 探求病因　强调"有者求之,无者求之"。以病因言之,就是有外邪的,就要分析它,辨明外邪是什么?没有外邪的,就辨明为什么没有外邪也出现这些症状?或者说分析其内因。我在讲课中重点从症状表现和证候虚实角度进行了分析。

2. 辨明病性　在谈病机问题的时候,要注意辨明病性。也就是所谓的"盛者责之,虚者责之",分析疾病寒热虚实的性质。

3. 整体定位　就是五运六气和五脏六腑盛衰之间的关系,要整体定位,也就是说要研究五运六气对疾病的影响问题。因为本段出自《至真要大论》,它是研究五运六气的,应该从运气学说的角度看待这十九条病机,才利于掌握其基本精神。

4. 十九条病机中以火热居多　虽然是"风寒暑湿燥火,以之化之变也"、"百病皆生于气",但是这里强调最多的是火热病机。金元四大家的"寒凉派"就是从这点出发,研究寒凉治法。

此外,"病机十九条"开头讲了"百病之生也,皆生于风寒暑湿燥火",可是十九条里没有燥。刘完素《素问玄机原病式》补充了燥,他说:"诸涩枯涸,干劲皴揭,皆属于燥"。也就是说病机十九条固然是相对集中的讲了六气病机,但它本身也并不是完全的。正因为不是所有的病机,所以作者才有"故大要曰:有者求之,无者求之,盛者责之,虚者责之"那样一段话,这是要说明的。

[临证指要]

(一)脏腑病机及其临床意义

本段是讲六气病机的,但是后世医家也把它引申到脏腑病机,甚至还有说上下病机。其实上下病机还是脏腑病机,划分方法不一样。

1.**"诸风掉眩,皆属于肝"** 现举《中国现代名中医医案精华》的病例:一个四十五岁的男子,头晕胀痛,游移而无定所,左肩升抬转侧就感到疼痛,甚或手臂指节麻木,舌微燥红,脉息虚弦。风气通于肝,肝生筋,肝血不足,洒陈式微,是以麻木。肝风肝阳随络上激元神之府,是以头晕胀痛游移不定。拟养营调络,用了这样一些养营调络、柔肝熄风的药物:防风、天麻、枸杞子、谷精、桑枝、桑叶、钩藤、秦艽、当归、阿胶、丝瓜络、炙甘草。六帖,诸证已。我们说了张锡纯的镇肝熄风汤,治高血压眩晕也常用。有一位老先生治血压高,见舌红、苔黄,耳鸣得挺厉害,以龙胆泻肝为基础方进治;血压高,头晕,见手指麻木,无火热之象者,用镇肝熄风汤。抓住主要症状,就这么用药,但都没离开肝。

2.**"诸寒收引,皆属于肾"** 寒气通于肾,所以肾阳不足、肾气虚,容易感受寒邪,可以出现收引的病证。举王洪图《黄帝内经临证发挥》的病例。一位26岁的男子,腰背佝偻疼痛9年,正是所谓的"大偻",他是头朝下腰弯成180度了,根本抬不起头来。因为惊恐伤肾,又受寒邪,导致腰部不适而疼痛,疼痛逐渐加重而腰渐弯曲,成佝偻之状。行动困难,同时伴有两胁胀痛不舒,形体消瘦,苔薄白,脉弦细。以独活寄生汤作为基础方,加路路通、乌梢蛇,散风通络止痛,效果很好。这是内蒙古兴安盟的一个病人,那个地区很冷,最冷的时候要零下三十几度,他惊恐伤肾,又感受寒邪,所以筋脉收引成佝偻之病,生活自理都困难。用了十几剂药,效果很好的,可以骑自行车,逐渐能从事体力劳动。

3.**"诸气膹郁,皆属于肺"** 现引《中国现代名中医医案精华》李振华先生的医案。杨某,男,54岁。咳嗽喘息,痰稠难咯而色白,入夜尤甚,发作时大小便次数增多或有失禁,同时伴有畏寒,舌淡苔白,脉沉细滑。治以温化,用小青龙汤加了一些补肾的药,三剂之后,咳喘渐平,痰转清容易咯出了。前方再用16剂,喘平,咳嗽这个症状基本平息了。盖喘咳初起,病多在肺,母病及子,肾气亦损,气逆就更甚了。用小青龙汤来温肺平喘,辅以补骨脂来益其元而助纳气(肾主纳气),药证相合,所以效如桴鼓。

4.**"诸湿肿满,皆属于脾"** 水湿之病要注意脾的运化,无论是阳水还是阴水,都要注意从脾的运化角度进行施治。

5.**"诸痛痒疮,皆属于心"** 引《续名医类案》,薛立斋治一男子,患痈肿硬疼痛(还没有化脓),发热烦躁(说明有热),冷饮,脉沉实,大便秘,乃邪在脏也。用内疏黄连汤疏通之,以绝其源。先投1剂,势退一二(病势减退了一二),再进一剂,诸症悉退,乃用黄连消毒散四剂而消。两方都以黄连为主方,意在清心以泻火,绝其痈毒之源。

6."诸厥固泄,皆属于下" 应与《素问·厥论》和《灵枢·本神》相联系来理解这个问题。《本神》说"肾气虚则厥",我们在前面讲过了。《素问·厥论》说"阳气衰于下则为寒厥,阴气衰于下则为热厥",阴气、阳气是说的肾阴、肾阳。又因为肾司二便,所以"固"与"泄"也要注意从肾来认识病机问题。

7."诸痿喘呕,皆属于上" 联系《素问·痿论》来认识这个问题,特别是认识痿的问题。尽管各脏有热,都可以导致痿证,但是首先是要肺有热,不能正常地宣发气血津液,所以致痿,这是关于脏腑病机。

(二)六气病机及其临床意义

1. 属火、热类 在十九条里论火五条、论热四条,共有九条。看来非常重视火、热的病机问题。《至真要大论》那个时代是火、热病机多;现在我自己的体会,同样是火、热的病机多。

据上述十九条所述,归纳火热致病特点如下:1. 火性炎热燔灼,内扰心神,可见到神志方面的症状。比如瞀瘛,禁鼓栗,如丧神守,狂越等。2. 火性炎上,导致气机上冲或者逆乱。如见逆冲上,呕,腹胀大,腹如鼓。3. 火热消灼津液,出现水液浑浊,吐酸这些症状。4. 火热燔灼筋脉,引动内风,也可以出现转反戾的症状。5. 火热灼伤血肉,而出现疮疡,如胕肿疼酸。6. 火性急迫,多病急暴。如呕逆、暴注下迫等。

2. 风、寒、湿类

(1)"诸暴强直,皆属于风":我们使用的这本《内经讲义》载叶庆莲经治一个20岁的女性患者,暴风骤至,大雨欲来,大声呼叫其弟回家,突然口不能闭而致歪斜,时有抽动,伴有舌强语謇。暴雨稍停即到医院求治,诊为风中经络,用牵正散祛风,然后又针刺地仓、合谷、颊车、肝俞。二诊,口型基本正常,语言流利。

(2)"诸病水液,澄彻清冷,皆属于寒"和"诸病水液浑浊,皆属于热":现举本人经治的口流涎病例。《阴阳应象大论》说涎属于脾,口不断地流口涎,那是脾病,口涎也属于水液。就需要辨别是澄彻清冷还是水液浑浊?一个二十几岁的小伙子流口涎,病程大概有一两个月了。不停的流口水,白天不停的咽,晚上睡觉流湿枕席。这个患者身体很好,无虚象。口涎是浑浊还是清稀呢?这病人他分不清。仔细问的结果,病人说口里略有苦味。我刚才曾经谈到,这苦味一般是属于火、热的现象。睡觉的时候口涎流到枕巾上,说干了之

267

后,那枕巾是硬的,那看来是粘浊的。那就是脾经有热,用泻黄散作为基础方泻脾热。三剂之后,白天也不那么吞咽了,夜里也不流湿枕巾。但是天快亮的时候,也就所说的平旦之前,口涎还多。我们在以前讲课中提到过,这个时辰是属于少阳,属于肝胆。因此,就判断肝胆还有点郁热,肝胆郁热影响到脾胃,所以又在原方上加了少量的茵陈和柴胡来疏泄一下肝胆。又两剂药,病愈。

另外一例是八九岁男孩,这个病严重了,我只是说治口涎。是一个脑炎后遗症导致的脑瘫,走路也不好,说话也不会。口水不停的流,3 岁得了之后,口水流了 6 年了,所以春夏秋冬都带个大饭单,冬天带棉的,夏天带单的,一天换几个,也流湿了。不会说话,治到会说话了,我没信心。但是让我治,反正看准了一个,口涎不停的流,而且面色苍白,看来是虚象。我就用四君子汤作基础方,四君子汤那不补脾气的吗?脾主涎。吃了五六剂,口涎就真的不流了。

还有一例是个日本女孩子,也是个脑瘫,兼有癫痫,口水流得很多,姿势也不正,走路也走不好,我一直给她治癫痫,因为我治癫痫的基本思路,还是调脾胃,癫痫基本控制住了,几年不再发了,口水也好了,那是用调脾胃的方法。

举几个例子说明"诸病水液,澄彻清冷"、"诸病水液浑浊"分寒热的问题。

第 45 讲

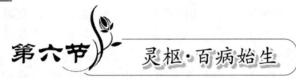

第六节　灵枢·百病始生

[题解]
因为本篇开始第一句有"百病之始生也,",故以名篇。这一篇是节选。

第一段　病因不同,所伤异位

[原文诵读]
黄帝问于岐伯曰:夫百病之始生也,皆生于风雨寒暑,清湿喜怒。喜怒不节则伤脏,风雨则伤上,清湿则伤下。三部之气,所伤异类,愿闻其会。岐伯曰:三部之气各不同,或起于阴,或起于阳,请言其方。喜怒不节则伤脏,脏伤则病起于阴也;清湿袭虚,则病起于下;风雨袭虚,则病起于上,是谓三部。至于其淫泆,不可胜数。

[串讲]
"黄帝问于岐伯曰:夫百病之始生也,皆生于风雨寒暑,清湿喜怒"。很多很多的疾病,都是由于风雨寒暑作为病因引起的。或者是"清湿"就是指寒湿;或者"喜怒",就是泛指七情,也就是六淫之邪再加上喜怒七情,这是致病

的最重要的原因。

"喜怒不节则伤脏,风雨则伤上,清湿则伤下。三部之气,所伤异类,愿闻其会"。"喜怒"是代指七情而言。七情致病首先伤人内脏之气,《阴阳应象大论》所谓:怒伤肝,喜伤心之类。风为阳邪,雨从上受,所以伤人上部。清是寒,寒湿之邪在于下,所以最常侵犯人的下部。三部,上、下、中。中,就是内脏。病因性质不同,所伤部位有别。"愿闻其会",七情伤脏、风雨伤上、寒湿伤下,这是现实致病最常见的,怎么领会其中的道理呢。

"岐伯曰:三部之气各不同……是谓三部"。上边所说的风雨伤上,清湿伤下,喜怒伤脏,这三部之气各不相同,其病在上属于阳,在中属于阴;在下对上而言属于阴,但下部如果对内脏而言它又属于阳,总之可以分成阴阳。请让我讲一讲它的大略,"方"是方略,大略的意思。下面就是言其大略了:五脏属于内,藏于中的啊,所以七情伤于五脏的就是病起于阴。如果外邪侵犯人体,风雨伤上,清湿伤下,这就是所说的三部。

"至于其淫泆,不可胜数"。"淫"是浸淫,"泆"就是扩散、弥散开。虽然分成三部,但若邪气要扩散开来,它侵犯的部位就是很复杂了。比如湿也可以伤中,可以伤上。本来说清湿袭虚,病伤于下,它若弥散开来,湿邪也可以伤中啊,湿伤脾胃也不少见啊;湿困于上,困遏清阳,所谓"因于湿,首如裹"也有啊。所以说"至于其淫泆,不可胜数"。至于风邪,善行数变,侵犯的部位就是更复杂。但是基本上是风雨伤上,寒湿伤下,七情伤中、伤脏。"至于其淫泆",那是变化了,所以虽然"三部之气,所伤异类",却又不能交织,要知道还有淫泆,还有扩散。

[理论阐释]

病因与发病部位的关系

这里的病因是按三个来说的:风雨、寒湿、七情。按这三个病因不同,把发病又分成上、下、中三部,这是一点。再有一点也有人认为《黄帝内经》的病因分类是分成两类,同样是根据本段"或起于阴,或起于阳",认为起于阴的那个病因就是阴邪,引起阳分病变的那个病因就是阳邪。分三类的就是说,伤上、伤下、伤中,所谓"三部之气"。"三部之气"的分类法,为以后认识病因奠定了基础,张仲景把病因按其传变概括为三条,说"千般疢难,不越三条:一者,经络受邪,入脏腑,为内所因也;二者,四肢九窍,血脉相传,壅塞不通,为外皮肤所中也;三者,房室、金刃、虫兽所伤。以此详之,病由都尽"。我们现在常说的内因、外因、不内外因,那是按照宋代陈言《三因极一病证方论》提出的"六淫天之常气,冒之则先自经络流入,内合于脏腑,为外所因"。"七情人之常性,动之则先自脏腑郁发,外形于肢体,为内所因"。"动之",过度了。喜怒则伤脏嘛,先自脏腑郁发,然后可以在形体上表现出症状,为内所因。就是从外入的首先伤外,也可以传入脏腑;从内发的,首先伤脏腑,也会在形体上表现出症状。第三是"其如饮食饥饱,叫呼伤气,金疮踒折,疰忤附着,畏压溺等,有背常理,为不内外因"。这是所说的"三因",是宋·陈无择提出来的。这里再强调一遍,"风伤于上,湿伤于下"《太阴阳明论》说过了,这一段又提出了几乎是同样的问题,风雨伤上,寒湿伤下。其实还是在强调所谓"同气相求",这是很常见的一种规律,我们在物理学中学习的是"同性相斥"。但是就整个的宇宙和人类社会而言,"同气相求"也是很多见的。物理现象也不都是"同性相斥",比如水是属阴的,水就向下流。

[临证指要]

"喜怒不节则伤脏,风雨则伤上,清湿则伤下";"三部之气,所伤异类",说明邪气不同,所伤人体的病位不同,还是所说的"同气相求"的问题。因此人体各个部位对病邪有易感性,某种邪气就容易侵犯这个部位,或者这个部位就容易接受这种邪气,所谓易感性的问题。但是这种易感性很大程度上还是讲的"同气相求"。临床常见有风雨之邪伤人,大都始于头面部、咽喉部,如头痛、衄䶊、喉痹、咳嗽等。而久居阴冷湿地之人,长期水中作业者,则腰酸骨痹身重肢痛,多见于下肢的病证。喜怒不节则或见两胁胀痛,泛酸吐呕是肝气郁结;或见胸痛心烦,心悸气逆,这是心气痹阻;或见神志狂乱,谵妄昏督,为心神惮散,都是气机的逆乱,直接影响到五脏功能。这里只举例肝、心二脏。确实七情致病常见于肝、心二脏的气机的紊乱,不是说其他脏气机不紊乱。比如说恐伤肾、思伤脾那都是七情引起脏气乱。

第二段　两虚相得则病

[原文诵读]

黄帝曰:余固不能数,故问先师,愿卒闻其道。岐伯曰:风雨寒热,不得虚,邪不能独伤人。卒然逢疾风暴雨而不病者,盖无虚,故邪不能独伤人。此必因虚邪之风,与其身形,两虚相得,乃客其形。两实相逢,众人肉坚,其中于虚邪也,因于天时,与其身形,参以虚实,大病乃成。气有定舍,因处为名,上下中外,分为三员。

[串讲]

"余固不能数,故问先师,愿卒闻其道"。因为上文说"至于其淫泆,不可胜数"嘛,各种病因在弥散开,扩散开之后,所侵犯的部位,确实是非常复杂,所以要问老师。"先师"《太素》作"天师",可从。因为老师逝世了才称"先师"。杨上善注:"天师,尊之号也",是黄帝对岐伯的尊称。"卒"是全面、完全的意思,我想全面听听其中的道理,愿卒闻其道或者叫尽闻其道。

"岐伯曰:风雨寒热,不得虚,邪不能独伤人"。风雨是代指六淫之邪,如果是没有遇到人体正气虚,它就不能单独地伤人了,也还是"邪之所凑,其气必虚"的基本道理。这句话也有人句读为"风雨寒热不得虚邪,不能独伤人"。那个"虚"就变成"虚邪"了,解释就是风雨寒热它没有成为虚邪的时候就不能单独伤人,它成为邪气的时候才伤。不过我们近年句读都是读在"不得虚"后,因为全段的意思,就是讲的正邪两方面的关系,有正气虚,又有虚邪,这才能发病。也就是说风雨寒热如果没有正气虚的话,即使它是邪气也不能伤人,还要有人体正气之虚为其内因,为其基础。

"卒然逢疾风暴雨而不病者,盖无虚,故邪不能独伤人"。突然地骤风暴雨来了也有人不病,其实就是说骤风暴雨会使很多人得外感之病,但是也有不病者,为什么那个人不病呢?"盖无虚",就是他本身正气不虚,所以尽管有疾风暴雨,他也可以不病。也就是说必须有正气之虚,邪才能伤人。

"此必因虚邪之风,与其身形,两虚相得,乃客其形"。怎么样才能发病呢?发病必须是有虚邪之风,这个虚邪就是泛指六淫之邪。虚风是对着实风而言的,有虚风,有实风,虚风就成为邪气了,所以又叫虚邪,实风就是正常的六气。《灵枢·九宫八风》篇说"从其冲后来者为虚风"。怎么叫"从其冲后"来呢?比如春天应该刮东风,结果刮了西风,这是冲后来了。春天本来是温暖的东风,结果从西方过来凉风,就把它叫做虚风,这是说发病有两个条件,第一是有虚邪之风,有邪气;第二有人形体正气虚,一般而言,在这种情况下说体表阳气不足,肌肤疏松。这"两虚相得",相合相遇,邪气才能侵入人体,客于体内,留而成病。"两虚相得,乃客其形"是发病的重要理论。

"两实相逢,众人肉坚"。人体的正气实,六气的变化也是实风,正常的气候,所以叫"两实相逢"。这两种情况存在的话,"众人肉坚","坚"就坚固啊,"肉坚"是指的皮肤肌肉坚固致密而不容易受邪气侵犯。一是气候正常,或者说没有邪气;二是人体的正气很充足,形体很固密,所以"众人肉坚",而无病。

"其中于虚邪也,因于天时,与其身形,参以虚实,大病乃成"。被虚邪所中是什么样的呢?因为天时失常,运气失常了,同时又有人体正气之虚。"参以虚实",这"虚实"是偏意复词,其实这就是"虚","参以虚实",就两虚相参,相参也是相合。就天时失常,人的正气又虚,这两虚相结合了。"大病乃成",外感病就形成了。

"气有定舍,因处为名,上下中外,分为三员"。邪气侵犯不同的部位,而有"定舍",停在什么地方,"因处为名",因它所侵犯的部位不同而有不同的病名。邪气停留在什么部位,就叫做什么病,是以病位命名一种方式的。《黄帝

271

内经》对疾病命名方式,本篇是以病位命名,"因处为名",在肺叫肺病,在肝叫肝病等;有时依病因命名,受寒的叫伤寒,伤暑的叫中暑,根据病因来命名;有的根据阴阳多少命名,《六节藏象论》里有"因变以正名",就是根据阴阳的变化来正定其名。比如太阳病、少阳病,按阴阳多少命名。还有根据症状命名,比如痿证,那就是症状,痿软不用嘛;有的根据病机命名,比如痹证,"痹者,闭也",就是闭阻不通的意思,病机就是气血运行不通而痹阻;还有的综合命名,把上边两种方式结合起来,比如胸痹、心痹、肝痹、骨痿、筋痿、肉痿等这就是把病位和病机联系起来了。所以就从《黄帝内经》看,关于疾病的命名也有这样几个方法。病因的,病位的,阴阳多少的,症状的,病机的,还有综合起来的命名方法。而且这种命名方法现在在临床上大致还用。

[理论阐释]

(一)关于虚邪

虚邪是"八正之虚邪气也"。"八正"是什么呢? 有两个解释:一个解释是八节之正气,从时间角度解释,八节是立春、立夏、立秋、立冬;春分、秋分;冬至、夏至,所谓四立、二分、二至,共八个节气,八节之正气,所以叫八正。按这个解释如果八节时间,气候失常,八节之正气就要变成虚邪。这种解释的根据,在《素问·八正神明论》,马莳《黄帝内经素问注证发微》就是采用这个观点来注释的。还有一种解释,认为这个"八正",是说八方之风,是从空间上来讲。从方位、空间上,说是八方之风,叫八正。八方,就是四方四隅,东、西、南、北四方,再加东南、西南、东北、西北四隅。这个解释的根据是《灵枢·九宫八风》篇,它主要是按方位,当然也和季节有关系。清代医学家张志聪《黄帝内经素问集注》就是按照八方之风来注释的,这种解释也行。所以关于"八正"二字至少有这样两种解释,都是正确的。所以说虚邪是八正之虚邪,说明反常的气候条件所产生的使人致病的因素,如暑天寒凉,冬行夏令等,冬天热的时候不多啊,但是相对来说温度高嘛。所说的"未至而至","至而未至"。比如春天就突然热起来了,那就是"未至而至",所谓太过。又比如冬季已到,而气候不冷,即是"至而不至",谓之不及。运气的太过、不及就是讲这个。太过与不及,都是反常。气候反常,以虚邪袭人,其性暴烈,致病性强,邪正斗争剧烈,实证较多,并有逐步深入之势。当机体抵御能力降低的时候,虚邪则可乘虚而入,甚至长驱直入。反之身体强壮,卫气固表,腠理固密,任其虚邪来势凶猛,仍可不病。但是这里有一点,值得注意的,就是突然的邪气侵犯,运气失常,我们只是笼统的知道"邪之所凑,其气必虚",并不足以预防疾病,起码预防得不会很仔细,作为医生,应该更深入、更全面、更有预见性,应该知道今年气候该怎么样? 明年气候该如何? 会有哪些特殊变化? 适当作准备,在《黄帝内经》

里还要求"司岁备物",要知道明年容易暴发哪些疾病,应准备什么药;要知道今年的气候特点,哪类药物生长质量最好,把它储备起来,这也叫备物。所以"备物"两个解释,一是知道哪年的气候如何,哪种药物的质量最好,要储备;又要知道,将有哪些传染性的、发作性的疾病出现,要事先做好有关药物的准备。当这种邪气来的时候,知道它的特性,从而明确主要治疗思路,除了按五运六气知道当年应该怎样做?再结合病人具体情况进行施治,效果会更好一些,这个确实是很值得重视的问题。我以为只记住了"正气存内,邪不可干","两虚相得,乃客其形"重要的理论还不够,具体的还得知道,不然的话,突然的疾病发生,还是会惊慌失措。闹那个"非典"已经出现了这么一种状况,其实今年就是癸未年,癸未年太阴湿土司天,就是湿气盛。在治疗 SARS 过程当中,有的地区中医发挥的作用比较好,而有的地区中医作用发挥得就不大。前几天看到个新闻报道中说是某地的 SARS 病人,所谓治愈了,结果骨质疏松,病理性骨折。命是保住了,但是留下残疾,这也是问题。有的地区中医发挥作用比较好,留下后遗症的报道还没听到。这是值得深思的问题,值得反省的问题。学习中医理论,用于临床实践,不是泛泛一读就学到了,应该深入地研究中医理论,深入地总结临床的经验。

(二)外感病的发病机制

1. 外邪不遇正虚不发病,所谓风雨寒热不得虚,邪气不能独伤人 所以锻炼身体是非常必要的,注意保健,不单是锻炼问题,饮食、生活、起居,还有劳逸结合各个方面,注意养生,保持正气充沛,是不受外邪的一个重要方面。

2. "两虚相得,乃客其形",是发病学的最重要的理论 两虚相得,正气也虚,再有虚邪,这才发病。是啊,即使是有流行病来了,比如就说流行性感冒来了,也不是人人都感冒,正气充足的照样可以不感冒啊。所以这是两方面考虑,一方面是有邪气,一方面是正气虚。那么对于个人而言,既要避免触冒邪气,更要注意使自己的正气充足。

3. "两实相逢,众人肉坚" 这是指外有正常气候环境,人身体内部正气旺盛,则内外环境都不存在发病条件,自然不会有外感疾病的发生。因此"两虚相得,乃客其形"是本节的关键,反映了《黄帝内经》关于外感热病中发病的基本观点。《评热病论》又有"邪之所凑,其气必虚",《素问遗篇·刺法论》有"正气存内,邪不可干",这是强调正气一面。但是《上古天真论》也说了,"虚邪贼风,避之有时",不是说我正气充足,什么都不怕,哪里有邪气往那里去了,这样不合适。有必要的话,往有邪气那地方冲,还得适当作好防护。虚邪贼风,还要防避有时,防避有法,按照正常的方式去防卫,这两方面是缺一不可的。

第46讲

第三段　病气传变及其病机

[原文诵读]

是故虚邪之中人也,始于皮肤,皮肤缓则腠理开,开则邪从毛发入,入则抵深,深则毛发立,毛发立则淅然,故皮肤痛;留而不去,则传舍于络脉。在络之时,痛于肌肉,其痛之时息,大经乃代;留而不去,传舍于经,在经之时,洒淅喜惊;留而不去,传舍于输,在输之时,六经不通四肢,则肢节痛,腰脊乃强;留而不去,传舍于伏冲之脉,在伏冲之时,体重身痛;留而不去,传舍于肠胃,在肠胃之时,贲响腹胀,多寒则肠鸣飧泄,食不化;多热则溏出麋。留而不去,传舍于肠胃之外,募原之间,留著于脉,稽留而不去,息而成积。或著孙脉,或著络脉,或著经脉,或著输脉,或著于伏冲之脉,或著于膂筋,或著于肠胃之募原,上连于缓筋,邪气淫泆,不可胜论。

[串讲]

"是故虚邪之中人也,始于皮肤,皮肤缓则腠理开,开则邪从毛发入"。外邪侵入人体首先侵入到皮毛,皮毛为人之最表层嘛。邪气之所以侵入,以人体卫气不足为前提。"皮肤缓",这个"缓"是指的松缓,卫气不固,也就是表虚的意思。人体卫气不足,表气虚则腠理开,邪气乘虚侵从毛发而入。

"入则抵深,深则毛发立,毛发立则淅然,故皮肤痛"。邪到毛发之后,抵达毛发的深部,因为邪气抵达于毛发之深部,所以毛发竖直。我们前面讲过《素问·玉机真脏论》说:"今风寒客于人,使人毫毛毕直,皮肤闭而为热",与本句"毛发立"病机相同。"毛发立则淅然","淅然"是怕冷的一种样子,也就是恶寒。毛发立,实际上就是卫气受到邪气干扰,不能温煦肌肤,而出现恶寒怕冷的样子。"故皮肤痛",由于寒邪导致了气血运行不畅,故皮肤痛。恶寒、皮肤疼痛,病邪在最表层。

"留而不去,则传舍于络脉。在络之时,痛于肌肉,其痛之时息,大经乃代"。邪气在最表而未能及时祛除,则从皮毛就传舍到络脉,相对的深一点。邪气阻塞络脉的时候,可以出现肌肉疼痛,上边是皮痛,邪在皮毛的时候皮痛,到络脉的时候就肉痛,又深入一步。同样是由于邪气阻滞,络脉不通,气血不能温养于肌肉而出现肌肉痛。肌肉痛有"时息",有时停止,即时痛时止。因为在络脉嘛,病很轻微,所以"其痛之时息"。"大经",大的经脉,就是比络脉大的经脉,也可以受到邪气了。"代",代之受邪,代络脉受邪。

"留而不去,传舍于经,在经之时,洒淅喜惊"。在络脉本来也可以影响到较大的经脉了,若再"留而不去"的话,就真的入舍于经了,那就不是代络受邪

274

的问题,而是直接传入经脉。邪气直接传入经脉的时候,恶寒程度就重了,不是在皮毛时的"淅然",而是"洒淅",像用冷水洒到身上似的突然恶寒战栗。"喜惊"是出现了神志方面的改变,为什么出现神志改变呢?到经脉了嘛。十二经脉内通于脏腑,五脏藏神,所以经脉受邪,不单有"洒淅"恶寒,同时还有"喜惊"之类的症状。"喜惊"在《太素》作"善惊",就是容易受惊,惊恐不安。病在此阶段,不单是恶寒、怕冷,还有惊恐不安的症状。

"留而不去,传舍于输,在输之时,六经不通四肢,则肢节痛,腰脊乃强"。"传舍于输"的"输"就是下文还谈到的输脉,即是指太阳经背部的输穴,五脏六腑之输都在背部。为什么先传舍到太阳经呢?因为太阳主一身之阳气,又叫巨阳、大阳。表属阳,因此邪气先传入于输是传入于太阳经的背输。因为三阴三阳六经都通于四肢,所以经脉受到邪气的侵袭,而经气不通时,就会出现"肢节痛"。又因为太阳经行于腰背,所以见"腰脊乃强"的症状。

"留而不去,传舍于伏冲之脉,在伏冲之时,体重身痛"。留而不去,则邪气不单是在六经了,而传入到奇经的冲脉,"伏冲之脉"就是冲脉,又叫太冲脉。冲脉是一身经脉之海,我们讲《经脉》篇时提过,它是分布最广,有分布于腹部的,有行于靠背部的,上行的主要就两支;还有下行的,下行又有分支。所以冲脉分布最广,藏血最多,因此叫"血海",又叫"经脉之海",或者叫"十二经之海"。六经受邪不去就传入到经脉之海的冲脉,邪气在冲脉的时候,就会影响全身了。冲脉循行有行于表的,有行于里的,它分布最广,人身诸阳经、诸阴经都得到冲脉的滋养、灌渗,所谓"渗诸阳,灌诸阴"。所以"在冲之时,体重身痛",全身都觉得都沉重,而且疼痛。

"留而不去,传舍于肠胃,在肠胃之时,贲响腹胀"。邪到冲脉了还没去,就传入到肠胃由经入腑了。邪气在肠胃的时候,出现"贲响腹胀"。"贲"就是气上冲的意思,或者叫气逆;"响"就是腹中作响,腹中胀满肠鸣。因为冲脉之"冲"就有上冲的意思。所以从冲脉传入到肠胃,导致肠胃之气逆乱而上冲,因此出现腹胀、肠鸣。

"多寒则肠鸣飧泄,食不化;多热则溏出糜"。由于肠胃气机紊乱,可以出现两种情况。如果是寒气多的话,则见"肠鸣飧泄,食不化",飧泄就是食不化的泄泻,完谷不化的泄泻,这个病我们讲过多次了。如果以热邪为主的话,"则溏出糜",大便溏泻而糜烂,恶臭。联系病机十九条水液"浑浊"和"澄彻清冷",均是从排泄物气味性状辨别疾病的寒热,临床实用性很强。

"留而不去,传舍于肠胃之外,募原之间,留著于脉,稽留而不去,息而成积"。这传变就有点特殊了。一般地说,病邪传变多是从皮到络,络到经,经到腑,腑到脏,从脏到骨髓,这样传。但是这里不是那样传的,它就从肠胃传到

275

肠胃之外了,从里又向外走,到什么地方呢?"肠胃之外,募原之间"。"募原"就是半表半里,脏腑之间的相互联系的部位,叫"募原",《太阴阳明论》:"脾与胃以膜相连耳",所讲的膜,即属于募原。明代的吴又可,在《温疫论》上讲:募原"附近于胃",在胃的附近,因此邪气从肠胃出来就传到肠胃之外的募原。既留着于肠胃之外的血脉上,又留着在募原上,或者也可以理解为留于募原的血脉上。"稽留"就是停留,停留的时间比较长。前面是邪气留而不去就继续传变,这里是稽留下来,比较长时间的停留下来了。"息而成积","息"有两个意思,一是生长,二是停聚的意思。停聚之息也就是息止、停止的意思;生息之息就是生长的意思。停留下来而生长为什么?积块,就结成病块了。

"或著于孙脉,或著络脉,或著经脉,或著输脉,或著于伏冲之脉,或著于膂筋,或著于肠胃之募原,上连于缓筋"。这就是说邪气停留的部位很多,前面已经讲到有的在孙脉,有的在络脉,有的停留在经脉,有的停留在输脉,也可以停到"伏冲之脉",上面都说了。这里又说也可以停于"膂筋","膂筋"是脊膂之筋,还是膀胱经的部位。"或著于肠胃之募原,上连于缓筋","缓筋"是指腹内的阳明之筋。经脉系统中有经筋,缓筋是指的腹内的阳明之经筋。

"邪气淫泆,不可胜论"。虽然说有这些传变,从皮毛到络脉、到经脉、到冲脉、到肠胃,然后又到募原,讲了很多了,但是"邪气淫泆,不可胜论",还有很多很多,不是说只此而已。那就是告诉医生们,上面所讲仅是基本道理,邪气传变还有很多种,不要以为从胃肠就只能到募原,从胃肠不会到别处,这里只是说传到募原之外成了积块病。所以"至其淫泆,不可胜论",这一句话其实很有提示的作用。和本篇第一段"至于其淫泆,不可胜数"意思相同。

[临证指要]

(一)邪气所伤部位不同,症状表现各异

邪气侵犯不同部位出现不同症状:侵犯到皮毛则毛发竖直,皮肤疼痛;侵入到经脉就出现肢节痛,腰脊强;侵入到冲脉就可以引起身重疼痛;若到肠胃之中出现贲响腹胀、飧泄食不化或者溏出糜;如果出外到募原,与血脉相凝集,就可以出现积块病。比如疼痛一证,尽管均为寒邪引起,但寒邪客于厥阴之脉,表现为胁肋与少腹相引而痛;寒邪客于背俞之脉,则出现心与背相引而痛;寒邪客于阴股,出现少腹与阴股相引而痛。所以辨证不仅要辨明病因,还需要辨明病位。

(二)邪气留连,日久转化

病邪久留,随着人体阴阳盛衰的不同情况而发生转化,比如说邪气传入到肠胃之中,有"多寒则肠鸣飧泄,食不化;多热则溏出糜",这个"寒"与"热"不见得是外邪之寒与热,说如果感受外寒的话就肠鸣飧泄、感受到外热的话就溏出糜,这不见得。这主要是讲邪气侵犯到人体之后,它可以转化,邪气性质可以根据病人个体的情况,主要是体质情况而发生变化。最常见的是阳盛体质,还是阴盛体质的问题。如果是阳盛体质,那么即使感受寒邪,它到体内过一段时间就可能转变成热邪了;同样如果是阴寒体质,即使感受的是热邪,邪气也可以变成阴寒。所以这个"多寒则肠鸣飧泄,食不化;多热则溏出糜",有一个邪气到体内发生性质改变的问题。所以此多热、多寒明显是指阴阳偏盛的不同体质,阳盛之质则病化为热,大便稀薄,糜烂而且臭秽,属于热邪之类;阴盛阳虚的体质则病从寒化,表现为完谷不化的飧泄,伴有肠鸣腹胀。故病邪虽同,因患者体质不同,其证可迥异,对此医家临证时不可不察。所以我一开始在讲病因这一章的时候,就提到病因的相对性的问题。这是个很重要的观点,也是中医理论的一个特点。同时在这一段提出,疾病的传变过程。特别要注意的就是它在肠胃之中然后可以传到肠胃之外,一般讲基础理论,甚至讲《黄帝内经》的时候这种情况也不多。好像从腑就该传入脏,这里就提出来从腑传到外,邪气具有从里向外传的趋势,是后世创立从里透邪外出,如"透营转气"等治法的前提。所以病气本身存在有这种趋势,医生才可以借助药物、针灸等治疗措施,引导邪气从里向外排出来。不是说它只能从表入里,就不能从里出表了,不是那样的。所以这还是一个很重要的理论,过去在治疗麻疹时,治法当中有个透疹法,把它从里向外透。因为邪气具有这样一种特点,才可以引导它出来,给它创造一个向外出的道路。

第四段　积块病生成的病因与病机

[原文诵读]

黄帝曰:积之始生,至其已成,奈何? 岐伯曰:积之始生,得寒乃生,厥乃成积也。

黄帝曰:其成积奈何? 岐伯曰:厥气生足悗,悗生胫寒,胫寒则血脉凝涩,血脉凝涩则寒气上入于肠胃,入于肠胃则䐜胀,䐜胀则肠外之汁沫迫聚不得散,日以成积。卒然多食饮,则脉满,起居不节,用力过度,则络脉伤。阳络伤则血外溢,血外溢则衄血;阴络伤则血内溢,血内溢则后血。肠胃之络伤,则血溢于肠外,肠外有寒,汁沫与血相抟,则并合凝聚不得散,而积成矣。卒然外中于寒,若内伤于忧怒,则气上逆,气上逆则六输不通,温气不行,凝血蕴里而不散,津液涩渗,著而不去,而积皆成矣。

[串讲]

"黄帝曰:积之始生,至其已成,奈何? 岐伯曰:积之始生,得寒乃生,厥乃成积也"。引起"积之始生",最主要的一个邪气是寒邪。"厥"就是逆,寒邪导致气血既逆乱又瘀滞，久而形成积块病。《调经论》云："血气者，喜温而恶寒，寒则泣不能流，温则消而去之"。因此从《黄帝内经》的思路看，导致气血凝滞的外邪主要是寒邪。

"黄帝曰:其成积奈何……入于肠胃则䐜胀"。病因是寒邪，怎么成为积块病呢？"厥气"就寒逆之气。"悗"是指的活动不利，"足悗"就是指下肢的活动不利。本段开始就讲了，寒湿之邪病起于下，所以寒邪的逆乱之气，先导致下肢活动不利。"悗生胫寒"，胫寒了，寒气就向上行到肠胃。前面讲表邪从毫毛然后络脉、经脉、伏冲之小腿部，小腿寒冷，变凉。小腿部寒则其血脉凝涩，血脉凝涩不通，然后到肠胃。这是说寒气从下，直接传入到肠胃。"入于肠胃则䐜胀"，前面说入于肠胃则"贲响腹胀"，其意同。

"䐜胀则肠外之汁沫迫聚不得散，日以成积"。肠胃䐜胀，则肠胃之外的汁沫受到影响，也就是气滞阻于肠胃之中，而使肠胃之气也因之而郁。人体是一个有机的整体，内外是相连、相互影响。所以肠胃䐜胀，肠外汁沫也"迫聚不得散"。"迫"是"迫使"的"迫"。第二个解释"迫"是"搏"的意思，在《黄帝内经》里，这三个字搏、迫、薄经常通用。"迫聚"，相互搏结，汁沫相互结聚在一起了，就凝结了。汁沫凝结不就成痰吗？《黄帝内经》是没有"痰"字，用我们后人的话来说，这就凝聚成为痰了。如果再凝聚，这就成为痰核了，就成块了。"肠胃之汁沫"，凝聚不得散凝结为痰核，日以成积，逐渐变大，就成了积块病了。"日以"，一天一天的，随着时间的延长，经常的迫聚不散，逐渐越结越大，成为积块病。

"卒然多食饮，则脉满，起居不节，用力过度，则络脉伤"。下面是讲血脉受病。突然地吃多了，喝多了，导致了胃肠满，不是寒邪从外入，而是直接伤于内了，导致了胃肠气机逆乱。或者生活起居不知节制，或者是用力过度，都可以导致络脉受伤。突然多食饮则肠满，胃肠中的络脉会受伤。"起居不节，用力过度"，脏腑经脉都可以受伤。房劳则肾脉受伤，"用力过度"可以伤腰骨。《生气通天论》讲过："因而强力，肾气乃伤，高骨乃坏"。还有"摇体劳苦"，病伤于脾，《经脉别论》也讲过嘛。所以起居不节，用力过度，可以伤很多脏腑的络脉。

"阳络伤则血外溢，血外溢则衄血；阴络伤则血内溢，血内溢则后血"。"阳络"是指在表、在上部的络脉，受伤就血外溢，会出现衄血，如鼻衄、舌衄、齿衄，甚至于肌衄，就是皮下出血了，九窍都可以衄血。从上窍或皮肤出的，这是属于阳络伤。病伤于内，内部的络脉受伤，或者说是下部的络脉受伤，"阴"是指的下部或者里部嘛，"则后血"，则容易大便出血。刚才说了，"卒然多食饮则肠满"肠的络脉伤就可以出现"后血"。

"肠胃之络伤,则血溢于肠外,肠外有寒,汁沫与血相抟,则并合凝聚不得散,而积成矣"。肠胃络脉受伤的话,血可以溢到肠胃之外,肠胃外边又有寒,"汁沫与血相抟",凝聚结合。上面谈有汁沫受寒之后凝聚,这又说血和汁沫凝聚在一起。血与汁沫"并合凝聚不得散,而积成矣",这个积块就更大了,不单是汁沫,不单是前面所说的痰,又加上血了。痰凝瘀血互结而成块,成积块病了。那么积块病看来有两个成分了,有痰,又有瘀血。

"卒然外中于寒……而积成矣"。又突然受到外寒,或者是"内伤于忧怒",使得人体气机上逆。气上逆则三阴三阳六经的输穴不能通畅,于是"温气不行",温气就是阳气,外中于寒、内伤于忧怒,使得气机逆乱,六经的输穴都不通畅,所以阳气也就不能正常运行。"凝血蕴里而不散","里"在《太素》作"裹","因于湿,首如裹"的裹。血液凝涩,蕴藏包裹着而不能散。什么不能散了?血、津液不能散,气不能散。"津液涩渗","涩渗"《甲乙经》作"凝涩"。津液,其实肠外之汁沫也是津液一类嘛。你看,津液、汁沫、血、气凝聚在一起了,气血津液凝聚了,不得散就成邪气了。停留而不去,这就成了积块病。

[理论阐释]

积的病因病机

积块病,在本篇所提到的原因主要有寒,有卒然多食饮,有起居不节、用力过度,还有忧怒,七情、情绪致病。这么多原因都可以导致气血津液不能布散而凝聚在一起,气也凝,血也滞,津液也不散,都结合在一起,叫做凝血蕴裹而不散,裹结在一起了,成了个积块病。原因很多,但是最后是由于气血津液的凝聚成为积块病。这是积病的病因与病机的问题。正是由于多种原因所造成的,因此治疗积块病的话,要温散、活血、行气、化痰、软坚散结,起码应有这几个最基本的思路。至于到体内,本篇所说"至于其淫泆"或者化寒,或者化热,或者蕴郁成毒,要根据具体情况,具体分析,但是应有主要思路。

第47讲

[临证指要]

(一)积的病因理论对预防癌症的积极意义

总结积的病机,主要是寒凝、气滞、血瘀、津液凝涩(津液凝涩就聚而为痰),积聚而不散,日久而成。同时《黄帝内经》中关于积有《灵枢·水胀》、《灵枢·刺节真邪》等篇都有记载。

积,也就是赘生的肿物,当然肿物有良性的、有恶性的,好像一般地说恶性的才称之为癌,现在所称之癌多属于"积"的范畴。本篇所说"积之始生,得寒乃生",这个"寒"可看作广义的,泛指外邪,就是说除了寒之外,还有其他的外邪,有热、有毒,都可以算在其中。从临床观之,气候异常变化、紫外线照射过度、空气污染均可致癌,当然这些因素就不能说是简单的"寒"。因此这个"寒"可以看作是广义的,这是结合现代疾病谱的情况,现代致病病因的情况提出的认识。《黄帝内经》中又指出七情过激,饮食失调,起居不节,用力过度等因素均可导致积证的发生,这些都是从生活方式方面提出的,需要引起足够的重视。医学研究近年报道,直接与遗传、职业有关的癌是存在的,但是为数不多,而与人类生活方式或行为有关的癌,却占到了80%。因此,医学界提出了"生活方式癌"的概念。比如抽烟、酗酒、熬夜、吃夜宵,呼吸汽车排出的尾气、吸入炒菜时释放的油烟,都有致癌的可能性。生活工作压力的增加,心理负荷的加重,饮食中各种添加剂的加入,营养过剩等,与衣食住行有关的不健康的因素都可能引起癌变。确实是值得注意的。

食物中的各种添加剂,确实值得重视。为了长期保存,加添加剂,是对的,但是这类东西如果吃的过多,对人体健康是不利的。近年来有所改进,在20世纪80年代那个阶段,有些所谓保健品,其实加入有激素类的东西,说是小孩子吃保健品就食欲好,后来看到了,有八岁女孩子就来月经了,长得肥胖肥胖的,细打听,当然我没做过大面积的统计,个别病例确实见到了,跟她小时候吃那些东西都是有关系的,所以不要随便吃一些所谓的补品。要经过严格的检查,哪个是真的保健。换句话说,我们做医生的要做宣传工作,不要随便去吃所谓的保健品,要保持良好的生活方式。作为医务工作者,不但自己要知道,还有义务向群众进行宣传,以提高全民的健康水平。

(二)积的病机理论对临床的指导意义

我们在讲课当中也谈到了,它的病因病机主要是寒凝、气滞、血瘀、痰浊,四者合并凝聚不得散,日久成积。在临床上提出来有邪毒壅盛的积聚,用攻毒散结的方法。比如蟾皮、斑蝥、露蜂房、七叶一枝花、半枝莲等,有散毒的作用。对于气滞血瘀的积聚,用理气活血散结的方法,比如黄药子、槟榔、枳实、枳壳、桃仁、红花、三棱、莪术之类,理气活血;对于血瘀严重的,可以用逐瘀散结的方法,比如水蛭、虻虫,"虻"这个字应该念[méng],乳香、没药,若有气滞血瘀与痰浊凝结者,可在理气活血基础上,再结合化痰散结,如胆南星、生半夏、木馒头、海藻、昆布、象贝母之类;如肿块坚硬,可用软坚散结法,比如穿山甲、皂角刺、夏枯草、山慈菇之类。总之,中医临床治疗积聚,治法多样,药物繁多,但万变不离其宗,始终是抓住了寒凝、气滞、血瘀、津液涩渗四者为纲。同时要注意在治疗的时候,即使是"大积大聚",也不要用量过大,疗程要适当控制。所谓"大积大聚,其可犯也,衰其大半而止",用药太过会伤正气,所谓"过者死"。这是治法当中的重要理论,以后讲治法的时候还会提到的。

第五段　内伤病的病机及治疗原则

[原文诵读]

黄帝曰：其生于阴者，奈何？岐伯曰：忧思伤心；重寒伤肺；忿怒伤肝；醉以入房，汗出当风伤脾；用力过度，若入房汗出浴，则伤肾，此内外三部之所生病者也。

黄帝曰：善。治之奈何？岐伯答曰：察其所痛，以知其应，有余不足，当补则补，当泻则泻，毋逆天时，是谓至治。

[串讲]

"黄帝曰：其生于阴者，奈何？岐伯曰：忧思伤心"。"阴"是指五脏，五脏的病证是怎么样产生的呢？忧思情志致病首先是伤心神。当然我们过去学过，"忧思伤脾"，又说"悲忧伤肺"，又说"思伤脾"等。但从"心主神明"、"心为五脏六腑之大主"角度而言，精神、情志因素导致的疾病，都影响心，可以伤其他脏，但也都伤心，所以说"忧思伤心"。

"重寒伤肺"。这里虽然是说的内伤病，但是这个"重寒"从病因来讲，就不单是从内受了，就是有外受寒邪、内伤寒饮食两方面，所以叫"重寒"。《灵枢·邪气脏腑病形》篇谓"形寒寒饮则伤肺"。"形寒"就是身体外受寒邪；"寒饮"，就是内伤寒饮食。"重寒"为什么伤肺？由于肺主皮毛，所以寒邪侵犯皮毛，很容易影响到肺的宣降失常。肺脉起于中焦，突然接受到寒饮食，这寒气就随着肺的经脉而上入到肺，所以内外都感受寒邪，而伤肺。

"忿怒伤肝，醉以入房，汗出当风伤脾"。七情当中怒伤肝，怒为肝之志。酒醉本身就伤脾，再"汗出当风"，风为木之气，也伤脾土。在《经脉别论》讲过"摇体劳苦，汗出于脾"，摇体，身体的动摇、劳累，也可以伤脾。本来"醉以入房"是伤精、伤肾，但是这里提到，它也伤脾。

"用力过度，若入房汗出浴，则伤肾"。用力，包括体力劳动，也包括入房，本来就伤肾，再加"汗出浴"，汗出表虚，腠理疏松，再受到寒水之气的侵袭，所以伤肾。

"此内外三部之所生病者也"。这句话是总结前文了，本篇开始时候，不是将病分为三员或称三部吗？说"三部之气，所伤异类"。这里就呼应本篇的开头说"此内外三部之所生病者也"。同样是说忧思喜怒伤于脏、风雨伤上、清湿伤下。

"黄帝曰：善。治之奈何？岐伯答曰：察其所痛，以知其应"。内伤之病怎么治？"痛"就是病。"察其所痛"，就是察其所病、察其病证所在的部位。"以知其应"，根据疾病表现来判断它应于何脏，应于何经，或者属于哪脏、哪经之病。因为内脏在面部、经脉、肢体上都有所主部位,如肝脉布两胁、脾主四肢、肝开窍于目、腰为肾之府等,所以"察其所病",部位,从而可"知其应"在何脏、何腑。同时知其气血虚实证候。

"有余不足,当补则补,当泻则泻,毋逆天时,是谓至治"。但是在治疗的时候,不要违反天时,应因时制宜地采取治疗措施。这个"时"有四时、有二十四节气、有昼夜晨昏,还有五脏六经所应的时辰,都是属于天时,要和这些天时联系起来,不要违背天时与人体统一的基本规律。那就是最高明、最正确的治法了。

[理论阐释]

内伤五脏的病因

七情太过、重寒、房劳、劳倦等因素,可以造成五脏的病变。根据原文所举的例子,有以下两点启示。一是脏腑得病,常由内外合邪所致。比如重寒伤肺,在《灵枢·邪气脏腑病形》篇说是"忧愁恐惧则伤心;形寒寒饮则伤肺,以其两感于寒,中外皆伤,故气逆而上行;有所堕坠,恶血留内,若有所大怒,气上而不下,积于胁下,则伤肝;有所击仆,若醉入房,汗出当风,则伤脾;有所用力举重,若入房过度,汗出浴水,则伤肾",和本篇记载思路完全一致。二是致病原因各有特点。心肝之病多由于精神情志失调,肺病多由于寒邪,脾病多由于饮食不节,肾病多由于劳伤、房室。这些都为后世的脏腑辨证提供了依据。

[临证指要]

"重寒伤肺",或者说是"形寒寒饮则伤肺,以其两寒相感,内外皆伤,故气逆而上行",这对临床认识喘咳病证,特别是小儿支气管哮喘、老慢支的辨证治疗有重要的指导价值。此类病人大多素有痰湿寒饮内伏,成为发病之宿根。外有寒邪相袭,或者饮食寒凉,以致内外合邪,中外皆伤,故喘咳易作。所以发病期治疗要祛除外寒,温化内饮;缓解期可以补益肺肾之气为重点。当其喘发的时候,因其内有饮邪,外受寒邪,小青龙汤是很常用的方剂。但是喘病说彻底治愈相当难,因此除发病时候要治,缓解期还是要根据病情不同,或补益肺肾,或培土生金,甚至于还有冬病夏治、夏病冬治等方法,对"春夏养阳,秋冬养阴"的另外一种理解,就是冬病夏治、夏病冬治。在缓解期的时候,治疗也是非常重要的。

小　结

下边对本章作个小结。关于病因。从本章,特别是从《百病始生》可以看到,分为三大类。风雨伤上;寒湿伤下;喜怒不节、用力过度、入房太甚、五味太过、饮食劳伤则伤脏。伤于上下中三部。同时我也提到,如果按内外分,可以

282

分阴阳两类,"其生于阳者,得之风雨寒暑;其生于阴者,得之饮食居处,阴阳喜怒"。风雨寒暑算阳邪一类;饮食居处、阴阳喜怒,就算阴邪一类。这是病因,可以分为两类,也可以分为三类。

关于发病。发病重要的理论,就是"两虚相得,乃客其形"。正气虚,又有虚邪则发病;如果正气不虚,一般地说,有虚邪也不发病。所以正气在发病中是主导因素。所谓"内因",还是主导。但是在发病问题里,我们又特别提到了,有一些邪气具有传染性,发病也有一定的规律,是在不同的时间、不同的年份、不同的季节,特别容易发这类的病。我们应该进行适当的预防,甚至于根据它的季节,采取不同的治疗方法。这个理论及具体方法大体上是属于五运六气范围的,但在《黄帝内经》其他篇章里也有这类记载。希望我们不是满足于笼统地知道"正气存内,邪不可干"、"两虚相得,乃客其形",中医理论还有其他很多细微的东西,需要深入钻研,那一点是更费心思的。但是也只有学到那一点了,我们的治疗水平、我们的医疗技术,才会有一个飞跃性的提高。不然的话,感冒来了是风寒、风热?风寒麻黄汤,风热银翘散,这还用上几年的大学,大学毕业后,还要读研究生?中医博大精深的理论与技术,不是说一蹴而就的,不是说你聪明学三年就全掌握。当然入门并不很难,但提高则是无止境了。

关于传变。疾病的传变有外感、内伤的不同。外感疾病大多从皮毛而入,由表入里,逐渐深入。但是本章提出来传变有特殊的地方,特别是病气从肠胃中可以传到肠胃之外来,不是说从表入里,入脏入腑,入骨髓,不单是这个,也不单是相克传、相生传、脏腑表里传。它就有从肠胃之中,就传到肠胃之外,募原之间。因此疾病传变问题,就我们学过这一章已经提出很多了,尽管如此,还有提出来"不以次入","传化有不以次入","不以次入者,忧恐悲喜怒,令不得以其次,故令人有大病矣"。所以同样是一个复杂的问题,不是简单的皮毛、孙络、经脉、大输脉、然后到腑,然后到脏,然后到骨髓,它不都是这么简单,还有一些特殊的东西。有一般性和特殊性,这才是事物的本质。

关于病机。这里列出了八条:

1. 阳气失常的病机　阳气失常出现很多的疾病。表现:卫外失常,阳气厥逆,阴虚和阳亢,阳盛内热,阳气郁遏,阳气蓄积,以及病久传化。"阳气蓄积则病死,阳气当隔"。这都讲的阳蓄积的问题。阳气厥逆也可以出现很多疾病,薄厥、煎厥,它都有逆的问题。

2. 阴精阳气失调的病机　"阴平阳秘,精神乃治","阴阳离决,精气乃绝"。阳强而不能固密,阴精就泄漏,所以"阴气乃绝"。

3. 五脏虚实的病机　邪气壅滞于五脏而出现五实证,比如肺实皮热、心实脉盛、脾实腹胀,肾实前后不通、肝实闷督。还有五虚证,肝虚少气,肾虚泄利前后等等。同时,由于病机是实邪阻滞,所以在治疗的时候,应该使邪有出路;对于虚证,应该让它气血得以恢复,特别是胃气能够恢复。所以五实证虽然是死证,但是"身汗得后利,则实者活"。五虚证,如果"浆粥入胃",气血生化有源了;再"注泄止",正气不再继续脱失了,"虚者"也可活。

4. 九气病机 "百病生于气",很多的疾病都是由于气机失调,当然导致失调的原因是多种多样的。《举痛论》讲了九气为病,《百病始生》也讲了"百病生于气",都是谈的气机失调。

5. 阴阳寒热盛衰的病机 这是《素问·调经论》所讲那部分内容,有"阳虚外寒","阳盛外热",这是外感病发寒热的病机;"阴虚内热"乃是劳倦伤脾,谷气郁而生热;"阴盛则内寒",是指的阴寒上逆,胸阳受损,血脉凝涩的病机。这里要特别注意的是《调经论》"阴虚内热"的病机,与今天临床概念不同。

6. 五脏病机 主要是指的病机十九条。虽然病机十九条在《至真要大论》主要是讲六气的病机,后世引申到五脏病机了。那就是"诸风掉眩,皆属于肝;诸寒收引,皆属于肾;诸湿肿满,皆属于脾;诸气膹郁,皆属于肺","诸痛痒疮,皆属于心"。病机十九条都得背下来。

7. 六淫病机 六淫病机在十九条中以属火、属热的病机最多,反映火热致病的普遍性,并表现了火热病机的特点。火热燔灼,火性炎上,"诸逆冲上,皆属于火";火热伤津,火性急速,"暴注下迫,皆属于热"。而且火热容易扰乱心神,"疼酸惊骇","诸躁狂越",那都属于火热。还可以腐肉酿脓,"诸病胕肿",还有"诸痛痒疮";还有热极生风,"诸暴强直"、"诸热瞀瘛"都属于火;扰乱肠胃的气机而出现"诸胀腹大","暴注下迫";甚至于可以引起阳盛格阴,出现真寒假热的"诸禁鼓栗,如丧神守",上边讲的都是火热。寒邪致病可以使阳气不能蒸腾,而出现水液澄澈清冷。风邪或者湿邪损伤筋脉而见"掉"或"诸痉项强"。在这里,还要强调一点,病机十九条虽然是讲六气,但没有燥,刘完素《素问玄机原病式》补充了"诸病枯涸,干劲皴揭,皆属于燥"。

8. 积的病机 说"得寒乃生,厥乃成积"。又说外感寒邪,卒然多寒饮,起居不节,用力过度,内伤忧怒皆可使气滞、血瘀、津液凝涩,凝聚而日久成积。

第五章
病　证

　　现在讲第五章病证。所谓病，是指人体在生理和心理，也就是形与神两方面一有失常，都叫做病。那就是说，生理的失常是病理，其实就是病。《黄帝内经》把气血阴阳失调就叫做病。这是最经典、最准确、最概括的解释。

　　提生理和心理，这无非是说疾病它包括生理方面的和心理方面的。不管生理方面的、心理方面的，它总是阴阳失调了。也就是形与神，神或形失常。

　　《黄帝内经》有的时候说"病"，有的时候是"疾"，有时候说是"候"，而称"证"字的时候比较少。只有一次在《素问·至真要大论》上，出现"证有中外"，有内证、有外证。再有所谓"症"字，晚出，不见于经。所以我们现在中医写辨证论治，都不写"症"，而写"证"。这个"症"只是指症状；"证"，则指证候，"证者，证也"，就是证据。这在中医学界已经约定俗成了。又讲"证"与"候"在中医学里有时候是相同的，所以后人就合称为"证候"。当然"候"字本身具有时间性在内，如时候，候鸟，有时间的概念。"候"是多长时间呢？在《六节藏象论》里说"五日谓之候"，五天就叫做"一候"；"三候谓之气"，三五一十五天，就是一个节气；"六气谓之时，四时谓之岁"，"时"就是季节，"四时"就是四季，"岁"就是一年。所以《黄帝内经》里定成五日谓之"候"。后来的温病学派，他们常常把七天叫做"一候"。但是在《黄帝内经》里定的"候"，不只是医学问题，是整个中国文化就这么称呼的，一"候"就是五天。所以中医所说的"证候"，它应该包含有时间的概念，是动态地观察疾病的一个结果。是疾病发展到什么阶段，什么时候的本质。《黄帝内经》所载病证多达350余种，涵盖了临床各科，对许多疾病还辟专篇进行系统深入的阐述。多采用脏腑分证、经络分证和病因分证等方法予以分类，在《黄帝内经》里虽然没有"辨证"这个词，但是有辨证体系的雏形存在。

　　病证这一章，选了《黄帝内经》中8篇专门论述疾病的原文。包含外感风寒所致的疾病，以及咳嗽、疼痛、痹证、痿证、水肿、肤胀、癥瘕等，涉及到70余个病证。这些病名，除了反映《黄帝内经》关于疾病的命名规律、疾病的分类和诸病的临床表现之外，也涉及到一些传变问题。因为《黄帝内经》的文章，每一篇都是相对独立的，所以这里也涉及到疾病的传变、疾病的诊断和鉴别诊断，以及对疾病的预后、治疗、护理等方面的基本知识。

第一节 素问·热论

[题解]

因为这一篇是专门讨论热病的文章,所以就叫《热论》。在《黄帝内经》里,研究热病的文章不少。特别是外感热病,有的叫寒热病、有的叫热病、有的叫评热病等等,很多关于外感热病的文章,反映《黄帝内经》时代对于外感热病是非常重视的。人们患外感热病较多,在发病上非常广泛。当然西医学对发热问题同样很重视,西医《内科学》,它也专门讨论发热的问题。在《病理学》也把发热、休克,作为专题讨论。

第一段 外感热病皆属于伤寒

[原文诵读]

黄帝问曰:今夫热病者,皆伤寒之类也,或愈或死,其死皆以六七日之间,其愈皆以十日以上者,何也? 不知其解,愿闻其故。

岐伯对曰:巨阳者,诸阳之属也。其脉连于风府,故为诸阳主气也。人之伤于寒也,则为病热,热虽甚不死,其两感于寒而病者,必不免于死。

[串讲]

"今夫热病者,皆伤寒之类也"。这一句话是说笼统说外感病都叫伤寒,《黄帝内经》时代所说的当今,凡热病,都属于伤寒一类的病。伤寒是外感热病的总称。

"或愈或死,其死皆以六七日之间,其愈皆以十日以上者,何也? 不知其解,愿闻其故"。外感热病,有的痊愈,也有的会死亡。其死亡的大约在六七天之间,而痊愈的却要十日以上。这是为什么? 但是在第一段并没有全面回答这个问题,下面只是原则地说了一下。

"巨阳者,诸阳之属也"。"巨阳"就是太阳,即指足太阳膀胱经;"诸阳之属",也就是说全身的阳气都可以说属于太阳,太阳主一身之表,作用强大,所以叫"太"、叫"巨"。它的经气很巨大,它的阳气非常重要,全身的阳气,都和足太阳膀胱经有关。足太阳的经脉,联络着督脉,而督脉有"总督一身之阳"的作用,足太阳经连于督脉而"主一身之表阳"。所以说"巨阳者,诸阳之属","属"就是联系,联属。

"其脉连于风府,故为诸阳主气也"。"风府"就是督脉的穴位,在发际上一寸,项后正中央,属于督脉。因为督脉总督一身之阳,太阳主统一身之表,太阳经又连于督脉,所以说太阳为诸阳主气,各个阳经之气都由足太阳膀胱经所主持,所以主一身之阳气。主一身之阳气,可没离开督脉,它得连于风府,才有巨大的作用。

"人之伤于寒也,则为病热"。寒从外受,所以它先影响足太阳膀胱经,往往成为热病。因为太阳是主一身之阳,所以邪气侵犯容易成为热病,哪怕是寒邪侵袭,也要发热。

"热虽甚不死"。外感热病虽然热势很厉害,但一般预后良好。为什么呢?"发热甚"说明阳气未绝,阳气没有耗尽,所以才发热。因此后世有人总结说"有一分阳气,就有一分生机"。和后世发展起来的温病学说不一样,温病要"保存一分津液,才有一分生机";伤寒是"有一分阳气,才有一分生机"。热很甚,说明阳气未绝。

"其两感于寒而病者,必不免于死"。"两感",后边要讲,是指表里两经同时受病。如太阳与少阴表里两经;阳明与太阴表里两经;少阳与厥阴表里两经。表里两经同时受病"必不免于死",这是由于邪气过盛,更主要的是由于人体阳气大虚,才表里两经同时受病。张仲景《伤寒论》上提到的邪气"直中三阴",从表直接就到里了,同样是由于人体阳气大虚,正气大衰,邪气才从表直接就到三阴,也是难治的病。这里所提到的两感,与直中道理相同,也就是邪气很盛,正气大虚,所以难治。总的来说是讲热病属于伤寒的问题。"今夫热病者,皆伤寒之类也"也是很重要的话。

[理论阐释]

关于伤寒

伤寒有狭义和广义之分,广义伤寒包括热病、温病、伤寒、湿温,都叫伤寒。《难经·五十八难》说:"伤寒有五:有中风,有伤寒,有湿温,有热病,有温病",这是广义伤寒;狭义伤寒,即是"伤寒有五:有中风,有伤寒",那个"伤寒"。真是由寒邪侵袭,如《伤寒论》的麻黄汤证即是伤寒。广义连湿温、热病、温病,都属于伤寒。都是由于外感邪气引起的,都有发热的症状。

第二段　六经热病的症状、治法与饮食护理

[原文诵读]

帝曰:愿闻其状。岐伯曰:伤寒一日,巨阳受之,故头项痛,腰脊强[jiāng];二日,阳明受之,阳明主肉,其脉侠鼻络于目,故身热,目疼而鼻干,不得卧也;三日,少阳受之,少阳主胆,其脉循胁络于耳,故胸胁痛而耳聋;三阳经络皆受其病,而未入于脏者,故可汗而已。四日,太阴受之,太阴脉布胃中络于嗌,故腹满而嗌干;五日,少阴受之,少阴脉贯肾络于肺,系舌本,故口燥舌干而

渴;六日,厥阴受之,厥阴脉循阴器而络于肝,故烦满而囊缩。三阴三阳,五脏六腑皆受病,荣卫不行,五脏不通,则死矣。

其不两感于寒者,七日,巨阳病衰,头痛少愈;八日,阳明病衰,身热少愈;九日,少阳病衰,耳聋微闻;十日,太阴病衰,腹减如故,则思饮食;十一日,少阴病衰,渴止不满,舌干已而嚏;十二日,厥阴病衰,囊纵,少腹微下,大气皆去,病日已矣。

帝曰:治之奈何? 岐伯曰:治之各通其脏脉,病日衰已矣。其未满三日者,可汗而已;其满三日者,可泄而已。

帝曰:热病已愈,时有所遗者,何也? 岐伯曰:诸遗者,热甚而强食之,故有所遗也。若此者,皆病已衰,而热有所藏,因其谷气相薄,两热相合,故有所遗也。帝曰:善。治遗奈何? 岐伯曰:视其虚实,调其逆从,可使必已矣。帝曰:病热当何禁之? 岐伯曰:病热少愈,食肉则复,多食则遗,此其禁也。

[串讲]

"伤寒一日,巨阳受之"。感受寒邪、感受外邪。"一日"是疾病的第一个阶段,不是指二十四小时那一天,作为次第言者,只是说个次序,或者说疾病的第一个阶段,邪在太阳之表,叫"巨阳受之"。

"头项痛,腰脊强[jiáng]"。强,是僵硬。六经病的症状,主要是由经脉所过部位以及其阴阳性质所决定的。"头项痛",足太阳膀胱经走于头项,从目内眦开始上升于头,从头然后行于项行于背,行于下肢外侧,下直到足。所以太阳经受邪时,经脉之气不通畅,就头痛、项痛,腰背也僵硬,这都是经脉所过。可以知道,肯定还有发热,也很可能有恶寒,只是没说,就是强调了太阳阶段的病证的特点是"头项痛,腰脊强"。

"二日,阳明受之,阳明主肉,其脉侠鼻络于目,故身热,目疼而鼻干,不得卧也"。这"一日"、"二日",刚才我说了是言次第而已,并非机械的就是一天、两天。第二个阶段邪气传入阳明,所以说"阳明受之"。阳明主肌肉,而阳明经挟鼻络于目。前面太阳阶段"头项痛,腰脊强",应有发热;而这里有"身热",是肉热,热势要比在太阳的时候还深、还高。"阳明主肉","太阳主表",所以两经之病热势不同。同时,由于经脉所过而有"目疼而鼻干"。阳明经有邪气干扰,就睡不好觉,"胃不和,卧不安"嘛,这个理论讲《营卫生会》篇的时候讲了,卫气运行得通过阳明经才能经过跷脉入于阴,所以阳明经有邪气阻滞,就不得卧。

"三日,少阳受之,少阳主胆,其脉循胁络于耳,故胸胁痛而耳聋"。"胆",根据上文"阳明主肉",少阳应作"主骨"。《甲乙经》、《太素》均作"骨"。《灵枢·经脉》也说,"胆足少阳之脉……是主骨所生病者"。上文"阳明主肉",它没说"阳明主胃"，这里说"少阳主胆"，文字体例不合了。应按《甲乙》和《太素》作"主骨"。"其脉循胁络于耳"，这是经脉所过，所以少阳病的时候，就有"胸胁痛而耳聋"。

"三阳经络皆受其病，而未入于脏者，故可汗而已"。到第三个阶段，太阳、阳明、少阳都受病了，但是并没入于里，并没入于阴，叫"未入于脏者"。脏，指里、阴，下文"三阴"皆可谓脏。邪在三阳之表，所以可用汗法发散之，使邪气从表出。

"四日，太阴受之，太阴脉布胃中络于嗌，故腹满而嗌干"。第四个阶段，邪气传入到太阴经脉。"太阴脉布胃中络于嗌"。"嗌"就是咽。而且太阴主腹，脾主大腹，所以受邪气之后有"腹满"。由于经脉所过，而有咽干。

"五日，少阴受之，少阴脉贯肾络于肺，系舌本，故口燥舌干而渴"。第五阶段，病邪传到少阴。"少阴脉贯肾络于肺，系舌本"。"少阴"属于肾经，肾为水脏，主藏肾精。肾经受热邪，阴精不足，因此出现口渴、口燥、舌干。

"六日，厥阴受之，厥阴脉循阴器而络于肝，故烦满而囊缩"。那是六经病的最后一个阶段。"厥阴脉循阴器而络于肝"。"循阴器"，病入于经，所以阴囊收缩；烦满，看来是胸胁满闷。肝经布两胁，所以出现胸胁满闷。男子是"囊缩"，有的注家说，女子是"乳头内缩"。

"三阴三阳，五脏六腑皆受病，荣卫不行，五脏不通，则死矣"。如果是三阴三阳病没有治好，六经传遍了，导致了表里都受伤，五脏六腑都受病，以致于营卫不能运行，五脏之气不能通畅，可以引起死亡。虽然说六经之病一般不至于死亡。但是如果误治，或者失治，使五脏受病，营卫不通，气机紊乱，也可以引起死亡。

以上热病的传变在表是太阳、阳明、少阳，即一阳二阳三阳的顺序；到里是太阴、少阴、厥阴，即三阴、二阴、一阴的顺序。"足太阴者，三阴也"，我们在讲《太阴阳明论》的时候，涉及到了这个问题。在阳是一、二、三传，到阴是三、二、一传变。

"其不两感于寒者，七日，巨阳病衰，头痛少愈"。上边说的传变顺序，本来就不是"两感于寒"，一般地说到第七天，太阳病邪气就衰了，那么病情就可以减轻，所以说"头痛少愈"，并不一定彻底痊愈。

"八日，阳明病衰，身热少愈；九日，少阳病衰，耳聋微闻；十日，太阴病衰，腹减而如故，则思饮食"。腹不再胀满了，就像平时那样，前面讲太阴病的时候，只说"腹满嗌干"，看来还有"不思饮食"。所以说前面没提，到太阴病稍愈的时候，却有"则思饮食"。

"十一日，少阴病衰，渴止不满，舌干已而嚏"。口渴止了，还不满。《甲乙经》《伤寒例》没有"不满"二字。上文少阴病不言腹满,所以丹波元简认为"不满"二字,可能是衍文。还有邪气基本去掉了,津液可以恢复,所以舌干也去除了。"嚏",可以打喷嚏,喷嚏是怎么产生的?《灵枢·口问》说:"阳气和利,满于心,出于鼻,故为嚏"。能打出喷嚏来了,说明阳气也逐渐恢复,是好现象。"少阴病衰",才有这种好的现象,当然感冒打喷嚏,那是两回事。是说这病一段时间之后,突然打喷嚏,是阳气恢复,阳气和利之象。

"十二日,厥阴病衰,囊纵,少腹微下,大气皆去,病日已矣"。在厥阴病的时候,虽然没有说少腹拘急,看来应该有少腹拘急,少腹也是肝经所过,所以少愈之时,"少腹微下",不再拘急了。"大气",大邪之气。其愈皆在十日以上,这已是到十二日,"大气皆去,病日已矣"。

"帝曰:治之奈何?岐伯曰:治之各通其脏脉,病日衰已矣"。这里三阳病、三阴病,都属于实热证。和《伤寒论》所说三阳病是实热证,三阴病多是虚寒证不一样。《素问·热论》所说三阳三阴尽管有在表、在里的区别,但都是实热,这是要明确的。所以"治之各通其脏脉",要疏通调治,是治疗实证的一个基本方法,疏通、调畅脏腑经脉,"病日衰已矣",那病就可以逐渐地衰去而康复了。

"其未满三日者,可汗而已;其满三日者,可泄而已"。病还没有满三天,在三阳,太阳、少阳、阳明,在阳属表的阶段,在表可以用汗法。已经满了三日,那就到第四个阶段邪入三阴之后了,邪气入里了,所以可用泄热的方法治疗。在表可以汗,在里可以泄。这个"泄"不是指承气汤类的攻下,而是泄热、清热的方法,针刺、吃药都可以泄热。在表可以用汗法,宣散其邪;在里可以用泄法,清泄其热。

"热病已愈,时有所遗"。有的时候看着似是痊愈了,其实还有一些遗留症状,并没有真的彻底痊愈。为什么不能彻底痊愈而把热遗留下来呢?

"岐伯曰:诸遗者,热甚而强食之,故有所遗也。若此者,皆病已衰,而热有所藏,因其谷气相薄,两热相合,故有所遗也"。食(饲),勉强给他吃,因为勉强给这病人吃东西,使"热有所遗"。像这样的病人,大多是病比较轻了,并没有真的痊愈,热还有所藏,这个时候给他吃多了,谷气就能助长阳热之气。遗留之热与谷气之热相结合,"故有所遗也"。因此对于发热的病人,要吃些好消化的食物,不要勉强多食,这是护理的一个重要问题。

"帝曰:善。治遗奈何?岐伯曰:视其虚实,调其逆从,可使必已矣"。治疗需先来观察病人虚实情况,要"调其逆从",这个"逆从"是偏义副词,偏于逆,即调其逆,使其从。"可使必已矣",这样的话,就可以把遗热治好了。对遗热的治疗,还是要辨别证候虚实,加以调治。但毕竟是遗留之热,用药需注意轻灵,免伤正气。

"帝曰:病热当何禁之? 岐伯曰:病热少愈,食肉则复,多食则遗,此其禁也"。饮食不当,可以导致"热遗"。那么对于热病的病人,应当禁忌什么呢? 当然禁忌很多,这里只提出了饮食禁忌。在热病已经减轻的时候,"食肉则复",肉更助长内热,又难消化,所以容易使病复发。《伤寒论》有食复、劳复,这病快好了,由于饮食不当或劳累而引起反复。"多食则遗",不吃肉也可以发,即使水谷吃多了,也可以使热势遗留。因为前面说了,谷气与热邪相搏,两热相合。所以热病的时候要特别注意饮食护理,当然不要吃肉,不要多吃,并没说不许吃,如果热病拖的时间比较长了,正气很虚了,适当地用一些肉也可以,但要适量,要注意好消化。

这一段是讲的六经热病的症状、传变的次序、治疗的基本法则。它的症状主要在经脉所过和相关脏腑的功能方面。比如说太阴经腹胀满,食欲不振,那就是功能问题。"太阳病,头项痛,腰脊强",那就是经脉之气不通利的问题。治疗之法也很概括,"未满三日者"病在阳,就可以用发汗的方法;"已满三日者",病入于阴,就可以用泄热的方法。特别注意,泄热不是攻泻大便,是指清泄内热,用药物、针刺都可以泄其热。关于"热遗",就是要饮食护理。"病热少愈",有点食欲的时候,也不要过多地吃饮食,更不要吃肉食,以免热势遗留"复发"。这一段是很重要的理论,应很好地掌握。

第49讲

[理论阐释]

(一)六经热病的主症

六经热病有两个方面的症状:第一是根据各经脉循行部位表现出的症状,比如太阳病"头项痛,腰脊强"。第二类症状,是按经脉循行结合脏腑功能表现出来的症状,比如阳明病"目疼鼻干,身热不得卧",特别是"身热",这是"阳明主肉",所以出现身热。阳明经多气多血,这个热势是最高的,比太阳病还要热。《热论》这个虽然没有要求背,但是要求记住各经的主症。这个辨证方法在目前中医临床是经常用的。

(二)关于热病的传变

其不两感于寒的热病传变,依次是阳经,一阳、二阳、三阳,阴经,是三阴、二阴、一阴这个顺序。传变顺序是一、二、三,三、二、一。各经疾病的缓解时间大约在受病第七天之后,即第六个阶段之后,甚至于在十日以上。因为我们说一日、二日,那是指的疾病阶段而言,表明传变这样一个顺序。

(三)热病的治疗

治疗热病总的精神是通,要调畅、通畅脏脉。同时病在三阳偏于表,所以可汗而已。病在三阴,已入于里,应当用泄热的方法。总之,是以祛邪为主的治疗原则。

(四)《热论》的六经病证,与《伤寒论》六经病不同

《伤寒论》六经把外感病分成太阳病、少阳病、少阴病等六经病,是接受了《热论》的六经分证的观点。但是其不同点在于《素问·热论》所说的六经病都是热证和实证,而《伤寒论》中三阳病是热证和实证,三阴病多属虚证。正是因为这样,在治疗上,就和《黄帝内经》所提的病在三阳,可汗而已;病在三阴,可泄而已不同了。《伤寒论》在表要发散,到阳明就要泄了,而且,张仲景又创制了小柴胡汤治疗少阳病,后世称和解少阳。《伤寒论》的三阴经的病多数是虚寒,所以《伤寒论》三阴病多半是用补法。"食肉则复,多食则遗"的问题。《伤寒论》也有食复,同时又补充有劳复。热病之后劳累,房室、体力、精神劳累,都可以导致热病的复发。六经病的传变问题,《素问》就是一日太阳,二日阳明,三日少阳,四日太阴,五日少阴,六日厥阴。可是《伤寒论》上,传变就很多了,有越经传、有直中三阴的、有合病、有并病多种传变形式。这是《伤寒论》和《素问·热论》六经病的主要区别所在。

[临证指要]

(一)六经病的治法

六经病治疗措施根据临床表现选用适当的方剂。比如说,太阳病是由外邪侵犯太阳经脉所致,出现头项痛,腰脊强,发热恶寒。治法:温散在表之寒邪,可用麻黄汤或者杏苏散类温散表邪。阳明病,临床特点是身热目痛,鼻干,不得卧,因为是阳明主肌肉嘛,所以说可以用解肌散热,比如说柴葛解肌汤;如果里热炽盛,可以用白虎汤。少阳病,胁痛耳聋,治法用和解,可用小柴胡汤。太阴病,腹满咽干,邪入于里,《热论》的太阴病已经是邪热入里了,所以应该用泄热的方法。可以用针刺泄热法,也可以用承气类,泄其里热。少阴病,特征为口燥,舌干而渴,邪热入里伤阴,可用黄连阿胶汤,清热又养阴,或者用增液承气汤。厥阴病,其临床表现烦满而囊缩,我在讲课当中提到了女子之乳头缩,当然李梴《医学入门》说是"阴户急而痛引少腹"符合经脉所过,厥阴脉绕阴器。治疗可以选择用四逆散,以及金铃子散之类来清热、理气、止痛。

(二)再谈热病的饮食护理

热病之所以有热遗,本篇提到的是热盛而强饲之,或者说热病少愈,食肉则复,多食则遗,也就是饮食护理不当。其基本道理热还没有完全退去,过分地多吃,或者吃难于消化的肉类食物,使饮食之气与遗留之热气相结合,所以热势遗留不去,或者热病复发。有一句"膜不死的痢疾,饿不死的伤寒",民间俗语说伤寒病、发热病不能吃得太多了,有一定的道理。但是作为金科玉律,

一成不变,那又不对了。确实也有些虚损的病,有一些热病正气很衰了,还要绝对限制也不对。所以对身体虚弱羸瘦者又当权变。《类经·疾病类》张介宾说:"凡病后脾胃气虚,未能消化饮食,故于食肉之类皆当从缓。若犯食复,为害非浅。其有挟虚内馁者,又不可过于禁制,所以贵得宜也。"适合了就对了。但是现在看来,最重要的问题还是不要强饲之,还是不要过早地吃难以消化的食物。

第三段　两感病的症状及预后

[原文诵读]

帝曰:其病两感于寒者,其脉应与其病形何如?岐伯曰:两感于寒者,病一日,则巨阳与少阴俱病,则头痛口干而烦满。二日,则阳明与太阴俱病,则腹满身热,不欲食,谵言。三日,则少阳与厥阴俱病,则耳聋囊缩而厥;水浆不入,不知人,六日死。帝曰:五脏已伤,六腑不通,荣卫不行,如是之后,三日乃死,何也?岐伯曰:阳明者,十二经脉之长也,其血气盛,故不知人三日,其气乃尽,故死矣。

[串讲]

"帝曰:其病两感于寒者,其脉应与其病形何如?岐伯曰:两感于寒者,病一日,则巨阳与少阴俱病,则头痛口干而烦满"。病形就是病态,就是症状。脉象和症状怎样呢?但是下面没有谈脉,主要是谈症状。两感于寒的病证,是正气大衰,才表里两经同时感受邪气。第一个阶段,太阳与少阴表里两经同时受病,其症状和前面那段六经出现的症状是一致的,因此也有头痛,就是太阳病的一个症状,口干烦满是少阴病的症状,这症状出现的机理和前面也是一样的。

"二日,则阳明与太阴俱病,则腹满身热,不欲食,谵言"。第二个阶段,是阳明与太阴表里两经同时受邪,因此出现"腹满身热,不欲食,谵言"。前面六经病虽没有谈谵言,其实阳明病经常可以出现谵言,也就是所说的谵语,病机是热扰心神,因此出现说胡话,叫谵言。

"三日,则少阳与厥阴俱病,则耳聋囊缩而厥;水浆不入,不知人,六日死"。第三个阶段,是"少阳与厥阴俱病"。"耳聋"那是少阳病常见的症状,"囊缩"是厥阴病,厥阴经脉绕阴器。厥阴是阴尽而阳生。厥阴有病,阴阳不相交的情况最多见,所以出现手足厥冷。到了第三个阶段之后,还有"水浆不入",不能吃饭了。"不知人",神志昏迷了。"六日死",到第六天就病情危重了,引起死亡的,也大约都在这个阶段。也就是说一日是太阳与少阴;二日是阳明与太阴;三日是少阳与厥阴,这是三日。再有不能够进饮食,神志昏迷,又

293

经过三天,这样到第六天死亡,或者说就很危险了。

"帝曰:五脏已伤……故死矣"。六经都病了,当然五脏已伤,六腑也不通畅了,营卫之气不能正常运行了,病已十分严重,为什么还能再过三天才死,而不是五脏伤了之后当时就死呢?那是因为阳明是后天之本,气血化生之源,从这个角度讲它是十二经脉之长,也就是脏腑之大源。"其血气盛",阳明经是多气多血之经,所以其"水浆不入,不知人三日",阳明经的气血才消耗尽了,故死矣。也就是说四五六三天,之所以能维持生命,都是消耗阳明经原有的气血,把阳明经所藏的气血消耗尽,需要三天,所以就死亡了。这就解释本篇第一段提到的"其死,皆在六七日之间,其愈皆在十日以上者"的问题。

[临证指要]

保胃气是治疗热病的根本

本段两感于寒是外感热病中最为严重的一类病证。表里两经同病,说明邪盛正衰。三日,六经俱病,脏腑皆伤,说明起病急,发展快。六日死,提示病情重,预后差。这是对全文"两感于寒而病者,必不免于死"的解释。其死,最终是由于胃气的衰败。阳明者,十二经脉之长,血气盛,不知人三日,其气乃尽,所以说其死是由于胃气的衰败。因此在治疗外感热病的时候,特别要注意保胃气,存津液。纵观张仲景《伤寒论》立法处方,无不把保胃气,存津液,作为治病的根本原则。即使是发汗,也必滋化源,所以服桂枝汤有啜热稀粥之说。桂枝汤本身就有芍药、甘草,就能保胃气。用清下法也不伤胃气,所以调胃承气汤中用甘草,白虎汤中用粳米等等。总之,《伤寒论》的方子都是考虑到保胃气,存津液的问题。即使有急下,比如少阴三急下症,那就是大承气汤了,它的本意也包含赶快把邪气去掉来保存津液。所以中医治病十分注意到保护人体的正气,保护正气的最重要的方面,就是保胃气。因为只有胃气保存下来,人才有维系自己生命的根本条件。特别在古代,人若不能进饮食就没有其他的措施了。当然现在医学发展了,还可以输液,还可以输一些东西进去,但是那也不是根本的办法。所以即使是在现在,保胃气,存津液仍然是我们治病的重要原则之一。

第四段 根据夏至划分温病与暑病

[原文诵读]

凡病伤寒而成温者,先夏至日者为病温,后夏至日者为病暑,暑当与汗皆出,勿止。

[串讲]

根据热病是在夏至以前发,还是在夏至以后发,来判断是温病还是暑病。

"凡病伤寒而成温者",这个"温"是指的温热病而言。温热病在夏至以前发病的,属于温病,一般多属于春温。夏至以后发的热病,多半属于暑病,这是根据时间来划分的。当然这样的划法看来好像是机械些,严格地说不一定就是差这一天,但是毕竟是一个大体的划分的方法。

再后一句是谈治疗问题,治疗应该注意"暑当与汗皆出",治疗暑病的时候,不要用止汗法,当然也没有说用发汗法。不过话说回来,在《黄帝内经》时代治疗暑病,很可能也有发汗的意思,只不过清暑益气法是《黄帝内经》时代治暑病的主要思路。我们在讲《生气通天论》"因于暑,汗,烦则喘喝,静则多言,体若燔炭,汗出而散"那句话的时候提到过,吴昆《素问吴注》把这句话"体若燔炭,汗出而散"挪到"因于寒"的后边。他这么一搬家符合现代临床,符合不符合《黄帝内经》时代的临床呢? 我曾经提过这个问题。而且我说,在《黄帝内经》时代很可能治疗暑病有发汗一法。但是话说回来,我们今天治疗暑病,确实不用汗法,因为暑本身就出汗,用汗法的话,会出现很多弊病。

[理论阐释]

本段所论之温病、暑病,可以从两方面来理解:一、均由伏邪所致。也就是温病、暑病先夏至日发也好,后夏至日发也好,那都是伏邪,也就是感受上一年冬季的寒邪。但是,同是感受寒邪,邪气藏伏于体内而不发,到第二年春夏发病。由于受病的病因相同,但是发病时间和发病特点不同,而有温病、暑病的区别,看来这是由于人的体质情况不一样。温病学派所谓伏邪为病,只有春温和伏暑两个病,其余温病没有说伏邪的。比如春天发的还有风温,夏天发的也不见得都是伏暑。第二,是结合文章首句"今夫热病者,皆伤寒之类"这句话,可以理解为广义伤寒,也就是冬日感寒为伤寒叫做狭义伤寒。春日、夏日感受到时邪,分别为温病和暑病。这是第二个理解。

[临证指要]

暑病的治疗

暑病的治疗其实一方面是要清暑,同时要注意益气,既要清暑又要补气。暑是阳热之邪,容易使人大汗,大汗之后就容易伤阴。阳气也随着汗液外排了,所以也伤气。清暑益气汤为常用之方。现举《王洪图黄帝内经临证发挥》中暑案一则:一年夏天,一位 17 岁年轻人前来就诊。患者两天来头晕、乏力,口渴喜饮,气短汗出,恶心,体温 38.5℃,小便短赤,大便溏泄。诊为暑伤津气兼夹湿邪之证。予清暑益气汤加减,清暑益气阴,化湿健脾。方用石斛、生石膏、知母、竹叶、西洋参、黄连、荷叶、麦冬、生甘草、藿香、生姜、陈皮各 10 克、茯苓、半夏曲各 12 克。两剂而愈。

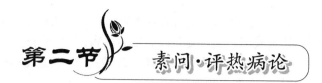

第二节 素问·评热病论

[题解]

评，议也。吴昆《素问吴注》解释说："详论谓之评，又言得其平。"公允也叫评，评论本身就得公允。本篇评议了阴阳交、劳风、肾风，还有风厥这四个热病的病理变化、预后吉凶、邪正消长的规律，所以叫《评热病论》。这个题目还有一个意思，就是除《热论》上所讨论的温病、暑病、六经热病、两感热病之外，这四个病也有发热的现象，因此也可以列入热病的范畴，所以叫评热病，评一评它，和前面《热论》所说的有所不同。

第一段 论阴阳交的症状、病机与预后

[原文诵读]

黄帝问曰：有病温者，汗出辄复热，而脉躁疾不为汗衰，狂言不能食，病名为何？岐伯对曰：病名阴阳交，交者死也。帝曰：愿闻其说。岐伯曰：人所以汗出者，皆生于谷，谷生于精，今邪气交争于骨肉而得汗者，是邪却而精胜也。精胜，则当能食而不复热。复热者，邪气也。汗者，精气也。今汗出而辄复热者，是邪胜也，不能食者，精无俾也。病而留者，其寿可立而倾也。且夫《热论》曰：汗出而脉尚躁盛者死。今脉不与汗相应，此不胜其病也，其死明矣。狂言者，是失志，失志者死。今见三死，不见一生，虽愈必死也。

[串讲]

"黄帝问曰：有病温者，汗出辄复热，而脉躁疾不为汗衰，狂言不能食，病名为何？"一般的热病，汗出之后热应该退，可是这个病汗出之后，立刻就发热。"辄"，立刻的意思。这是个很危险的表现。不但汗出发热，同时脉跳得很快、很不平和。热不因为汗而退，脉也不因出汗而趋于平静。还有语言狂乱，说明神志已伤，同时又不能进饮食，这是些很危险的症状，这叫什么病呢？

"岐伯对曰：病名阴阳交，交者死也"。这个病叫做"阴阳交"。"阴阳交"的意思在于阳热之邪与人体的阴精相结合在一起，而交结不解，所以就叫阴阳交。交接不解说明正气无力战胜邪气，所以这个病很危险，因此说"交者死也"。

"帝曰：愿闻其说。岐伯曰：人所以汗出者，皆生于谷，谷生于精，今邪气交争于骨肉而得汗者，是邪却而精胜也"。阴阳交的病机是怎么回事？岐伯回答说汗本身就是津液所化，而津液又是水谷精微所化。"今"是指一般而言。一般认为邪气与人体正气相互交争而出汗，这种现象是正气盛而邪气退

却的一种现象。比如一般外感病,发热恶寒,吃点药下去,汗一出,邪气退了,正气恢复了。病也就很快痊愈了,所以一般来说"邪气交争于骨肉而得汗者,是邪却而精胜也"。

"精胜,则当能食而不复热。复热者,邪气也"。发高热的病人,如感冒发热,用药一散,汗一出,体温退了就平静了,这是精气战胜邪气的表现。同时,也能进饮食了。所以说"精胜,则当能食而不复热"。"复热者,邪气也",汗出热退,立即又热起来,这个"热"是邪热,是邪气又胜的现象。

"汗者,精气也。今汗出而辄复热者,是邪胜也,不能食者,精无俾也"。汗是水谷之精气,如果反复地发热再出汗,精气就丢失了。复热是邪气胜,汗出是精气丢失。"今汗出而辄复热,是邪胜也"。汗出之后又继续发热,那不就是邪气胜吗?这主要是强调的邪气胜。下边就说正气衰,汗出本来就是伤了正气,又有了"不能食",胃气败。"俾"是补益,补助。不能食,后天之本绝,气血津液都没有来源了,所以"精无俾也"。

"病而留者,其寿可立而倾也。且夫《热论》曰:汗出而脉尚躁盛者死。今脉不与汗相应,此不胜其病也,其死明矣"。"倾"就是倾倒,倾倒就是死亡。阳邪与阴精交结不解,疾病停留在体内,不能去掉,寿命很快就要完了。而且《热论》上也谈过类似的问题。《热论》指《灵枢·热病》篇,有相类似的记载,说:"汗出而脉尚躁盛者死",汗出之后脉仍躁盛,同样说明邪气盛。若汗出脉静那是正常,汗出脉不静说明汗出之后邪气未退。现在看到汗出之后脉没有平静,所以是不相应的,这说明正气不能胜邪气,所以是很危险的。

第50讲

"狂言者,是失志,失志者死"。这个病人出现狂言乱语了,这是神志受伤的表现。特别说志属于肾,那是由于热灼真阴而心神肾志被扰。真阴伤得很严重,而且神志又被扰,所以这是一个死的症状。

"今见三死,不见一生,虽愈必死也"。联系前文可以看到,出现三个死证,而没有出现一个可生之机。虽然在疾病过程某一个阶段显得减轻一些,最后还是很难治愈,所以虽愈必死也。所谓三死证,第一是不能食而脉躁疾;第二是狂言失志;第三是汗出辄复热。不能食而脉躁盛,是邪气盛,而气血化生无源。狂言失志是神志被扰,精气大衰了。汗出,热不止,说明一方面伤津液,一方面邪气仍然盛。今见三死而不见一生,说明阴阳交是非常严重的病证。

[理论阐释]

阴阳交的病机特点

本段从症状分析,汗出辄复热,是正不胜邪所致;不能食,说明里热燔灼,劫伤胃阴;狂言失志,是由于肾精受损,阴精不足,热扰心神;脉躁疾,是阴不制阳,邪热充斥脉道。出汗之后邪气是否祛除,主要是看脉象。一些发热性疾病用了汗法,汗出之后脉如果平静了,反映病势平稳了,邪气退却;如果脉仍躁疾,那说明病还在发展。所以《伤寒论》发汗之后脉已经平静了,疾病不再传变了。脉仍躁疾,说明邪气盛,还是继续传变。张仲景以及后世,都接受了《黄帝内经》的这一种理论,并用之于临床。从预后看,热留伤精,"其寿可立而倾也",说明病情严重,凶险,预后不良。整段文字紧紧围绕阳热邪盛,阴精不足,阴精不能制服阳热邪气这一病机来认识疾病的严重性,强调了阳邪与阴精双方的胜负存亡在温热病转归当中所起的决定性作用。热病,温病主要看的是阴精;伤寒主要是看阳气。所以在伤寒病"有一分阳气就有一分生机"。在温热病"有一分津液就有一分生机"。阴阳交汗出伤津了,又不能进饮食,精无俾也。阴精耗竭故为危重之病。

本段提出邪留"立倾"与《热论》中所载非两感伤寒"热虽甚不死",二者区别关键在于病机不同。《热论》所讲的伤寒热病,是"热虽甚不死";本段所讲的阴阳交,是"交者死也"。不同在哪里?一个是人体感受温热之邪,也就是邪正交争,邪盛正虚,阴精正气无力祛邪,汗出而邪热不退的病理变化,治疗棘手。而伤寒的热病是寒邪伤于肌表,卫气郁遏不得外达,邪盛正未衰的病理变化。六经伤寒是邪气盛,正气也盛。阴阳交则是邪气盛,正气大衰,所以这两个是不同的。邪气盛,正气也盛,可以用发汗解表之法,邪随汗解,则脉静身凉,病即痊愈。像张介宾《类经》上所说的:"寒散则热退,故热虽甚不死。"所以说这两个病机是不一样的。

[临证指要]

本段经文对后世温病学派有很大启发。温病学派一致认为汗出病减为佳兆,反之则其证凶险。确实是这样,温病的危重证候不外乎高热的反复,阴耗液枯,动风动血,热扰神明等几个方面。所以在本篇阳热之邪须赖阴精以制胜的观点启发下,温病学派结合临床,制定出了一系列治疗措施,把"保津液"列为温病治疗之首务。提出"热病以救阴为先,救阴以泄热为要",既要泄热,又要救阴,扶正祛邪兼治的基本方法,使温病类似于阴阳交的危重证候的治疗取得了很大进展。《黄帝内经》说其必死,后世在治疗方面有了相当的进步而有可生之机。根据不同病情选择适宜的方药,比如热入阴营,可以用清营汤;热陷心包,可以用清宫汤送服安宫牛黄丸或者至宝丹、紫雪丹;热闭心包兼腑实的,可用牛黄承气汤;热盛动风的,可用羚羊钩藤汤;后期热病,热灼真阴的可用黄连阿胶汤,或者加减复脉汤等方法。其总的治疗精神是以清热滋阴为主,这也就是"存得一分津液,便有一分生机"的意义所在。

第二段　论风厥的病因、病机与治法

[原文诵读]

帝曰:有病身热,汗出烦满,烦满不为汗解,此为何病?岐伯曰:汗出而身热者,风也;汗出而烦满不解者,厥也,病名曰风厥。帝曰:愿卒闻之。岐伯曰:巨阳主气,故先受邪,少阴与其为表里也,得热则上从之,从之则厥也。帝曰:治之奈何?岐伯曰:表里刺之,饮之服汤。

[串讲]

"帝曰:有病身热……病名曰风厥"。满,同闷、悗。温热病烦闷不为汗解,这也是一种不好的现象。总之是汗出之后,症状应当缓解才对,而汗出仍然烦闷,这是什么病呢?岐伯回答说:汗出而身热者,风也。当然这个病跟阴阳交不同,阴阳交热势很盛,除了汗出发热之外,还有脉躁疾,狂言不能食,还有很多的危重症状。这个病是汗出烦闷,这是由于风邪,风为阳邪,容易使人出汗。邪气不解,也可以引起发热,出汗仍然烦闷,这是厥。这个厥是逆的意思,是少阴之气上逆。风袭太阳,太阳主一身之表,与少阴相表里,所以风袭太阳,精亏不足,引动少阴虚火上逆而致汗出、发热、烦闷不除。因为病因是风,病机是气逆,所以把病因和病机结合起来,命名为风厥。

"帝曰:愿卒闻之。岐伯曰:巨阳主气,故先受邪,少阴与其为表里也,得热则上从之,从之则厥也"。卒,全面的意思。巨阳就是太阳。《热论》说:巨阳"故为诸阳主气也。"所以这里说巨阳主气,特别是主一身之表。因为它主一身之表阳,所以外邪侵入,首先伤太阳。由于少阴与太阳相为表里,太阳受到热邪之后,使得少阴的虚火也随之上逆。从之就是随之,上逆就是厥,这个厥就是指上逆病机。

"帝曰:治之奈何?岐伯曰:表里刺之,饮之服汤"。这种风厥病怎么治呢?表里两经都可以刺,在表之太阳经用泻法,少阴之经用补法。同时还要饮之服汤,还可以给他汤药来服用。

[理论阐释]

关于风厥病名

本篇提到了风厥病,在《黄帝内经》其他篇还有两处讲风厥病。这三处所说的风厥病不一样。《素问·阴阳别论》提到的那个风厥病是指肝气郁滞,横逆犯胃,使得胃气失和而出现噫气等症状,那个叫风厥。因为肝胃失和,肝属于风气;所谓厥,是指胃气上逆,因此叫风厥。再有《灵枢·五变》篇也有风厥一病,那个风厥病是说素体虚弱,卫外不固,感受风邪出现的病证。什么病证?汗出太多。病机是正气虚弱不能固表,而又外受风邪,所以汗出很多,那也叫

299

风厥。和本篇所说的风厥不一样,本篇所说的风厥是太阳与少阴并病,病机是外受风邪,使得少阴虚火上逆,而叫做风厥病。所以关于风厥病在《黄帝内经》上出现过三次,是指三种不同的疾病,但是都叫这个病名。这又反映了《黄帝内经》这部书不是一个人所作的,但就疾病命名的方法而言有共同点,因为厥就是逆,说的是病机,风是病因,疾病命名它有相同的地方。

[临证指要]

本篇所论风厥病因是太阳受风,风为阳邪,其性开泄,所以多汗。汗多而伤阴精,所以说太阳与少阴相表里,阴伤精亏,邪入少阴,少阴经气上逆,从而出现热病的变证,而有阴虚于里,风袭于表的特点,当表里兼治。所以针刺可以选太阳经的风门穴和少阴经的太溪穴。风门,太阳经的背部腧穴,"第一大杼,二风门",第二椎的旁边一寸半,用泻法散其风邪。少阴经太溪穴,在足内踝下方,用补法以益阴精。药物应当用滋阴解表,加减葳蕤汤可以选用"加减葳蕤汤用白薇,豆豉生葱桔梗随",葱、桔、豉能解表。葳蕤就是玉竹,有滋阴清热的作用。

第三段　论劳风的症状与预后

[原文诵读]

帝曰:劳风为病何如? 岐伯曰:劳风法在肺下,其为病也,使人强上冥视,唾出若涕,恶风而振寒,此为劳风之病。帝曰:治之奈何? 岐伯曰:以救俛仰,巨阳引。精者三日,中年者五日,不精者七日。咳出青黄涕,其状如脓,大如弹丸,从口中若鼻中出,不出则伤肺,伤肺则死也。

[串讲]

"帝曰:劳风为病何如? 岐伯曰:劳风法在肺下"。劳风就是因劳而受风。因为劳累而表虚,外受风邪所致,这是以病因为主确定的病名。有劳累一个病因,又有风作为一个病因。劳风病什么样呢?"劳风法在肺下"。法,经常的、一般的。法,也有人理解为是刑罚的罚,也就是病,罚不就是病吗?所以作为"常"或作为"罚"理解都可以,肺下,就是说肺部,这不是肺的下部。尊称"阁下"也不是在楼阁之下,而指楼阁之中。此处是指位在于肺部。

"其为病也,使人强上冥视,唾出若涕,恶风而振寒,此为劳风之病"。这个病症状怎样? 其为病也,使人强上,颈项发硬。有人认为这个"上"字可能是"工"字之误,"强工冥视"。这个"工"字可以训为"项"。总之是讲的脖子发硬。冥视,视物模糊,视物不清,这是一个症状。唾出若涕,咳吐出的东西就像鼻涕,其实就是痰浊。还有一个症状就是恶风,同时有振寒,也就是恶寒,即恶风寒的现象。这里没说,看来应该是有发热,恶风振寒的病人一般都要发热。因为不是阳虚病,如果阳虚畏寒则不发热。这个不是阳虚,而是有外邪存在。因此,应该是恶风振寒而发热。不然的话,也不会把它搁在《评热病》里来讨论。之所以恶风,有风邪则恶风;振寒,同样是由于风邪外袭,卫气不能温煦,所以怕冷。同时卫气也不能宣散,因此就发热。一是病因,一是病位,一是主要症状,这三者搁在一起这样的病就叫劳风之病。

"帝曰:治之奈何? 岐伯曰:以救俯仰"。这种病怎么治疗呢? 脖子发硬,看东西不清楚,又有咳吐出痰浊,《黄帝内经》没有"痰"字,用"涕"。涕者,肺之液。五液,肝为泪,肺为涕,脾为涎,那么涕也包括从鼻子出的涕,也包括气管分泌吐出的痰,那都叫涕。所以叫唾出若涕,又有恶风振寒,这样的劳风之病。怎样治? 这要赶快治疗,救其俯仰。"俯仰"二字,说至少有三种解释:一说赶紧治呼吸困难,因为呼吸困难者呼吸时有俯仰的动作。俯就是前俯,仰就是后仰,有的病人喘息不是俯仰呼吸吗? 第二个解释说,救俯仰就是赶紧治其项背的强急。由于项背强急,脖子发硬,所以强上冥视,不能前俯后仰了。还有一种解释,以救俯仰就是赶紧治,快治,俯仰是快的意思。第一种解释临床上是很常见的。不赶快救他的呼吸困难那怎么行呢? 第二种解释,又很符合这段经文的原话,强上冥视,所以救俯仰,治其颈项强急。因此这两种解释都可以。

"巨阳引。精者三日,中年者五日,不精者七日"。巨阳引是说治疗方法。巨阳是足太阳经,引是引动,也就是用针刺的方法引动足太阳经的经气。因为太阳主一身之表,邪从外受,所以针刺足太阳经上的穴位,引动其经气,以祛其邪。精者三日,就是肾精充足的青壮年人,三天可以恢复。对于青壮年人来说,身体强健,肾精充足,叫精者,如果治疗及时,三天就好了。人到中年,精气已经不太充足了,大约五天可以痊愈。不精者七日,老年人精气虚了,病程就要长了,即使给以正确治疗,大约也得七天才能治愈。这一句话以往还有不同的句读,不是"巨阳引。精者三日",而是"巨阳引精者,三日",巨阳引精者作为一句话来理解,就是太阳经能够引动肾经的经气,意思当然不变,但是就没把巨阳引当一个治疗方法了,有这么一个句读。因为《黄帝内经》原文没有句读,是我们后来句读的。当然,现在看来"巨阳引",这个句读方法比较合适。

"咳出青黄涕,其状如脓,大如弹丸,从口中若鼻中出,不出则伤肺,伤肺则死也"。这样的病人即使你给他正确的治疗,也会出现咳嗽出来青黄色的痰,样子好像长疮化的脓一样,青的黄的。大如弹丸,弹丸是过去打弹弓的那个丸,一块一块的,说明痰浊很粘稠。有的从口咳出来,有的从鼻子出来,黄鼻涕,黄痰。咳出来是好事,所以说不出则伤肺,伤肺则死也。咳嗽出来现在的说法叫引流,把那痰浊邪气排出来,肺气才能宣通,否则这病不能痊愈。进一步损伤肺脏,甚至引起死亡。

[理论阐释]

劳风之病是因劳受风,外邪未解,又入里化热,导致了肺失清肃,痰热壅滞。其病因病机,就是这么一个过程。临床表现呢,由于里热不除,所以呼吸困难而俯仰,甚至于会出现痰阻气道的危候。由于表邪不散,可以出现强上冥视,强上不是太阳经的问题吗?太阳经循头项、脊背往下行。表邪不散,所以恶风振寒不解,还可以导致表邪再度入里,化热伤肺。治疗的时候要宣肺利气,排出痰浊,通畅气道,以救俯仰。同时又要祛散表邪,使得内外邪气俱解,这是热病变证表里双解的典型范例。在这种理论基础上,后世医学家得到启示,而有表里双解方剂的创立,同时,关于预后问题,第一,与人体的精气盛衰,年龄大小都有关。年轻人的气血旺盛体质强壮者,抗邪有力,容易祛除病邪,所以病程短。老年人气血不足,精气亏,体质差,抵抗力弱,所以病程长,预后差。第二,与能否及时的排除痰液有关系。痰出邪去则正安,否则,痰阻气道,蕴结为脓,伤肺则死。说明这样的病应该注意排痰。

[临证指要]

劳风的病因、病位,临床表现及其预后,与《金匮要略》肺痈一证颇为相似。肺痈"风舍于肺,其人则咳,口干喘满,咽燥不渴,多唾浊沫",《伤寒论》、《金匮要略》也不称"痰"字。但是,现在《金匮要略》又有痰饮这一词,因此有的专家认为痰饮之"痰"也是后人误写的,本来是个"淡"字,应该是淡饮。如果有痰字的话,这个多"唾浊沫"就很可能是"多唾痰浊"了。当然,《金匮要略》"痰饮"这个词,是"淡饮"之误。这是一个观点。但《黄帝内经》确实没有"痰"字,所以有唾出若涕,咳出青黄涕,包含现在概念上的痰和涕。所以《金匮要略》上的"风舍于肺,其人则咳,口干喘满,咽燥不渴,多唾浊沫,时时振寒,热之所过","血为之凝滞,蓄结痈脓,吐如米粥,始萌可救",咱们本篇上所讲的劳风那不是有吐出"其状如脓,大如弹丸"吗?开始发生的时候可以救治。"脓成则死",说肺痈,肺都烂掉了,他说这个就严重了。"咳而胸满,振寒脉数,咽干不渴,时出浊唾腥臭,久久吐脓如米粥者",用那个桔梗汤解毒排脓。对于痰闭气阻的,热毒壅滞之"肺痈,咳逆上气,喘鸣迫塞,葶苈大枣泻肺汤主之"。这些对临床均有较大的指导意义。就是说本篇所说的劳风之病与《金匮要略》的肺痈是很相似的。其实现在临床上有一些支气管扩张的病人也有类似的症状,这种病人特别容易感染,感染之后也有发热恶寒,大量咳痰,有的就大如弹丸,其状如脓,色青黄。也有的那痰带有腥臭味。那个支气管扩张、慢性支气管炎,如果急性发作出现这个症状,特别是出现痰有腥臭味的时候,除了用上述方子,还可以用《千金》苇茎汤,也还是好使的方子。

第四段　论肾风的症状与病机

[原文诵读]

帝曰:有病肾风者,面胕疣然壅,害于言,可刺不?岐伯曰:虚不当刺,不当刺而刺,后五日,其气必至。帝曰:其至何如?岐伯曰:至必少气时热,时热从胸背上至头,汗出手热,口干苦渴,小便黄,目下肿,腹中鸣,身重难以行,月事不来,烦而不能食,不能正偃,正偃则咳,病名曰风水,论在《刺法》中。

帝曰:愿闻其说。岐伯曰:邪之所凑,其气必虚。阴虚者阳必凑之,故少气时热而汗出也。小便黄者,少腹中有热也。不能正偃者,胃中不和也。正偃则咳甚,上迫肺也。诸有水气者,微肿先见于目下也。帝曰:何以言?岐伯曰:水者,阴也;目下,亦阴也;腹者,至阴之所居,故水在腹者,必使目下肿也。真气上逆,故口苦舌干,卧不得正偃,正偃则咳出清水也。诸水病者,故不得卧,卧则惊,惊则咳甚也。腹中鸣者,病本于胃也。薄脾则烦不能食。食不下者,胃脘隔也。身重难以行者,胃脉在足也。月事不来者,胞脉闭也,胞脉者,属心而络于胞中,今气上迫肺,心气不得下通,故月事不来也。帝曰:善。

[串讲]

"帝曰:有病肾风者,面胕疣然壅,害于言,可刺不?"肾风之病是说风邪客于肾,而导致的疾病。面胕疣然壅,面是面部,这个胕是指的浮肿,即面部浮肿。疣然是说浮肿的样子。壅是指的目下壅,是指下眼睑浮肿如卧蚕之状。因为《黄帝内经》讲水肿有目下如卧蚕,或新卧蚕状,就好像蚕新脱了皮一样那么亮亮的,在眼睑下面浮肿。害于言,就是语言不利,因为肾脉系舌本,舌本是说的舌根,所以肾受风邪,导致语言不利,舌头不灵便。有这样的症状,可刺否?

"岐伯曰:虚不当刺,不当刺而刺,后五日,其气必至"。虚不当刺,说这个病如果是虚证,不适合用刺法。不是说所有的水肿都不能针刺,《黄帝内经》里有很多篇讲水肿病的刺法,《水热穴论》里还有刺水肿的五十七个穴。虚不当刺,如果不当刺而刺,特别是用泻法,这就不对了,会损伤人的正气。所以后五日,其气必至。气,指邪气。至者甚也。就是五天之后,邪气会更严重。这是由于疾病传变了,又影响到不同的脏腑。尽管是肾风之病,它也会影响不同的脏,疾病传变一日一脏,五日又传回来了,所以五日之后更加严重。

"帝曰:其至何如?岐伯曰:至必少气时热,时热从胸背上至头"。病严重了又怎么样呢?五日之后病严重了,会出现少气。因为病本身是伤肾了,肾的阴精阳气都不足,所以出现少气。时热,有时候发热,不是说持续的发热,这个热势可以从胸或者背上升到头,感到发热。胸是少阴肾经所行的部位,背部、头部,都是足太阳膀胱经的部位。也就是说,少阴和太阳相表里,两经都受到了影响。

"汗出手热……论在《刺法》中"。风邪在表,可以汗出。手热与心肾两经有关系,肾精不足,心气有余,而出现手热。热伤津液,故口干而渴。理解为口苦也可以,口苦也是因为有热才口苦。有热、津液受伤,小便量少,故其色黄。目下肿,是下眼睑浮肿,下眼睑属脾,风木之气克害脾土,因而出现目下肿,也是有水邪。影响到脾了,当然可以出现腹中鸣而不能食。邪气阻滞经脉,故身重难以行,月事不来。正偃就是平卧,不能仰卧,不能平卧,平卧则水气上迫肺就咳嗽,这样的病就叫做风水病。刚才说肾风,怎么又出风水了呢? 一般理解是:肾风虚证,不当刺而刺,后五日,其病重而成风水了。也就是肾风误刺,导致了风水。论在《刺法》中,有关的问题在《刺法》这篇文章上有记载。张介宾认为这个《刺法》是指《素问·水热穴论》。具体的病机,在下一段。

第 51 讲

"帝曰:愿闻其说。岐伯曰:邪之所凑,其气必虚"。肾风那些症状的病机怎样? 邪之所凑,其气必虚。这是个前提,或者说是个基本的原理。也就是说,论肾风这个病机的时候,首先是要以这个作为理论依据。邪气侵犯首先是人体正气之虚作为它的前提,就如同我们在讲《百病始生》的时候所谈到的:"两虚相得,乃客其形;风雨寒热不得虚,邪不能独伤人。"

"阴虚者阳必凑之,故少气时热而汗出也"。阴虚是说的肾阴不足,阳是说的风邪,由于人体肾阴虚作为一个前提条件,所以风邪才能侵入。由于肾阴虚,风邪凑之,阴精不能化生为气,故少气。时热,阴虚不制阳,所以出现发热。有了风邪,风为阳邪,其性开泄,所以就容易汗出。虽然在本篇里"邪之所凑,其气必虚"是针对"阴虚者,阳必凑之"而言,其实这是一个原则性的话,所以从《黄帝内经》之后到如今,都应用这个理论。即使有同一个外邪,不同的人可以得不同的病。为什么呢? 那就是不同的人在不同的部位上虚,有的得了关节病,有的得了呼吸系统的疾病,有人得了胃肠的病。这是很常见的事,其实也是邪之所凑,其气必虚。有的人就是胃虚,所以着点凉他发胃病,吃得多些或者生点气都犯胃病。另外的人,就可能不是这个病,受点外邪,就长口疮,嘴角就起疱,上点火、吃得不合适嘴角也起疱,他就口角这部位或者说脾脏可能就虚。所以邪之所凑,其气必虚,含义是非常广的。这里说阴虚者,阳必凑之,讲的就相当具体。也就是说,肾风病是由于肾阴虚,风为阳邪才侵入到肾而没侵犯到别处。一般风邪可侵入到肺,侵入骨节,风邪影响到肠胃,这不是常见的病吗? "风客淫气,精乃亡,邪伤肝也",又有"因露于风,乃生寒热"为表证,所以风邪引起的病多了,这里为什么偏出现肾风呢? 就是因为这个人本身是肾阴虚,所以他得的病就是肾风病。

"小便黄者,少腹中有热也"。少腹中有热,热灼津液,所以小便就黄而量少。如果少腹中有寒,小便不黄而且清长。关于小便黄是热,《黄帝内经》的这句话就是非常典型的。临床看病问二便,其中就有小便颜色问题。

"不能正偃者,胃中不和也。正偃则咳甚,上迫肺也"。仰卧则胃气上逆,所以不能正偃。为什么仰卧的时候咳嗽厉害呢? 是水气上迫于肺。有很多咳嗽或咳喘的病人,都不能平卧,平卧咳就加剧,同样是由于气上迫肺。当然这里是气和水都上迫于肺,因而使咳嗽加剧。

"诸有水气者,微肿先见于目下也"。很多有水的病人,微肿先见于目下。为什么呢? 因为下眼睑属于脾,很多的水病,包括肾风,以及误刺之后的风水,还有其他的有水之病,常见的症状是目下微肿。

"帝曰:何以言? 岐伯曰:水者,阴也;目下,亦阴也;腹者,至阴之所居,故水在腹者,必使目下肿也"。为什么诸有水气者,微肿先见于目下呢? 水是阴邪,目下属于脾,脾为阴中之至阴,位居大腹,所以水邪在腹中,必使目下肿。这是最基本的解释。当然,不单是腹部有水,各种水气病都可以使目下肿。如有人感冒咳嗽,目下也微肿,这是肺气不宣,使水液不能宣泄所致。这里目下肿是按脾解释的,风水病怎么解释脾了呢? 风水病水液停留于腹中,腹中是脾所主的部位,所以从脾来讨论。同时肾风以及风水之病,就不单影响肾。从前面所解释病机来看,那不是也影响到脾,影响到肺,也影响到胃吗? 所以虽然是以病在于肾为主,其实影响到几个脏腑。

"真气上逆,故口苦舌干"。真气上逆是指心之真气上逆,又涉及到心脏了。肾风及风水病影响到肺、脾、胃,这又说影响到心。也就是说由于肾病之水邪影响到心,使心之真气上逆。心之真气上逆,所以出现口苦,口苦是火热的现象。舌干,是水不能化生津液。尽管有水停留,如脸肿、腹部有水、假设说下肢也肿了,全身浮肿了,口照样渴,那是由于气化不利了,气化不利所以水不能化津。

"卧不能正偃,正偃则咳出清水也。诸水病者,故不得卧,卧则惊,惊则咳甚也"。平卧则水气上逆,上迫肺而出现咳嗽,甚至于咳出清水。很多种有水的病人都不能平卧。平卧则水气还能影响心神,而出现惊,咳嗽就更重了。

"腹中鸣者,病本于胃也"。前面讲病的症状上也说"腹中鸣,身重难以行"。是病在脾胃,由于土弱而寒水之气侮之,所以出现胃肠鸣响。

"薄脾则烦不能食。食不下者,胃脘隔也"。薄脾,薄者迫也,邪气侵犯于脾。前面说影响胃,此处讲水邪影响脾,都是土弱水邪侮之。影响到脾,脾不能运化,胃不能受纳,所以脘腹胀闷而不能食。饮食下咽不畅,那是由于胃脘阻隔不通。受到水邪的影响,胃气不能和降,隔塞不通。

"身重难以行者,胃脉在足也"。因为水气影响到胃,胃的经脉是从上到下,阴者上升,阳者下降。胃是阳经,从头到足而走全身,病则身重难以行。

"月事不来者,胞脉闭也,胞脉者,属心而络于胞中,今气上迫肺,心气不得下通,故月事不来也"。前面讲到了风水病可以引起妇女月经不来。为什么?说是胞脉闭也。胞,是指子宫,或者说是胞宫。胞宫之络脉闭塞,所以月经不来。也是由于水邪影响了脾胃,气血化源不足胞脉就闭塞。此外胞脉属心而络于胞中,现在邪气迫于上焦肺,上迫于肺就影响心脉,心气不得下通,也会使月事不来。肾风病,用针误刺之后成了风水病,你看这一病可是五脏都涉及到了,开始是肾,水气上迫肺;又影响到胃,又影响到脾,又影响到心。虽然是肾风一个病,影响到五脏,因而出现五脏的症状。所以我们在治疗肾风这类病的时候,那就既要考虑到是肾的问题,是风的问题,同时还要考虑到全身,到底影响到哪一脏,或者是哪一脏受影响得最多。

[理论阐释]

"邪之所凑,其气必虚"的临床意义

虽然这一段讲了很多的内容,特别是病机讲得非常深入,甚至于就《黄帝内经》而言是分析得相当细致了。但是,作为理论的重要性,应该注重的还是"邪之所凑,其气必虚"的问题。这句经文,直接意思是阐发风水病肾阴不足,水不制火,而发"时热"的病机。但《评热病论》这几个病都应该有发热的症状,所以就本篇而言,这句经文意在说明:正不胜邪,阴阳交争不解的"阴阳交";或者是少阴之气虚于内,风热之邪胜的风厥病;或者是劳伤肺肾引起的劳风;或者是不当刺而刺,阴虚者阳必凑之的肾风,都是由于正不胜邪所致。所以"邪之所凑,其气必虚",它也就不单是总结肾风的问题,也可以总结前三个病。同时我刚才说了,"邪之所凑,其气必虚"可以作为中医认识疾病、分析发病的一个重要的理论,阐明一个重要的发病学观点。它可以说明疾病发生的共同性,共同特征,也就是正气不足是发病的内在根据。在邪正斗争胜负当中,正气盛衰是发病与否的关键。这样的观点在《黄帝内经》其他篇中还有,比如《素问遗篇·刺法论》所说的:"正气存内,邪不可干";《百病始生》我们讲过的,"风雨寒热不得虚,邪不能独伤人"等等。所以"邪之所凑,其气必虚",不仅是中医发病学说重要的观点之一,同时对养生学有一定的影响。因为要想不发病,就注意养生。把正气调养好了,那就可以"虽有大风苛毒,弗之能害",所以对养生学的发展也有积极意义。

[临证指要]

肾风、风水的治疗

《黄帝内经》虽然对肾风、风水病的病因病机、临床表现论述比较多,但未

306

提及此两病的具体治法,具体用哪个方子治? 没有。《黄帝内经》方子很少,就是十三方,还有一个方子在《素问遗篇》上,是后世的方子,所以《黄帝内经》方药很少。当然《黄帝内经》有针刺发热、水肿,谈了五十七个穴位。但是哪个方子、哪个穴位具体的治肾风、风水,好像没有明确这么说。所以说没有提到两病的具体治法。因二者均有水肿一个症状,当按水肿病进行治疗。关于水肿病的治疗,《素问·水热穴论》、《素问·骨空论》提出了水俞有五十七个穴位,都是用来治水肿病的。《素问·汤液醪醴论》又提出来"开鬼门"、"洁净府"、"去宛陈莝"等治疗方法。将来我们在讲治法的时候还要谈到,"开鬼门"是指发汗;"洁净府"是指利小便。"去宛陈",或者是"去宛陈莝",这句逗不同,可以从两方面考虑,一是去除瘀积之水;另外一个说法是去瘀血。就是说治疗水肿病可以"开鬼门"、"洁净府"、"活瘀血",还有针刺可以选用水俞五十七穴位当中的相关穴位。

其实,我们倒不妨这样考虑,肾风初起阶段不妨适当地用一些散风药,也不失为治本之道。历代医学家本着《黄帝内经》理论在治法上不断发展,张仲景因势利导,就近祛邪,所以《金匮要略·水气病脉证并治第十四》指出:"诸有水者,腰以下肿,当利小便。腰以上肿,当发汗乃愈。"在张仲景的书当中,利小便常用肾气丸、防己茯苓汤之类;发汗常用越婢汤,大、小青龙汤之类;利小便兼发汗,则可以用五苓散之类。从临床方面来看,有较大的指导意义。从现在的临床角度考虑,西医诊断的急性肾小球肾炎确实真是像肾风,或者是风水;亚急性和慢性肾小球肾炎也有的还像肾风。在治疗方法上,中医还是有相当的优势可言,就以肾小球肾炎来说,急性肾小球肾炎西医采取消炎的方法,比如青霉素。慢性的呢,好像西药的方法不是太好了,有的用激素,但是有副作用。再后呢,一些肾病严重了,所谓尿毒症,采取透析的方法。透析确实临时效果很好,但是久而久之,人体的气血大虚了,人体也是贫血了,功能状态低下,结果并不理想。再有,就是换个肾脏,内脏移植,移植问题当然也受到诸多因素的限制。所以急性、亚急性、慢性肾小球肾炎,乃至于肾病综合征,或者尿毒症等等,目前看来,中医药的治疗还是比较好的。在急性、亚急性阶段,用中西药物治疗效果都比较好,彻底治愈,比例相当高。对于慢性,甚至于是尿毒症,用中医药的疗法效果也较好,可以缓解症状,可以使肾功能适当的恢复。我校《黄帝内经》教研室的一位教授,他作一个中医优势病种调查。所谓优势、劣势,是中、西医作为对照而言。所谓优势,第一,是疗效好;第二,是病人容易接受,经济实惠,简单易行。他统计、研究的结果,中医和西医对比,中医优势的病种有若干个,哪个是第一? 中医优势的第一个病就是肾病。当然,这只是一位教授的研究,我在这里提一下。

本篇到这里就结束了。这一篇重点是关于病机的认识。虽然是讲的病证,但是关键就是病机的分析,这对我们临床辨证有很重要的指导意义。

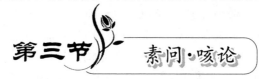

第三节　素问·咳论

[题解]

这一篇专题讨论咳的病因、病机、症状、分类及治法,全面论证咳嗽,所以叫做《咳论》。

[原文诵读]

黄帝问曰:肺之令人咳,何也?岐伯对曰:五脏六腑皆令人咳,非独肺也。帝曰:愿闻其状。岐伯曰:皮毛者肺之合也,皮毛先受邪气,邪气以从其合也。其寒饮食入胃,从肺脉上至于肺,则肺寒,肺寒则外内合邪,因而客之,则为肺咳。五脏各以其时受病,非其时,各传以与之。人与天地相参,故五脏各以治时,感于寒则受病,微则为咳,甚者为泄、为痛。乘秋则肺先受邪,乘春则肝先受之,乘夏则心先受之,乘至阴则脾先受之,乘冬则肾先受之。

帝曰:何以异之?岐伯曰:肺咳之状,咳而喘息有音,甚则唾血。心咳之状,咳则心痛,喉中介介如梗状,甚则咽肿喉痹。肝咳之状,咳则两胁下痛,甚则不可以转,转则两胠下满。脾咳之状,咳则右胁下痛,阴阴引肩背,甚则不可以动,动则咳剧。肾咳之状,咳则腰背相引而痛,甚则咳涎。

帝曰:六腑之咳奈何?安所受病?岐伯曰:五脏之久咳,乃移于六腑。脾咳不已,则胃受之,胃咳之状,咳而呕,呕甚则长虫出。肝咳不已,则胆受之,胆咳之状,咳呕胆汁。肺咳不已,则大肠受之,大肠咳状,咳而遗失。心咳不已,则小肠受之,小肠咳状,咳而失气,气与咳俱失。肾咳不已,则膀胱受之,膀胱咳状,咳而遗溺。久咳不已,则三焦受之,三焦咳状,咳而腹满,不欲食饮。此皆聚于胃,关于肺,使人多涕唾而面浮肿气逆也。

帝曰:治之奈何?岐伯曰:治脏者治其俞,治腑者治其合,浮肿者治其经。帝曰:善。

[串讲]

"黄帝问曰:肺之令人咳,何也?岐伯对曰:五脏六腑皆令人咳,非独肺也"。一般的咳嗽都是涉及到肺。肺主气,司呼吸,肺气不能宣降,因而出现气逆咳嗽,甚至于喘息,所以问"肺之令人咳"。但并不单是肺令人咳,而是五脏六腑之病都可以使人咳嗽。为什么呢?道理很简单。一、由于肺主治节,治节全身气血营卫。二、由于肺朝百脉。固然咳嗽离不开肺,但是百脉之病、五脏六腑之病,都可以通过经脉而影响到肺,导致咳嗽。所以咳嗽不单是肺、气管和喉咙的问题。咳嗽首先是肺的问题,同时又是涉及到五脏六腑。因此咳嗽虽然涉及到肺,但病本很可能是在其他的脏腑。

"帝曰:愿闻其状。岐伯曰:皮毛者肺之合也,皮毛先受邪气,邪气以从其合也"。五脏六腑之咳,都有哪些症状?首先说肺咳。外邪侵犯人体的话,是皮毛先受邪气。皮毛以从其合就到肺了,所以外邪首先容易影响到肺,那是由于肺合皮毛。

"其寒饮食入胃,从肺脉上至于肺,则肺寒,肺寒则外内合邪,因而客之,则为肺咳"。这个内外合邪的问题,我们讲过了。因为肺脉起于中焦,寒饮食入胃,这寒气就通过肺的经脉而上入于肺中,所以肺寒。上句经文说外受寒邪,从皮毛而入肺中,此句说内受饮食之寒气,所以内外合邪。由于内外之邪气都停留在肺,而引起的咳嗽就是肺咳。

"五脏各以其时受病,非其时,各传以与之"。五脏和四时,或者和五时有相应的关系,所以五脏容易在其相应之时受病。比如说,心病在夏,肝病在春,脾病在长夏等,所以五脏在其所主的时令感受病邪而发病。非其时,即不是肺脏所主之时,虽然不是肺所主之时,不是在秋季,但是都可以咳嗽。那是从其余各脏传给它的,所以叫"各传以与之"。

"人与天地相参,故五脏各以治时,感于寒则受病,微则为咳,甚者为泄、为痛"。人与天地相参是个最基本的道理,正是由于人与天地相参,所以五脏各有其治时。"治"即主持。各有其所主之时,所旺之时。就如同我刚才说,肝旺于春,心应于夏,肺应于秋,肾治于冬。《六节藏象论》所说"肾气通于冬,心气通于夏"等,所以说五脏各以其治时,感于寒则受病。五脏受到外邪其病轻微的,或出现咳嗽。如果病邪比较深重了,可以引起腹泻或疼痛。这是病已入里,特别是脾受寒邪,容易出现腹泻、腹痛。因为外邪影响到手太阴肺,而脾亦太阴也,同时就从肺脉来说,它也起于中焦,所以微则为咳,首先是影响到肺。再严重了,从肺就影响到脾,因此出现邪气入里而腹痛、腹泻的症状。

"乘秋则肺先受之,乘春则肝先受之,乘夏则心先受之,乘至阴则脾先受之,乘冬则肾先受之"。五脏各以其治时受病,所以乘秋则肺先受之。乘,趁的意思,凭借着秋季的特点,而侵害人体的邪气,首先是肺受之,肺应于秋。乘春则肝先受之,可是注意,它是说的先受之,不是说别的脏不受,不受就没有"各传以与之"的问题了。先受,然后可以传。乘秋则肺先受之;乘春则肝先受之;乘夏则心先受之;乘至阴是长夏,则脾先受之;乘冬则肾先受之。

"帝曰:何以异之?岐伯曰:肺咳之状,咳而喘息有音,甚则唾血"。那每一脏腑之咳有什么不同?心咳什么样?肺咳什么样?它们区别在何处?下边就介绍五脏之咳的主要症状。肺咳那是因为邪气阻滞于肺，肺气不利，失于清肃，因此不但咳嗽，而且还有气喘。同时，呼吸发出声音，即哮喘。甚则唾血，这里的唾血实际上是咳血，因为咳伤肺络，所以咳而唾血，这是肺咳的特点及主要症状。

"心咳之状，咳则心痛，喉中介介如梗状，甚则咽肿喉痹"。病在心脏而引起肺气不能宣降，出现咳嗽，但是这个咳嗽而兼有心痛。喉中介介如梗状，"介"通"芥"，杂草、小草叫做芥。喉中这里有些杂乱的感觉，堵塞不通。为什么心病出现这个呢？这是由于心脉上挟于咽，上通于喉，有邪气阻滞了，经脉不通畅了，因此出现喉中介介如梗状。甚则咽肿喉痹，喉痹就是闭阻不通，声音发不出来，连咳嗽也发不出声音了。肿痛而不通。

"肝咳之状，咳则两胁下痛，甚则不可以转，转则两胠下满"。两胁下为肝经之所过，肝气不通，肝气郁滞了，因而两胁下痛。可不要说肝在右胁，这不对，经脉是左右两侧相同的。由于经脉不通，疼痛严重了就不能转侧，两胁、腰部不能转侧。胠，是胁下的部位，口语所说的软肋。胀满，因为有邪气，经脉不通畅，所以就胀满。肝咳之状，是经脉方面的症状。

"脾咳之状，咳则右胁下痛，阴阴引肩背，甚则不可以动，动则咳剧"。这个症状好像不是太好解释，因为肝生于左，肺藏于右，肺之俞在肩背。右胁下以及肩背作痛，阴阴就是隐隐作痛，主要是肺的症状。明明说的是脾病，出现了一些肺的症状。前人多半从母病及子的角度来注释。脾为土，肺为金，母病及子，所以脾病而出现一些肺的症状。动则耗气，也就是越运动气越虚，越虚则越逆。逆不单是实，也有虚逆，所以越运动越咳嗽得厉害。当然这个动不单是运动，凡是劳动、动作都是吧！

"肾咳之状，咳则腰背相引而痛，甚则咳涎"。涎，粘涎。涎本来是脾之液。五液：汗为心之液，涕为肺之液，泪为肝之液，涎为脾之液，唾为肾之液。按五液来说，唾为肾之液。但是这里说的是甚则咳涎。但是又有一个理论，原则的说，五液都属于肾，所以说叫肾主五液。因为肾是水脏，主一身之水，所以说肾主五液。因此虽然涎是归属于脾，但也可以说肾咳出涎。当然，话说回来，这个涎应该是有咸味。为什么？五味当中，咸属于肾。

第52讲

下边接着谈六腑咳。

"帝曰：六腑之咳奈何？安所受病？岐伯曰：五脏之久咳，乃移于六腑"。六腑之咳是从哪里受的病？岐伯回答说：五脏之久咳，乃移于六腑。你看，这又提到病传的问题。我们在前面讲《百病始生》的时候曾经谈到病传的规律，一般是从表入里，曾经谈到过肠胃有邪，可以传到肠外，而引起积块病。这又谈到从腑入脏,咳病就有些特点,它不是从腑入脏,而是从脏入腑,这么个转移法。而且这个转移不见得是病轻了,一般地说是从腑入脏,是病势加剧;从脏转腑,应该是病轻。但是,五脏咳久,乃移于六腑,可不是病轻的现象,久病怎么移于六腑的呢?其实是按表里关系相传变。

"脾咳不已,则胃受之,胃咳之状,咳而呕,呕甚则长虫出"。长虫,即蛔虫。脾胃相为表里之脏腑,脾病久咳不已,胃就受邪气,就出现胃咳。由于胃气不能和降而上逆,因此咳而呕吐。一边咳一边呕,严重的时候,甚至于都可以吐出蛔虫来,那当然得这个病人腹中有蛔虫。《伤寒论》上有吐蛔,那是指厥阴病,与胃咳不是一个病。咳嗽恶心呕吐,这是胃咳。胃咳呕吐,应该治胃,在治胃的同时,不妨用一些利肺气的药。

"肝咳不已,则胆受之。胆咳之状,咳呕胆汁"。这个胆咳不是呕吐食物,也不是呕吐蛔虫,而是呕吐胆汁,呕苦汁。既咳嗽又呕吐苦汁,那是由于肝病及胆了。在治疗的时候既要治咳嗽,又要利胆。

"肺咳不已,则大肠受之,大肠咳状,咳而遗失"。遗失,大便失禁,大肠不能固摄,出现这个明显的虚象。

"心咳不已,则小肠受之,小肠咳状,咳而失气,气与咳俱失"。失气,即是转矢气,俗称放屁。这个"气与咳俱失",不是说失气完了咳嗽就好了,而是指咳也出现,失气也出现,这也是一种虚象。

"肾咳不已,则膀胱受之,膀胱咳状,咳而遗溺"。咳嗽尿就失禁,同样是虚,久病多虚羸。当然,那个胃咳呕吐和胆咳的呕胆汁倒不见得是虚象,但是后几脏传到腑,明显的是虚象。咳而遗溺,一咳嗽尿就失禁,还不是虚了?膀胱虚了,其实还不是肾气虚了。所以六腑之咳虽然是从五脏传来的,传到六腑,其实质则是脏腑俱病了,并非传入腑而脏则无病。

"久咳不已,则三焦受之,三焦咳状,咳而腹满,不欲食饮"。上边都是讲由脏传入腑的,而六腑有个三焦,没有相合的表里之脏。久咳未已,所有的脏腑之咳久了,都可以传入三焦。而成上、中、下三焦之病,所以这个"咳"属上焦,腹满和不欲食饮属中焦之病。是不是也会出现小便的问题?当然会。三焦,水谷之道路,所以水液也会出现异常。但是这里特别提的是腹满而不欲食饮。三焦司一身之气化,又叫水谷之道路,又称水道,其气化失常,水谷不能正常的代谢、输布与排出,因而可以出现腹满和不欲饮食。《灵兰秘典论》讲:三焦者,决渎之官,水道出焉。《经脉别论》说肺主通调水道,下输膀胱,我们也讲过水道就是三焦。这是五脏之咳,移于六腑,出现六腑咳。这个时候,其实是脏腑皆病。

"此皆聚于胃,关于肺,使人多涕唾而面浮肿气逆也"。五脏六腑之咳都

311

有共同点,即"聚于胃,而关于肺",也就是都和肺胃有关系。从病因上来说,外寒邪表,内舍于肺,又有寒饮食入胃,引起胃寒,寒邪从肺脉而上于肺中。内外合邪而发病,发病的根本多和胃有关,所以说皆聚于胃,而关于肺。这是一个很重要的理论,提示我们在治疗咳嗽的时候,不要忽视胃的问题。还有呢,使人多涕唾,那是咳嗽之后经常出现的问题,鼻涕外出。唾呢,比如说肾咳之状,甚则咳涎的问题。也有人认为涎就是唾,口腔分泌出的液体。面浮肿,因病聚于胃,而面部是阳明经所过。肺气逆,可以咳而多涕唾;阳明气逆可以出现面浮肿。因为"此皆聚于胃,关于肺",所以才有"使人多涕唾而面浮肿气逆"。

"帝曰:治之奈何?岐伯曰:治脏者治其俞,治腑者治其合,浮肿者治其经。帝曰:善。"对于上面所说的五脏六腑咳嗽,怎么治疗呢?五脏之咳针刺取其俞穴。十二经脉中,每一经都有井、荥、输、原、经、合这样一类穴位。但是,阴经没有原穴,以输代原,笼统叫五输穴。井穴在手足趾端,手少商、鱼际、太渊、经渠、尺泽,这就是手太阴肺经的井、荥、输、经、合,因为手太阴肺经是阴经,没有原穴,以太渊穴代替原穴。足经呢,也就是从足趾开始,足趾端的那些穴位是井穴。然后逐渐向上,到腘为合穴。每一条经都有井、荥、输、原、经、合几类穴。不同的穴位反应经脉之气的盛衰、多少不同的特点。比如说井穴,为什么叫井穴?经气就好像从水井、泉水冒出一样,往上经气流注荥、输、原,越来越旺盛。除了旺盛之外,当然还有不同特点,比如我们讲"寸口何以独为五脏主"的时候,就讲过原穴的问题,它又反映一身原气。合穴就是渐行渐深,就深入到内部了。井穴是很浅的,合穴相对就最深。治脏者治其俞,五脏有病的就治其俞穴,六腑有病就治其合穴,合穴是比较深的部位。所以从本篇看来,六腑之咳反而是比较深重的。面部浮肿治经穴,一种解释说面部浮肿气逆是最后的这个三焦咳;另外一种解释说,所有的经脉、所有的咳嗽都可以出现面浮肿气逆,因此取其经,不是单纯指三焦之咳。

治其俞、治其合、治其经,在历代的医学家还有不同的见解。另外,就是治其俞的"俞"也有不同的见解。有的医学家认为,并不是五输穴之俞,而是指膀胱经背部的俞穴,肺咳就治肺俞,心咳就治心俞,五脏六腑之咳就取五脏六腑之俞。这个问题,本人在临床治疗咳嗽,针刺用得不多,前人有过解释,但是本人理解不深,还有待研究。

[理论阐释]

(一)咳的病因病机

关于病因,一是风寒之邪从皮毛而入;二是内伤生冷饮食,内外合邪,这是基本的病因。虽本篇认为风寒客肺是导致咳嗽之主因,但在《黄帝内经》其他篇中,还有湿、热、火、燥诸邪外袭,也可以导致咳嗽的记载。我们学过的《生气通天论》"秋伤于湿,上逆而咳";《气交变大论》有"岁火太过……少气咳嗽",湿与火为病;又有"少阴司天,热淫所胜",热也可以喘咳;又有"阳明司天,燥淫所胜",燥邪也可以咳。所以说不单是风寒可以咳,六淫之气都可以引起咳嗽。再有,《至真要大论》上还谈到"阳明司天,清复内余,则咳衄嗌塞,心鬲中热,咳不止而白血出"燥气引起的咳嗽,还有咳白血,这是很有特点的一个症状。血不是红的吗?白血是什么?就是白的津液,或者白的泡沫。不是一般的津液,也不是痰,把那个叫做咳白血。说明《至真要大论》把这种燥咳看得是很重了,咳嗽出来的白物,属于血一类,病位比较深在,要用养肺阴的方法才能止得住这种燥咳。从病因而言,我们在临床看病的时候,还有些区别。比如就从声音上来讲,湿浊盛的咳嗽声音是重着的。而燥邪引起的咳嗽,声音是尖锐咳音嘶哑,燥咳还有一个症状,咽部作痒。病人有咽痒,这多是属于燥,就应该用润燥的办法去止咳。火热引起的咳嗽,往往是咳一段时间,或咳几个小时之后就发不出声音了,这是火郁在里了,治疗当然要发散火邪。湿的要去痰湿,比如二陈汤之类;燥的要润燥,比如清燥救肺汤之类;火热引起的,那可要发散火邪了。纯用凉药就不行,要用温散的,火郁发之的方法。用清热泻火的同时,药必须要用一些温散之品,如羌活、杏仁之类,声音就出来了。

(二)咳病与感邪轻重的关系

咳嗽这个病证当然和感邪轻重有关,邪轻,病就轻;邪重,病就重。所以本篇讲:"感于寒则受病,微则为咳,甚则为泄、为痛。"轻微,病邪浅在,可以引起咳嗽。严重的影响到内脏,可以出现腹痛,腹泄。所以我们说五脏咳久就转移到六腑,六腑咳反而出现痛、泄。本篇认为六腑之咳比五脏之咳病更严重了,这都是值得思考的问题。就不是泛泛的说五脏就重,六腑就轻。具体的病,就有这样一类,腑病比脏病还重。

[临证指要]

(一)脏腑咳的辨治

本篇提出咳病针刺的治疗原则:"在脏者治其俞,在腑者治其合,浮肿者治其经",这是针刺治疗原则。虽然简单,但对咳病的辨证论治有较大的指导意义。由于"五脏六腑皆令人咳,非独肺也",故在诊断时应注重主证又照顾兼证。首先辨明咳在脏在腑,然后采取相应的治疗措施,以协调脏腑间的关系平衡。后世医家在《黄帝内经》针刺治疗的基础上,创造了不少颇具成效的药方,比如王肯堂的《证治准绳》说:肺咳用麻黄汤;心咳用桔梗汤;肝咳用小柴胡汤;脾咳用升麻汤;肾咳用麻黄附子细辛汤。当然,前人的著作给我们提供一个线索,如果你真的只记住肾咳之状,咳则腰背相引而痛,甚则咳涎,这时候就是麻黄附子细辛汤,不见得对。如果真的还有寒,外寒还比较明显,再加上肾阳不足,你使用麻黄附子细辛汤是可以的。如果不是这样,就不见得对了。所以提出来五脏咳的辨治问题,举了前人的东西,同样是给我们提供一个思路。告诉各位,这是一个思路,这是一个考虑问题的方向。当然,还应该允许,同时也必然存在其他的方向。比如说咳嗽两胁胀痛,肝咳,现代有人总结了经验,用什么呢?用青黛、木瓜这两个药。比如刚才我说的肾咳,腰背相引而痛,甚则咳涎,我提到了,这个口涎很可能是有咸味的,因为在五行五味当中肾配属咸。比如我不久前治疗一个中年人咳嗽,他咳嗽有痰,而且口中或痰有咸味。这人虽然没有腰背相引而痛,但痰比较多,而且有咸味,就给他既化痰,同时又补肾。不是用的麻黄附子细辛汤,用的金水六君煎。金水六君煎是什么呢?二陈汤加了当归、熟地。二陈汤是治金,金是肺,祛痰的药嘛;水就是肾,既有痰盛,肺中实,又有肾阴虚,肾水不足,所以用的当归、熟地补血,补血就是补肾,精血同源,肝肾乙癸同源。给他金水六君煎吃下几剂之后,痰减少了还不算,咸味也去了。所以应该用中医理论去分析、认识临床上具体的某一个病。

关于六腑咳,王肯堂《证治准绳》提出来胃咳用乌梅丸。胃咳之所以用乌梅丸,我看王肯堂先生就是看《伤寒论》乌梅丸治疗厥阴病吐蛔,所以他用乌梅丸;胆咳用黄芩加半夏生姜汤;大肠咳,咳而遗失,用赤石脂禹余粮,赤石脂禹余粮是收涩的,免得大便失禁,或者是桃花汤;小肠咳,用芍药甘草汤;膀胱咳,用茯苓甘草汤;三焦咳,用钱氏异功散等。秦伯未先生《内经类证》指出:咳而小便不禁,用五苓散加党参。我想加些补肾药也可以,比如说桑螵蛸、金樱子是不是也固肾气呀?都可以考虑。甚至于如果是真的下元虚亏,气化不利了,所以小便失禁,加点肉桂可以不可以?当然也可以。还有一个方子治上盛下虚痰多喘的,苏子降气汤治喘,其实也治咳。很少说只喘不咳的,苏子降气汤那不是可以加点沉香,加点肉桂吗?因为他一咳就遗尿,喘也遗尿,属于肾和膀胱气化不利了,所以加沉香引气下行,加肉桂温化肾阳,使得气化好了,也有效。当然,秦伯未先生这个方法是可行的,我是说其他思路同样可以考虑。

(二)咳与季节气候的关系

咳嗽和季节气候的关系,应该考虑到某一季节的咳嗽和哪一脏相关。本篇提出"人与天地相参"从整体观念出发,这样一个观点对咳嗽病的治疗有一定的提示。清代医家林佩琴在《类证治裁》里根据四时生长收藏,阴阳升降之理,指出不同季节治疗咳嗽病用药的规律。他说以四时论之,春季的咳,木气升也,治宜兼降,用前胡、杏仁、海浮石、瓜蒌仁之属;夏季咳,火气炎也,治宜兼凉,用沙参、花粉、麦冬、知母、玄参之属;秋季咳,燥气乘金也,治宜清润,用玉竹、贝母、杏仁、阿胶、百合、枇杷膏之属。冬季咳,风寒侵肺,治宜温散,用苏叶、川芎、桂枝、麻黄之属。他只是举例而言,还有很多的温肺宣散的药治疗冬季的咳嗽,这就是从四季而言。我们讲课当中也经常谈到五运六气的问题,如果再考虑到运气,那么治疗选药就又增加了一个思考的余地。就如同我们上次讲课谈到的今年是癸未年,太阴湿土司天,管上半年;太阳寒水在泉,管下半年。预测下半年就应该寒,如果外感病来了,我们注意多备用一些温散寒邪的药,恐怕这也是一个思路。

(三)咳嗽"聚于胃,关于肺"对临床的启示

本篇经文在"聚于胃,关于肺"之后,还有"使人多涕唾而面浮肿气逆"的证候描述。咳病日久,每见浮肿之象,因为久咳气机都不畅,特别是肺气不利,经常见有面部浮肿。这个浮肿也不见得一按一个坑,就是俗语所说"宣",不实了,所以看到好像有些肿了,特别是眼胞肿,这常是外寒内饮之邪气壅闭肺胃所致。与《金匮要略》所说的"咳逆倚息,短气不得卧,其形如肿",(你看,其形"如肿",像是肿,他不说其形肿)和其形如肿的支饮颇为一致。张仲景在治疗支饮的方剂当中,如小半夏汤、小半夏加茯苓汤、厚朴大黄汤、泽泻汤、葶苈大枣泻肺汤、小青龙汤等,亦无不从肺胃着手。这确实是临床治咳嗽的很常用的方子。大家最熟悉的,最常用的就是外寒内饮的小青龙汤有生姜、甘草、半夏,这些都可以调胃。除上述治饮之方外,清燥救肺汤,特别是秋季最常用的方子,治秋燥咳嗽。还有麦门冬汤、沙参麦冬汤等,也都是治疗咳嗽在肺胃的常用方剂。可见本篇"聚于肺,关于胃"这一咳病辨治纲领的提出,确实对治疗咳嗽起到了执简驭繁的作用。

这一篇是全面论证咳嗽病因、病机、分类,乃至治疗原则,给中医学对于这个病的认识起到了奠基的作用。而且咳嗽病确实是常见的一种病,不是太好治的病,特别咳又和喘联系起来。为什么难治?咳嗽这个病它不单是在肺,还涉及到五脏六腑去了。所以病情复杂,抓住要领比较难,因此说难治。因为《黄帝内经》没有专门讲喘的一篇,因此学习咳也应该联系到喘。所以应该深刻地理解这篇的理论,在临床上联系实际,去具体地运用它。尽管咳嗽难治,从中医的理论上来说,通过我们认真的分析,还是可治的。《黄帝内经》还有明确的表述:"言不可治者,未得其术也。"说不能治,那是你没掌握这技术,就没有不治之症,从这个理论上讲,病都应该有办法治。《黄帝内经》时代是不是什么病都能治呢?也不可能。我们又进步两千年了,也还没有什么病都能治。但是从思想上,从理论上,认为病是能治的,这是积极的。所以认为这个病是不治之症,这太消极了。作为中医大夫,病人求治,我们应该千方百计地想方法去治,你最好不要说这个"没法治"。除非他不想治,你没办法给他治,像《黄帝内经》上所说的"病不许治者,病必不治"。但是说我现在没有好办法给他治,这倒是事实,应该总在不断地钻研它。人的方法是无穷尽的,当然客观世界的复杂性也是无穷尽的。

第53讲

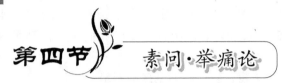

第四节 素问·举痛论

[题解]

这一篇在第四章病因病机讲过,就是九气为病那一节。关于篇名也已经讨论过,根据本篇有一句话:"愿闻五脏卒痛",所以有的注家认为,这"举痛"当是"卒痛"之误,这是一种解释;另一种解释,因为这一篇讲了十四种疼痛的症状、病机的问题,所以说列举十四种疼痛与病机,因此叫"举痛","举"是作列举讲。关于题目有这么两种解释。我们现在选的这一段,就是论十四种痛的病机与鉴别。

[原文诵读]

黄帝问曰:余闻善言天者,必有验于人;善言古者,必有合于今;善言人者,必有厌于己。如此,则道不惑而要数极,所谓明也。今余问于夫子,令言而可知,视而可见,扪而可得,令验于己,而发蒙解惑,可得而闻乎? 岐伯再拜稽首对曰:何道之问也? 帝曰:愿闻人之五脏卒痛,何气使然? 岐伯对曰:经脉流行不止,环周不休。寒气入经而稽迟,泣而不行,客于脉外则血少,客于脉中则气不通,故卒然而痛。

帝曰:其痛或卒然而止者,或痛甚不休者,或痛甚不可按者,或按之而痛止者,或按之无益者,或喘动应手者,或心与背相引而痛者,或胁肋与少腹相引而痛者,或腹痛引阴股者,或痛宿昔而成积者,或卒然痛死不知人有少间复生者,或痛而呕者,或腹痛而后泄者,或痛而闭不通者,凡此诸痛,各不同形,别之奈何?

岐伯曰:寒气客于脉外则脉寒,脉寒则缩蜷,缩蜷则脉绌急,绌急则外引小络,故卒然而痛,得炅则痛立止;因重中于寒,则痛久矣。寒气客于经脉之中,与炅气相薄则脉满,满则痛而不可按也。寒气稽留,炅气从上,则脉充大而血气乱,故痛甚不可按也。寒气客于肠胃之间,膜原之下,血不得散,小络急引故痛。按之则血气散,故按之痛止。寒气客于侠脊之脉,则深按之不能及,故按之无益也。寒气客于冲脉,冲脉起于关元,随腹直上,寒气客则脉不通,脉不通则气因之,故喘动应手矣。寒气客于背俞之脉则脉泣,脉泣则血虚,血虚则痛,其俞注于心,故相引而痛。按之则热气至,热气至则痛止矣。寒气客于厥阴之脉,厥阴之脉者,络阴器,系于肝,寒气客于脉中则血泣脉急,故胁肋与少腹相引痛矣。厥气客于阴股,寒气上及少腹,血泣在下相引,故腹痛引阴股。寒气客于小肠膜原之间,络血之中,血泣不得注于大经,血气稽留不得行,故宿昔而成积矣。寒气客于五脏,厥逆上泄,阴气竭,阳气未入,故卒然痛死不知人,气复反则生矣。寒气客于肠胃,厥逆上出,故痛而呕也。寒气客于小肠,小肠不得成聚,故后泄腹痛矣。热气留于小肠,肠中痛,瘅热焦渴则坚干不得出,故痛而闭不通矣。

帝曰:所谓言而可知者也,视而可见,奈何? 岐伯曰:五脏六腑,固尽有部,视其五色,黄赤为热,白为寒,青黑为痛,此所谓视而可见者也。帝曰:扪而可得,奈何? 岐伯曰:视其主病之脉,坚而血及陷下者,皆可扪而得也。帝曰:善。

[串讲]

"余闻善言天者,必有验于人;善言古者,必有合于今;善言人者,必有厌于己"。"天"指自然规律,善于讨论自然规律的人,必然可以用这种理论,来检验人们自己。"验"也就是检验的意思。用分析自然阴阳的理论来认识人体的问题。善于讨论古代的问题,这样的人必然可以把这个理论观点和现代的实践联系起来,这才是学有致用,才是有意义的。一般来说能够对古代历史有深刻认识的人,必然能正确地认识现在、乃至于认识将来的问题。所以说"善言古者,必有合于今"。"合",有参照的意思,与上句"善言天者,必有验于人"的"验",下句"善言人者,必有厌于己"的"厌",这三个字意思基本相同。善于讨论人的生理、病理以及人的社会问题,必然能把这些知识和理论与自己联系起来。

"如此,则道不惑而要数极"。"数"就是大的理论;"极"就是很充分,十分透彻。能够言天而知人,言古而知今,言人而知己,这样的人,对很重大的理论,一定理解得很透彻。念《黄帝内经》想不到去看病;研究养生,不知道怎么保养自己,那就是不透彻。这里说"道不惑",即对这些理论完全没有迷惑,很清楚。"而要数极",又十分透彻。"所谓明也",这就是明,聪明智慧,俗话说的明白人,不是糊涂人。不是囫囵吞枣,书也念了,历史也学了,对生理、病理也学过了,怎么样看病不清楚,怎么样对自己也不明白,那就是不明。

"今余问于夫子,令言而可知,视而可见,扪而可得"。现在请问老师,怎样才能够做到听见病人介绍,听到病人的说话,就可以知道病情。其实这是说通过问诊而知道病情;通过望诊可以了解病情,一看就大体知道是什么病。有人看完了也不知道什么病,那不就等于视而不见吗? 这要视而可见;"扪"就是扪按，按一按。说"扪心自问"不就是摸着心自问吗？按脉、按腹都属于扪的一类，所以都属于切诊、按诊问题，怎样通过切诊、按诊能够了解到病情？

"令验于己，而发蒙解惑，可得而闻乎？"。所以把"言而可知，视而可见，扪而可得"的理论都能掌握，自己也可以应用，也可以与自己的实践联系起来，借以启发蒙昧而解除迷惑。可以把这些道理告诉我吗？也就是怎样才能学会诊病方法呢？

"岐伯再拜稽首对曰：何道之问也"。这是讲诊法的理解问题了。"首"就是头，"稽"就是停留。稽首，敬礼之极，以头触地停一下。那这是说明礼很深，很周全。岐伯行礼又问，"何道之问也？"想问什么具体问题呀？

"帝曰：愿闻人之五脏卒痛，何气使然？岐伯对曰：经脉流行不止，环周不休"。"卒"就是这个"猝"，突然的意思。想听一听五脏突然疼痛是什么原因引起的？经脉里面运行气血，它是按十二经主体路线，当然还有奇经八脉，有规律地流行不止，所以叫"环周不休"，这是正常的生理现象。

"寒气入经而稽迟，泣而不行"。寒气侵入经脉的时候，就使气血运行迟缓，"稽"是停留，"迟"即迟缓。泣，音意同涩。由于寒气侵入经脉，使气血运行迟缓。血气得寒则凝，得温则行，受了寒邪之后，气血流通缓慢，产生凝涩。

"寒气客于脉外则血少，客于脉中则气不通，故卒然而痛"。这是一种互语。本来是寒邪客于脉外可以使气少，营行脉中，卫行脉外，卫属气，营属血。但这里说"客于脉外则血少"，即尽管是寒气客于脉外，伤了脉外之气，也使脉中之血少。反之，邪客于脉中伤的是血，也会使脉外之气受伤，所以说"客于脉中"则使脉外之卫气循行也不通畅。另外还有这样的考虑，其实脉内固然行的是血，它也得有气，脉内没有气这血也不能行，就是脉内行的是血它也有气；脉外虽然是以气行为主，其实脉外也并非无血。血行于脉内，气行于脉外，营行脉中，卫行脉外，这是相对而言的。换句话说脉内也得有气，脉外也得有血，所以客于脉内的时候气不通，客于脉外的时候血少。从这两方面理解我想就全面的了。总之是由于寒邪侵入，导致经脉内外气血运行不畅，气机阻滞了，所以就突然引起疼痛了。看来这里提出来的五脏卒痛的主要病因是寒，主要病机是寒邪凝涩。气血不能在经脉中顺畅的运行，所以不通而痛。下面就要提出十四种不同的疼痛。

"其痛或卒然而止者"。疼痛的时候突然的就可以停下来，不痛了，这第一种情况；"其痛甚不休者"，这是第二种；有的疼痛是持续的，没有休止的时间；"或痛甚不可按者"，这是第三种；疼痛的很厉害，不能触按，换句话说触按痛得更厉害；"或按之而痛止"，按下去之后疼痛反而会缓解，甚至于不痛了，这是第四种；"或按之无益者"，有的疼痛是按与不按没有变化，不因为按就痛剧,也不因为按就痛轻。这是第五种;"或喘动应手者",手按一按疼痛部位有跳动感,"喘"不是气喘,是躁动不安的感觉。这是第六种;"或心与背相引而痛者",疼痛的时候心背相牵引着,前心后背相互牵引着疼痛,这是第七种;"或胁肋与少腹相引而痛者",两胁肋疼痛还牵引少腹痛,这是第八种;"或腹痛引阴股者",腹痛牵引着大腿内侧,"阴股"是大腿的内侧,这是第九种;十种是说"或痛宿昔而成积者",疼痛很久,逐渐的形成积块病;第十一种是"或卒然痛死不知人有少间复生者",有的突然疼死过去,现在的话说痛得休克了,但是过一会儿就活过来了,苏醒了,所以"有少间复生",稍微的隔一段时间可以苏醒过来;第十二种是"痛而呕者",疼痛而呕吐;第十三种,"腹痛而后泄";第十四种,"痛而闭不通",疼痛而大便不通,这"闭"是大便闭。以上是问了十四种疼痛的情况,这确实也是临床上常见的一些疼痛,应该加以区别。怎么样鉴别,怎么样分析它们的病机?

"凡此诸痛,各不同形,别之奈何?"十四种疼痛各有不同的症状,怎么样鉴别呢? 不能笼统的说疼痛,西药还有点止痛片,中药还说不上哪些药有止痛作用呢! 其实西医也不是所有的痛都使止痛药,也得考虑病因问题。

下面就是要具体分析,这十四种疼痛的病因与病机了,因为分析了病因病机,就可以作鉴别诊断了。

"岐伯曰:寒气客于脉外则脉寒,脉寒则缩蜷,缩蜷则脉绌急,绌急则外引小络,故卒然而痛,得炅则痛立止"。寒邪侵犯到经脉之外,也会使得经脉受影响。"缩蜷"即卷缩,寒性凝,所以寒邪使得经脉缩蜷。"绌"即屈曲,经脉屈曲;"急"就是拘急,躯体拘急。受寒之后,脉缩蜷导致了躯体屈曲拘急。经脉绌急就牵引外面的小络。使小络气血不通,所以就卒然而痛。"炅"即热,得到热气,得到温暖之气后,寒气就散了,经脉不再拘急,气血也就通畅了,所以得热疼痛很快就好了。前面第一问"痛卒然而止",回答是寒气客于脉外,并不严重,牵引了小络,使小的络脉气血不通,得到热气的时候,热敷也好,热水浸泡也好,只要把寒散去,小络不再拘急,那么就可以气血通畅而痛立止。

"因重中于寒,则痛久矣"。重复的感受寒邪,不是感受得轻,而是感受得重了,不是感受寒邪而得到热气,而是再一次地感受寒邪,重复受寒,所以大经、小络,不能再舒展通畅,故而痛久。

"寒气客于经脉之中,与炅气相薄则脉满,满则痛而不可按也"。寒邪外来侵入经脉,人体内的阳热之气跟寒邪相互搏结,交织在一起。有寒邪和热气在脉里搏斗,经脉就充满,再按的话疼痛就更厉害了。看来这里是实证,寒邪和热气交织搏斗,有邪气充实所以越按越痛,则痛而不可按。

"寒气稽留,炅气从上,则脉充大而血气乱,故痛甚不可按也"。炅气从上，这个"上"字怀疑是"之"字之误，即热气从之。寒气停留，热气再随之而来。阳热之气和寒气相互搏结，相互搏斗，使得脉充大而血气乱，所以疼痛越来越厉害，而且不能按，因为脉满了，就越按越痛，这是讲的第三种，与第一种不同在于寒气"客于脉中"而非脉外。

"寒气客于肠胃之间，膜原之下，血不得散，小络急引故痛。按之则血气散，故按之痛止"。"膜原"此处是指肠胃之间相互联系的系膜，属于半表半里的位置，不在脏腑不在肌表。我们在前面讲《百病始生》篇的时候，不是有肠胃有寒而与肠外之汁沫相合的日久成积的病机吗？日久形成积块，形成痰核的那就是这个膜原。寒气客于肠胃之间，膜原之下，也就是膜原之中，膜原之内。跟我们前面所讲的，"劳风法在肺下"，就是在肺中的解释一致。由于膜原中血不得散，小的血脉拘急而牵引，不能通畅，所以就疼痛。但毕竟仅是膜原之小络，病位浅在，按压或按摩之后就可以使小络通畅开而痛止。以上是第四种疼痛。

"寒气客于侠脊之脉，则深按之不能及，故按之无益也"。前面说了有的疼痛拒按，有的按之痛止。这是说按之无益，疼痛没有加重，也没有缓解，这是为什么呢？是因为寒气客于挟着脊背的深层的经脉，按压的力量达不到邪气侵犯的那个部位，"故按之无益"，所以按起来没什么影响，它该怎么痛还怎么痛，既不减轻，也没有加重。这是第五种。

"寒气客于冲脉，冲脉起于关元，随腹直上，寒气客则脉不通，脉不通则气因之，故喘动应手矣"。"冲脉"是指行于腹部里面的那一支，其实从现代解剖学看来，那就是腹主动脉的部位，寒气客于那个部位。我们在讲经络的时候讲过，冲任督三脉皆起于肾下或者说起于胞宫，这儿说是关元，关元是脐下三寸的一个穴位，看来是指体表的标志而言，所以实际上还是起于胞中，总之是下焦。"随腹直上"，我们说过冲脉分布最广，有行腹前的，有行背后的，这是说的上行于腹里那一支。"寒气客则脉不通"，使得冲脉不通畅。冲脉不通畅，"气因之"就是说人体的阳气也因之而与邪气相互搏斗，这样就更不通了，病势更重了。这个时候用手深按一按患者腹部可以感到"咚咚咚"地跳，如"喘动应手"。有些病人说我肚子里有个病块在跳，大胖子一般摸不到，肉那么厚！这是第六种。

"寒气客于背俞之脉则脉泣，脉泣则血虚，血虚则痛，其俞注于心，故相引而痛"。"背俞之脉"就是太阳经在背部的五脏六腑之俞。寒气侵犯到背俞使经脉凝涩，脉涩则血虚，这个血虚是指血脉不通，不能发挥温煦濡养的作用而言。不是说受到寒邪以后，马上血就少了，不是这个意思。是说寒邪导致经脉凝涩，气血没有濡养作用出现虚的现象，所以"血虚则痛"。这里提到个虚痛问题,虚痛的道理就是气虚不能温煦,血虚不能滋养,都可以引起疼痛。又说"其俞注于心,故相引而痛",回答上文的心与背相引而痛的问题。太阳经脉的五脏六腑之俞都在背部,心俞也在背部,所以寒气客于背俞之脉,可以出现心与背相引而痛的症状特点。用手按压、或按摩,会促使气血流通阳气到来,针灸不是也引动正气到来吗? 按摩的道理和针刺的道理是一致的,也可以使经气运行过来,"热气至",这热气是人体的阳气,阳气到来之后就使得经脉通畅了。血气喜温而恶寒,热来了把凝涩去掉了,疼痛就止了。本人不是搞按摩的,但是一位按摩专家对我说过,他治疗冠心病,心绞痛,就是按压心俞。太阳经的背部的旁开一寸半的,五椎旁边那个心俞穴,两侧用按摩的手法,效果颇佳。这个专家还说在平时治疗的时候也可以按摩内关穴,内关是手厥阴心包经的,代心用事。这里说的"按之则热气至,热气至则痛止",所以没有硝酸甘油,没有速效救心丸,按压心俞和内关应该也是有效的,也是一种急救方法。这是第七种。

"寒气客于厥阴之脉,厥阴之脉者,络阴器,系于肝,寒气客于脉中则血泣脉急,故胁肋与少腹相引痛矣"。解释上面第八种,胁肋与少腹相引而痛的问题。疼痛的病因是寒邪,病机是寒邪客于厥阴之脉。胁肋,少腹和阴器,都是肝经所过,因此寒邪客之引起其经脉所过部位的疼痛。一般说小腹部,包括中间和两侧;少腹是说小腹部的两侧。肝经是行两侧。

"厥气客于阴股,寒气上及少腹,血泣在下相引,故腹痛引阴股"。寒气上于少腹,"故腹痛引阴股"。这是第九种。

"寒气客于小肠膜原之间,络血之中,血泣不得注于大经,血气稽留不得行,故宿昔而成积矣"。我们在《百病始生》篇讲过,积块病形成的病因和它的病机,这里就进一步谈到寒气客于肠胃之外膜原的络血之中。使得络脉之血凝,本来络脉之血可以到达于大经,通过大的经脉再回流循行运转,当寒邪影响到小的络脉时,其血凝涩,它就不能再回流到大经循行,于是血气停留下来了。"宿昔"就是停留日久了。逐渐逐渐地那就成积块病,也就是《百病始生》篇所说的肠外之汁沫,迫聚不得散,再与血络相结,而成为积块病,和《举痛论》所讲的积块病形成的道理是相同的。这是第十种疼痛。

"寒气客于五脏,厥逆上泄,阴气竭,阳气未入,故卒然痛死不知人,气复反则生矣"。"厥逆"就是寒邪上逆之气。"阴气竭",这个"竭",音意均同"遏",不是枯竭了,是被遏制。阳气由于外泄不能入于内,使得阴气被遏于内。那样的话,阴阳相互脱离则死,"故卒然痛死不知人"。如果阳气还能反回来,而入于内的话,就能够苏醒过来。这是第十一种疼痛。

"寒气客于肠胃,厥逆上出,故痛而呕也"。"厥逆"还是逆气了,寒气上逆,使得胃气也上逆,所以脘腹痛而且有呕吐。《黄帝内经》在这一篇没说头痛而呕,有的受了寒邪头痛很厉害,也可以有呕吐。倒不见得是脑膜炎、大脑炎之类,有的就是脑血管扩张、或收缩引起头痛。受到寒邪它容易收缩,受到热邪它容易扩张,当然有的人受到寒邪它也扩张。总之受到外邪之后,引起头痛同时呕吐,这并不是很少见的病。当然严重的,现在诊断脑炎的,脑膜刺激征、脖子发硬,又呕吐,那是比较严重的病。痛而呕,当然那都是邪气上逆出现的呕吐。这是第十二种疼痛。

"寒气客于小肠,小肠不得成聚,故后泄腹痛矣"。小肠受到寒邪影响之后,分清浊的功能失常了,本应清者渗入于膀胱,浊者下入于大肠,它这个分别不清楚了,所以大便不能聚而成形,出现腹泻腹痛。这是第十三种疼痛。上述十三种疼痛都是寒邪,但不是说所有疼痛都是寒。

"热气留于小肠,肠中痛,瘅热焦渴则坚干不得出,故痛而闭不通矣"。"瘅"也是热的意思,热甚谓之瘅;"焦渴"唇焦口渴,当然心与小肠相表里,所以也有人解释舌焦口渴。总之是有热而伤了津液。大便坚硬,干而不能排出。所以腹痛而大便不通。

第 54 讲

前面那 14 种疼痛主要是讲问诊,问痛不痛,只有喘动应手,当然是说的扪而可得。但是主要是通过病人口述,通过医生询问,所谓言而可知的问题。下面接着说:

"帝曰:所谓言而可知者也,视而可见,奈何?"。前面这个 14 种疼痛的情况主要是言而可知的问题,从问诊得来的。本段一开始不是说要"言而可知,视而可见,扪而可得,令验于己,可得而闻乎?"既然言而可知讲完了,下面就问视而可见。视而可见以及扪而可得的问题都是简要的说了。

"岐伯曰:五脏六腑,固尽有部,视其五色,黄赤为热,白为寒,青黑为痛,此所谓视而可见者也"。这个"固"有一个版本作"面",作"面"比较合适,可从。也就是五脏六腑在面部都有相应的部位,这在后面讲课当中会提到的,某一脏反应在面部是什么部位。"视其五色",观察面部的五色变化,来分析疾病。比如说鼻属于脾,鼻的颜色变化那就反映脾的问题。从五色上来看,黄色和赤色一般的是反应有热的现象,白是属寒的现象,而青黑是又寒又瘀滞不通的现象,所以主疼痛。通过观察面部的部位以及颜色的改变,那是可以判断疾病的所在和其寒热性质。

"帝曰:扪而可得,奈何? 岐伯曰:视其主病之脉,坚而血及陷下者,皆可扪而得也。帝曰:善"。按诊、切诊怎样应用呢? 岐伯回答说,那要通过观察找到它所病的经脉,在那些经脉上,如果是"坚而血"就是坚硬而充血,这是实证;"陷下"经脉不是充血,而陷下了,这是虚证。"皆可扪而得也",这都是可以用切按诊得出来的,它充血了,充斥了,摸得出来,它不足了、陷下了也应该摸得出来,这就是扪而可得的问题。作为《举痛论》研究痛证,按诊也是一个方法,除了上面言而可知的问诊,后面谈到察看面部颜色改变的望诊,再切按主病之经脉是充斥呢,还是陷下不足? 从而可以判断其疾病的虚实。

[理论阐释]

(一)疼痛的病因与病机

本段所说疼痛的病因主要是寒邪,换句话说是寒多热少,在 14 种疼痛当中,有 13 种是因为寒,只有一个热留于小肠,导致大便干结排不出来,当然有腹痛。疼痛以寒为主,因为寒为阴邪,其性凝敛,气血得寒则凝,凝则不通,不通则痛,这是一个大道理,当然不是绝对的。我们说了,热也痛,虚也痛,但是确实是疼痛以寒导致的不通为多见。《素问·痹论》也说"痛者寒气多也,有寒故痛也。"关于痛证,本篇概括为虚实,"客于脉外则血少",血少就说的是虚;"客于脉中则气不通",不通就属于实,所以病机分为虚实。当然这两句原文是相互补充,即是说邪气侵犯在经脉之外、之内都可以导致气血不通,也可以导致气血衰少,二者均可以引发疼痛。因此说疼痛病证无外乎虚实。引起疼痛的具体病机是什么? 一是不通,二是拘急,三是失养。由于气血虚了,气血不能温煦了,所谓脉涩则血虚,血虚则痛,不能滋养或者组织器官的失养也会引起疼痛;第四是气逆。换句话说虚实皆有疼痛,不止是不通则痛这一端,当然不通则痛是个主要的病机。所以我们在学习《黄帝内经》之后不要脑子只留一句话,"不通则痛,通则不痛"。只留下一句是不全面的,你还应该知道其他的拘急、失养、气逆都可以引起疼痛。

(二)疼痛的诊断要点

1. 疼痛的时间特点与程度　疼痛程度这里分轻、较重和重三种程度,如"按之痛止者"为轻;"痛久者"较重;"痛死不知人者"为最重。疼痛时间有的短,卒然而止,或者得热则止;有时间长的,重中于寒则痛久。

2. 疼痛对按压的反应　也分三种。一种是在浅表,按之则气血通畅,而痛止。或者说病位比较浅,小络受寒得热则止,得热则散,或按摩使热气至而痛止了;第二种是寒凝于经脉或者说热侵入于经脉,与人体的气血相互搏结,使经脉充实、胀满,这样的话,按之就痛,甚至剧痛,拒按;第三种是邪气侵犯的部位深,按压的力量达不到,因此是按之无益。所以疼痛对按压的反应无非是按之则止、按之加重。还有就是按之无益。这对分析病机都是有用的。

3. 疼痛的牵引部位　疼痛的牵引部位主要和经脉、腧穴相联系的,比如胁痛引少腹,那是肝经受邪,肝的经脉所过;心与背相引而痛,那是寒邪侵入于背俞,其俞注于心,所以心与背相引而痛。这是疼痛的牵引部位是和经脉、腧穴密切相关,所以要想懂得这个问题,就要熟悉经脉的理论。

4. 疼痛的寒热属性　一般地说喜温、喜按的是虚寒;拒按的是实证。喜冷的一般是有热,怕冷的多为寒。

5. 疼痛的兼症　疼痛的兼症也是辨别疼痛病位及其寒热虚实的重要依据。比如痛兼积聚,是邪客小肠膜原之间,寒凝血滞之故;痛伴昏厥,是阴阳之气脱离而不相交通,从《伤寒论》之后,医学界常用阴阳不相顺接。在《黄帝内经》上所讲的是阴气遏,阳气未入,其实讲的是阴藏于里,阳气泄越于外,是阴阳不相衔接,这也是兼症;痛而呕是寒邪犯于肠胃,失于和降;痛兼腹泻是邪犯小肠,清浊不分;痛兼便秘是热灼肠液所致,这是兼症对辨证的参考价值。

[临证指要]

"邪客于脉外则血少,客于脉中则气不通"

这句话是讲的虚实病机,具有纲领性意义,张介宾对不通则痛提出了见解,《类经·疾病类》说:"后世治痛之法,有曰痛无补法者,有曰通则不痛,痛则不通者,有曰痛随利减者,人相传诵,皆以此为不易之法,凡是痛证无不执而用之,……然痛证亦有虚实,治法亦有补泻,其辨之之法,不可不详。"又说"凡痛而胀闭者多实,不胀不闭者多虚。痛而拒按者为实,可按者为虚。喜寒者多实,爱热者多虚。饱而甚者多实,饥而甚者多虚。新病壮年者多实,愈攻愈剧者多虚。"在治疗上提出来:"故凡表虚而痛者,阳不足也,非温经不可;里虚而痛者,阴不足也,非养营不可;上虚而痛者,心脾受伤也,非补中不可;下虚而痛者,脱泄亡阴也,非速救脾肾、温补命门不可。"这也就是对《黄帝内经》疼痛虚实病机和诊治理法的发挥与运用。其实要注意的就是不要犯片面性错误,认为痛都是不通,凡是见到痛都要通,那不是全面的,其实有很多痛是虚的,不用说别的,腹痛虚证不少见,虚寒不少见。归脾汤治腹痛,补中益气汤也治腹痛。更不要说小建中汤治胃痛了,小建中汤也是偏于温补的,所以不要片面。

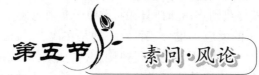

第五节　素问·风论

[题解]

这一篇讨论了风邪引起各种病证,所以叫《风论》。全篇就这么一个大的段落,分了三个自然段。

[原文诵读]

黄帝问曰:风之伤人也,或为寒热,或为热中,或为寒中,或为疠风,或为偏枯，或为风也，其病各异，其名不同，或内至五脏六腑，不知其解，愿闻其说。岐伯对曰：风气藏于皮肤之间，内不得通，外不得泄。风者善行而数变，腠理开则洒然寒，闭则热而闷，其寒也则衰食饮；其热也则消肌肉，故使人怢栗而不能食，名曰寒热。风气与阳明入胃，循脉而上至目内眦。其人肥，则风气不得外泄，则为热中而目黄；人瘦则外泄而寒，则为寒中而泣出。风气与太阳俱入，行诸脉俞，散于分肉之间，与卫气相干，其道不利，故使肌肉愤䐜而有疡，卫气有所凝而不行，故其肉有不仁也。疠者，有荣气热胕，其气不清，故使其鼻柱坏而色败，皮肤疡溃。风寒客于脉而不去，名曰疠风，或名曰寒热。

以春甲乙伤于风者为肝风，以夏丙丁伤于风者为心风，以季夏戊己伤于邪者为脾风，以秋庚辛中于邪者为肺风，以冬壬癸中于邪者为肾风。风中五脏六腑之俞，亦为脏腑之风，各入其门户，所中则为偏风。风气循风府而上，则为脑风。风入系头，则为目风、眼寒。饮酒中风，则为漏风。入房汗出中风，则为内风。新沐中风，则为首风。久风入中，则为肠风、飧泄。外在腠理，则为泄风。故风者，百病之长也。至其变化，乃为他病也，无常方，然致有风气也。

帝曰：五脏风之形状不同者何？愿闻其诊及其病能。岐伯曰：肺风之状，多汗恶风，色皏然白，时咳短气，昼日则差，暮则甚，诊在眉上，其色白。心风之状，多汗恶风，焦绝，善怒嚇，赤色，病甚则言不可快，诊在口，其色赤。肝风之状，多汗恶风，善悲，色微苍，嗌干善怒，时憎女子，诊在目下，其色青。脾风之状，多汗恶风，身体怠墯，四肢不欲动，色薄微黄，不嗜食，诊在鼻上，其色黄。肾风之状，多汗恶风，面痝然浮肿，脊痛不能正立，其色炲，隐曲不利，诊在肌上，其色黑。胃风之状，颈多汗，恶风，食饮不下，鬲塞不通，腹善满，失衣则䐜胀，食寒则泄，诊形瘦而腹大。首风之状，头面多汗恶风，当先风一日则病甚，头痛不可以出内，至其风日，则病少愈。漏风之状，或多汗，常不可单衣，食则汗出，甚则身汗，喘息恶风，衣常濡，口干善渴，不能劳事。泄风之状，多汗，汗出泄衣上，口中干，上渍，其风不能劳事，身体尽痛则寒。帝曰：善！

[串讲]

"风之伤人也，或为寒热，或为热中，或为寒中，或为疠风，或为偏枯，或为风也"。寒热是作为病名来提出的，《黄帝内经》中关于寒热病的记载很多，《灵枢经》有《寒热病》篇、《寒热》篇。看来这里是指发热恶寒这一类的病。"热中"，就是里热；"寒中"，就是里寒；"疠风"，就是后世所说的大麻风，麻风病；"偏枯"，就是半身不遂这一类的病，脑中风后的半身不遂；"或为风也"，因为下面还谈到了很多的风，什么首风、漏风、泄风、内风，很多风，这个"或为风也"就是泛指以下诸风。

"其病各异，其名不同，或内至五脏六腑，不知其解，愿闻其说"。每个病的症状都各不一样,病名也不同。以病位而言,有的还涉及到五脏六腑了。希望了解其中的道理。

"岐伯对曰:风气藏于皮肤之间,内不得通,外不得泄"。既不向内,也没向外,就藏于皮肤之间,这是外风致病的开始阶段。

"风者善行而数变"。"善行",游走快,病情变化复杂,善行或表或里,或上或下,飘浮不定,游走不定;"数变",变化多,或热、或寒、或腹泻、或呕吐、或疼痛、或者出血,病情变化很复杂。

"腠理开则洒然寒,闭则热而闷,其寒也则衰食饮;其热也则消肌肉,故使人怢栗而不能食,名曰寒热"。因为"风为阳邪,其性开泄",所以容易使人腠理疏松,而出现"洒然寒",就好像有凉水喷到身上一样,突然的那么寒冷。"闭则热而闷",皮肤闭塞看来这是风夹寒邪了,使皮肤闭塞,汗孔不通畅,那么卫气不得宣散,所以就出现发热而烦闷。由于风寒邪气侵犯到人体伤了肠胃,就饮食衰少,食欲不好。"其热也则消肌肉",风寒之邪化为热,或者导致了卫气不能宣散而郁热于里,热则灼伤津液,消减肌肉。"怢栗"就是突然战栗。而不能饮食。"名曰寒热",这就叫做寒热病。

"风气与阳明入胃,循脉而上至目内眦。其人肥,则风气不得外泄,则为热中而目黄;人瘦则外泄而寒,则为寒中而泣出"。足阳明经脉到目下,风气侵入可以随阳明之脉上行到达于目内眦,眼内角。如果其人肥",肥人多湿,则风气不得外泄,湿蕴为热,成为湿热病。"热中"即里热病。目黄,指黄疸病。从这儿看,黄疸病是阳明胃的湿热,在《黄帝内经》里面所有的黄疸病其病机就是肠胃或者脾胃湿热。"人瘦则外泄而寒",人体瘦的话,风气可以外泄,阳热之气也随之外泄,就成为里寒证,里寒即"寒中"。"泣出",流眼泪,所谓风泪眼,遇风就流泪,和阳明也有关系。当然到底是寒的泣出还是热的泣出,还要辨别。《黄帝内经》提出来目风眼寒,那种受风流泪认为是有寒。

"风气与太阳俱入,行诸脉俞,散于分肉之间,与卫气相干,其道不利,故使肌肉愤䐜而有疡"。"太阳"就是足太阳膀胱经,太阳主一身之表,风气侵入之后随足太阳膀胱经的经脉行于各个俞穴。风气散于分肉之间,干扰卫气的运行,卫气运行不利,也影响到营气。"其道不利",即是说营卫二气之道都不通畅。营卫之道路不通畅,"故使肌肉愤䐜而有疡","愤䐜"就是肿胀,而成为疮疡之病。营卫之气逆乱了不就成为疮疡之病吗,我们在讲《生气通天论》时讲过"营气不从,逆于肉里,乃生痈肿",营卫之气逆乱,于是就发热、肿胀,甚至于化成脓。这"使肌肉愤䐜而有疡",同样是和《生气通天论》所说的逆于肉里是一回事。

"卫气有所凝而不行,故其肉有不仁也"。当然这里也是说营卫二气受到邪气的影响凝而不得行,运行失常。"故其肉有不仁也","肉"是指皮肤肌肉;"不仁",不知痛痒,麻木不仁。那是由于营卫之气不能滋养温煦肌肉皮肤,所以不知痛痒而麻木。在《黄帝内经》里面关于麻木不知痛痒的问题有两种说法。一个是《素问·逆调论》说:"营气虚则不仁,卫气虚则不用",说肌肤麻木不仁是由于营气虚不能滋养所致;肢体不能运动,是因为卫阳之气虚不能温煦造成的。可是《灵枢·刺节真邪》篇上还有一个相反的说法,谓:"卫气不行则为不仁"。看来营卫之气是不可分离的,尽管说卫气是阳气,主运动,营气行于脉中,主滋养,但二者是不可分的。本篇这里是说卫气有所凝而不行,故肉有不仁,你看从文字上是说卫气凝而不行才麻木不仁。所以刚才我讲的时候,虽然说的是卫气,实际上是说营卫二气,不能滋养、不能温煦都可以出现肌肉的麻木不仁。

"疠者,有荣气热胕,其气不清,故使其鼻柱坏而色败,皮肤疡溃"。这个"疠"就是后来所说的麻风病,《黄帝内经》时候叫疠风,为什么叫疠风? 说这个病非常厉害,又有疫疠之气的性质,具有一定的传染的性质,因此取名为疠风。其病机怎样? 是营气受热胕肿,是"热胜则肿"那个肿,红肿。由于风邪侵入了经脉使营卫之气不通畅,郁而为热,成为胕肿,也就成疮疡一类了。"其气不清",说明有毒气,这个风气不是一般的风,有毒,污浊之气,所以说其气不清。"鼻柱坏",这个病使鼻梁骨都破坏了;"色败",那面色太难看了。"皮肤疡溃",皮肤也出现一块一块的溃疡肿胀。这是由于风寒之邪侵犯到血脉之中而不能除掉,这就叫疠风,因为这个病也有发热恶寒的症状,所以或者也可以说它叫寒热。不过疠风这个病我没见过,也是书本上看到过,这个病要有的话,也都管理起来,一起居住,一起治疗,不能随便走,因为它具有传染的性质。《黄帝内经》时代对这个病有记载,也看到它其气不清,虽然是风寒之邪侵犯,但是到体内它郁而为热,有毒气。同时看到作为疠这个名字来看,也认识到它有相当的传染性,又认识到它非常严重。关于症状和现在书籍上所描写的一致。这是第一段,就讲了这样几种病。虽然都是风邪或者风寒之邪,由于侵犯的部位不同,由于人体的体质强弱、肥瘦的不同,可以有不同的症状表现,成为不同的风病。

下面又讲风病和时间有什么关系,和季节和日期有什么关系?

"以春甲乙伤于风者为肝风"。春季、甲乙日,与木气相应,天有十干,配属五行。甲乙木,应于春,应于东方,东方甲乙木;南方丙丁火,应于夏;中央戊己土,应于长夏,也就是应于脾;西方庚辛金,属于肺,属于秋季;北方壬癸水,属于肾。十干日,现在日历上不标了,在清代的时候还标哪天是什么日。而且在《黄帝内经》里面,还根据十干日判断人体气血运行和哪一脏腑相应问题,

327

从而还决定针刺取穴,只不过近几十年来对这方面不够重视。但是我们知道这个甲乙日就是十干日的甲乙日,甲乙属风木之气,所以春天和甲乙日都属于木。"伤于风",受到风邪,容易得肝风之病,因为甲乙日应于肝。

"以夏丙丁伤于风者为心风,以季夏戊己伤于邪者为脾风,以秋庚辛中于邪者为肺风,以冬壬癸中于邪者为肾风"。同样道理,夏季或者丙丁日受到风邪容易得病是心风,因为心通于夏,丙丁也是火,通于心。同样,"长夏戊己伤于邪者为脾风,秋庚辛中于邪者为肺风,以冬壬癸中于邪者为肾风",那就是根据时间和五脏的关系,五脏在其所相应之时容易受到邪气,而成为五脏之风。

"风中五脏六腑之俞,亦为脏腑之风,各入其门户,所中则为偏风"。风邪侵犯到五脏六腑之俞的时候也可以成为五脏六腑之风。因为我刚才谈到,这五脏六腑之俞是指膀胱经背部的有关俞穴,它们内连于脏腑,因此风中于脏腑之俞,也就成为脏腑之风。比如肺俞受风那就是肺风,胃俞受风那就是胃风,就是因为俞和内脏是相应的。

"各入其门户,所中则为偏风"。"门户"也就是俞穴。俞穴被风邪所中的话就可以成为偏风。"偏风"有两种解释,一指偏枯,就是半身不遂的那种偏枯;二是风邪偏中于身体的某个部位,不是全部。两种解释都有道理。

"风气循风府而上,则为脑风"。"风府"就是脑后的督脉穴位,发际上一寸,风府穴。风邪中于风府穴,可以上入于脑,那就叫脑风。脑风是风犯脑髓,以脑部的疼痛为主症的病,即外风侵入了脑髓引起了脑风。

"风入系头,则为目风、眼寒"。风邪侵入,从目系而入于头,因为目系连于脑。病名叫做目风,"眼寒"即流泪,主要症状是迎风流泪。

第55讲

"饮酒中风,则为漏风",这是因为饮酒过度,汗出而受的风,风为阳邪,开泄腠理,再加上酒气热而剽悍,也容易使腠理开,因此这种风病汗出得特别多,好像漏出来的一样,取名叫做漏风。在《素问·病能论》当中把它叫做酒风,而且提出了治法。

"入房汗出中风,则为内风"。"入房"是指的房事,行房汗出而受到风邪,这是由于精气内虚而又受风邪,所以叫内风。

"新沐中风,则为首风"。洗澡洗头叫做沐。洗头的时候头部的腠理舒张,容易受到风邪,这个时候感受风邪,病名叫做首风。首风的症状一般地说有汗出、恶风、头痛,还可能产生一些其他的症状,比如睡眠不好,发热微恶寒等等。

"久风入中,则为肠风"。外受风邪,日久不愈,侵入到肠胃,可以引起肠风之病,肠风一般是以便血为主症,然后也可以出现飧泄。肠风和泄泻可以认为是两个病,都是久风入中所引起的,但是也可以看作是一个病。反正久风入中,风入于肠引起肠风,可以便血,也可以引起腹泻。"风客淫气,精乃亡",然后可以伤肝,肝木之气再伤肠胃,因而引起腹泻。

"外在腠理,则为泄风"。入于中可以成为肠风、飧泄,外在腠理的话就可以成为泄风,泄风的主要症状是恶风,从下文看,还有汗出多、口干、乏力、身痛等症状。

"故风者,百病之长也"。上面说了风邪导致很多病,在不同季节可以引起五脏之风,风侵犯不同部位可以有不同之风,有脑风、目风、漏风、泄风、首风,乃至于肠风,所以说"风者,百病之长也",很多病都可以由风邪引起。当然关于风为百病之长,在其他篇我们已经讲过了,这个概念除了风的变化快、风的侵犯部位多、风邪无孔不入之外,还有风邪容易与其他邪气相杂为病,六淫之邪,风为先导,相杂为病,所以说百病之长也。

"至其变化,乃为他病也,无常方,然致有风气也"。风邪侵犯到人体之后,可以随着人体体质情况而发生很多的变化,也就是说可以不见得还叫做风病,可以引起其他的病。"无常方","方"者法也,或者叫规律,无常方是说没有特定的一个规律。尽管如此,"然致有风气也",它总有受风的病因以及使风气侵犯人体的这个体质,就是说内外因素还是找得到的,虽然它的变化很多,简直是没有规律可循,但是总有,一是受了风邪,二是人体的不同的状态,还是可以看得到的。比如除了上面所说这些病,我们中医把身上起那个荨[qián]麻疹,现在约定俗成,也叫荨[xún]麻疹了,那不也叫风吗?还有一些其他的病,现在西医所说的很多过敏性的疾病,不能说全部过敏性的疾病,很多过敏性的疾病按中医病因分析好像都和风有关系,它总是有体质问题,总是有一个致病因素在那里。所以说"然致有风气也",有导致风邪侵入的因素。

"帝曰:五脏风之形状不同者何? 愿闻其诊及其病能"。"形状"是指的症状,不同的表现,病形、病状,都是形状。"愿闻其诊",想听听它的症状特点,五脏之风中每一个风诊断的特点是什么? 或者说鉴别的主要点在哪里? "病能",也是临床表现,这个"能"字读作[tài],我们在讲《阴阳应象大论》的时候讲过,有"病之形能也"这么一句话。也就是相当于底下加个心字,那个繁体字的態,状态的态。

"岐伯曰:肺风之状,多汗恶风,色皏然白,时咳短气,昼日则差,暮则甚,诊在眉上,其色白"。肺风病"多汗恶风"。下面五脏六腑风都有多汗恶风那个症状,但是肺脏的特殊点在于"色皏然白","皏"是浅白色,淡白色,因为肺属秋金,其色白。"时咳短气",肺主气,司呼吸,又主宣降,肺气不能宣降,所以容易咳嗽,肺气虚而短气。"差"读[chài],也就是减轻的意思,在《伤寒论》上用的是这个"瘥"。昼日则差,白天病减轻。"暮则甚",入夜晚病就加重了,为什么白天病轻,夜晚加重呢?是因为肺属手太阴,夜为阴,到它相应的时间病就加重,至夜半而营卫之气大会于手太阴肺经,所以夜间病势加重。"眉上",即两眉间,是在诊断上有特殊意义的部位,我们讲《举痛论》的时候谈到过"五脏固尽有部",五脏在面部有它固定的相应部位,相配属、相联系的部位。在《黄帝内经》其他篇章,还有关于五脏与面部相联系的记载。按本篇说,在两眉之间,是肺所主的部位。这个说法是按肺为五脏六腑之盖,在最上部,两眉之间,可以看作是面部的最高处,由肺所主。

"心风之状,多汗恶风,焦绝,善怒嚇,赤色,病甚则言不可快,诊在口,其色赤"。关于焦绝这个症状解释不一,我们就按张介宾的解释,张介宾注:"焦绝者,唇舌焦燥,津液干绝也。"这是因为有风,多汗,消耗了津液,因此出现唇舌焦燥。病在于阳,因而容易发怒而吓唬人,这一点本人的体会还不多,因为心受了风邪容易吓唬人,多怒还是可以,心神受到影响因此多怒。赤色,心为火之色,为赤色。言为心声,所以心脏受了风邪之后,自我觉得说话迟缓,也可能真的说话迟缓,也可能病人自我感觉舌体不利而说话迟缓,心受风邪这个症状在临床上还是见得到的,或者说还是比较常见的。"诊在口",一般的注家认为这个"口"应当作"舌",诊在舌,因为心开窍于舌,再加上前面言不可快,也是因为舌的问题。

"肝风之状,多汗恶风,善悲,色微苍,嗌干善怒,时憎女子,诊在目下,其色青"。讲《调经论》和《本神》的时候,都讲过"肝实则怒,虚则恐",这里是善悲,那看来是肝风导致了虚象而善悲。面色微苍,苍青是肝木之色。"嗌干善怒",这不又出现善怒了吗,伤了津液故咽干,怒为肝之志,所以肝风之状可以善悲,也可以善怒,有虚实不同而已。至于为什么虚,为什么实?那除了风邪之外,还和受病之人的肝脏的原本情况有关系。"时憎女子",一般的注家认为,是说性功能衰弱,那指男子而言了,如果是肝气实,所谓"实则阳强,虚则妒阴",说肝经实则性欲亢进,虚则性功能低下,因为肝风之后可以出现性功能低下,所以叫"妒阴"。肝病出现性功能障碍是比较多见的。"诊在目下,其色青",在这两眼下面的部位,所谓青眼圈,那属于肝风。一般地说,下眼睑属脾,但是在本篇把肝特定的部位定在目下,可以理解为"木克土"。

"脾风之状,多汗恶风,身体怠惰,四肢不欲动,色薄微黄,不嗜食,诊在鼻上,其色黄"。脾主肌肉四肢,所以脾受风邪就身体怠惰,"阳气实四肢,浊阴归六腑",脾胃之阳充实于四肢,才运动轻劲多力。由于脾受风邪而气虚,所以导致的身体怠惰,而四肢不欲动。面色微黄,黄是脾之色,运化不利而不欲食。鼻子在面部的中央，脾在五脏中央，所以脾风"诊在鼻上，其色黄"。

"肾风之状，多汗恶风，面庞然浮肿，脊痛不能正立，其色炲，隐曲不利，诊在肌上，其色黑"。这个肾风我们讲《评热病论》那不有"面胕庞然壅，害于言，可刺否？岐伯曰：虚不当刺，不当刺而刺，后五日，其气必至。"我们都讲过的，就是那个肾风。这里又多列出了一个症状"脊痛不能正立"，受了风邪之后腰脊疼痛不能直立，腰为肾之府，肾与膀胱相表里，膀胱经脉在于脊背，所以肾受风邪可以出现腰背疼痛的症状。"其色炲"，"炲"像那个煤烟的黑色，枯槁无华的。"隐曲不利"，一说小便不利，二说性功能衰退，小便不利和性功能衰退，两说都可以。因为肾司二便，又主生殖，所以肾风还可以出现隐曲不利，此为隐曲之事，不宜张扬的。"肌"，《太素》作"颐"，可从。颐其实就是现在所说两颧骨上面的部位，由肾所主。其色黑，肾之色为黑，黑为水之色。我说了，五脏所主部位，在《黄帝内经》上还有其他的说法，和本篇所讲不同。但是本篇说两颧属肾，发黑是水之色。

"胃风之状，颈多汗，恶风，食饮不下，鬲塞不通，腹善满，失衣则䐜胀，食寒则泄，诊形瘦而腹大"。这个颈多汗是颈部以上多汗，包括头颈，就是《伤寒论》所说的"头面汗出，齐颈而还"那个症状。胃受风邪，不能和降，所以饮食不下。吞咽不畅、腹部胀满，大便不利，这都是胃失和降的现象，都可称为"鬲塞不通"。

"失衣则䐜胀，食寒则泄"。少穿了衣服就䐜胀，也就是受点寒，肠胃功能就更差了，所以就䐜胀。本来就胀满，如果再吃凉的东西，就导致脾胃运化失职，而出现泄泻病。换句话说，胃风可以有腹满，腹胀，大便不通，如果再吃凉东西的话，导致了胃的阳气受伤还可以出现腹泻。"诊形瘦而腹大"，这个特点诊断的不是在面部，是整个形体消瘦，而腹部胀大，那是消化吸收有问题。

"首风之状，头面多汗恶风，当先风一日则病甚，头痛不可以出内，至其风日，则病少愈"。首风，头面多汗，本来一般的风证，像前面看到的，都是有多汗恶风，但是这个首风特点呢，是头面多汗恶风。"当先风一日则病甚"，我们看到还有头痛，前面讲"新沐中风，则为首风"的时候，说洗头受风容易头痛。自然界刮风的前一天，病就明显了，怎么样呢？"头痛不可以出内"，头痛得厉害了，那说明平时也有头痛，只是刮风的前一天，症状加重，重到头痛离不开屋子，不能离开室内。为什么当先风一日则病甚呢？是由于外风引动了体内之风，很多病都这样，特别是那些关节病，或说有些人受了伤之后，甚至于哪怕得了肝炎之后也常有这个症状，自然气候一变化，风还没来呢，雨还没下呢，天还没阴呢，提前一天，原来体内有旧邪存在，自然界气候刚要变化，引动了体内旧有之邪，所以出现症状。等到风雨真的来了，首风之邪也可以稍微排出来一

331

些,则病少愈,得比原来好点,比"当先风一日,头痛不可以出内"症状要缓解一些。

"漏风之状,或多汗,常不可单衣,食则汗出,甚则身汗,喘息恶风,衣常濡,口干善渴,不能劳事"。饮酒中风而成漏风,又叫酒风,汗出得非常多,但却不能穿少了,穿少了就更不得了,那恶风会更严重。本来就汗多,当吃饭的时候汗就更多了,甚至于全身都出汗。由于胃经上头面,所以一般食则汗出的话也多半是头面出汗,饮食下到胃里,胃气蒸腾,所以导致头面多汗。但是这个漏风,全身都可以出汗,还可以出现喘息恶风,由于胃气不能正常的和降也导致了肺气不能肃降,所以有喘息。"衣常濡",身上衣服经常是湿的,少穿就怕风,穿上汗很多,所以衣服经常是湿的。汗出很多,津液受伤,所以口干善渴。不耐劳作,稍微劳作多一些那就汗出得不得了,就加重喘息。

"泄风之状,多汗,汗出泄衣上,口中干,上渍,其风不能劳事,身体尽痛则寒"。由于有汗出泄衣上,所以叫泄风。"口中干"是由于伤津液。"上渍",上半身湿。泄风之状口干而上半身汗多,也不耐劳事,跟上面所说的漏风之状一样,一是正气虚,体力不济,不能劳事;一是劳事汗出就更多,所以不耐劳事。气血津液都受到损伤了,所以身体疼痛。阳气不足,风邪引动津液外出,大汗也伤阳气,所以身体既疼痛又寒冷。

这段讲了各种风证,每一种只是强调了个病因,又突出了一个或者两个症状。在《黄帝内经》作者认为这是典型的、有特点的症状,不可能是风证的全部症状。《黄帝内经》也说"至其变化,乃为他病",还有很多的呢,只是没有讲那些变化而已。风邪在病因里面是一个重要的外因,或者说是六淫之首,或者说百病之长,所以立专篇讨论风邪致病特点,同时又举出来多种风证来说明它的病机以及引起的各种病证。

[理论阐释]

风邪性质和致病特点

风邪作为六淫之首,它有轻扬开泄、善行数变、为百病之长,或者说有主动致病的特点。其一,风为阳邪,易伤阳位。这个我们讲过多遍,《太阴阳明论》说:"阳受风气","伤于风者,上先受之","故犯贼风虚邪者,阳受之。"风邪容易伤人之阳,因为它是阳邪,同气相求。第二,风性开泄,容易伤害卫气,伤害人之表。第三,善行数变,所以伤人病位游走不定,突然发病,病起急暴,也可以产生很多的症状。关于风邪善行数变,《黄帝内经》多处举出这样的例子,我们学过的《生气通天论》论风邪所伤,引发寒热病,以及洞泄等。《灵枢·岁露论》篇有"贼风邪气之中人也,不得以时,然必因其开也","必因其开"是因为卫气虚,腠理开,风邪侵入人体的。第四点,风性主动,《阴阳应象大论》说

"风胜则动",《至真要大论》说"诸风掉眩",那不都说的动吗？眩晕是自我感觉在动,肢体震摇是别人看到在动。第五点,风为百病之长,它致病极为广泛,常在不同的时日、不同的条件下侵犯机体,成为外感病邪之首。《骨空论》和《生气通天论》都有"风者,百病之始也",和本篇所说的意思相同。关于风邪致病的特点,提出这样五个方面。

[临证指要]

本篇所论风邪所致的疾病共18种,可以归纳为四类。

第一类,是根据所伤部位来命名的有十个病。有肝风,多汗,恶风,面色青,咽干,善怒,还有时憎女子,可以考虑用甘麦大枣汤加桑叶、荆芥。甘麦大枣是养营血,营血足了就不受风邪,或者容易疏散肝风。加桑叶和荆芥是疏风的,再可以加上白芍来柔肝敛阴。肺风,恶风,咳嗽,少气,昼日则差,暮则甚,诊在眉上。根据这个病情,可以考虑用益肺气、祛风邪的方法,可用玉屏风散加杏仁、桑叶来治疗。玉屏风散主要是补肺气,同时又加上杏仁、桑叶来宣散肺气,祛除风邪。心风,可以多汗,恶风,唇干,善怒吓,面色赤,舌强,语言不利。可以考虑清心泻热兼安心神的方法,因为有善怒,认为有热了。脾风,多汗,恶风,身体倦怠,四肢无力,面色淡黄,食欲不振。应该用健脾祛邪的方法,藿香正气散为主方。肾风,我们在前面讲《评热病论》的时候已经谈过,只不过这里又补充腰脊背疼痛、面色两颧发黑这个症状。治疗的方法和《评热病论》所讲肾风是一致的。胃风,有腹胀,大便不通,或者吃凉的饮食之后就腹泻。为什么胃风出现这些症状呢？说土被木刑,所以肌肉消瘦而腹大。治疗可以选用理中汤为主方,加上防风散其风,白芍柔其肝。肠风,风邪袭于肠而导致了传导失常,所以可以出现津液不化,泄泻,也可以出现便血。治疗可以考虑用疏风止泻,用地榆、防风、黄芩,既凉血止血,又可以散风止泻。首风,又叫头风,"当先风一日则病甚,头痛不可以出内,至其风日,则病少愈"的那种风。《医宗必读》说"头痛自有多因,而古方每用风药者何也？高巅之上,惟风可到,味之薄者,阴中之阳,自地升天者也。在风寒湿者,固为正用;即虚与热者,亦假引经",因为是病在于上,用薄味,"味之薄为阴中之阳",这在《阴阳应象大论》我们讲过。第九个,脑风。是指风邪中于风府,从风府再上入于脑,所以出现头晕,巅顶痛,脑户多冷,项背怯寒,时流清涕为主要症状。治疗以祛风益肾为法,因为督脉总督一身之阳,要温阳气,当然还得要散风邪。下面目风眼寒,可见目痒、目痛、流泪、迎风流泪这些症状。应当用温散风寒的方法,这是十种。

第二类,是以疾病的性质命名的风,说有寒热、热中、寒中这样的不同的症状。

第三类,是以临床表现特征命名的,有四,是指偏风、漏风、泄风、疠风四种病。偏风那是半身不遂,漏风是汗出很多。刚才我提到漏风的问题,在《素问·病能论》里有酒风,也就是这里所说的漏风,是由于饮酒受风所造成的。《病能论》说:"有病身热懈堕,汗出如浴,恶风少气。此为何病? 岐伯曰:病名曰酒风。"在《病能论》里还提出用泽泻饮来祛风除湿,治疗酒风。泽泻饮是什么成分呢? 是泽泻、麋衔、白术这三个药,现在有人研究这个方子治疗血脂高,说是还有相当的效果。饮酒多的病人也容易出现血脂高,饮酒多的人在饮食结构上和不饮酒的人大概也有区别,所以这样的病人估计可能容易血脂高。可是在《黄帝内经》时代没有血脂这个概念,但是知道这些人酒喝得多,容易得这些病,所以有泽泻饮,现在研究这个方子临床还好用,这里我们又补充说一下这个问题。关于泄风,"汗出泄衣上","衣常濡",考虑用玉屏风散,固表散风。疠风,所谓的大麻风病,我说过,现在在我们一般的医生见不到这个病,《诸病源候论》提出用雷丸,雷丸是杀虫的,那认为这个病有毒虫,所以用雷丸来治。

第四类,是从感风的途径来命名。一是内风,入房伤肾,汗出中风;一是首风,前面已经谈到了。

所以按照不同的分类,对18种病作了这样一个归纳。但是这些病名现在临床上很少用了,疠风还叫大风,当然也叫大麻风了。肠风,在后世的中医学上经常叫肠风。肾风,现在也还用。其他的风,肝风用不用? 用。但是现在临床上所说的肝风都是由肝肾阴虚而导致的阳亢动风,和《黄帝内经》时代肝风的概念不一样了。所以有一些病名和现在的临床不大一致了,但是从病机分析对我们临证应用还有很重要的指导意义。所以读《风论》,除了了解到风邪的致病特点之外,还要知道各种风病的病机,这对指导我们临床还是有重要意义的。

第56讲

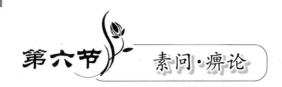

第六节　素问·痹论

[题解]

这一篇是比较系统全面论证痹证的病因、证候、分类及治疗原则的文章，所以篇名叫做《痹论》。当然在本篇之外，《黄帝内经》的其他文章当中，也有论痹证的，对本篇有补充。这一篇我们是全文讲述。

第一段　论痹证病因、证候分类及治疗原则

[原文诵读]

黄帝问曰：痹之安生？岐伯对曰：风寒湿三气杂至合而为痹也。其风气胜者为行痹，寒气胜者为痛痹，湿气胜者为著痹也。

帝曰：其有五者何也？岐伯曰：以冬遇此者为骨痹，以春遇此者为筋痹，以夏遇此者为脉痹，以至阴遇此者为肌痹，以秋遇此者为皮痹。

帝曰：内舍五脏六腑，何气使然？岐伯曰：五脏皆有合，病久而不去者，内舍于其合也。故骨痹不已，复感于邪，内舍于肾；筋痹不已，复感于邪，内舍于肝；脉痹不已，复感于邪，内舍于心；肌痹不已，复感于邪，内舍于脾；皮痹不已，复感于邪，内舍于肺。所谓痹者，各以其时重感于风寒湿之气也。

凡痹之客五脏者，肺痹者，烦满喘而呕；心痹者，脉不通，烦则心下鼓，暴上气而喘，嗌干，善噫，厥气上则恐；肝痹者，夜卧则惊，多饮数小便，上为引如怀；肾痹者，善胀，尻以代踵，脊以代头；脾痹者，四肢解堕，发咳呕汁，上为大塞；肠痹者，数饮而出不得，中气喘争，时发飧泄；胞痹者，少腹膀胱按之内痛，若沃以汤，涩于小便，上为清涕。

阴气者，静则神藏，躁则消亡。饮食自倍，肠胃乃伤。淫气喘息，痹聚在肺；淫气忧思，痹聚在心；淫气遗溺，痹聚在肾；淫气乏竭，痹聚在肝；淫气肌绝，痹聚在脾。

诸痹不已，亦益内也。其风气胜者，其人易已也。

帝曰：痹，其时有死者，或疼久者，或易已者，其故何也？岐伯曰：其入脏者死，其留连筋骨间者疼久，其留皮肤间者易已。

帝曰：其客于六腑者，何也？岐伯曰：此亦其食饮居处，为其病本也。六腑亦各有俞，风寒湿气中其俞，而食饮应之，循俞而入，各舍其腑也。

帝曰：以针治之奈何？岐伯曰：五脏有俞，六腑有合，循脉之分，各有所发，

各随其过则病瘳也。

[串讲]

"黄帝问曰:痹之安生？岐伯对曰:风寒湿三气杂至合而为痹也"。这是非常有名的一句话,所以中医大部分都记住这句话了。风寒湿三种邪气相合,相杂而合,侵入人体,就可以成为痹证。为什么叫痹呢？它是从病机角度命名的。"痹者,闭也",就是不通的意思,闭阻不通的意思。风寒湿三气相合而侵犯人体,使得气血经脉不通畅,闭阻住了,所以就叫痹证。

"其风气胜者为行痹,寒气胜者为痛痹,湿气胜者为著痹也"。风寒湿三气杂至侵犯到人体,而三者各有多少,因此可以根据病因之中哪一种邪气多而命名。比如说,风寒湿三气杂至合而为痹,以风气为主的,这种痹证叫行痹。为什么叫行痹？是因为风的致病特点游走、善行,所以风邪为主侵犯人体得的痹证,症状是游走不定。尽管也可以出现疼痛,但是今天脚踝痛,明天膝痛,上边胯痛,其疼痛以游走为特点,这是行痹。三邪之中以寒邪为主而引起的痹证,疼痛比较剧烈,这是由于寒为阴邪,其性凝敛,它阻塞气机更厉害,阻塞得越厉害,就越发的疼痛,所以以痛为主,叫做痛痹。那么以湿邪为主而引起痹证特点呢？是肢体沉重、重著,著[zuò],留著,停留在哪个地方而那里便肢体沉重,不像风邪可以游走,而是好像粘在那里一样。这是由于湿邪阻碍气机,所以引起肢体的沉重,湿为阴邪,它也不大走窜,所以叫做著[zuò]痹。因此行痹、痛痹、著痹既是根据病因又是根据临床的主要症状来命名的。不同的症状是由于不同的邪气为主所导致的,比较好理解,其风气胜者为行痹,寒气胜者为痛痹,湿气胜者为著痹。这句话,所有的中医都会背。你们也得记住。不然的话,那简直咱们理论水平显得也太差了。

"帝曰:其有五者何也……以秋遇此者为皮痹"。上面不是分三类吗？那三类是按风寒湿三气,以病邪哪个为主和临床主要症状表现分的类,分成行痹、痛痹和著痹。下面又分成五类,或者说分成五个病。把痹证分成五种的是怎么回事啊？岐伯回答说,下面这五个是按人体的形体分的类。筋、骨、脉、肌、皮这五类形体,好像现在的中医书上也常常叫"五体",我们就姑且叫做"五体"吧。反正那"五体"和古人所说的头、身、四肢五体不一样。五体投地,就是连头都趴在地上了。但是我们现在中医,把筋、骨、脉、肌、皮,叫做"五体"了,我们知道中医所说这"五体"的特定概念就是了。那是怎么分类法呢？是"冬遇此者为骨痹",冬天感受风寒湿之邪产生的痹证,这叫骨痹。因为骨属于肾而应于冬,所以冬天感受风寒湿之邪出现的痹证叫骨痹;同样道理,春应于肝,肝主筋,所以春天感受风寒湿之邪而得的痹证是筋痹;夏气通于心,心主血脉,所以夏季受到风寒湿之邪的侵袭,人们可以产生脉痹;"至阴"是指长夏,与脾气相应,脾主肌肉,所以在长夏感受风寒湿之邪而出现的痹证,是肌痹;秋应于肺,肺主皮毛,所以秋季感受邪气容易出现皮痹。按病因和主要症状分了三种,根据季节及病位来划分为五种,那是人与天地相参这个基本道理所决定的,所以有这样一种分类法。

"帝曰:内舍五脏六腑,何气使然……各以其时重感于风寒湿之气也"。痹不单是在筋、骨、脉、肌、皮,邪气还可以深入,而停留于五脏六腑,这是什么原因导致的呢?五脏和五体是相互联系的,肺合皮毛、心合血脉、肾合骨、肝合筋、脾合肌肉,所以说五脏皆有合。上面所说的筋、骨、脉、肌、皮那五种痹证,久而不去,就可以舍于其相应的内脏。因此说"骨痹不已,复感于邪,内舍于肾",肾主骨,冬季感受了邪气容易出现骨痹,但是骨痹没有痊愈,又重复感受风寒湿之邪,那么就传入到它所合的肾脏而成为肾痹。同样道理,"筋痹不已,复感于邪,内舍于肝;脉痹不已,复感于邪,内舍于心;肌痹不已,复感于邪,内舍于脾;皮痹不已,复感于邪,内舍于肺。所谓痹者,各以其时重感于风寒湿之气也。"这种痹还是和时令有关系。怎么说和时令有关系呢?例如骨痹不是在冬季产生的吗?骨痹没好,又到冬天再感风寒湿,骨痹就可以传入到肾,而成为肾痹。其实舍于五脏六腑就可以成为五脏六腑之痹。所谓五脏"各以其时重感于风寒湿"嘛,就是五体痹再一次地感受风寒湿之邪,就可以成为五脏痹。

"凡痹之客五脏者,肺痹者烦满喘而呕"。由皮痹传入到肺成为肺痹,肺痹的症状怎样?胸闷而心烦,气喘。肺受邪气影响,肺的气机不畅可以出现胸满,同时也可以出现气喘;呕,是上焦之气的问题,"诸痿喘呕,皆属于上"这个"呕",肺的经脉起于中焦,由于肺气上逆,中焦之气随之而上,因此出现呕。

"心痹者,脉不通,烦则心下鼓,暴上气而喘,嗌干,善噫,厥气上则恐"。心主血脉嘛,所以心痹脉不通。心气和心的血脉不通的话,可以出现心烦,心神受到影响;同时还可以出现心下鼓动,就是心悸"咚、咚、咚",心跳得很厉害,典型症状有心悸;还有"暴上气而喘","暴上气"就是突然地、暴发性地出现喘息。为什么心痹可以出现喘息?是因手少阴心经其直者上入肺,心痹经脉不通畅,影响到肺气病所以喘;"嗌干",嗌干就是咽干,为什么嗌干?这是由于心的经脉挟咽,所以心受邪也可以出现咽干;还特别容易出现噫气,心经有病为什么容易出现噫气呢?噫气就我们现在所说的嗳气,所谓"饱食之息也"。有的并不是因为饮食吃饱的原因,而噫气不除,多是由于胃气不降。但有的时候是以心为主,由于心受邪气,血脉不通,气机不畅而出现的噫气,那是由于阳明脉络属心,从经脉上心和胃是相关的,当心的经脉不畅受到闭阻的时候,可以引动阳明之气上逆而出现了噫气。病本不在阳明,不在于胃。这是非

337

常重要的,而且是我们中医的一个很重要的观点了,也是理论的特点。如果你只知道噫气它就是胃的问题,这个病人经常噫气,你就去治胃,有的治不好,只有回过头来治心,这个噫气就除了。表现是噫气,病的根本却是在于心,常有这种现象。我在临床治过若干例这样的病,病人找我们来看噫气不除,按一般治疗方法,这个旋覆代赭汤是大家常用的,当然还有用降胃气的方法,用泻心汤也好,三黄泻心汤也可以,使胃气降了就不噫气了。但是这个病人不是那样的,我们再仔细看一看,他是由于心的经脉不通畅,于是反过来去治心,这噫气就随之而愈。这个病如果是前医治过的,不管中药、西药都来健胃,效果不好。所以这在临床上要注意啦,不然的话就要失误,心脏有病你给误治了,那很可能出现问题。所以,特别要强调一下。还有"厥气上则恐",心痹,心的气血不通畅,影响心神而出现惊、恐的症状。

"肝痹者,夜卧则惊,多饮数小便,上为引如怀"。由于肝不藏魂,所以睡眠不实,还容易受惊,喝水喝得多,小便次数也多,因为肝脏对水液代谢有重要影响,肝气不能正常地疏泄,饮水之后既不能化生也不能布散津液,这样就口渴而多饮,多饮不能化生津液,而成为小便排出。因为水液在体内代谢是"水精四布,五经并行",我们在讲《经脉别论》的时候讲过这个问题。不单是脾肺肾三脏,脾肺肾三脏固然在水液代谢当中起重要作用,但是心也好,肝也好,都对水液代谢有影响。所以肝痹,肝的经脉不通畅,疏泄功能失调,水液代谢受影响,可以出现"多饮数小便"。甚至出现腹水,"上为引如怀","引"就是如弓,"引"字不是有一个"弓"吗? 这边张开吗? 肚子鼓得像拉满的弓那样,又好像妇女身怀六甲那样,肚子大起来。这个腹胀可能是水,也可能是胀气,木气太盛,也会使脾胃功能失调而出现的腹胀。

"肾痹者,善胀,尻以代踵,脊以代头"。肾有病,实则胀,而且五脏不安,我们在讲《调经论》和《本神》的时候都讲过这个话。肾有病之后,腹胀,五脏不安,脾有病也容易出现腹胀、五脏不安。这里讲肾痹容易出现腹部胀满,其病机也是由于肾气影响了脾胃的运化所致,或者说,由于肾阳不足,不能温化水湿,影响脾胃而出现腹胀。其本在肾。"尻以代踵,脊以代头"。不同的版本上常常写作"尻"[kāo]以代头"。尻是什么呢? 是尾巴尖,俗语叫屁股沟。但是这里不是这尻,因为什么? 尾巴尖支撑不住人体,特别在《黄帝内经》当中,这个部位还有若干个穴位,这尾巴尖上不可能有若干个穴位。所以应该用这个字,有蹲下去、坐下去的意思。这是指的什么? 指的尾骶这个部位,也包括臀部。因为"尻以代踵,脊以代头",这是说由于肾痹之后,肾阳不足,经脉拘急、收引,"诸寒收引"嘛,导致的机体屈而不伸,不能站立了。不能站立怎么办呢? "尻以代踵",踵是脚跟,我们站立、走路的时候都用脚,这个人由于肾痹,经脉拘急,只能坐着,只能用尻来着地;走路也不能用脚走了。"尻以代踵",以臀部着地往前颠着走。"脊以代头"呢,由于他的经脉拘急,成为伛偻之状,我们在讲《生气通天论》的时候讲了,寒邪引起的阳气大伤,不是有"乃为大偻"吗?就是讲的那种症状。一般人头在人体的部位最高,但是那个人由于经脉拘急,脊背比头还高,那不伛偻了吗?这是肾痹常出现的一些典型的症状。

"脾痹者,四肢解堕,发咳呕汁,上为大塞"。脾病四肢不用,那是我们讲过多遍的问题。四肢解堕,解堕也就是松懈、怠堕、没有力、不能运动。呕汁,呕粘液、呕痰涎,那是由于脾不运化,痰涎产生而呕出痰涎。由于脾而影响到肺,两个太阴经相互之间的影响,肺脉起于中焦,所以咳与呕汁并见。"大塞"的"大"当作"不",形之误。不,是"否",通"痞"。"不塞"即是痞塞。"不塞","不"这是"痞"之假借。由于脾气受了邪气阻滞,因此出现胀满不通畅。

"肠痹者,数饮而出不得,中气喘争,时发飧泄"。肠痹之病,大肠、小肠都有问题,不能传导,不能泌别清浊,因此出现饮水多而小便不畅。"出不得",小便不痛快。因为大肠、小肠是主津液的,受邪气阻滞,其传导运化,还有泌别清浊的功能失常了,也不能布散津液,所以渴要多饮,尽管喝了很多水,他还是渴,因为水并不能生成津液。饮水很多小便不出,那不水液停留了吗?"中气喘争","中",这是肠中之气,"喘争",就是不宁静、不平静,这是说腹中鸣响,甚至是水响。"时发飧泄",也可以引起飧泄,当然飧泄水气也偏走大肠随之而排出了。

"胞痹者,少腹膀胱按之内痛,若沃以汤,涩于小便,上为清涕"。"胞痹",这个"胞"后世又叫做脬[pāo],俗称尿胞,现代解剖学上的那个膀胱,不是六腑之一的那个膀胱。这个问题我讲过了,六腑之一的膀胱概念比较大,包括这个脬连膀胱经都包含在内了,经脉也属于脏腑的嘛。这个脬[pāo]就是现代解剖学上那个膀胱,所以脬和膀胱概念有大小的不同。因为中医讲的膀胱可以气化,水液到膀胱之后,清者还可以上升为津液,浊者才排出体外。你无论怎么讲,现代的解剖生理、病理也查不到,尿胞里还能再化生津液出来。所以脬和膀胱概念不同,因此"胞痹"是指这个尿胞之痹,指现代解剖学上的膀胱。"胞痹",小腹部按之内痛,"若沃以汤","沃"就是浸泡。"汤"是热水,古代汤字就是指热水;"水"就是凉水,水是寒水之气嘛。中国古代文字就是这样,在日语里现在还是这样用,它那个汤还是指的热水。小肚子热,好像盛着热水一样泡着的感觉。"涩于小便",小便不通畅。"上为清涕",还可以出现清涕,是因为膀胱经上入络脑。"清涕"在《黄帝内经》里常常把清涕认为是脑之液,鼻流清涕为鼻渊,认为那是脑漏。所以说膀胱经受到邪气的侵犯可以上为清涕。

"阴气者,静则神藏,躁则消亡"。这个"阴气"是指五脏的精气,五脏的精气平静、安静就可以藏神。如果它躁动不安,不能平静,就可以使神气消亡。这个概念我们在《生气通天论》也讲过,它是讲"阳气者,精则养神,柔则养筋",都是讲的清静就是正常,这个"阴气"就是讲的五脏之气,正常、平静,阴平阳秘则神藏,五脏主藏神的嘛。"躁则消亡",五脏之气躁动不安,争而不和,那就会使神气消亡。这是讲生理和病理的问题,生理的时候就不容易受到外邪的侵袭,"躁"的时候,就容易受到外邪而成为不同的痹证。"骨痹不已,内合于肾"。得先有肾气伤才传于肾。也得有肺气伤了,皮痹不已才传于肺。所以说五脏之气,安静的时候就不受邪气的侵入,尽管是骨痹,也未见得能传入到肾而成为肾痹;尽管是皮痹,它传不到肺,成不了肺痹。但如果"躁",躁就是和静相对而言,即不调和、不正常了,那么五脏之气就要消亡,就可以产生五脏之痹。

"饮食自倍,肠胃乃伤"。饮食自倍,肠胃伤了,就可以引起肠痹和胃痹,六腑也可以出现痹证。上面说五脏六腑之痹,但是只讲了五脏和一个胞,其余腑并没有谈,如果是"饮食自倍",伤了肠胃之后,也可以出现痹。"饮食自倍"就是肠胃痹的一个前提。

"淫气喘息,痹聚在肺"。"淫气",这是指的脏气失和,失和之气成为淫气,不是外邪。脏腑之气导致人的喘息,往往是"痹聚在肺",是由于肺气不能通畅了。

"淫气忧思,痹聚在心"。出现忧思的症状,这个痹往往是在心,心藏神嘛。那就是说,前面讲的心痹,前面讲的肺痹,和我们这一段应该联系起来看,肺痹前面讲有喘,心痹前面讲有心烦,"烦则心下鼓"、"厥气上则恐"。这里讲心痹还可以有忧思,补充上一段的记载。忧思症状常常是"痹聚在心"的表现。

"淫气遗溺,痹聚在肾"。肾痹而肾气虚了不能够气化,关门不固,所以出现遗溺。《至真要大论》讲"诸厥固泄,皆属于下"同样是由于肾气不固,泄也包括小便不禁。

"淫气乏竭,痹聚在肝"。在《太素》这个"乏竭"二字是"渴乏"。森立之《素问考注》说"渴乏者,渴燥匮乏之义,内渴乏,故引饮甚多也,是亦邪结饮闭在肝经之证。"上面肝痹有"多饮数小便",不能疏泄,水液代谢失常,有口渴、多饮、数小便这类的症状,所以这里"淫气渴乏,痹聚在肝",和上面所说肝痹的症状相一致。

"淫气肌绝,痹聚在脾"。脾主肌肉,脏腑之气淫乱,导致肌肉的损伤而消瘦。肌绝,指的肌肉消瘦、肌肉消损,这是痹聚在脾的表现。

上面一段讲五脏痹包括肠痹和胞痹,这一段,又进一步补充了上面那一段,说先有脏腑之气功能的失常,才容易受到痹邪的侵犯。由于五脏之气紊乱就成为淫邪了,引起不同的脏腑痹证,又出现一些新的症状,补充了上一段的文字。

第57讲

我们继续串讲《痹论》,往下是讲痹证的深浅、易治、难治以及针刺治疗的原则。

"诸痹不已,亦益内也。其风气胜者,其人易已也"。各种痹证,如果不能及时、尽快地痊愈而拖延下去的话,它都可以向内传变。那个"益"就是这个"溢",满溢、流溢,发展、蔓延。各种痹证如果不能够及时地痊愈,它都可以向内蔓延,所以叫"亦益内也"。以风邪为主形成的痹证,这个病容易痊愈,因为风性善动而轻扬,用散风的方法可以散发出去。所以说"其人易已也"。

"帝曰:痹,其时有死者,或疼久者,或易已者,其故何也?"。痹证有的时候还可以引起死亡。有的疼痛很久,就是说不容易很快痊愈,而有的就容易痊愈。这是为什么呢?

"岐伯曰:其入脏者死,其留连筋骨间者疼久,其留皮肤间者易已"。痹证入于内脏,病位已深,所以病情严重,比较难治,所谓"入脏者死"。"其留连筋骨间者疼久",看来是以寒湿为主,湿为著痹,留滞不去嘛;寒为痛痹,所以寒湿之邪为主引起的痹证,病位又深,又疼痛较剧,同时又滞留不去。就本篇而言是以寒湿为主引起的痹证。因为前面讲了嘛,"风气胜者,其人易已"。寒邪引起的痹证,疼痛,湿为阴邪,粘滞不容易去掉,所以病程也久,病位也深。而"留连筋骨间",当然对上文"其连皮肤间者"而言,病位深在嘛,病位浅的容易痊愈,病位深的难于治愈。"入脏者",治起来就更难了。

"帝曰:其客于六腑者,何也? 岐伯曰:此亦其食饮居处,为其病本也"。是什么原因、在什么情况下痹邪客于六腑而成为六腑之痹呢? 岐伯回答说,以食饮失调和居处条件不佳,为发病的根本原因。由于饮食失调,正如前文所说,"饮食自倍,肠胃乃伤",肠胃功能失调了嘛,所以容易发生肠胃痹证。"居处",是指居住生活环境不好,比如说房屋不严密,风大,潮湿、阴冷,这都是居处。就是在那样的情况下,由于饮食不当或由于居处环境不适宜,导致了人体的正气衰弱,才是痹证发生的根本,是六腑痹发生的重要的前提条件。

"六腑亦各有俞……各舍其腑也"。这句话又是具体讲食饮居处为其病本的道理。六腑都各有各的"俞",这个"俞"可以指背部的俞穴,膀胱经背部的六腑之俞,也可以指手足六阳经在肢体上的腧穴。腧穴是气血游行出入之处,既然说的是六腑,那就是手足阳经上的腧穴。"风寒湿气中其俞,而食饮应之"，外在的寒邪、湿邪、风邪从这些腧穴侵入，通过经脉就可以到于六腑了；再加上食饮不当，前面说的"饮食自倍，肠胃乃伤"等等。不只是伤胃肠，三焦、膀胱、胆都是和饮食有关，六腑者都是传导化物的嘛。所以，由于饮食不当，使六腑传导功能失常，再感外邪，邪气就可以"循俞而入，各舍其腑"，入于六腑，成为六腑痹。这就强调了六腑痹的产生的条件，主要是饮食居处不当，使人体正气受伤，风寒湿气才能够循俞而入，成为六腑痹。

下面谈五脏六腑之痹的治疗问题。

"帝曰：以针治之奈何？岐伯曰：五脏有俞，六腑有合"。输、合是指从指（趾）端到肘、膝部的"五输穴"，阳经是井、荥、输、原、经、合，但是，那尽管是六，还叫"五输穴"。阴经是井、荥、输、经、合，因为阴经没有原穴，而以输代原，所以说是五个穴。五脏有它的输穴，六腑有它的合穴，这是一个互补的语言，也就是说五脏有输、有合，六腑也有输、有合。五脏痹刺五脏的输穴和合穴，六腑痹刺六腑的输穴和合穴，我先这样讲下去。注家们在注这句话的时候，多半是这么讲的。这是一个讲法。可是我们刚讲完了的《咳论》也有"在脏者治其俞，在腑者治其合，浮肿者治其经"，也是说在脏治输，在腑治合。这个道理，前人的说法就不一致。我在讲《咳论》这个问题我也谈到了，坦白地说，临床上我很少用针刺的方法治咳嗽，对脏咳取输穴，腑咳取合穴，也没有更多体会。丹波元简在《素问绍识》里在评论了若干家的解释之后，他说"未知何是"，不知道谁说的对。但是，我倒有一个初步的想法，特别是《咳论》和这《痹论》是一致的。《咳论》它可是说的从皮肤传到脏，由脏久咳不已乃传于腑的。在这个传变过程当中，它是认为脏先病后才到腑，而井、荥、输、经、合五类腧穴，以合穴部位最深，对不对？十二经的经气从井穴开始，像泉水一样开始冒出来，经气的流注都是从肢端开始，所出为井嘛，从肢端往内（向心性）行走，所谓"渐行渐盛，渐行渐深"嘛，越行经气越旺盛，同时部位也从最浅入深，到合穴最深就入里了。从这个理论上，经气到合穴就入于里了，部位就深了。而疾病传变它也说从脏传到腑，腑病反而是最后的，比脏病还要后，甚至于还要深。既然是腑病是后期，病位反而是深了，所以腑病刺合穴，合穴是最深的嘛。这可以解释脏刺其输，腑刺其合。当然，这也是我的这样一个解。总之，这个问题，还有待于临床实践的验证。

"循脉之分，各有所发，各随其过则病瘳也"。那是根据经脉循行的部位，观察疾病所表现出症状的部位，看它是属于哪一经的，就是"循脉之分，各有所发"。根据疾病的症状部位，判断是哪一经，然后在这经上取穴针刺，或者说，直接针刺疼痛部位。肢体痹，既可以针刺相应经脉的穴位，也可以针刺痛点，所谓"阿是穴"，《灵枢经·经筋》篇把它叫做"以痛为输"，"以痛为输"也是"各随其过",过,即是病痛,人之有疾病如事之有过错嘛。有些疼痛部位不能针刺,那就应该考虑这个疼痛部位是属于哪一经,在相应的经脉上去取穴。"瘳"和"瘥"在这里都是痊愈的意思,讲前面内容的时候我们谈到了"昼日则瘥,入夜则甚"。

[理论阐释]

（一）关于痹的涵义

作为这个字,"痹"就是闭塞不通的意思。所以痹病就本篇而言,是指受风寒湿邪所致,导致气血凝滞,经脉闭塞不通,所以痹病,就是闭塞不通一类的疾病。这是关于它的涵义。而且这是以病机言其病名,病机就是气血瘀滞不通,闭塞不通,所以这是病机问题。除本篇专论痹证外,《黄帝内经》还有40余篇涉及与痹有关的内容,其中以痹命名的病,有50余种。现在就《黄帝内经》所论痹之涵义可以归纳有这样四点。

1. 为病名 痹是病名,泛指风寒湿邪所致气血经脉闭阻不通一类的疾病。作为病名,当然也是病机,由病机命名嘛。这是涵义之一;

2. 是指痛风历节病,就是关节疼痛,各个关节都疼痛 经历每个关节都痛,所以叫历节风,这也叫痹。比如《灵枢·寒热病》篇所说的"骨痹举节不用而痛",还有本篇所说的"行痹"、"痛痹"、"著痹",这都是指的肢节疼痛,肢节疼痛也叫痹证。好像我们现在口头上常说的痹证,多半是指这种关节疼痛的一类的病。真说"胸痹"、"心痹",这反而比较专业语言了;

3. 是指闭塞不通的病机 比如《阴阳别论》说"一阴一阳结,谓之喉痹",一阴一阳两经之气相搏结在一起而不通畅了,这样的话导致了喉痹,咽喉的闭塞不通。又如《至真要大论》所说"食痹则呕",呕吐是食痹的一个主要症状。那么这里说的痹就是指的病机,闭塞不通的病机问题,不是特指某些病;

4. 是对阴分病的泛称 病在阳分,病在阴分,这是大体分类,病在阴分泛称叫做痹。《灵枢·寿夭刚柔》篇所说的"病在阳者名曰风,病在阴者名曰痹。"《素问·宣明五气》篇所说"邪入于阴则痹。"它是说病在阴分那都叫痹。所以说关于痹的涵义就《黄帝内经》里边看,有这样几类。

（二）痹的发病及其病因

1. 病因 经文一开始,说病因是风寒湿三气杂至,很少单一侵入人体的。尽管三者有所偏盛,但是它是相杂为病,所以叫"风寒湿三气杂至合而为痹"嘛。但是要知道,《黄帝内经》里关于痹病的病因,可不止这个风寒湿,也有热邪。在本篇下边也谈到了,也有痹热,不只是风寒湿。但是本篇下面所谈到痹热是风寒湿侵入体内之后化热,它叫痹热。所化之热,它也是病邪了。在实践当中也有外界热邪侵入,那么一开始病就是热了。所以就病因来说,本段、本

343

篇强调的是风寒湿三气,其实湿热痹在目前临床上并不少见的。不过湿热痹就其成因而言,也可能是由于风寒湿三气杂至侵入体内,化而成热,本来就有湿邪,寒邪可以化热;也可能是由于直接感受了湿热之邪。所以在临床上治疗痹证,不要只知道风寒湿,只知道燥湿祛寒散风,这是不全面的。特别是目前临床上看到,有相当一部分关节类的疾病,它是一种湿热,应该用清热燥湿的方法,应该用二妙、三妙散这个基础方去治疗。当然《灵枢经》上还有一篇叫做《周痹》,又谈到了两个痹证,一个是周痹,一个是众痹,也讨论了相关的病机,就是又丰富了本篇所说风寒湿三气杂至合而为痹,这样一些内容。当然,就《黄帝内经》来说,还是以本篇论痹证为主。

2. 关于季节发病 季节发病本篇讲的比较透彻,"五脏各以其时受病",筋痹就容易在春天得,脉痹就容易在夏天得,骨痹就容易在冬季得。如果体痹不已,重感于风寒湿之邪,再传入到内脏,成为内脏之痹。不单是季节问题,还有十干日,十干化为五行,甲乙为木,丙丁为火,戊己为土,庚辛为金,壬癸为水。同样的木火土金水,五行之日,又和五脏相应,所以五脏五体之痹,又和这日期有关系。所以发病与时间的问题,也是值得重视的。

3. 关于五脏痹的发病 大体有这样四点。①病久入脏。痹证久了就可以入脏,五体痹再传入到五脏;②各脏应时。也就是各脏在其所相应的季节,感受风寒湿之邪而发为五脏之痹;③五脏精伤。五脏精气受伤,就容易产生五脏之痹;④营卫失常。营卫失常不能够正常地营养内脏了,就可以出现内脏痹。所以五脏痹的发病主要有这四个方面。

4. 六腑痹的发病 六腑痹的发病是循经入腑。其产生首先是饮食居处为其病本。由于饮食居处不当导致了六腑功能受伤,再感受风寒湿之邪而发病。其次是营卫失调,也是六腑痹形成的内在条件。所以关于六腑痹发生主要讲了两个问题。一个是六腑痹发生在于饮食居处为其病本;第二是体内先有营卫失调,才是六腑痹产生的一个前提条件。

(三)痹病的分类

1. 是根据病因分类 也就是本段所说的,风寒湿三气杂至,那么有以风为主、有以寒为主、有以湿为主,是根据这些病因分类;

2. 是根据主要症状分类 那就是所说的行痹、痛痹、著痹,根据游走、痛甚、重着等症状特点分类。当然,刚才我提到《灵枢·周痹》篇还有周痹、众痹一些分类方法。周痹呢,它也是游走环绕,周遍全身,那叫周痹,也是根据症状特点来命名的。众痹,因为疼痛的部位广泛,那就叫做众痹,也是根据症状特点来命名。

3. 是根据病性来分类 有寒痹、有热痹之分,这是根据病性来分类的。

就其分类而言有这样三种分类方法。

（四）痹病的预后

预后问题是我们今天才讲的内容。其风邪易已，其在浅表者易已，其寒邪，特别是湿邪为主的病难已，这是从病因而言。病位浅容易痊愈，病位深不容易痊愈。在肌肤的容易痊愈，在深入筋骨的就难愈，当然入于五脏的就危险，这是从病位而言。再有病程长短，病程短的就容易痊愈，病程久的就难愈。病位、病程、病因都和预后密切相关。再有，本段没讲，后边要讲的预后，有个"其病不痛"，痹证不疼痛，难已。是不是痹证？是痹证，但是他不疼不仁，反而难治。为什么不痛他反而病重？实际上说病情久，病位深，气血就不营养那些部位了。不营养的部位，固然是有时候痛，但有时候就不知道痛，失去知觉了，这是虚得很厉害，反而不觉得痛。举个例子，你们临床上可以看到的，有些病人是关节病，咱们叫痹证，或者现在说的是类风湿吧。类风湿开始有关节红肿疼痛，那并不算最重的，到最后不痛了，他可也就肢体僵硬不能动了。肢体变什么形就是什么形了，最惨的，我记得在 20 世纪 70 年代初的时候，到汉沽去，就是天津郊区有八大沽之一，那时叫开门办学。见到一位三十几岁的男子，全身关节僵硬，卧床不能动，你要给他翻身，就像一个干树枝一样翻过来。但是个别关节小动作也还能做一点，所以就在床上躺着还能编织点麦杆之类的小玩意，那就真的不痛。只能这么呆着，全身关节固定住了。是不是痹证呢？是。还痛不痛？就是不痛了。那个人是从小得的病，那时候条件也差，没得到很好治疗。所以病久、病深而不痛的，那是真难治。我们作为医疗队给人家也看过几次，疗效不好。

（五）关于痹病的刺治原则

刺治原则，一是辨证论治，所谓"五脏有俞，六腑有合，循脉之分"。二是根据疼痛的部位辨治，就是"以痛为输"。治疗原则有两个，一是辨证论治的属于五脏六腑之痹的可以刺输穴、刺合穴，还可以根据经脉循行的部位来取相应经脉上的穴位；再有就是根据疼痛部位，哪疼刺哪。

[临证指要]

痹病治疗一是要审因论治。以风邪偏盛的，病位较浅，较容易治疗。针刺可以用缪刺法，因为缪刺法是刺浅、刺络，病在左刺之右，病在右刺之左，是取络穴、取络脉，因其病位浅，所以说适用于风邪偏盛的痹病。药物治疗可以选用防风汤加味。这当然是举例言之；以寒邪偏盛的痛痹，可以考虑用火焠热熨方法。火焠就是把针烧红了针刺，热熨就是把药用布包裹上、蒸热了，在寒冷疼痛的部位上去熨烫，这个方法好像比较容易接受，用火烧红了针而刺，有些人惧怕，那是要根据情况使用。如果这个疼痛很厉害，寒邪很盛，有的病人也愿意接受这个疗法。这是不同的人在不同的条件、不同的环境下，人们适应程度不一样。如果不能用火焠的话就用药熨吧。《灵枢经》上有这类记载，都是用于寒痹。但是它说如果是劳动群众，所谓"布衣之士"，那可以用火焠；说王公大人，吃膏粱厚味这些人，他耐受性就不行，那就可以用药熨。所以治寒痹，根据病人的情况，个体情况来选择方法。所谓因人制宜。药物治疗，可以选乌头汤、甘草附子汤之类，温阳散寒；若是以湿邪偏盛所致的著痹，可以考虑用蠲痹汤。刚才我也谈到了一个，如果是湿热病，可以用二妙、三妙这类方药。这是关于审因论治。

第二点是脏腑定位论治。根据痹病所在脏腑而选用不同的治法。比如说心痹用苓桂术甘汤、瓜蒌薤白半夏汤之类；肝痹用肝痹散；肺痹用肺痹汤之类。这当然是一种举例说明，可选方子很多。

第二段　营卫逆乱受邪为痹及痹证寒热与多汗的病机

[原文诵读]

帝曰：荣卫之气，亦令人痹乎？岐伯曰：荣者，水谷之精气也，和调于五脏，洒陈于六腑，乃能入于脉也，故循脉上下，贯五脏络六腑也。卫者，水谷之悍气也，其气慓疾滑利，不能入于脉也，故循皮肤之中，分肉之间，熏于肓膜，散于胸腹；逆其气则病，从其气则愈，不与风寒湿气合，故不为痹。

帝曰：善。痹，或痛，或不痛，或不仁，或寒，或热，或燥，或湿，其故何也？岐伯曰：痛者，寒气多也，有寒故痛也。其不痛不仁者，病久入深，荣卫之行涩，经络时疏，故不通。皮肤不营，故为不仁。其寒者，阳气少，阴气多，与病相益，故寒也。其热者，阳气多，阴气少，病气胜，阳遭阴，故为痹热。其多汗而濡者，此其逢湿甚也。阳气少，阴气盛，两气相感，故汗出而濡也。

帝曰：夫痹之为病，不痛何也？岐伯曰：痹在于骨则重，在于脉则血凝而不流，在于筋则屈不伸，在于肉则不仁，在于皮则寒。故具此五者，则不痛也。凡痹之类，逢寒则虫（这个虫也可以读为疼，本身这个字念虫不会错，读成疼也不算错），逢热则纵。帝曰：善。

第58讲

[串讲]

"帝曰：荣卫之气……贯五脏络六腑也"。营卫之气和痹病的发生有什么关系吗？营气是人体生命所不可缺少的，像《营卫生会》上所说"独得行于经隧，命曰营气"，"以奉生身，莫贵于此"的物质，正如姚止庵所注："和调者，运行无间；洒陈者，遍满不遗，然惟和调，故能洒陈也。"和调是"行无间"，没有间断，没有停止；洒陈呢，就是遍布而无遗漏，也就是五脏六腑，全身各处，都要靠

346

营气来滋养、濡润。营气是行于脉中的,所以说"乃能入于脉也",它在血脉当中循行,而贯通联系并营养着五脏与六腑。

"卫者,水谷之悍气也,其气慓疾滑利,不能入于脉也,故循皮肤之中,分肉之间,熏于肓膜,散于胸腹"。我们在讲《营卫生会》的时候就讲过了,卫气是慓悍之气,所谓"不能入于脉也"是对营气而言,营行脉中,卫行脉外。关于营气和卫气的循行,在讲《营卫生会》篇的时候曾经做过比较详细的讨论。因为说它不能入于脉,所以"循皮肤之中,分肉之间,熏于肓膜",内脏和内脏相互之间的空隙之处,叫做"肓";肌肉和肌肉之间、脏腑之间相互联系的膜状组织或筋膜,就叫做"膜"。张介宾注,"凡腔腹肉理之间,上下空隙之处,皆谓之肓。""盖膜犹幕也,凡肉理之间,脏腑内外其成片联络薄筋,皆谓之膜。"肓膜,就是指这些部位。"散于胸腹",是说卫气循行从皮肤到肓膜,又到胸腹之间散在运行,其中有散行的那一部分,不就是这样的吗?"循皮肤之中,分肉之间,熏于肓膜,散于胸腹",全身内外无处不到。这是营卫之气正常的生理功能,不会引起痹病。

"逆其气则病,从其气则愈,不与风寒湿气合,故不为痹"。但是营气和卫气如果逆乱了,它就可以成为病。"从其气则愈",如果营卫之气调顺了,正常了,它就没病,即使有病也可以痊愈了。营气卫气本身不会成为痹证,但是呢,一若是营卫之行逆乱了,二是如果有风寒湿气与之相合两个条件,就可发生痹证。其实也是"正气存内,邪不可干"、"邪之所凑,其气必虚",营卫之气逆了,对人体正气而言,正气就是不足了嘛。那么才能够接受风寒湿之气,这就可以成为痹证。就此而言,我们要深入思考的话,如果治痹证,只知道祛风寒湿,看来不全面了,还要考虑到调畅营卫之气的问题。使气血运行通畅了,再去散风、祛湿、温寒,可能效果才会好。从发病上应该考虑到这个问题。

"痹,或痛,或不痛,或不仁,或寒,或热,或燥,或湿,其故何也?岐伯曰:痛者,寒气多也,有寒故痛也"。说痹证有的痛,有的不痛,有的麻木不仁,或有的寒,或有的发热,还有燥的,湿的,为什么会有这样一些不同的表现呢?以疼痛为主的是因为寒气胜,这在文章开头就讲了,"其寒气胜者为痛痹",寒为阴邪,其性凝滞,使得经脉拘急,气血不通,所以痛得厉害。但是要注意,不是说化成热它就不痛了,那个病人关节都红肿了,摸起来烫手了,那不是寒,那是热呀,也会痛。所以说"有寒故痛"不要理解太死了。总之是寒邪凝滞,气血不通,经脉拘急,当然痛的厉害,或者病程比较久。真的热痛不会痛得很久,即便有的病人可能病程很长了,但是有病间歇期,时发时止,不是长时间的持续发热,不是这样。寒邪就不然,多少年都表现是寒。

"其不痛不仁者,病久入深,荣卫之行涩,经络时疏,故不通"。"故不通",

347

"通"《太素》作"痛",当作"痛"。因为前面问的是"其不痛不仁者"嘛,"不仁"就是麻木不仁,肌肤不知疼痛而麻木不仁。这是由于病久入深,不是小病了,这不痛不见得是好事。我在上一节讲预后的时候,曾经谈到过这个问题,它不痛了,但这是病久入深了。营卫之气不能够正常地运行到痹的部位,"疏"也是空虚了,气血不能充盈了,经脉空虚,由于空虚而不知疼痛,所以我说这是一种严重的现象,对于痹证来说,绝对是一种后期的病。可能邪气不太盛了,但是正气大衰了。

"皮肤不营,故为不仁"。由于营卫之气不能够营养皮肤,这个"不营",就是不能得到卫气、营气的营养,所以就麻木不仁,"不仁"也是不知痛痒嘛。

"其寒者,阳气少,阴气多,与病气相益,故寒也"。有的痹证表现是寒,是冷、是凉,这是由于患者的阳气少,就体质而言,是阴盛体质,阳少阴多,又"与病气相益","相益"就是相补充,相增益。寒湿之邪是阴邪,人体体质是阴盛体质,这两者加在一起了。"故寒也",所以这个病人的症状是肢体寒冷。

"其热者,阳气多,阴气少,病气胜,阳遭阴,故为痹热"。表现出热象的呢,这个病人是阳盛的体质,而"阳气多,阴气少"。"遭"是"乘"的意思,也就战而胜之,是说病人素体阳盛阴虚,虽感受风寒湿之邪,但阴不胜阳,所以邪从阳化热,而为痹热,寒湿之邪,遇到阳盛体质,可以化为热。所以这个病人是痹证,但是可以有热的现象。

"其多汗而濡者,此其逢湿甚也。阳气少,阴气盛,两气相感,故汗出而濡也"。痹病汗出得很多,身上都是潮湿的,这是为什么呢?一是"其逢湿甚也"。这个病人遇到的湿气重,也就风寒湿之邪,以湿邪为主,导致的痹证。二是这个人"阳气少,阴气盛",病人体质又是一个阴盛的体质,所以才有"两气相感",人的阴气盛和感受湿邪,湿也是阴邪,这两气相感,相互作用,就湿气很盛,所以"汗出而濡"。阳气虚不能固表,也多汗。再加上湿邪更是使阳气受到损伤,所以这个病人身上潮湿,汗出得很多。

"帝曰:夫痹之为病……故具此五者,则不痛也"。你看又强调问一下,这个不痛是怎么回事呀?病位深在骨的可以有沉重感;在于脉中可以使血凝而不流畅,在于筋的则使肢体拘急,则屈而不伸,不能正常运动了,我说过的,僵直了嘛;在于肉则表现为麻木不仁;在于皮则皮肤寒而不温。你看是不是病重了?五者都有了,骨、脉、筋、肉、皮,五者俱病了,却并不痛了。一是病久,一是病深,一是僵直不能动,再有皮肉麻木不仁,而且还寒,说明这个病是很危重的。

"凡痹之类,逢寒则虫,逢热则纵。""虫",《甲乙经》、《太素》作"急"。孙诒让《札迻》对这个字还有过校勘,他说"虫,当为蛊之借字……"。段玉裁《说

348

文》注谓'痄'即疼字"。孙诒让校勘得有道理。也就是遇到寒的时候就疼。是呀,风寒湿三气杂至合而为痹,其寒气胜者为痛痹嘛。"逢热则纵",遇到热的时候就可以松弛。寒为阴邪拘急收引,热就相反。《太素》作"逢寒则急,逢热则纵",也有道理。寒性拘急,相反,遇到热是经脉松弛,弛纵。

[理论阐释]

(一)营卫与痹病发生的关系

营卫之气不是引起痹证的原因,但是无论任何原因导致营卫之气的逆乱,就可以导致疾病。当然,营卫之气逆乱,也得有风寒湿之邪的侵入,才成为痹证。林佩琴《类证治裁》发挥这个问题说:"诸痹……良由营卫先虚,腠理不密,风寒湿乘虚内袭,正气为邪所阻,不能宣行,因而留滞,气血凝涩,久而成痹"。这不是讲营卫之气和痹证的关系吗?姚止庵在《素问经注节解》中说:"水谷之精气为荣,荣行脉内,贯通脏腑,无处不到。水谷之悍气为卫,卫行脉外,屏藩脏腑,捍御诸邪。邪欲中人,必乘卫气之虚而入,入则由络抵经,由腑入脏。是风寒湿之为痹也,皆因卫虚,不能悍之于外,以致内入,初非与风寒湿相合而然,是故痹止于荣而不及卫也"。这后句话是说什么呢?"故痹止于荣而不及卫",是说虽然是跟营卫失调都有关系,卫不能抗邪,使得邪气侵入,但是痹证痹在哪?痹在营分。不及卫而止于荣,是说痹在营而不在卫,关键是血分。可见痹病的发生与营卫失调有着十分密切关系。临证治疗时应当以"从其气则愈"的观点为原则。这一点我谈到了,治痹证的时候不要只知道祛风寒湿,忘记了调和营卫、通畅气血,那是不行的。

(二)痹的发病类型与体质关系

发病类型与体质关系,多热的是由于人有阳气盛的体质;多寒是人有阴气盛的体质;汗出多的也是阳气少、阴气多的阴盛体质。所以,痹的发病和体质有关,痹的类型和体质也有关。即使后面有的不痛、不仁,或燥、或湿,都和体质有关系。我说过,病比较重了,不痛又不仁,骨、肉、筋、脉、皮肤都痹了,那当然还是跟人体正气虚弱有关系。由于邪气侵犯人体以后,可以随从人体的体质发生变化,人是阴寒体质,感受热邪,它可以使热邪变为寒邪;阳盛体质感受阴寒之邪,有可能这个病邪转化成热。这是说体质和外邪两者性质不一样才有转化,至于阴阳体质和邪气性质相一样了,那就谈不上转化,本来就阴盛体质,再感受阴寒之邪,那病证就是阴寒,无可转化了。只有体质和邪气性质阴阳相反的时候,才有转化可言嘛。

(三)痹病与季节气候的关系

全篇重点强调的是五脏痹和五体痹都和春、夏、长夏、秋、冬五季相关,这是最基本的理论,所以"各以其时重感于风寒湿之气"就可以形成五体痹。五体痹久不愈,在相应的季节重感于邪,就可以成为五脏之痹。

[临证指要]

调和营卫法治疗痹病

在《黄帝内经》营卫失调为痹证发生内在因素的理论指导下,历代医家在论治痹证时,十分重视调和营卫法。张仲景在讲历节"疼痛如掣"时,认为其病机为"风血相搏",应用桂枝芍药知母汤治疗历节痛。这个方子现在临床治疗类风湿有时也还使用,当然可以根据病情有所加减。方中桂枝、芍药、甘草、白术就是调和营卫的,还有一些活血散风药,比如红花、防风,这些药都可以使用。朱丹溪在论治痛风的时候,也有这个论述,说"气行脉外,血行脉内,昼行阳二十五度,夜行阴二十五度,此平人之造化也。得寒则行迟而不及,得热则行速太过。内伤于七情,外伤于六气,则血气之运或迟或速,而病作矣。"朱氏所言之气血,即是荣血卫气。在治疗上,发作期间,以祛邪为主,在静止期,则以调营卫、养气血、补肝肾为主。有些还可以用药酒提高活血的功效,药酒只用于寒湿痹证,湿热痹证不好用药酒,因为酒性助湿热。

《痹论》这一篇我们就讲完了。从"帝曰:荣卫之气,亦令人痹乎?"一直到"不与风寒湿气合,故不为痹",应该背下来。本篇其他内容,比如说肺痹什么症状、心痹什么症状,以及它的病机,不背可以,但理解是必须的,不然的话,你白学了。

第七节　素问·痿论

[题解]

本篇专论痿证的病因、病机、分类及治法,所以篇名叫《痿论》。我们全篇照录。

[原文诵读]

黄帝问曰:五脏使人痿,何也? 岐伯对曰:肺主身之皮毛,心主身之血脉,肝主身之筋膜,脾主身之肌肉,肾主身之骨髓。故肺热叶焦,则皮毛虚弱急薄,著则生痿躄也。心气热,则下脉厥而上,上则下脉虚,虚则生脉痿,枢折挈,胫纵而不任地也。肝气热,则胆泄口苦,筋膜干,筋膜干则筋急而挛,发为筋痿。脾气热,则胃干而渴,肌肉不仁,发为肉痿。肾气热,则腰脊不举,骨枯而髓减,发为骨痿。

帝曰:何以得之? 岐伯曰:肺者,脏之长也,为心之盖也,有所失亡,所求不得,则发肺鸣,鸣则肺热叶焦。故曰:五脏因肺热叶焦,发为痿躄,此之谓也。

悲哀太甚，则胞络绝，胞络绝则阳气内动，发则心下崩，数溲血也。故《本病》曰：大经空虚，发为肌痹，传为脉痿。思想无穷，所愿不得，意淫于外，入房太甚，宗筋弛纵，发为筋痿，及为白淫。故《下经》曰：筋痿者，生于肝，使内也。有渐于湿，以水为事，若有所留，居处相湿，肌肉濡渍，痹而不仁，发为肉痿。故《下经》曰：肉痿者，得之湿地也。有所远行劳卷，逢大热而渴，渴则阳气内伐，内伐则热舍于肾，肾者水脏也，今水不胜火，则骨枯而髓虚，故足不任身，发为骨痿。故《下经》曰：骨痿者，生于大热也。

帝曰：何以别之？岐伯曰：肺热者，色白而毛败；心热者，色赤而络脉溢；肝热者，色苍而爪枯；脾热者，色黄而肉蠕动；肾热者，色黑而齿槁。

帝曰：如夫子言可矣。论言治痿者，独取阳明何也？岐伯曰：阳明者，五脏六腑之海，主润宗筋，宗筋主束骨而利机关也。冲脉者，经脉之海也，主渗灌溪谷，与阳明合于宗筋，阴阳揔宗筋之会，会于气街，而阳明为之长，皆属于带脉而络于督脉。故阳明虚，则宗筋纵，带脉不引，故足痿不用也。帝曰：治之奈何？岐伯曰：各补其荥而通其俞，调其虚实，和其逆顺，筋脉骨肉，各以其时受月，则病已矣。帝曰：善。

[串讲]

"五脏使人痿，何也？岐伯对曰：肺主身之皮毛，心主身之血脉，肝主身之筋膜，脾主身之肌肉，肾主身之骨髓"。痿病的发生和五脏都有关系，这是为什么呢？岐伯回答，首先强调的是五脏和五体的关系问题，筋膜也是筋，只不过，"同类而异形"，森立之《素问考注》说："筋与膜同类而异形，所以连缀脏腑，维持骨节，保养䐃肉，为之屈伸自在者也"。肝主筋膜，也就是肝主筋的意思。"脾主身之肌肉，肾主身之骨髓"，这都是我们学过的最基本的东西。但是，这就提到了我们讨论问题，或者我们写论文、发表论文要注意，不论你有什么新观点，但是你所要利用的论据，必须是大家所接受的，因为只有用原来大家所接受的东西，才能论证新的观点。使别人不接受的论据去论证新观点，人家怎么接受？你看《痿论》写得就很有道理，不是问五脏为什么使人痿吗？我先提出来的是大家都能接受的，肺主皮毛，心主血脉，肝主筋，脾主肌肉，肾主骨髓，那么痿是什么痿？最常见到的是皮、肉、骨、筋痿弱不用，而这些是由五脏所主的，把这前提定下来之后，那么就可以说，五脏有病当然就可以出现五体之痿。看来很简单，顺理而成章了。我们现在讲问题也得这么讲，写文章也应该这么写。

"肺热叶焦，则皮毛虚弱急薄"。肺有热，就可以使肺叶焦枯，热就伤津嘛。上面讲了，肺主身之皮毛，肺热而津液伤的话，就可以出现皮毛虚弱。"急"就是干，皮肤应该是润泽的，"急"就不润泽而干燥。"薄"，也是干枯。

因为肺有热,津液伤,不能滋养于皮毛了,肺主身之皮毛功能失调了,所以皮肤干枯。"著"者甚也,病情严重了;或者"著"是停留,正气虚弱邪气盛,就停留,停留久了,那不也就严重了吗?所以这个"著"作停留、作甚是一个意思。"痿躄"两个字,意思本来是不同,"痿"是指的周身痿废不用;而"躄"是专指足不能行,下肢痿废不用。但是这里作痿躄,那就是全身的问题,上下肢都可以痿废不用。本来这似乎是在讲皮痿,因为肺主身之皮毛,前面说皮毛虚弱急薄,本身也应该是"皮痿"了。痿躄那就不单是"皮痿",为什么讲肺要提出这句话?那是因为五脏之痿,首先要有肺热叶焦才发为痿躄,换句话说,五脏之痿,首先是有肺热,如果没有肺热的话,五脏之痿可能不一定发生。肺热是五脏痿发生的一个前提,而五脏痿当然涉及到全身的痿躄。所以说肺热叶焦,皮肤虚弱急薄,著则生痿躄也。这句话其实强调了肺在各种痿证发生中的重要作用。

"心气热,则下脉厥而上,上则下脉虚,虚则生脉痿"。心主血脉,心气热,火热上炎,血脉上逆,人体下部之脉随热而上逆,"厥",就是逆。气血都上逆了,所以下部经脉气血就虚。我们在讲《调经论》的时候,也讲过气血并于上,那么下面就虚。血脉上逆,下脉气血就虚,脉中的气血虚,所以就生脉痿。

"枢折挈,胫纵而不任地也"。脉痿主要症状是什么呢?是"枢折挈"。"枢"就是关节,关节如枢纽一样。"折"就是断折,或者读成[shé],本来[shé]也是一种正音,这个字就两音,读[zhé],或[shé]。关节如同折了一样而不能够提挈,"挈"就是提挈。关节提挈的功能失去了,那不就松软了吗?特别它说下脉虚,那么下肢就松软无力了。由于下脉虚导致枢折挈,所以就"胫纵而不任地也"。"胫",小腿。"纵"松驰。胫纵,所以下肢站不住了。

"肝气热,则胆泄口苦,筋膜干,筋膜干则筋急而挛,发为筋痿"。肝胆相为表里,所以肝有热使胆气上逆,出现口苦。肝主筋,有热津液受伤,不能滋养筋膜了,所以"筋膜干"。干则失柔,于是筋脉拘急挛缩,屈而不伸。这就是筋痿的症状。

"脾气热,则胃干而渴,肌肉不仁,发为肉痿"。肉痿是由于脾有热,脾胃相表里,所以脾有热就可以使得"胃干",胃中津液不足,胃中津液不足令人口渴。脾主肌肉,津液不足,不能够滋养肌肉,因而出现"肌肉不仁,发为肉痿"。看来肉痿主要症状就是肌肉麻木不知痛痒,萎缩无力。

"肾气热,则腰脊不举,骨枯而髓减,发为骨痿"。腰为肾之府,所以肾有热邪,使得肾精不足,因此导致"腰脊不举",举动无力。肾主身之骨髓,肾热而精虚,因此"骨枯而髓减,发为骨痿"。这就出现骨痿的症状。

第59讲

继续讲课,《痿论》第二个自然段。

上面讲了五脏热产生了五痿,主要是五体痿。

"何以得之?岐伯曰:肺者,脏之长也,为心之盖也"。进一步讨论痿证的病机、病因问题。"肺者,脏之长也"。由于肺朝百脉,又主治节,所以气血营卫的布散都从肺开始,从这个角度讲,肺是诸脏腑之"长"。同时,还因为我们在《经脉别论》学过的,"饮入于胃,游溢精气,上输于脾,脾气散精,上归于肺"。水谷之精微由脾胃化生之后,要想布散到全身而发挥其营养作用,需要从脾把津液上输到肺,再由肺的宣发作用,才能到达于全身各处,当然,也才能到达于五脏六腑。所以从这个意义上来讲,肺也是"脏之长也"。再者,如果是从营气的运行来说,营气运行的第一条经脉是肺经。所以从上述三个方面来理解,肺是"脏之长"。从部位上来说,肺在五脏当中位置最高,所以叫心之盖,覆盖在心脏之上。在《灵枢·九针论》篇上还说:"肺者五脏六腑之盖也",也是言其部位高。"脏之长"、"心之盖",都说明肺脏对其他脏腑有很大的影响。

"有所失亡,所求不得,则发肺鸣,鸣则肺热叶焦"。这是讲由于精神因素,可以导致肺的宣发肃降功能失常。所谓"失亡",就是不如意,对什么事情不如意,不满意。由于不满意,而使气郁滞。"所求不得",所追求的目的不能达到,也令气郁不伸。气郁就可以化生为火热,五志都可以化火嘛。火灼肺金,而出现肺气不能宣降的喘咳,这个"肺鸣"主要是说的咳嗽。在中医书籍里经常把这"咳"说成"肺鸣"。有一个病机是由于肝火过旺,反克肺金的事,又称木火刑金,因而咳嗽,称作木叩金鸣。木火旺了,影响肺金出现的咳嗽。当然,肝火旺了导致咳嗽还不算,甚至有的咳血。

"故曰:五脏因肺热叶焦,发为痿躄,此之谓也"。"肺热叶焦",前面说情志郁而化火,火热太盛,导致了肺气不宣降而咳嗽;那么热盛也可消耗肺的津液,所以使得肺叶焦枯。焦枯之后,其布散津液功能更下降,本身肺津液就虚了,又加上肺气不能宣散了,那么全身所能得到津液不就更少了吗?五脏乃至六腑都得不到津液的滋养,就像《太阴阳明论》上所说:"筋骨肌肉,皆无气以生",肢体必然痿废不用,是同样的道理。《太阴阳明论》是从"脾病"论津液不能生的问题;这里主要是讲由于肺不能散布津液的问题,两方面都使筋骨皮肉皆无气以生,五脏六腑皆得不到滋养,所以它说五脏因为肺热叶焦发为痿躄,就是这个道理。当然,从"故曰"的使用来看,这句话是引证以前医学经典的话,所以后面加上一个"此之谓也"。原来医学经典上所说的"五脏因肺热叶焦发为痿躄",就是这个意思啊。"此之谓也",是本篇作者的话,"故曰"后面那几个字应当是引证的话。

"悲哀太甚,则胞络绝,胞络绝则阳气内动,发则心下崩,数溲血也"。这又是一种精神因素作为致病因素导致了痿证。悲哀太甚导致了心包络的空虚而且不通畅。《灵兰秘典论》讲"膻中者，臣使之官"，那个膻中即是指的心包络，为"臣使之官，喜乐出焉"，反映心脏的精神、情绪喜乐，这是心包的功能。所以悲哀太甚，就破坏了心包络传达喜乐的功能，使得它的经脉阻绝不通。"胞络绝"，精血不足，阻断不通，那怎么样呢？就"阳气内动"，心为火之脏，心气不能畅通，于是乎火郁于内成为邪气。"下崩"，根据下句话"数溲血也"，是指尿血。因为心主血脉，火迫血行。由于悲哀太甚，血脉不能够正常运行而溢出脉外，好像河堤崩溃一样，于是经常尿血。

　　"故《本病》曰，大经空虚，发为肌痹，传为脉痿"。《本病》是古代经典。以上病机，正如《本病》所说："大经空虚，发为肌痹，传为脉痿。"脉痿怎么发生的？脉痿跟悲哀太甚有密切关系。由于胞络阻绝，气血不通，又经常尿血，所以使"大经空虚"。大的经脉空虚首先出现的是肌痹。但是这句话中"肌痹"这个词，在《太素》作"脉痹"。因为本句话是讲脉的，作"脉痹"和文意、内容相符。当从《太素》作"脉痹"。痹也是不通畅。大经又空虚，而且血脉又不通畅，不是说虚了就通畅，它本身既虚，又不通畅。因为前说"胞络绝"，"绝"既有不通畅，也有空虚的意思。先是闭塞不通，后来就成为痿病。那么那个"脉痹"看来可以理解为是一种病机。当然，也可以理解为首先是脉痹证，脉痹再发展，就可以成为脉痿之病。

　　"思想无穷，所愿不得，意淫于外，入房太甚，宗筋弛纵，发为筋痿，及为白淫"。你看这病因，还是一个思想上的问题，精神因素的问题。这是第三个了，前两个痿证，一个是"有所失亡，所求不得"，一个是"悲哀太甚"，这里又是因为"思想无穷"。"思想无穷"就是杂念太多了，老想这个想那个。《黄帝内经》的理论，人要想健康的话，精神上应该恬惔，应该特别安静。这个人不但没做到，而且做得相反，"思想无穷"，他想得太多了，追求得太多了，无穷无尽的思想，那不成病了吗？人要没思想，按说是不行的，总是要有一些。所以要强调恬惔虚无呢，就是不要想的太多。否则愿望永远得不到，因为什么？他思想无穷嘛，当然得不到，如果它思想得很少，追求很低的话，当然容易得到，所以这是一对矛盾。"意淫于外"，达不到目的他不肯罢休，结果呢，过多的没有用的思想引起了白淫之类的疾病，如男子出现遗精病。青年男子遗精本来算不了什么问题，正常生理会有的，但是说到遗精病了，那就是几乎每一夜都要遗，甚至一夜不止遗一次，所以这里说"意淫于外"。有那样的人呐，看到漂亮姑娘了，他想了很多，不可能达到目的，也可以意淫于外，甚至于"望色流精"。我是举例言之了。当然，还有的看到什么东西他都可以动心，但是又不可能达到。还有由于"入房太甚"，这是指的两性了，超过限度，不知道节制，也会导致"宗筋弛纵"。"意淫于外,入房太甚"就可以出现"宗筋弛纵"。"宗筋",众筋之所聚。聚在什么地方呢？聚在前阴。所以宗筋也可以理解是生殖器,因为宗筋聚于前阴。"宗筋弛纵"而不能约束筋脉,这就"发为筋痿"。筋不能发挥正常的收引、牵引的作用了,松弛了。男子出现阳痿病,"白淫",即女子带下过多之类的病。

"故《下经》曰:筋痿者,生于肝,使内也"。肝主筋嘛,第一段讲了,肝主身之筋膜嘛。"使内也",是说的房事,两性生活过于频繁,伤了宗筋而出现筋痿。《下经》也是古医经名。这前三个痿病都和精神因素有关系了。

"有渐于湿,以水为事,若有所留,居处相湿,肌肉濡渍,痹而不仁,发为肉痿"。"渐"就是浸渍的意思,与这个"渍"字意思相同。成天在水里泡着,处在水湿的环境之中,叫"有渐于湿"。"以水为事",或者是他的职业是在水里面工作,叫"以水为事"。因为经常浸泡在水中,这个水湿之邪就容易侵袭并停留在体内。或者是"居处相湿",居住和工作所处的环境虽不在水中,但过于潮湿。"相湿",《太素》作"伤湿"。就是居处环境潮湿而被湿邪所伤。"肌肉濡渍",肌肉也受到湿邪的侵袭,其实湿邪最容易伤脾,脾主肌肉,所以最容易伤肌肉,从而出现了肌肉麻木不仁的症状。这样的就是肉痿。看来肉痿重要的症状是麻木不仁。第一段就讲了,肌肉不仁,不过第一段讲的是脾热导致津液不足而出现肌肉不仁。这里是由于湿邪伤脾,脾主肌肉、脾主四肢,脾气不能温养肌肉而出现的不仁,这就是肉痿。这是外邪为主所导致的。当然,如果脾脏不虚的话呢,尽管有外湿,不见得就生肉痿。也就是说,大家都生活在比较潮湿的环境中,不见得人人都得肉痿,得肉痿的人脾脏功能原来就差,这是内外因相互作用。如果没有这种外界环境,尽管它脾气虚弱,也不一定得这个肉痿。因此对得病的因素来说,既有人体本身正气虚,又有外界环境的潮湿两个方面。如果是注意自己的脾胃的功能旺盛,适当锻炼,注意饮食,等等,即使这种环境,也可以不得肉痿。或者说这人脾胃比较虚弱,但是选择了一个适合自己身体情况的环境,也可以不得这病。所以应该两方面考虑问题。至于前面所说的那几种痿证,是由精神因素引起的,那就更是自己可以注意的了。

"故《下经》曰:肉痿者,得之湿地也"。这里又是引了《下经》的话。你看这一段引了《本病》,引了《下经》,引证了好几段《黄帝内经》以前医学经典的话。肉痿病多发生在居处潮湿环境的人群中。

"有所远行劳倦,逢大热而渴"。"远行",行走得路程很远。远行本身可以劳倦,做别的劳动也可以劳倦,总之这是说体力上的劳倦。同时,又"逢大热而渴",遇到这个天气又很热。动则生阳,劳倦使阳气更亢盛。在《生气通天论》学过"阳气者,烦劳则张"嘛。再遇到外界自然环境的大热,那么内外皆热了。内外皆热怎么样？就伤阴。伤阴严重了，就伤肾阴。肾为阴阳之根，所以阴伤得厉害了，最后是伤到肾阴。既劳倦又逢大热必耗阴津，津伤当然就口渴。如果伤阴而渴能喝到水，还可以解一解这个热，但是远行劳倦了，逢大热而渴，其实是没有饮水，怎么样呢？

"渴则阳气内伐，内伐则热舍于肾，肾者水脏也"。伐，干扰之意。阳热之气就扰于内，即干于内阴，阳热之气亢盛，又不能解救，最后只能耗伤肾阴，所以说"内伐则热舍于肾"。肾主一身之水，肾主一身之阴精。在《黄帝内经》里讲肾主水，主要是说的藏阴精的意思，"肾者水脏也"，也是说肾是藏阴精之脏。

"今水不胜火，则骨枯而髓虚，故足不任身，发为骨痿。故《下经》曰：骨痿者，生于大热也"。火热之气太盛，远行劳倦，内热盛了，又加上自然环境外界太热，内外皆热，所以肾的阴精，这一个水，不能胜其二火，因而失调了。肾藏精，精生髓，髓养骨。肾精虚了就不能生髓，也不能养骨，因此可以出现"骨枯而髓虚"。其具体表现可以有"足不任身"，这脚撑不住自己身体了，不能站立了，而成为骨痿之病。骨痿病很重要的一个症状是"足不任身"。从病因上来讲，是劳倦、受热，病机则是热伤肾阴，骨枯髓虚。引证《下经》的记载，也是说骨痿之病是生于大热。

这一自然段也是讲五体痿，筋骨脉肌皮的五痿。这五痿其实是五脏之热所造成的，主要是讲五脏之热。当然，肉痿没谈到热，其他的几个都和热有关系。这个五痿的产生就和第一自然段所讲的原因不大相同，第一段从病因病机上只是说五脏之热就产生五痿，这第二段虽然也是热产生的痿，但是具体的病因上就讲得详细了，这个五痿有三痿都是强调的精神因素。当然，我们不要理解为除此没有其他的病因，不能这么理解。就是说皮痿，或者说痿躄，脉痿，筋痿，只有这三个痿是精神因素，而且这三个痿也只能是精神因素，这样理解是不全面的。作为一种理论介绍，要求我们要深入地理解，要举一反三了。换句话说，筋痿也不见得就是一个"思想无穷，所愿不得，意淫于外"别的原因不可能吗？不是这样。所以这段既有精神因素致病，又有外邪因素致病，还有劳伤致病。外邪是说的湿，劳伤是远行劳倦。精神因素是讲了三个病，其实这都是致病因素。

"帝曰：何以别之？"我想再了解一下这五痿病的鉴别，每个病鉴别要点是什么呢？

"岐伯曰：肺热者，色白而毛败"。白为金之色，肺属金，其色白，肺热导致的痿病面色白。当然，这个白不可能是正常的白，应该是枯槁之色，白而枯槁。"毛败"就是皮毛枯槁嘛，肺主皮毛，所以说皮毛干枯。

"心热者,色赤而络脉溢"。心热可以导致脉痿,心为火脏,其色赤,所以心热病者其"色赤"。同样,心热之赤,也不是正常的赤色,不像如帛裹朱那样的赤,将来我们讲诊法的时候要讲到。红色好不好?好。白色好不好?也好。但是不管哪一种颜色,其正常之色都应该是含蓄的,明润的,那才是好。所以这个肺之色白,以及心的色赤,都不是正常的红,不是正常的白。正常人有的偏白,有的人偏红,有的就偏黑,但是那是光润而明亮的。病态的就是枯槁无华,所以这个色赤也是赤而枯槁。"络脉溢",心主血脉,血络溢,是指浅表部位的血络充斥。

"肝热者,色苍而爪枯"。肝属木,其色青,苍也是青之色。肝主筋,其华在爪,所以爪甲也干枯,甚至于变形。如果人肝血充足的话,那么爪甲是坚硬的,是厚实的。如果肝有热,使得肝血不足,爪甲不得滋养,爪甲也会干枯,甚至于裂开,都有可能的。

"脾热者,色黄而肉蠕动"。脾主肉,脾为土脏,其色黄,所以脾热的病色黄。当然,这些色都是指的面色而言,面色发黄而肌肉蠕动。"蠕",是指软的意思,肌肉松软、肌肉软弱。因为脾主肌肉嘛,所以表现为肌肉方面的特点。这和第一段所说"肌肉不仁"是相呼应、相互补充的。

"肾热者,色黑而齿槁"。肾为水脏,其色黑。肾主骨髓,齿为骨之余,所以肾热病的人面色黑而枯槁,牙齿也枯槁。那说明肾的阴精大伤了,牙齿都干枯了,所谓"板齿燥",前门牙一看是干的了。本来我们牙齿都应该有津液的,肾精大伤了,连牙齿都枯干了。

这一小段就是讲了五脏热引起的痿证,在面色上和五体上一些特殊的表现,这个不难理解。五脏应五色,五脏各有所主。肺主皮毛,心主血脉,肝主筋,脾主肉,肾主骨,齿为骨之余,所以出现这样一些表现,可作为鉴别。

"论言治痿者独取阳明,何也?"你看,那又是引证。"论"即医论。古代的医论上说过,"治痿者独取阳明",这是什么意思啊?是为什么啊?前面讲了,五脏都可以使人痿,何以前人医论上又讲治痿者独取阳明呢?

"岐伯曰:阳明者,五脏六腑之海,主润宗筋,宗筋主束骨而利机关也"。这个问题是从几个方面回答的。首先阳明是后天之本,五脏六腑之海就是说的后天之本,气血化生之源,亦即五脏六腑之大源,有阳明之气,才能够化生水谷精微,才能够滋养五脏六腑,因此叫五脏六腑之海。五脏六腑之海是滋养全身的,在痿证而言,特别提出来"主润宗筋"。"润"就是"滋润"。五脏六腑之海化生气血津液,滋润着宗筋。宗筋是指的众筋,宗筋有什么作用呢?它的作用是约束骨骼,骨骼的运动是需要筋来屈伸、牵引。"而利机关",机关是指的关节,使关节滑利。宗筋约束着骨骼,而使关节能够正常的运动。换句话说,

357

如果宗筋不能够发挥作用的话,关节便不能运动。宗筋不能主持关节运动的原因在哪呢? 在于阳明胃不能够给它气血津液进行滋养。这就涉及到一个根本问题,就是为什么痿证要治阳明,它是先从阳明和宗筋的关系,宗筋和人体的骨骼、关节运动的关系来回答与论证。

"冲脉者,经脉之海也,主渗灌溪谷"。冲脉又叫做十二经之海,我们在讲经络的时候提到过,说冲脉运行的范围最广,其藏血最盛,所以冲脉又叫做血海。分布得最广,能够滋养人体的三阴,能够灌溉人体的三阳,因此又说冲脉是经脉之海。还有什么作用呢? "主渗灌溪谷",既然滋养着全身的经脉,也能够灌溉着溪谷。溪谷就是指的肌肉之间以及骨节之间那些缝隙,都叫溪谷。其中小者为溪,大者为谷。所以我们这个合谷穴,你看它就叫做谷嘛,这个地方缝隙很大。笼统来说,其实所有的穴位都在溪谷之中。由于冲脉藏血最盛,灌溉诸阳经,也灌溉诸阴经,因此它也渗透灌溉着所有的腧穴,人体所有的空隙之间。但是要记住,冲脉还和阳明经是相合的,相合在什么地方呢?

"与阳明合于宗筋,阴阳揔宗筋之会,会于气街"。它们相合的部位在于宗筋。宗筋在那? 在前阴这个部位。因为阴经阳经"揔宗筋之会","揔"就是聚的意思,"揔"其实也就等于这个"总",就是聚会的意思。刚才我说了,冲脉滋养着阴经,滋养着阳经,但是冲脉又和阳明经相合。阴经阳经相聚会在哪呢? 相聚会在前阴,另外还"会于气街"。气街也是阳明经的穴位,在少腹,和宗筋很近的部位。冲脉作用很大,又和阳明经相会合,它们共同地约束着阴经和阳经,所以阴经阳经"揔宗筋之会"。除了冲脉、阳明经之外,其他的经脉,无论阴阳经脉都聚会在少腹部,"会于气街"。

"而阳明为之长"。阴阳经脉都聚会在这里,但是在这个意义上说,阳明为之长,阳明是重要的。尽管冲脉很重要,藏血最多,但是血从哪来啊? 气从何出啊? 还是在阳明,所以"阳明为之长"。

"皆属于带脉,而络于督脉。"就是阴阳诸经到气街这个地方相聚会之后,又同其他的经脉相联系,和什么相联系呢? 和带脉相联系。"属于带脉"的"属于",是管束之意。也就是说,又都受带脉的管束。带脉不是围着腰间吗? 好像腰带一样,它约束着所有的阴阳各条经脉。所以腰间带脉受伤,下肢不可能会动了。当然,现代理论,那是伤了脊髓了,下肢不会动了。"而络于督脉",和督脉相连。就是说阳明经脉有一个支别贯通于督脉。

"故阳明虚则宗筋纵,带脉不引,故足痿不用也"。所以如果是阳明虚了,那宗筋就松弛了,所有的筋都松弛了,带脉也不能够起到约束作用了,所以下肢不能运动了。这个"足",连下肢都包括了。

"帝曰:治之奈何?"前面把治痿独取阳明的道理讲完了,要分几条来看,要把这个问题很好地理解。第一，阳明为五脏六腑之海，主润宗筋，而宗筋又约束着关节，使关节能够运动灵活，必须要注意阳明是气血之源。第二，又说冲脉的作用，冲脉渗灌诸阳，滋养诸阴，阴经阳经都要靠冲脉之血来养，但是冲脉又与阳明经相合。合于哪？合于宗筋(或气街)。冲脉和阳明经共同地与阴阳诸经相会合，会于气街。这是从冲脉和阳明会合宗筋而言，这是第二点，还是离不开阳明。第三，人体经脉能够运动是靠带脉和督脉的作用，带脉有约束作用，督脉督一身之阳气。可是带脉和督脉也是和阳明相关的，和阳明相络，所以"阳明虚则宗筋纵"，同时，带脉也不能约束，所以就"足痿不用"，就成了痿证。正是因为痿证和阳明有这样密切的关系，所以治痿才独取阳明。

第 60 讲

既然独取阳明，那么到底怎么治呢？

"帝曰：治之奈何？岐伯曰：各补其荥而通其俞"。各补其荥穴，而通其俞穴，"通"就是通畅。换句话说，不是单独的只取阳明，要只取阳明就谈不上各补其荥而通其俞了，用不上"各"字了。独取阳明是说各种痿证都应该取阳明经的穴位，那么用药物治疗的话，都应该照顾到脾胃，同时还要根据痿证到底属于哪一脏，属于哪一经，而取该经穴位针刺治疗，或者是用入该脏之药进行治疗。也就是说两方面，一是要治脾胃，针刺阳明经穴，同时要针刺与痿证相关经脉的穴位，所以叫各补其荥穴而通其俞穴。举例来说，筋痿，属于哪一脏呢？属于哪一经呢？属于肝脏，足厥阴肝经。假如采用针刺治疗的话，应该取什么穴位呢？应该取足阳明的荥穴和俞穴。足阳明的经穴是什么呢？荥穴是内庭穴，俞穴是陷谷。我说的是筋痿，筋痿还应该取足厥阴肝经的荥穴和俞穴，即行间、太冲两穴。荥穴是行间，用补法；俞穴是太冲用通泻之法。其他各经之痿证都应该这样取穴，取阳明经的荥穴和俞穴，再取所主之经的荥穴和俞穴。同时，刺荥穴用补法，刺俞穴用通法。从临床上看，针灸的时候倒不见得只针足阳明，如果上肢的肌肉痿，当然也可以针刺手阳明经的穴位。

"调其虚实，和其逆顺"。这里还有补泻的问题，补其荥、通其俞本来是有补泻了，其作用呢，总之是要调其虚实。痿证是虚，是实？虚当然是有的，五脏之热导致的虚，但是也有实导致郁滞不通。比如气郁，那还得要通，还得要泻，要"调其虚实"。和其逆顺就是要使其顺了，使气血运行调顺。

"筋脉骨肉，各以其时受月，则病已矣。帝曰：善"。前面不是讲了吗？筋痿、肉痿、脉痿、骨痿，当然还有皮毛痿。"各以其时受月"，针刺与其病相应的时间有关系，取穴的时间、针刺的时间要按照这个规律来进行。比如说筋痿属于肝，肝属于木，如果针刺选日期的话，那应该选甲乙日。甲乙属木，我们在前面讲《痹论》的时候讲过了。所以针刺筋痿之病应该在甲乙日针刺。同样道

359

理,那么如果针刺脉痿的病的话,应该选用丙丁日,心为火脏,丙丁属火。所以"各以其时受月",要按它相应的时间去针刺。这个"受月"是说受气之月,"月"是时间,受气之时。所以这个"月"字不要理解为二十九天半,或者三十天为一个月,"月"就是一个时间的概念。这个"受月"就是受气之时。肝受气于什么? 受气于甲乙,木日。按四季来说,肝之气受气于春季。"受月"也就是指人体内脏和自然界相通应的时间。这样治疗"则病已",就可以取得很好的效果而痊愈了。

[理论阐释]

(一)痿病的概念及其与痹的关系

1. 痿病的概念　肌肉萎缩,四肢不能随意运动的病,这就叫做痿。当然,又说《黄帝内经》称之为"痿躄",因为痿泛指四肢,躄,是指足不能行,一般统称痿躄,也就是痿。《黄帝内经》又叫做"痿躄"、"痿疾"、"痿易"。"痿易"的"易"字,就是特别之意,痿软得特别严重。当然,"易"字本义还有改变的意思,交换也叫易。这个"痿易"就是说痿得很严重。就症状特点而言,《黄帝内经》所载的痿病,有弛缓不收性质的,如胫纵而足不任地,我们讲了脉痿;有挛缩不能伸的,比如筋急而挛,这样两类。

2. 痿病与痹病的区别与联系　痿与痹这两个字从字上来讲,是一个意思。《说文》是很重要的字书,说"痿,痹也。"痿就是痹。所以就字义而言,痿和痹相同。就如同我们讲《营卫生会》所说,"营"、"卫"二字如果按字面意义上讲,它俩是相同的,但是用到我们医学里面来,就赋予它一个特定的概念了,它就不相同了。当然,痿、痹的混称《黄帝内经》上也有,比如《气交变大论》说:"岁火不及,寒乃大行","复则……暴挛痿痹,足不任身。"你看,它就叫痿痹。"足不任身"看来是痿证,但是也把它叫做痿痹。《阴阳二十五人》篇说:"善痿厥足痹",痿厥足痹作为病机,是一种,所以有这种痹、痿混称的现象。我们还作了一个归纳,是有几种原因。其一,痿证、痹证多和外邪有关,这是《黄帝内经》混称的一个原因;其二,痿和痹的症状多表现在肢体运动方面的障碍,这是混称的第二个原因;其第三,痿证、痹证的症状多有不仁、不用这样的特点;其四,痹和痿这两个病有时候可以互转,比如痹久有时候可以成为痿证,你看,本篇说:"发为肌痹,传为脉痿",首先是肌痹,而"传为脉痿",它从痹就传为痿。基于这样四个原因,所以痿与痹在《黄帝内经》经常混在一起说。

但是痹和痿毕竟是两个不同类型的疾病,两者不同点是什么呢? 其一,病因不一样,痹病纯属于外感风寒湿邪所得,或者说主要是外感风寒湿邪所得的。虽说是以饮食居处为其病本,但是毕竟风寒湿三气是主要的病因。而痿证有外感伤于热,如"有所远行劳倦,逢大热而渴","有伤于湿,以水为事",或者"居处相湿"。这是外界的因素。但是,痿证也有内伤。七情所伤的痿证,那五体痿倒有三种是说由情志因素引起的,而在痹证就没谈到情志内伤这种情况。所以从病因上痿和痹有区别。其二,从病的性质上也有区别,痹病以阴寒性质为多见,虽然有热痹,主要是由于人的阳热体质使得邪气转化而来,而本篇所论的痿证却多以阳热为主。"五脏因肺热叶焦,发为痿躄",所以说,痿的病因以热为主。其三,疾病的传变也不一样。痹证首先是犯于形体,体痹病久才传于五脏,成为五脏之痹,所谓"筋痹不已,复感于邪,内舍于肝",成为肝痹等,它是五体痹病久不愈才传舍到内脏。但痿病是先有肺热叶焦,先有五脏热,使得精血津液耗失,不能养肢体,才出现肢体的痿,它是先从内而及外。其四,症状特点不同,痿病以手足软弱无力,不能随意运动为主,一般的无疼痛、酸楚等。当然痿病也有挛急的,但是毕竟是以手足痿弱无力,不能随意运动是其主要症状,而其病情与季节变化没有明显的关系。但是痹证则不然,它的症状是以疼痛、酸楚、麻木不仁这些为主要,至于那个痹证不痛的,那是少数的,反而是个很危险的病。病情变化受季节的影响,受气候的影响明显,所以痿、痹是有区别,有不同的。

(二)痿病的病因病机

1. 痿病的病因　其一,有情志不遂,五志化火;其二,有形劳过度,耗气劫阴,"有所远行劳倦,逢大热而渴,渴则……热舍于肾"等;其三,房事过度,耗劫肾阴,"意淫于外,入房太甚";其四,外感热邪,"逢大热而渴"是外感热邪;其五,湿邪侵袭,"有渐于湿,以水为事","居处相湿"等。这是痿病的发病原因。

2. 痿病的病机　其一,五脏气热发为痿证,因为五脏分别主五体,五脏气热就消耗津液而不能滋养五体,所以五脏气热是发为痿病的重要的内在根据;其二,肺热叶焦,是各种痿证发生的前提。因为肺有宣散津液的作用,各种痿病条件具备了,得有肺不能宣散津液,或者没有其他各种痿病的条件,就是一个肺不能宣散津液,也可以引起痿证。其三,脾胃气虚,水谷化源不足,尽管没有其他的病,就是一个水谷化源不足,不能滋养肢体,照样可以出现痿证。因此治法专论"治痿者独取阳明何也",其病机离不开阳明是气血之海,五脏六腑之海,气血化生之源的这个基本的概念。但是你要回答这个问题,你只答到气血化生之源,那大概算你对了三分之一。就是说,假如我要问,为什么要治痿独取阳明?你说,因为阳明是后天之本,滋养全身,只能算对了三分之一,因为咱们原文上还有其他几个方面讨论。还需要从经脉,从宗筋与冲脉、带脉、督脉这些关系上来分析。所以脾胃气虚致痿是很重要的方面;其四,肝肾亏虚致痿,肾主骨,肝主筋,"入房太甚","意淫于外",那么可以伤肝肾,而出现筋痿和骨痿。其五,湿邪浸淫致痿,或者居处环境潮湿,或者工作在水湿当中,那都可以湿邪侵犯,导致脾的运化功能失常,湿邪停留。我们学过《生气通天论》"湿热不攘,大筋緛短,小筋弛长,緛短为拘,弛长为痿。"即感受湿邪而化热,阻滞经脉气血运行,而筋失其养,出现拘,或者痿。这方面的论述在《黄帝内经》里还有很多。这是关于痿病的病因病机。

(三)痿病的辨证分类

1. **五脏郁热痿** 有痿躄,痿躄病其实包含皮痿的意思,因此它说皮肤干枯不荣是主要特点;筋痿,临床表现是肢体的拘挛为主要病症;骨痿,是下肢痿软,不能站立,"足不任身";脉痿,也是下肢的关节松弛痿软,"枢折挈而足不任地也",是指下肢痿软,不能站立和行走;肉痿是指的肌肉麻木,又痿软无力,这样的症状特点。这是关于五脏郁热而痿出现的五体痿。

2. **湿热痿** 是《痿论》这一篇讲的有伤于湿那个痿,同时我们又引了《生气通天论》外受湿邪,湿郁化热,"湿热不攘",也是湿热痿。

3. **脾胃虚弱痿** 脾胃虚弱引起的痿很多见。《太阴阳明论》讲过,脾病而四肢不用,也是一种痿病。《证治汇补》也说:"气虚痿者,因饥饿劳倦,胃气一虚,肺气先绝,百骸谿谷,皆失所养,故宗筋弛纵,骨节空虚。凡人病后手足痿弱者,皆属气虚。"气虚不能滋养筋骨,也可以出现痿。

4. **肝肾亏损痿** 即是本篇所言"意淫于外,入房太甚"、"生于肝,使内也"等致肝肾亏损而肢体痿废。

(四)痿病的治疗

1. **治痿独取阳明** 我已经在串讲当中谈到了这个问题。治痿独取阳明这个道理有三点。其一,阳明为五脏六腑之海,气血化生之源;其二,阳明主润宗筋,宗筋主束骨而利机关;其三,阴阳总宗筋之会,与带脉和督脉相关的问题。这是治痿独取阳明。

2. **辨证论治** 根据痿所属的经脉和脏腑,而取该经的穴位,"补其荥而通其俞"。

3. **因时制宜** 所谓"各以其时受月",注重时间和内脏的相应关系。

[临证指要]

痿病的治疗

痿病之初应该注意清热,因为五脏因肺热叶焦发为痿病,所以要清肺热。起病之始都有肺热的表现,皮毛热的表现,在此阶段,应该注意清肺热,宣散肺气。但是这个阶段往往被忽视,作为一般感冒,而未予足够重视。在中期,已往往没有明显热象的时候,那就应该考虑到其他脏腑。而调脾胃,补脾胃是一个重要的方法,不管哪一种痿证,到中期已经没有明显热象了,那就不要再清热了,调脾胃是一个很关键的问题。最后,痿证相对来说后期了,那就要用滋补的方法,补肝肾的方法。也就是初期以清肺热为主,中期以调脾胃为主,后期以补肝肾为主。按经文"和其逆顺"的治疗原则,如肝阴不足,虚热内炽的筋痿,可以选用伐木汤;肾虚的骨痿可用大补阴丸;湿热致痿可选用二妙散;如果气虚者,可选用补中益气汤;阴虚者可用琼玉膏;如果肝肾亏损,精血不足而成痿的,可用虎潜丸,或者六味地黄丸。虎潜丸现在好像没有成药了,但是我们还可以查到,自己可以配制。在 20 世纪 70 年代我曾经使用加味虎潜丸治过痿证。一小儿三四岁,一腿肌肉消瘦,而且跛行,用加味虎潜丸治疗几个月,还不错。现在这个孩子已经长到三十多岁了,一米八的个子,打篮球没问题了。

痿证的治疗就提到"独取阳明"的临床应用问题,因为反复地讲过了,不再重复。

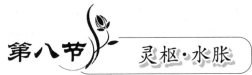

第八节　灵枢·水胀

[题解]

本篇论水胀诸病,病因、病机、症状、治法,及鉴别诊断。由于文章首先提出的是水胀,所以篇名叫做"水胀"。《黄帝内经》有几篇是以这种形式命名的,就如同我们学过的《百病始生》,第一句话"夫百病之始生也",所以名就叫"百病始生"。本篇开始讨论水胀,所以篇名就叫《水胀》。

第一段　论水胀、肤胀、鼓胀的症状、病机与鉴别

[原文诵读]

黄帝问于岐伯曰:水与肤胀、鼓胀、肠覃、石瘕、石水,何以别之? 岐伯答曰:水始起也,目窠上微肿,如新卧起之状,其颈脉动,时咳,阴股间寒,足胫瘇,腹乃大,其水已成矣。以手按其腹,随手而起,如裹水之状,此其候也。

黄帝曰:肤胀何以候之? 岐伯曰:肤胀者,寒气客于皮肤之间,瞀瞀然不坚,腹大,身尽肿,皮厚,按其腹窅而不起,腹色不变,此其候也。

鼓胀何如? 岐伯曰:腹胀身皆大,大与肤胀等也,色苍黄,腹筋起,此其候也。

[串讲]

"黄帝问于岐伯曰:水与肤胀、鼓胀、肠覃、石瘕、石水,何以别之?"一开始,列出几个病名。"水",其实就是指水胀,因为本篇第一是讨论水胀病,与

肤胀、鼓胀、肠覃、石瘕、石水，这几个病怎么区别，谈到了鉴别诊断。这里提到的是六种病，但在下文论述当中没有石水，所以怀疑这原文有脱漏，脱漏的是石水。当然，《黄帝内经》其他篇也提到了石水的问题。

"岐伯答曰：水始起也，目窠上微肿，如新卧起之状，其颈脉动，时咳"。水胀病开始眼胞先肿，样子好像刚睡醒觉时眼睑轻微浮肿。水胀开始，其病机是阳气不足，不能化水。还有，"其颈脉动"，颈脉，颈两侧的动脉，即人迎脉，现在所说的颈动脉。搏动，不用摸就看到它搏动，是阳明之气被水邪所扰的问题，或者是水邪涌动，导致了颈脉的搏动。咳嗽，是因水气上迫肺。

"阴股间寒，足胫肿，腹乃大，其水已成矣"。大腿内侧寒冷，这是由于水湿伤了阳气。刚才我说了，这个水胀病一开始，本身就存在着阳不化水的问题，所以"阴股间寒"也是水湿之邪进一步地阻遏了阳气，那就更凉了。"阴股"是足太阴的经脉所过，水湿重影响到太阴经。"足胫瘇"，这个"瘇"字也就是那个"肿"，足踝以上肿，这是临床最常见的症状，看一看有没有浮肿，首先在脚踝上按下去看有坑没有。"腹乃大"，这个水可不单是足肿了，腹水都出现了，肚子里有水了。"其水已成矣"，已成，说明病重了。

"以手按其腹，随手而起，如裹水之状，此其候也"。这是一种诊断的方式，这种腹水手按下去以后，水就起来了，好像皮囊里装着水似的，那么一按就起来，它不像是腿上，一按下去是坑，就是说那水是在腹内，而不是在皮下，所以按之"随手而起，如裹水之状"。这是水胀病的证候表现。

"帝曰：肤胀何以候之？岐伯曰：肤胀者，寒气客于皮肤之间，𪔛𪔛然不坚，腹大，身尽肿，皮厚，"怎么样诊断肤胀这个病啊？从病因、病机来说，肤胀是"寒气客于皮肤之间"，寒气在表，影响卫气正常的运行，因病气停留在皮肤之间，所以皮肤下咚咚作响，但并不是实浊之音，而是𪔛然不坚实之音。和水胀病人一样也有腹部胀大，全身浮肿，但是这种浮肿它是以气为主，是气、水聚于皮下，有气有水，不单是水，所以它有"皮厚"，这个皮厚它就不完全是水，要是水胀在皮下，那是亮亮的，就显得特别薄，但是这个肤胀呢，它显得皮厚，这也是一种区别。

"按其腹窅而不起，腹色不变，此其候也"。就是凹陷下去不起来，区别上面所说水胀是不一样的。而"腹色不变"，皮肤颜色没有什么改变。皮肤颜色没改变是又和下面那个病相鉴别，从鉴别诊断方法上是两两鉴别。肤胀既和上面的水胀相鉴别，是皮肤厚、按其腹不起来区别；肤色不变又和下面的鼓胀相鉴别。但是应该看到，这个水肿按之起和不起的问题，《黄帝内经》这篇的记载是气肿按而不起，水肿按而就起，临床上还要具体来看。

上面所讲第一个水胀病，是阳不化水；第二个肤胀病，是寒邪客于皮肤；下面所讲鼓胀病是水湿内停。

"鼓胀何如？岐伯曰：腹胀身皆大，大与肤胀等也，色苍黄，腹筋起，此其候也"。鼓胀病的症状特点是腹部和全身都胀大。"大与肤胀等"，这个腹部胀大的情况和肤胀相似，和水胀不一样，水胀的皮肤都薄了，肤胀跟鼓胀皮厚，这不"大与肤胀等"吗？但是跟那个肤胀有什么不同呢？"色苍黄，腹筋起"，跟肤胀不一样，肤胀说"腹色不变"嘛，而这个病，肚子很胀大，全身都肿起来了，但是其色青苍而发黄。水肿病不会苍黄，肤胀病是腹色不变，而这个鼓胀病色苍黄，颜色不同。同时还有"腹筋起"，腹部的经脉鼓胀起来了，就是现在所说的腹壁的静脉怒张了。"此其候也。"这是它的特点。因此鼓胀病和我们现在常说的肝硬变腹水相似。

所以这个水胀、肤胀、鼓胀，它们虽然都有胀，但是具体情况有区别，症状表现可以鉴别。

第61讲

[理论阐释]

(一) 水胀

这一篇所讲的水胀、肤胀和鼓胀三个病的病因、病机和症状特点进行了两两鉴别。也就是水胀和肤胀进行鉴别，鉴别要点在于用手按下去起与不起。本篇说水胀病因为如囊裹水，按下去以后就鼓起来；而肤胀病呢，是因为气水相合，里头有气有水，所以按而不起，再有呢，它皮肤厚，和水胀病也不一样；同时，这个肤胀病和鼓胀病的鉴别要点在于皮肤的颜色，肤胀病皮肤颜色不变化，而鼓胀病呢，是"色苍黄，腹筋起"。水胀病的病机是由于阳气不能蒸化，水湿停聚体内，所致的水肿病。其病之初多伴有目窠微肿，有的还有水湿犯肺引起咳嗽，以及水气上逆而出现颈脉动，手阳明的经脉搏动等，一些症状特点。根据《黄帝内经》关于水肿病的记载可分成外感性水肿和内伤性水肿两大类。

从外感性的水肿，有三种情况。一就是肾风，也就是外感风邪，伤犯于肾，而出现肾不能蒸化水液而出现的病证。症状有恶风、多汗、小便不利，腰脊痛，色黑，因为说是风邪嘛，以头面、上半身肿为特点。我们在讲《风论》、《评热病论》都谈到过这个病，当然《奇病论》也有。风水病也可以由外感风邪导致的水湿不化而形成。风水病一开始就有头面浮肿，渐及全身，小便不利，咳嗽，还有恶风，脉浮。在《水热穴论》，以及《灵枢经·论疾诊尺》和《九针论》都有关于风水的记载。这风水病分在外感病里，或者说外感性的水肿，下面在谈内伤性的水肿里还有风水。这个病，内伤和外感都可以出现。外感性水肿第三个是涌水，它的病机、病因是寒邪伤肺，下传于肾，导致了肺失宣化，肾失蒸化。所谓其本在肾，其标在肺。出现咳嗽，气喘，腹大如水囊，全身浮肿，肠鸣等症状。在《素问·气厥论》里面有论述。

内伤性的水肿。根据《黄帝内经》的记载，有四个病。一个是风水。外感性的水肿有风水，内伤性的水肿病还有风水，我们在《评热病论》里面讲过，"肾风勿刺……不当刺而刺，后五日，其气必至"，也就是由于肾风误治而出现风水病。同时，在《素问·水热穴论》与《评热病论》所说的风水病又不大一样，《水热穴论》那个风水就是属于肾风，也就是上面我们所说的外感性水肿类的。所以同一个病名在《黄帝内经》不同的篇章，所指也有区别。我们在讲《评热病论》的时候已经讲过这个病了。

内伤病第二个，溢饮。溢饮病是肝的问题，由于肝失疏泄，气机郁滞，气不能行津液，而水溢于肌肤、肠胃之外，叫溢饮病，是水溢于外。它全身浮肿，皮肤光亮，病位在于肝，病因是"渴暴多饮，而易入肌皮、肠胃之外"。为什么特别强调肝呢？因为我们一些同学，一些年轻的大夫，说起水肿就是肺脾肾，其实还应该知道其他脏也会引起水肿，这里就提到了肝失疏泄，也出现了水肿。

还有石水。这个病是由于肾阳受损，阳虚而阴盛，肾气不能化水，而出现的水肿病。它的特点是少腹肿，脐以下肿。"石"是形容其沉，下部肿，所以叫石水，以肾阳虚为主。

第四种是《素问·汤液醪醴论》中所说的水肿病。那篇原文没说明是什么原因，但是知道是内伤病，这个病一发生就已经很深了，说明不是从表而入的。而且《汤液醪醴论》又提到"神不使"，就是气血衰了，而出现的水肿病，所以，那个病肯定是内伤引起的。

（二）肤胀

肤胀病是由于外感寒邪，阳气阻遏，水湿留而不行所导致的，所以又有水又有寒。这个病是外邪侵犯卫气，而出现的胀。当然，本篇谈肤胀是用来和水胀、鼓胀作鉴别的。

（三）鼓胀

鼓胀病的病因病机主要是由于饮食不当，或者肝郁犯脾。饮食不当伤脾胃，肝气郁滞，木克土，也引起脾胃之病，所以出现木土不和，水湿停滞，而见腹胀大，以腹部积水为主，当然也可以见到全身浮肿，特别是以腹胀大为主，因为这个病有时候四肢不肿，就是肚子里有水，出现色苍黄，皮肤颜色发青、发黄，枯槁而不润泽。腹壁的静脉曲张。这个病在《黄帝内经》有几处记载，《素问·腹中论》说："有病心腹满，旦食则不能暮食，此为何病？岐伯对曰：病名为鼓胀。"又说"其时有复发者"，怎么复发呢？"此饮食不节，而时有病也。虽然其病且已时"，"且已时"就是看它已经好了，病还可以复发，特别是喝酒以及吃一些发火之物，什么肝脏、狗肉、无鳞鱼之类，容易使旧病复发。当然，气恼,精神因素引起鼓胀病的复发也是比较常见的。从鼓胀病的症状上看,很近似现代所说的肝硬化腹水,那个病同样是精神、饮食因素可以引起复发,而且复发一次严重一次。初次腹部有水,治起来并不难。由于食复、劳复,各方面引起复发再治,难了。如果反复发,这也可以成为不治之症。这个问题《黄帝内经》已经提到了,"此饮食不节,故时有病也"。

[临证指要]

水胀病的治疗

水胀病的治疗首先应提到张仲景《金匮要略·水气脉证并治》提出的,腰以上肿,发汗,腰以下肿,利小便。腰以上肿近似于风水,腰以下肿近似于石水。当然,利小便之法不见得都是用五苓散,肾气丸也可以利小便,使肾气能够蒸化水液来治石水病。风水表虚证用防己黄芪汤、有郁热者用越婢汤、脉浮的用杏子汤,这些都有一定的解表作用。当然,防己、黄芪治表虚还有固表作用。脉沉的说明阳气不足了,所以用麻黄附子细辛汤,其证寒邪盛。对于内伤性水肿,历代医家有从五脏论治的,比如仲景的"心水"、"肝水"、"肺水"、"脾水"、"里水"之论;张介宾《景岳全书》更以肺、脾、肾三脏论,认为"凡水肿等证,乃肺、脾、肾三脏相干之病",肺、脾、肾三脏为主。但是我们说其他脏也有关系,而应从五脏论治水肿病。

肤胀的治疗

根据《灵枢·胀论》提出的针刺治法,是"无问虚实,工在疾泻",对于肤胀之病,取足三里,用泻法。后世多以脏腑辨证,肺气失去宣降的,用宣散肺气,可以用越婢加半夏汤;肝气郁滞的用疏肝理气的柴胡疏肝散;因脾虚湿困的,可用健脾除湿的香砂平胃散;因为肾气虚衰的,考虑温补肾气,金匮肾气丸;因为邪滞于胃中,宿食不化,阻滞化热,可以采用消食导滞,比如保和丸、枳实导滞丸等。

鼓胀病多缘于酒食不节、情志所伤、劳欲过度,还有的感染了血吸虫,以及黄疸病、积聚病失治,这些原因导致鼓胀病。它的病机主要涉及到肝、脾、肾功能的障碍,气滞、血瘀、水停,滞积于腹内。所以在治疗上确实比较复杂,既要考虑到三个脏为主,又要考虑到气血瘀积,应该在不同的阶段,根据不同的临床表现,要认真考虑。病之初期多属实证,可用行气、利水、消瘀、化积的治法,比如柴胡疏肝散合平胃散;假若属寒凝气滞,可选用温阳散寒、化湿行水的方法;如果湿热蕴结,当选中满分消丸之类;如果是肝郁脾虚血瘀者,选用当归、赤芍、丹皮、桃仁、红花、丹参等,来活血化瘀,行气利水消胀等。在临床上,应当仔细的辨证,虽以肝脾为主,但是要考虑到相关脏腑,还有气滞、血瘀、水湿停聚等方面,斟酌用药。

367

第二段　论肠覃、石瘕的病因、症状及其鉴别

[原文诵读]

肠覃何如？岐伯曰：寒气客于肠外，与卫气相搏，气不得荣，因有所系，癖而内著，恶气乃起，瘜肉乃生。其始生也，大如鸡卵，稍以益大，至其成，如怀子之状，久者离岁，按之则坚，推之则移，月事以时下，此其候也。

石瘕何如？岐伯曰：石瘕生于胞中，寒气客于子门，子门闭塞，气不得通，恶血当泻不泻，衃以留止，日以益大，状如怀子，月事不以时下。皆生于女子，可导而下。

黄帝曰：肤胀，鼓胀，可刺邪？岐伯曰：先泻其胀之血络，后调其经，刺去其血络也。

[串讲]

"肠覃何如？岐伯曰：寒气客于肠外，与卫气相搏，气不得荣"。肠覃，读成肠覃[xǔn]，也有读成肠覃[jǔn]的，因为这个字的意思和这个"覃"字的意思相近，"覃"，这就是蘑菇嘛，读成[jǔn]，就是从这个意思转来的，也就是这个病长起来，像个蘑菇一样，下边有个蒂，前面有个头，这是积块病嘛。肠覃病的病因是什么呢？是寒。病位呢？在肠外。寒邪侵入到肠之外，病机是"与卫气相搏"，寒邪与卫气相搏结，使卫气不能够运行，"荣"通"营"，也是运行。

"因有所系，癖而内著，恶气乃起，瘜肉乃生"。"系"，联系，停留，或者拘束的意思，卫气不能运行而有所停留。其实卫气不能运行，营气它也不能运行，营卫是相偕而行嘛。同时，这又"癖而内著"，"癖"就是久，长时间的停留。"著"也是停留。[zhù]或者念成[zhuó]，"附着"的"着"，长时间的停留不动，不能正常运行。"恶气乃起"，恶气就是病气。就是说，寒邪与卫气相搏结，使得营卫气血都不能运行，长时间停留在肠外这个部位，最后就是"瘜肉乃生"，也就是肠覃开始是瘜肉。"瘜"也是停留的意思。

"其始生也，大如鸡卵，稍以益大，至其成，如怀子之状"。一开始发现的时候大如鸡卵。不可能一产生就是鸡卵那么大，息肉它从小逐渐大的，但是很小的时候，医生尤其是病人感觉不到，待发现的时候大概已经是鸡卵那么大了。"稍以益大"，"稍"是小的意思，"益"就是增的意思，一点一点的增大。"至其成"，当这个病长成了，那可就很大了，甚至于"如怀子之状"，就好像妇女怀孕一样，那么大的肚子，那就是肠覃病块很大了。

"久者离岁，按之则坚，推之则移，月事以时下，此其候也"。病程很长，要以年计，开始发现像鸡卵那么大，到状如怀子的时候，要经过若干年了。"按之则坚"，按压这个病块很坚硬，但是呢，"推之则移"，推动之，这病块还可以

368

移动。这是很重要的鉴别诊断,一是硬块,二推就可以移。再有呢,作为一种鉴别诊断来说,它"月事以时下",如果是妇女的话,月经还可以按时来。"此其候也",这就是它的症状。从症状看,那明显的是一个积聚。但是如果从现在的恶性肿瘤和良性肿瘤区分的话,这个应该是良性肿瘤,因为推之则移嘛。而且从这个"肠覃"的"覃"字来考虑,这个病块它底下是有一个根须的,上面头是大的,它不是整个平铺下来推之不移,所以这个积块病应该是良性的。

"石瘕何如? 岐伯曰:石瘕生于胞中,寒气客于子门,子门闭塞,气不得通,恶血当泻不泻,衃以留止"。石瘕病生于胞中。"胞"就是指的子宫,这是妇女病。是怎么引起的呢? 是"寒气客于子门",寒气从子宫口侵入,使得"子门闭塞",于是乎,"气不得通",气血都不通畅了。由于气血不通畅,所以就成为恶血,即瘀血。"衃以留止","衃"也就是凝结的血块,停留在子宫中。

"日以益大,状如怀子,月事不以时下。皆生于女子,可导而下"。使得腹部越来越大。也是像怀孕一样,一天一天瘀血流于子宫,肚子大了。但是这个病呢,"月事不以时下",它和上面所说的肠覃病鉴别出来了,上面那个肠覃病是生于肠外,男女皆可患病,其于女子"月事以时下";而这个是生于胞中,所以"月事不以时下",只有女子才患此病。"可导而下",可以用破瘀的方法,使邪气从下排出。

"黄帝曰:肤胀,鼓胀,可刺邪? 岐伯曰:先泻其胀之血络,后调其经,刺去其血络也"。这就提到肤胀、鼓胀的刺法了。先泻其胀之血络,指刺泻腹部胀起的血络,后刺其血脉。血脉部位相对深一些,先浅刺其络出血,后刺其血脉,以调其经。

[理论阐释]

(一)肠覃和石瘕属于积聚病的范畴

积聚是以腹内有积块,或痛或胀为主要特征的一类疾病。《黄帝内经》中有近30篇经文涉及此病,可见在古代,积块病是个多发的疾病。本篇以及《灵枢》的《刺节真邪》、《胀论》、《百病始生》,《素问》的《奇病论》、《腹中论》等,都比较集中地论述了这个问题。《黄帝内经》所论积聚有三类,一是"瘕"类,有水瘕、石瘕、血瘕;第二类是"积"类,即积块病,有伏梁、肥气、息贲、肠覃、贲豚,这都是说的积块病,生于不同的部位,联系到不同的内脏,而有不同的名字。第三类,叫做"瘤",有筋瘤、肠瘤、昔瘤等。同时,《黄帝内经》认为"积"和"聚"都是有实质性的包块病。从《难经》以后才把"瘕"和"聚"分开了,"瘕"就是有时聚,有时散的,叫做瘕。"聚"就是聚而不散的。

(二)形成"瘕"、"聚"的病因病机

就《黄帝内经》所论,主要有三。一是外感寒邪,气血得温则行,得寒则凝,所以寒邪使得气血津液凝聚,而成瘕块病;二是七情刺激,气血运行不畅,瘀而成病,结为瘕块;三是饮食不节,起居失常,劳倦太过,而损伤肝脾肾,导致的气血瘀滞,水湿停聚,而成积块病。

[临证指要]

肠覃和石瘕的治疗

本篇指出"可导而下",杨上善说"针刺导下之";张介宾说"导血之剂下之";丹波元简又说"导"是坐导药,纳入肛门,纳入阴道中的坐药,有三种不同的解释。针刺可以导,药也可以导,坐导药也可以采用。所以我们说导者,消导之意,导而下之,即以消导通下之法。《至真要大论》所说"坚者削之","留者攻之"等。而且《阴阳应象大论》也说,"其在下者,引而竭之","引"也是导,病位在下嘛。积块病是实邪积聚,部位在下,所以要"引而竭之"。引者,导也。坐导药也好,逐瘀药也好,都是使它从下而出。

小　结

这一章我们讲了8篇,都是讲的疾病,《黄帝内经》关于病证的篇数很多,这只是给作一个提示性的讲解。但是通过这8篇,我们确实可以认识到,《黄帝内经》对于外感病、内伤病、肢体病、内脏病,乃至于妇科病等,一般的分析、认识的方法。这8篇,也可以反映《黄帝内经》关于疾病命名的规律。其中有用病因命名的,如伤寒、温病、暑病、劳风;有根据病机命名的,如阴阳交,痹病;有以症状为主命名的,如咳嗽、疼痛、水胀、肤胀、鼓胀;有以病因、病位结合起来的,病因是风,病位在心,所以叫心风,还有肝风、首风等;有根据症状、病位相结合命名的,如心咳、肝咳、三焦咳等;有的是病机和病位相结合命名,如五脏痹,痹是病机,五脏是位置;有的是依疾病的性质命名的,如寒中、热中,里有寒叫寒中,里有热叫热中,痹证热了叫热痹;有的以疾病的某些特征,比如漏泄、疠风等等。描述了各种病证的临床表现、特征、分类,并且对有关的病因、病机、诊断和鉴别诊断,乃至于防治原则,进行了论述,确实涉及面很多。这些内容对中医学的发展都起到了很重要的作用。

第六章
诊　法

　　诊法,也就是诊断疾病的原则和方法,通过诊法来收集病情、病史的资料,进行分析和判断,这个就是诊断了,就是诊病和断病。中医的诊法从《黄帝内经》已经提到了望闻问切四个方面。比如我们讲过的《举痛论》说"视而可见,扪而可得,言而可知",《阴阳应象大论》所说"善诊者,察色按脉,先别阴阳","审清浊,而知部分;视喘息,听音声,而知其所苦"。所以在《黄帝内经》里分别谈到了四诊的问题。《黄帝内经》中的望诊,主要是望面部的颜色,也望身体的形态。切诊以切脉为主,而切脉的部位,可以说全身的动脉都曾经当切脉的部位使用过,比如讲水肿病的时候,人迎脉动,可作诊断之用,但是最强调的还是切寸口脉。在切诊中还有按诊,按腹部,水肿起和不起;按包块是硬是软,推它移动不移动,这都属于切诊一类。至于听声音,辨别病人发的声音,是高还是低,是重浊还是尖锐,这都有诊断意义。在问诊方面,年龄有多大,哪天得的病,生活在什么环境下,做过什么检查,吃过什么药等与疾病有关的问题,是需要问的。当然,《黄帝内经》更强调了四诊合参,将四诊结合起来分析疾病。在《黄帝内经》中有关诊法的记载非常丰富,集中讨论诊法的篇章,《素问》部分有阴阳别论、移精变气论、玉版论要、脉要精微论、平人气象论、玉机真脏论、三部九候论、通评虚实论、大奇论、著至教论、示从容论、疏五过论、征四失论、阴阳类论、方盛衰论,《灵枢》部分的邪气脏腑病形、师传、五阅五使、外揣、禁服、五色、论疾诊尺等篇。当然,还有些篇里也有一些诊法方面的论述。

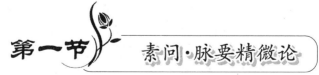

第一节　素问·脉要精微论

[题解]

　　"脉要",就是诊脉的要领,切脉的要领。"精微"有两种解释,一种是说的眼睛;第二种就是指精细微妙,因为诊法,是很精细,很微妙的。因此对这个篇名有两种解释,一种解释是切脉的要领,很微妙。另外一种解释就是切脉和望诊结合起来,既论切脉要领,又要望眼睛,而眼睛又叫精微。所以篇名叫《脉要精微》。

第一段　择时诊病及诸诊合参

[原文诵读]

黄帝问曰:诊法何如? 岐伯对曰:诊法常以平旦,阴气未动,阳气未散,饮食未进,经脉未盛,络脉调匀,气血未乱,故乃可诊有过之脉。

切脉动静,而视精明,察五色,观五脏有余不足,六腑强弱,形之盛衰,以此参伍,决死生之分。

[串讲]

"黄帝问曰:诊法何如? ……故乃可诊有过之脉"。诊病的方法应该注意些什么呢? 应该注意的事项很多,只不过首先提出的是时间,应选择在"平旦"。太阳刚出来,也就是清晨,这是最好的诊病时间。因为这个时候人的阴气、阳气都没有动、没有乱,处在相对平静状态。各种生理、病理情况能够比较真实地从脉象上反映出来。因为没有受其他的因素的干扰,所以能够准确的反映人体生理及病理状态。所以说"饮食未进",因为进了饮食之后,气血就相对旺盛。不管脉象也好、面色也好,乃至于舌质、舌色也好,它都受到了一定影响。所以清晨这个时间,还未进饮食,精神、体力还没有大的活动,所以经络相对调和,"气血未乱",能够反映出人的生理以及病理的真实情况,所以这时候诊断疾病,相对来说是最准确的。"有过之脉",就是有病之脉。这是切脉的时间选择。

"切脉动静,而视精明,察五色,观五脏有余不足,六腑强弱,形之盛衰,以此参伍,决死生之分"。脉的动静就是脉的变化,就是通过切脉以了解脉象的变化情况。"而视精明",就是观察眼睛、观察眼神。"察五色",观察面部的五色,青赤黄白黑色泽的变化,除了颜色之外,还有润泽的改变。这样来"观五脏有余不足",来观察了解五脏的有余不足,和六腑的强弱。同时,还可以观察"形之盛衰",形体是强壮的还是衰弱。把切脉、望色、察形几者结合起来,叫"以此参伍"。张介宾注得很好,谓:"参伍之义,以三相较谓之参,以五相类谓之伍。盖彼此反观,异同互证,而必欲搜其隐微之谓"。把所有的了解到的这些情况结合起来综合分析,来"搜其隐微",从中了解和发现疾病的微妙变化,正是我们理解的"四诊合参"之意。以此来"决死生之分",可以做出个正确的诊断,判断疾病的预后。

这一段应该背下来,是最基本的道理。

372

[理论阐释]

各种诊法合参

本段论述了切脉,察神,望色,以及审察脏腑的强弱和形体的盛衰,多法并用,彼此相参互证,才能全面把握病情,来"决死生之分"。《邪气脏腑病形》也说"能参合而行之者,可以为上工"。把各种诊法能参合起来分析,认识疾病,就是高明的医生。

不同的症状,应该用不同的方法去了解,有的容易反映在神色,那就要望而知之;有的病情容易反映在脉象上,就要切而知之;有的从语声,以及从分泌物、排泄物的气味反映出来,可以闻而知之;有些病的隐情,那就需要问而知之。因此,需要四诊合参,全面收集临床资料,整体分析,方能作出正确的诊断。《医门棒喝·四诊合参与脉证从舍论》讲到,"望、闻、问、切,名曰四诊,医家之规矩准绳也。四诊互证,方能知其病源,犹匠之不能舍规矩而成器皿也。盖望者,望面色之明晦、舌苔之有无,以辨邪之轻重进退也。闻者,闻声音之怯壮、语言之伦次,以辨神气之爽昧强弱也。问者,问得病之由、痛苦之处,以辨内伤外感、脏腑经络,尤为紧要也。切者,切脉之浮、沉、迟、数、有力、无力,以辨虚实阴阳,而与外证参合逆顺吉凶也"。

这是强调的四诊合参问题,医生自己要重视,同时还要适当地向病人做宣传,做解释。说明中医讲的是四诊合参,这样才能更全面地了解病情,切脉虽能了解一部分,但是总不如全面望闻问切四诊合参更详细一些。当然中医现在也采取了一些现代的诊查手段,丰富了传统的这四诊方法。

[临证指要]

四诊合参的临床应用

四诊合参强调的就是要明确整体、全面分析,来认识疾病。特别是遇有脉症不一致的情况,到底以哪个为主呢?有些情况是以脉象为主,而把症状的表现放在次要的地位;有时是以症状表现为主,而把脉象的变化放在次要地位,根据不同情况而有从舍。所谓舍脉从症、舍症从脉。如真热假寒、真寒假热等寒热虚实、真假错杂的时候,要不要仔细的辨别?只凭某一诊法,岂不误事?必然给病人造成伤害。所以四诊必须要合参,而且要抓住重点。怎么样合参?这些内容在下边所讲的经文中会逐渐地反映出来。

第二段　论四诊决死生之法

[原文诵读]

夫脉者,血之府也。长则气治,短则气病;数则烦心,大则病进;上盛则气高,下盛则气胀;代则气衰,细则气少,涩则心痛;浑浑革至如涌泉,病进而色弊；绵绵其去如弦绝，死。

夫精明五色者，气之华也。赤欲如白裹朱，不欲如赭；白欲如鹅羽，不欲如盐；青欲如苍璧之泽，不欲如蓝；黄欲如罗裹雄黄，不欲如黄土；黑欲如重漆色，不欲如地苍。五色精微象见矣，其寿不久也。夫精明者，所以视万物，别白黑，审短长，以长为短，以白为黑，如是则精衰矣。

五脏者，中之守也。中盛脏满，气胜伤恐者，声如从室中言，是中气之湿也；言而微，终日乃复言者，此夺气也；衣被不敛，言语善恶不避亲疏者，此神明之乱也；仓廪不藏者，是门户不要也；水泉不止者，是膀胱不藏也。得守者生，失守者死。

夫五脏者，身之强也。头者，精明之府，头倾视深，精神将夺矣；背者，胸中之府，背曲肩随，府将坏矣；腰者，肾之府，转摇不能，肾将惫矣；膝者，筋之府，屈伸不能，行则偻附，筋将惫矣；骨者，髓之府，不能久立，行则振掉，骨将惫矣。得强则生，失强则死。

[串讲]

"脉者，血之府"。"府"是府库，是藏贮东西的地方。脉就是藏气血而运行气血的地方，气血藏于脉而运行，因此，从脉象上就应该了解人的气血盛衰问题，称为"血之府"，其实也就是气血之府。因为单独的血是不能运行的，血要靠气的推动。虽然营血主要是行于脉中，卫气行于脉外，但是我们在讲《营卫生会》篇讲过，营卫气血可以出入于脉，相互影响，脉内有气，脉外未必无血。

"长则气治，短则气病"。"长"就是脉体比较长，用现在寸口脉来说，寸关尺三部脉比较长，上过于寸、下过于尺这个部位。这反映什么呢？是"气治"，就是气血旺盛的意思。长脉表示人体气血旺盛，气血正常。"长"则超过本位了。"短"则不足本位，是气病的脉象，反映气血不足。这是切脉最基本的内容，这人个子挺高，但是寸关尺都不满，是气血不足的表现。

"数则烦心，大则病进"。脉数，一呼一吸六七至以上，热迫血行，所以脉数。热扰心神，所以容易出现心烦。脉象大，特别是在有病的时候，脉象很大、很盛，是邪气搏于血脉之中的现象，反映疾病是在发展。

"上盛则气高，下盛则气胀"。脉过盛，那是邪气盛了。"上盛"和"下盛"可以有两种解释：一个解释"上盛"是寸关尺脉，寸脉为上，尺脉为下，反正脉象和人体，用现在话说是全息律，这样的话，寸在上面就反映人体上部，尺脉在下就反映下部；另外一种解释，上部脉是指头面这些部位的脉，叫上部脉，是按《黄帝内经》的三部九候脉来说的，全身动脉分为上、中和下三部，每部脉又分作三候，《素问·三部九候论》是讲的这种脉法。头面部的脉，就属于上部；手臂的脉，就属于中部；下肢的脉，就属于下部。这个"上盛"的脉，是指头面部的脉；下盛是指下肢的脉盛。两种理解都符合《黄帝内经》的理论，上部脉主要诊断上部病，下部脉主要诊断下部病。寸、关、尺同样的，寸主要是反映上焦病。邪气在上，则上脉盛，所以反映病位高、在上部；尺部脉盛，反映邪气在下，所以容易出现腹胀。假设说上部脉盛，就说寸脉太盛，甚至上了鱼际，那当然可以反映头痛这些上部的病；而下部脉盛呢？邪气在下部，所以出现腹胀病也是常见的。

"代则气衰"。"数动一止，止有定数"，这叫"代脉"。反映脏气大衰。脏气不足，不能使脉搏正常的跳动，这是一个"代"。再有，在《黄帝内经》里"代脉"还可以表示特别软弱的意思，特别的软、特别的弱，它也可以叫"代脉"，也反映脏气衰；所以对于"代"字可有两种解释。此外，"代脉"有时还表示脾脏柔和之气，则是正常之脉。

"细则气少，涩则心痛"。脉细，气血虚少，不能够充盈于脉，所以脉细。涩是气血流动不畅，瘀阻不通，心主血脉，脉象流通滞涩，所以有"心痛"的症状。

"浑浑革至如涌泉，病进而色弊"。"浑浑"是脉象涌急之象，而不是平平静静的流动。"革至"，革也是急的意思，脉象"浑浑革至"，就是很汹涌、迫急。"如涌泉"，好像泉水，咕噜咕噜往上涌，去而不返，这个脉象，是病情严重的表现。"色弊"就是颜色败坏，气色很败坏。当然《脉经》记载是"浑浑革革，至如涌泉"，意思相同。

"绵绵其去如弦绝，死"。"绵绵"，若有若无，这脉是很弱了。还有"去如弦绝"，突然的断了，好像琴弦断绝一样，再也没有了。本来就很弱了，还突然没了。这是正气已脱，危险的病证了。通过上述这几种脉象，后世发展成为纲脉，浮沉迟数大小缓急，八纲之脉。

"夫精明五色者，气之华也"。"精明"是指的眼睛；"五色"主要是面部的色泽，望青赤黄白黑五色，以及润泽与否。这都是"气之华"，是五脏之荣华外在的表现，"气"是五脏之气。根据人的不同，青赤黄白黑五色各有所偏，有的偏黄，有的偏白，有的偏黑，其实都没什么关系，对健康来说都影响不大，不见得说黑的就健康，白的就不健康。但是关键必须是润泽明亮，就是脏气、气血津液充足的表现；而枯槁晦暗，那就是正气大衰的表现。

"赤欲如白裹朱，不欲如赭"。"白"即是"帛"，丝织品，白色的丝织品。假若人的面色是红色，正常的就应当是像用白色的绸子、丝织品包裹着朱砂一样，所谓白里透红而光泽。就不能像中药赭石那样，红而干，没有一点润泽，甚至红而紫暗，枯槁无华，那样就是气血津液大衰了。

"白欲如鹅羽,不欲如盐"。如果面色是白的,正常的现象,好像鹅的羽毛那样,白而光亮、明润的。就不能像咸盐那样,枯白色。

"青欲如苍璧之色,不欲如蓝"。"璧"就是玉,碧玉是明润、光亮的,虽然是青色,但是很光亮。"蓝"是一种蓝草,一种可以染布的草,那个布染出来虽然是蓝,但它没有光亮。或者解释为枯草,蓝草是一种蓝色的枯草。

"黄欲如罗裹雄黄,不欲如黄土"。皮肤颜色黄,但是它像"罗",罗也是丝织品,包裹着雄黄那样,黄而明润。"黄土"之色就是黄而枯。

"黑欲如重漆色,不欲如地苍"。面色黑没关系,但是黑得很明亮,好像黑漆那么明亮,"重漆色",那就是木器家具涂漆一次又一次,那个大漆涂得很黑很亮,那也是一种健康的表现。"不欲如地苍",地苍也就是尘土,枯暗无华。

"五色精微象见矣,其寿不久也"。青赤黄白黑五色,都应该是隐含不露,且有明润、有光泽,这就是正常的。如果干枯暴露于外,那就是脏腑之气大衰的现象。所以说"五色精微象见矣"。"见"就是"现",就是暴露于外。因为说五色是气之华,是脏腑之精气的荣华表现。暴露于外,不隐含了,也就是五脏精华之气外脱。其病情就很危重,正气即将大衰而脱了,所以说"其寿不久"。

"夫精明者,所以视万物,别白黑,审短长,以长为短,以白为黑,如是则精衰矣"。睛明,即眼睛,它的作用是区别颜色,审察形态,而识别万物。各种颜色能分得清楚、各种形态辨别得准确。如果是视觉出现障碍,颜色也分不清了,看东西也不准了,这是五脏精气大衰的表现。因为五脏阴精、六腑阳气都充实于目,眼睛才有神,眼睛才有很正常的视力。所以如果是"以长为短,以白为黑",视力很差,这不是指的一般的目疾。如果眼睛有病,那是另外。是说人的整体状况反映到眼上来,是内脏精气大衰的现象。

这一段是望五色,又谈到了眼睛的问题。出了个"精微象","精微"二字,我们在讲题解的时候,说《脉要精微论》的"精微"是说望诊的问题,当然也可以说是望眼睛。为什么呢?从这句话看,"五色精微象见矣,其寿不久也",下边接着就说"夫精明者,所以视万物,别白黑,审短长",确实是讲眼睛。再有《黄帝内经》语言有特点,我们现在语言习惯说"黑白",把黑搁在前头,可是《黄帝内经》中凡是黑白二字连用,都是"白黑",把白搁在前头;我们现在语言习惯说"长短",《黄帝内经》语言经常是"短长",把短放在前边。

"五脏者,中之守"。五脏藏于内,故称为"中"、称为"内",所谓五中、五内,均可代指五脏。五脏是藏阴精而守护精神的,所以说"中之守也"。如果出现一些特殊症状,可以反映五脏不同的疾病。其实下边就是举例。

"中盛脏满,气胜伤恐者,声如从室中言,是中气之湿"。这些症状常常是湿邪困遏中焦的表现:腹部胀满之病,是有邪气充实于脏腑。"中盛"也就是中焦胀满之病,指的是腹部。"气胜伤恐者",这是邪气盛而出现伤恐的症状,伤恐即善恐,土胜而伤肾,土克水的现象。这个"者"字,根据前后文意及语气看,应当在"声如从室中言"的后边,即"中盛脏满,气胜伤恐,声如从室中言者"。"声如从室中言",就是说话嗡声嗡气,不清亮,听起来鼻音很重。当然鼻音重,如果是地方语言特点,那是另外一回事。就是说这个人说话比平时声音重浊了,"是中气之湿"。腹满也好、声如从室中言也好,都是湿邪滞塞、气机不畅,临床上看病的时候要注意,其实不单是语言声音,我在讲《咳论》的时候提到过,咳嗽的声音重浊,那是痰湿盛;咳嗽的声音嘶哑尖锐的,那是燥而伤津了。从声音上也可以判断出来,是脾为湿困。

"言而微,终日乃复言者"。"言而微",就是说话的声音很微弱。"终日乃复言",有两种解释:一指说话的声音很微弱,很无力,早上说一句话,到晚上才能说第二句,"复言",再说一回,说气虚无力言语;另外一说是郑声,《伤寒论》上所说的郑声,这是神志不清,而正气大衰了。所谓郑声就是反复说同样的话,当然声音也不高亢,是"言而微",声音很低弱,但是重复说同样的话。《伤寒论》把它叫郑声,也是正气大衰的现象。两个解释都可以,都是"夺气也",正气夺失了,也是肺衰败。

"衣被不敛,言语善恶不避亲疏者,此神明之乱也"。不知道羞耻了,不知敛盖衣被,衣服脱得光光的,被子掀开不盖,那是神志昏乱了嘛。"言语善恶不避亲疏",说话也不知好话赖话,不分亲疏远近,还有时骂人,也是心神紊乱的表现。高烧昏迷,精神错乱,可以出现这种情况。这些现象是神明紊乱的表现,心神不能藏守。

"仓廪不藏者,是门户不要"。"仓廪"是说的脾胃;"不藏",指大便泄泻不止。"不要",不能约束,这个"要"不是读[yào],应读成[yāo],有约束的意思。是门户不能约束,其实是脾胃不藏。

"水泉不止者,是膀胱不藏也"。"水泉不止"是小便失禁,尿失禁是膀胱不能藏津液,其实是肾气不藏,肾不能气化。肾与膀胱相表里,肾司二便,肾虚不能约束、不能气化,所以出现"小便失禁"。

"得守者生,失守者死"。这个"失守"说的是"言而微,终日乃复言";"神明之乱";"门户不要";"水泉不止"。说这些是脏气失守,病情严重的表现。在疾病的过程当中出现这种现象,那都是危重的现象。

"五脏者,是身之强也,头者,精明之府,头倾视深,精神将夺矣"。"强",指形体健壮,反映五脏精气充足。头是眼睛所藏的地方,为什么特殊提出眼睛? 刚才我说了,眼睛是五脏六腑精气之所注,"五脏之精、六腑之阳,皆上注于目,而为之睛"。所以首先提出来头是藏眼睛的地方,是眼睛所在的地方。"头倾",头低垂,不能抬起来了。"视深",就是眼睛暗淡无光,视力已经晦暗。病已经到头低垂了,视力也已经不清了,是人的精神将要脱失的一种现象。

"背者,胸中之府,背曲肩随,府将坏矣"。"胸中之府",是指心肺,心肺藏于胸中,而肺之俞在肩背,所以肩背能反映心肺功能。如果说"背曲肩随","随"即是垂,肩也抬不起来了,肩下垂,背部弯曲,这是心肺功能衰败的现象。

"腰者,肾之府,转摇不能,肾将惫矣"。肾藏于腰间,所以"腰为肾之府"。如果腰痛,腰部不能左右转摇,乃至于弯腰直不起来,这都属于转摇之类,那是肾虚的一种现象。

"膝者,筋之府,屈伸不能,行则偻附,筋将惫矣"。膝关节是"筋之府",所以膝关节下边的阳陵泉穴,那就是全身筋之所会,八会穴的筋会即是阳陵泉。如果膝关节不能屈伸了,"行则偻附",行走的时候弯着腰,还要扶着东西,这是筋气衰竭的表现,其实也是肝的气血衰竭,肝主筋嘛。

"骨者,髓之府,不能久立,行则振掉,骨将惫矣"。骨藏髓,由肾所主。如果不能久立,反应肾虚不能养骨。若"行则振掉",行走不能稳当了,晃晃荡荡的,需要拄着杖了,老年人常是这样,如果是有病的话,那是"骨将惫矣",也是肾气虚衰之象。

"得强则生,失强则死"。身体强健,反映五脏功能强健,人体当然是健康,即使有病,也容易痊愈。而"失强",像上面所说的头倾视深、腰转摇不能、背曲肩随、行则偻附、不能久立,这些都属于"失强"的现象,其病就比较重了。

第63讲

[理论阐释]

(一)关于四诊的基本道理

1. 气血为脉诊之终始　就本篇来讲切脉之所以能诊病,那是因为"脉者,血之府",因为脉可以运行全身气血,而全身气血的运行是温煦和滋养身体各部的一个最基本的条件,脏腑器官、四肢百骸能够维持其生理功能,全要靠气血的滋养与温煦,所以通过了解气血的变化,自然可以了解到脏腑生理以及病理改变。而脉是血之府,所以通过了解脉象的变化,就有诊断疾病的意义。

2. 面色以及眼神是五脏精气外在的华彩　本篇提出来的望精明五色,精明是眼睛,五色主要是面部五色。面部五色以及眼神,最重要的是要含蓄明润,目光要含蓄,面色也要含蓄,或叫明润光泽。原文所讲的"赤欲如白裹朱"、"白欲如鹅羽"等等,五色都要有明润光泽。眼神似乎没太强调,但是我们知道,眼神也是应该含蓄而不露的。所以原文上说"五色精微象见矣,其寿不久也","精微"是眼神,现,即是暴露、不含蓄。人的目光,尽管是有神的,也是含蓄的,而不是晴光暴露。好像从我们传统文化上来说,在很多的问题上都是要含蓄,都不是要锋芒毕露。当然作为诊断疾病来说,五脏真气暴露于外而毫不含蓄了,这是死亡的征象。所以望面色、望眼神,这也是一个很重要的问题。

(二)关于"精明"

本段讲"头者,精明之府,头倾视深,精神将夺矣"。关于这个问题,在古代,没有什么分歧,而现代有了一些分歧,也就是有人根据这句经文,认为头是藏神的,精神活动出于头,从这一点上讨论的多一些。当然从中医传统认识上,我曾经提到过的,在两晋南北朝时代,有过脑与神的关系问题的研究,而且用这个理论来指导实践,但是在中医理论发展过程中,那个理论始终没有占到更重要的地位。以后也没再进行深入研究。所以整个中医理论体系当中,神的问题就没往脑子上多联系。从清末逐渐地有人联系,或者民国联系的更多了。尤其是《医学衷中参西录》,就是张锡纯,还有唐容川这些医学家,也就是说西医传入中国以后,引导着人们把中医所说的"神",也往脑上联系。到《黄帝内经》上找到一个,"头者,精明之府,头倾视深,精神将夺矣",作为最重要的根据。但是这句话,我们通过这全篇来认识,好像并不是讲"头是藏精神"的意思。当然我在这里也并不是反对,脑子和精神活动有关,事实嘛。但是从理论体系上来说,在中医好像不是这么分析、认识问题,而《脉要精微论》这句话,似乎也并不含有"脑藏精神"的意思,和现在所说的,现在概念上的精神活动,不是一回事。

(三)五脏为本,主持全身

这是在诊法上谈以五脏为本。其实藏象是《黄帝内经》理论体系的核心,而藏象理论或者藏象学说又是以五脏为中心,那当然在诊法上以五脏为本、以五脏为中心的观点肯定要体现出来。所以本段的"五脏者,身之强"、"五脏者,中之守",乃至于五色,其实五色也是联系到五脏的。换句话说,在诊法中,是以五脏为中心,其实以后我们讲到的论治,同样是以五脏为中心的。

第三段　脉应四时

[原文诵读]

帝曰:脉其四时动奈何?知病之所在奈何?知病之所变奈何?知病乍在内奈何?知病乍在外奈何?请问此五者,可得闻乎?岐伯曰:请言其与天运转大也。万物之外,六合之内,天地之变,阴阳之应,彼春之暖,为夏之暑,彼秋之忿,为冬之怒。四变之动,脉与之上下,以春应中规,夏应中矩,秋应中衡,冬应中权。是故冬至四十五日,阳气微上,阴气微下;夏至四十五日,阴气微上,阳气微下。阴阳有时,与脉为期,期而相失,知脉所分,分之有期,故知死时。微妙在脉,不可不察,察之有纪,从阴阳始,始之有经,从五行生,生之有度,四时为宜。补泻勿失,与天地如一,得一之情,以知死生。是故声合五音,色合五行,脉合阴阳。

是知阴盛则梦涉大水恐惧,阳盛则梦大火燔灼,阴阳俱盛则梦相杀毁伤。上盛则梦飞,下盛则梦堕,甚饱则梦予,甚饥则梦取,肝气盛则梦怒,肺气盛则梦哭,短虫多则梦聚众,长虫多则梦相击毁伤。

是故持脉有道,虚静为保。春日浮,如鱼之游在波;夏日在肤,泛泛乎万物有余;秋日下肤,蛰虫将去;冬日在骨,蛰虫周密,君子居室。故曰:知内者按而纪之,知外者终而始之。此六者,持脉之大法。

这段主要讲的是脉应四时的问题,也涉及到了梦幻和人的生理、病理关系。关于发梦的论述,也曾有医学家认为这一段是衍文,是从别处错简过来的,因为这一段和《灵枢经·淫邪发梦》篇从文字上大体一致,那一篇专门讲梦幻的问题,本段有关梦的内容和那一篇的内容相似,语言也相似。当然也有医学家认为,就是在讲生理和病理、讲人和自然关系问题的同时,捎带着谈一下梦幻,也是讲的阴阳。比如周学海的《内经评文》就认为是借谈梦幻而捎带着讲一下阴阳问题。所以这一段,这是讲的四时脉象,又提出了梦幻问题,当然如果从诊法上来说,这梦幻问题属于问诊的内容。用来了解病人的身体状况,阴阳的盛衰。

[串讲]

"帝曰:脉其四时动奈何……请言其与天运转大也"。"其"字在《甲乙经》作"有",说脉有四时动,脉象和春夏秋冬四时有着相应的变化。春夏秋冬的变化,主要是阴阳升降、阴阳盛衰的不同,人的脉象也随之发生相应的改变,所以叫"脉其四时动",或者"脉有四时动"。"知病之所在奈何",通过脉象的变化怎么知道疾病的部位呢? 在表? 在里? 在脏? 还是在腑呢? "知病之所变奈何",怎样知道疾病发生了什么样的变化呢? 又"知病乍在内奈何"、"乍在外奈何","乍"就是突然的、不规律,发生不规律的改变。有时表现在内,里证;有时又表现在外,是表证。"请问此五者",《太素》作"请问此六者"。为什么"此六者"呢? 你看本段最后一句话,那不"此六者,持脉之大法"吗? 前后呼应起来了,《太素》作为"请问此六者",看来还是有道理的。当然现在《素问》作"请问此五者",也就是说想问五个方面的问题。但是岐伯没有按着一个一个的进行解释。说"请言其与天运转大也",请让我说说脉的问题。"其"是脉。脉和天地运转那样庞大、那样复杂的事情,请让我说一说,脉象与天地运转那样一个大问题,也就是说脉象和自然界的天地运转、阴阳日月都是相联系的,天人相应嘛。因为"天运转"问题就很大,脉象问题同样很大。

"万物之外,六合之内,天地之变,阴阳之应"。那就是说宇宙包罗万象。"六合"我们讲过了,天地四方谓之"六合",天地四方可是没有边界,四方到哪? 东西南北四方,延伸下来没有个边。总之,这就是说的宇宙之内吧。"天地之变"就是自然界的变化,自然界是在不断变化的,天地变化主要是个阴阳变化问题,"阴阳者,天地之道也",变化十分复杂、十分庞大的。但是下文具体联系到四时,从大逐渐地缩小范围来讨论问题。

"彼春之暖,为夏之暑,彼秋之忿,为冬之怒"。这是阴阳升降、阴阳转化的问题。春天阳气生就发展到夏季的阳气长,"春风"发展为"夏热",春天阳气是少阳发展到夏天的太阳,春天阳气初生到夏天的阳气旺盛,这都是"彼春之暖,为夏之暑"的意思。"彼秋之忿,为冬之怒",小怒谓之"忿","忿怒"是从轻重程度上而言的,秋主肃杀,秋金之气下降,所以用"忿"来比喻。而进一步发展到冬天,阴气更盛,阳气潜藏,风寒凛冽,比喻为"冬之怒"。但是"冬之怒"也是由"秋之忿"发展来的。同样"秋之忿"又是由"夏之暑"发展来的。当然"冬之怒"又可以发展变化为"春之暖"。这是阴阳升降相互转化、相互联系、升降相因的,这四季的变化。

"四变之动,脉与之上下"。四季这样的变动,"春之暖"、"夏之暑"、"秋之忿"、"冬之怒",四季有阴阳升降的变化。"脉与之上下",脉象也和自然界的阴阳升降相一致,上升或者下降。

"春应中规"。中规(zhòng guī),也就是春天的脉象和"规"相应。规是什么? 规是"为圆之器",我们画圆用的圆规,其实比喻春天的脉象比较充满的,是圆滑、润泽而充满那样一种形象。春天之所以有这样一种脉象,是由于春应少阳之气,阳气开始充满,却并不很旺盛,它已经开始充实。所以用圆润、光滑、充满,这样来形容春天的脉象。当然对春天的脉象还有很多的形容方法,我们在讲脉象的时候,还会逐渐谈到,这里用"春应中规"来比喻春天的脉象。

"夏应中矩"。"矩"是"为方之器",画图形做方形的工具。"为方之器",它是见棱见角,非常明确,它不像"为圆之器"那么圆润光滑。四方的见棱见角,一摸就非常明显,来形容夏季的脉。自然界的夏季阳气最旺盛,人体的气血也最旺盛,所以脉象在夏季也最充实,一摸就清楚了,手一触就感觉到了,所以用"中矩"来加以比喻。

"秋应中衡,冬应中权"。"衡"和"权",是称东西的那个秤。这秤杆平平的,那叫"衡";秤锤或者秤砣,叫"权"。它用秤杆和秤砣来形容或者比喻秋天和冬天的脉象。因为到秋天了自然界的阳气开始收敛了,人体的阳气、气血也应该收敛,就不能再像夏季那样的旺盛、那样充实,有下降的趋势,所以它是平平的,没有再往上升举的力量,但是也没有完全沉下去,而是平平的。这反映了秋季自然界阳气收敛,人体气血也开始收敛,脉象不再充实而有下降之势,所以叫"秋应中衡"。冬天自然界阴气最盛,阳气内藏,人体阳气也要内藏,气血也要内敛,脉象就要沉,所以用秤锤、权,来比喻这个脉象。

"冬至四十五日,阳气微上,阴气微下"。这是讲自然界,"冬至"节那天应该是一年阴气最盛的时候,昼最短,夜最长,太阳在离我们最远的那个位置。但是要过了"四十五日"呢? 其实冬至过了四十五日,那是立春了。小寒、大寒、立春,这四十五日吧,到四十五日是立春。立春了,所以说"阳气微上,阴气微下"。

"夏至四十五日,阴气微上,阳气微下"。到夏至自然界阳气最盛,白天最长,夜最短,夏至那天是太阳距我们最近。但是虽然这会儿是阳气最盛,阳盛到极点,就该转阴,阳极转阴,重阳必阴。所以四十五日之后,那就是立秋,夏至、小暑、大暑,然后立秋,四十五天,立秋了。到立秋,自然界的"阳气微下,阴气微上"。

"阴阳有时,与脉为期"。自然界的阴阳随时而变,特别是节气变化最明显。"与脉为期",期者,准也。也就是脉象和自然界阴阳变化相一致,人的脉象变化以自然界的阴阳变化为准的,与自然界阴阳变化相一致,那就是好现象,和自然界阴阳变化相反,那就是不好的现象,对于病来说,那就是危险的病证。

"期而相失,知脉所分"。"分"是差异,分别;"期而相失",人体的脉象和自然界的阴阳规律有区别了、不一致了,"知脉所分",你就知道差异在哪了。知道脉象的差异是多大? 变化在什么地方?

"分之有期,故知死时"。这个时候就可以推论疾病的变化、推测疾病的转归,知道何时轻、何时重。比如说,如果在春季发现脉象和春季不相应,表现是肝之病,那样的话推论应该什么时候加重呢? 应该是在秋季病重,因为金克木。当然推衍疾病的转归,我是举例春、秋而言。其他昼夜晨昏也有阴阳之气的变化、也与五脏相应。总之,这道理是一致的,所以叫"分之有期,故知死时"。

"微妙在脉,不可不察,察之有纪,从阴阳始"。人的脉象变化和自然界阴阳升降相一致,当然是很微妙,所以"不可不察"。但是察脉、诊脉是有规律的,"纪"也就是规律,掌握事物的规律,就叫做"察之有纪"。"从阴阳始",也就是诊脉要从阴阳始,其实哪个诊法都要从阴阳,所谓"察色按脉,先别阴阳"当然这里重点是讲的天地四时阴阳。

"始之有经，从五行生"。"经"是常规的意思，经就是经常。切脉有常规。常规是什么呢？"从五行生"，要按五行之生克来认识，诊病、诊脉除了考虑到阴阳的问题，还要从五行生克角度来分析脉象与疾病的关系，这是诊脉的常规。

"生之有度，四时为宜"。五行生克有一定的度数的。"度"，其实也是一个规律。脉象的五行相生有什么规律呢？这规律是以"四时为宜"，即"春之暖，为夏之暑"、"春应中规"、"夏应中矩"等，都是按相生的规律来考虑的，是和四时相一致的。

"补泻勿失，与天地如一，得一之情，以知死生"。治疗的时候，就要当补则补、当泻则泻，既说补泻不要错误，又说补泻要掌握好时机。因为"四时为宜"，前面讲的时间问题。所以"补泻勿失"的本义包含不要误补误泻，也包含不要错失时机。你看，"补泻勿失"下面接着"与天地如一"，与天地自然规律要一致起来。"得一之情"，得，掌握，有所得。"情"就是理，情理，与"天地如一"的这个道理。如果掌握"与天地如一"的这个道理。"以知死生"，作为医生，就可以从脉象上和自然界是否一致，而知道病情的轻、重、缓、急及预后吉凶，所以叫"得一之情，以知死生"。

"是故声合五音，色合五行，脉合阴阳"。人发出的声有角徵宫商羽五音，肝之声为角，心之声为徵等。在《阴阳应象大论》讲过这个问题了。"色合五行"，人的面色青赤黄白黑也合于五行木火土金水，同样是和五脏是相关的，所以说"声合五音，色合五行"，可是这样两句话，又把闻诊和望诊联系上了，"声合五音"显然是闻诊，"色合五行"显然说的望诊，"脉合阴阳"，又说的是切诊。这一段重点是讲"脉合阴阳"的问题。

"是知阴盛则梦涉大水恐惧，阳盛则梦大火燔灼，阴阳俱盛则梦相杀毁伤"。水属于阴，恐惧属肾，肾是水脏，所以人阴寒之气过盛，他做梦也常遇到涉水和恐惧，这就是说梦和人体的生理病理是相关的，当阴盛的时候则梦寒水之气；当阳盛的时候则梦大火燔灼，很热；当阴阳俱盛的时候就水火亢害，水和火打起来了，所以"梦相杀毁伤"。

"上盛则梦飞，下盛则梦堕。甚饱则梦予，甚饥则梦取"。"上盛"，就是阳气盛于上，常常梦见飞起来；"下盛"，就是阴气盛于下，则梦从高处坠下。小孩子阳气盛，所以常常梦飞。但是作为病理的话，阳盛容易梦飞，阴盛容易梦下坠，从高(处)坠下。睡觉之前，饱饱的就不再梦吃东西、而是给别人；很饥饿的时候，梦中常取东西来吃。

"肝气盛则梦怒，肺气盛则梦哭，短虫多则梦聚众，长虫多则梦相击毁伤"。怒为肝之志，肝盛做梦也容易发怒。"肺气盛则梦哭"，由于哭是肺之声。"短虫"就是蛲虫之类,"则梦聚众"。"长虫"是指蛔虫之类,"则梦相击毁伤"。当然,"阳盛则梦大火,阴盛则梦大水",估计是很常见。"上盛梦飞,下盛梦堕",也很好理解。是不是"长虫多则梦相击毁伤","短虫多则梦聚众",从道理上是这么讲。不见得梦到"聚众",这个人"短虫多"。这里只是提示一个分析问题、认识问题的方法。就是梦幻和人体的生理、病理状态密切相联系的。

"持脉有道,虚静为保"。"保",就是宝贵的"宝"。持脉的规律是什么?最重要的就是要"虚静",心情很安静,思想要很纯洁。不能心里想着杂事,然后给人切着脉,这不行;也不能根本就没用心去切脉。要认认真真的,心无旁骛来切脉,这是最宝贵的。下面又具体比喻一下春夏秋冬的脉象,前面不是按照"春应中规、夏应中矩、秋应中衡、冬应中权"讲了一遍吗?现在又进一步的讲。

"春脉浮,如鱼之游在波"。所说的"浮"是说从冬季潜藏而逐渐的浮出,不是说浮在表面那个浮,是有从下上浮之势。因为春天阳气逐渐上升。"如鱼之游在波",好像鱼在水波里游动,那样生动活泼,并没跃出水面。

"夏日在肤"。夏天自然界阳气盛,人体气血趋向于表,脉象也接近于皮肤,所以脉摸起来也像万物茂盛那样的状态,"泛泛乎万物有余"之象。

"秋日下肤,蛰虫将去;冬日在骨,蛰虫周密,君子居室"。秋天阳气下沉了,那些冬眠的虫子也将要潜藏了。冬季自然界阳气潜藏,人的气血也趋向于里,所以脉象很沉了,叫"在骨",而不是夏季之在皮。到冬天时候那些蛰虫真的藏得很好了,藏得很周密了。作为人的养生,在冬寒之气,也应该退藏于室内,不要无故的暴露风寒。

"故曰:知内者按而纪之,知外者终而始之"。"知内者"是指里,知内脏之病,要了解内脏之病。"按"是指的重按、深按,因为五脏在里,所以切内脏之病,一般说,要稍微重按一些,所以叫"按而纪之"。"知外者终而始之"。"终",是重按;"始",是轻按。切表证之脉的时候,先按下去,再轻轻的抬起来,看这个脉是不是浮在于表,所以叫"终而始之",就从重而轻来了解病是否在表。

"此六者,持脉之大法"。对"六者"有两个解释。张介宾《类经》注"必知此四时内外","四时"是"四个"了,再加上"知内者"、"知外者",他说这就是所谓的"六者";另外一个说法,"六者"是指脉法,是从文章开始算起的,常以平旦、四诊合参、脉应四时、虚静为保、脉合阴阳、知内知外。前人的注释也有这样两种,都符合《黄帝内经》的基本精神。

这一段除了梦幻之外,其余内容应该记熟。不但要记住,而且"春应中规,夏应中矩,秋应中衡,冬应中权",还要理解是什么意思。同样的,脉象"夏日在肤"、"秋日蛰虫将去",以及"冬日在骨"的问题,要联系四时阴阳的升降,人体气血随之升降,趋向于表、趋向于里,盛衰的改变来理解,这样才能真正地掌握脉象的真谛。

第64讲

[理论阐释]

脉应四时

脉应四时是以"人以天地之气生,四时之法成",也就是"天人合一"的理论作为它的基础,人的气血变化和四时阴阳相一致,在这个前提下才有"脉应四时",这是《黄帝内经》一贯的学术思想,有关论述很多。主要提出这样几个方面:一是从四时五脏而论。比如本段所说"春应中规,……冬应中权"等,以及《宣明五气篇》所说"五脉应象:肝脉弦、心脉钩"。"弦"和刚才所学过的"规"是一回事,"钩"和刚才讲的"矩"又是一回事,它们都是相应的。"脾脉代,肺脉毛,肾脉石"。"肾脉石"也就是我们上面讲的"冬应中权","石"是沉,"权"也是沉。二是从阴阳消长浮沉而论。自然界阴阳消长、阴阳浮沉,那脉象也跟着这样变化,所以本段有"春日浮,夏日在肤,秋日下肤,冬日在骨"之论,这是根据自然界的阴阳升降浮沉而论"脉应四时"。三是从三阴三阳六气来讨论脉象的相应变化。比如《素问·至真要大论》说"厥阴之至其脉弦,少阴之至其脉钩,太阴之至其脉沉,少阳之至其脉浮,阳明之至短而涩,太阳之至大而长",是从三阴三阳六气角度,论脉象也应该随之相应的改变。其论虽多,其理则一:因阴阳的消长,而有四时的寒暑往来,天地之间才有生长收藏之气,而化育万物。人"与万物沉浮于生长之门",(这是《四气调神大论》的话)所以脉象也要随之有这样的变化。

[临证指要]

(一) 释梦诊法的临床意义

关于梦与人体的生理病理,特别是在临证方面的应用问题,应该从唯物的角度来理解。过去也有人说圆梦,是从社会学的角度,有的时候是从唯心的角度,就不见得那么可靠,《黄帝内经》讨论这个问题,在临床上看它基本精神是很可靠的。关于梦境的问题,《素问·方盛衰论》也谈过。由于五脏的气虚可以产生的梦境;《灵枢·淫邪发梦》篇有个"十二盛"、"十五不足",那就是盛衰虚实可以产生不同的梦。我们在对梦的问题归纳了三类:一类是气盛的发梦,实证,像本篇所说"阴盛则梦涉大水恐惧,阳盛则梦大火燔灼"。二是气虚发梦,比如《方盛衰论》所说的"是以少气之厥,令人妄梦,其极至迷。三阳绝,三阴微,是为少气,是以肺气虚则使人梦见白物见人斩血籍籍,得其时则梦见兵战"，肺主秋金，所以有兵器，这因虚发梦。三是邪客发梦，《灵枢·淫邪发梦》篇有"客于心，则梦见丘山烟火。客于肺，则梦飞扬，见金铁之器物。客于肝，则梦山林树木"等等。这是说引起梦的有气虚、气实和邪客等原因。

综观这些释梦诊病的规律有二条。第一是类比的方法，比如阴盛就梦大水，阳盛则梦大火，这不相类比吗？梦见大水，水为阴寒之气；梦见大火，火为阳热之气。第二是以脏腑的生理特点来论梦，比如说怒为肝之志，所以"肝气盛则梦怒"；悲为肺之志，其声为哭，所以"肺气盛则梦哭"。是按脏腑生理特点来分析的。

现代关于梦的研究。现代研究发现经常做奇特而惊险的恶梦，可提示人体内存在着某些隐匿性的疾病。在白天清醒的时候感觉不到，睡梦的时候倒可能发生了，有人做过这方面的研究，其实这都提示对于梦的分析，是从人体生理病理出发，还是有它的物质基础。《黄帝内经》就是从这个角度来认识的，不含有迷信的东西。

（二）"持脉有道，虚静为保"的临证意义

第一点，因为只有在"虚静"的情况下，才能从脉象上了解人体气血盛衰的情况，如果不是"虚静"，就达不到这个目的。同时在切脉的时候，还要切脉到相当多的至数，摸一摸脉，跳三下、五下就完了，根本也起不到诊脉的作用。所以张仲景说诊脉至少要诊五十动，也就是说需要静下心来认真地去体会脉象的变化，才能得到真实的反映。第二点，是要在安静的环境下诊脉，环境像闹市似的，切脉容易受干扰。其实不论哪个诊法，望闻问切四诊，诊病过程中都需要安静，以使医生静下心来，仔细分析病情，病人也才能够如实地向医生介绍病情。问切都应该是这样。第三点，"虚静"与否，不单是技术的需要，是反映了医德医风。作为医生看病时候，应该持有谨慎、细心、认真、负责的态度，这也是一种"虚"和"静"。"虚"是强调的心理，"静"既有心理问题，又有环境问题，所以《千金要方》的开头第一章讲《大医精诚》，其中就说"大医治病，必当安神定志，无欲无求，先发大慈恻隐之心，誓愿普救含灵之苦。若有疾厄来求救者……一心赴救，无作功夫行迹之心。如此可为苍生大医，反此则是含灵巨贼"。那也是一种"虚静"所必须的，也是医德医风的需要。所以不要小看《黄帝内经》的这样一些简单的语言，在我们临床实践当中是很重要的，要很好地贯彻。

第四段　论色脉互参及尺肤诊

[原文诵读]

帝曰：有故病，五脏发动，因伤脉色，各何以知其久暴至之病乎？岐伯曰：

悉乎哉问也！征其脉小色不夺者，新病也；征其脉不夺其色夺者，此久病也；征其脉与五色俱夺者，此久病也；征其脉与五色俱不夺者，新病也。肝与肾脉并至，其色苍赤，当病毁伤，不见血，已见血，湿若中水也。

尺内两傍，则季胁也，尺外以候肾，尺里以候腹。中附上，左外以候肝，内以候鬲；右外以候胃，内以候脾。上附上，右外以候肺，内以候胸中；左外以候心，内以候膻中。前以候前，后以候后。上竟上者，胸喉中事也；下竟下者，少腹腰股膝胫足中事也。

[串讲]

"帝曰：有故病，五脏发动，因伤脉色，各何以知其久暴至之病乎？"。故病，旧有的疾病。"五脏发动"，是指新邪而触动旧邪，导致五脏之病发。有旧病，又有新邪的触动，所以五脏之病发生。这个时候脉和面色也常有异常改变，通过观察色脉变化区别什么样的是久病？什么样是新病呢？

"岐伯对曰：悉乎哉问也！征其脉小色不夺者，新病也"。"征"就是征象、检验。"夺"就是夺失、改变。"脉"是经脉。脉象变化反映气血状态，色泽的改变反映内脏情况。"脉小"，反映经脉气血有变化了，但是颜色正常，说明内脏还没有发生病变。"色不夺"，面色没变，所以说是"新病"。内脏病在里，经脉的病偏表；经脉的病比较轻，内脏的病比较重，所以经脉变化而面色没变化，那是属于新病。

"征其脉不夺其色夺者，此久病也"。脉象上看来，似乎没有什么大的改变，但是面色有明显的改变了。同样的道理，脉主经脉、色主内脏。内脏发生了病变了，所以说病是久病。内脏之病，病比较久，病位比较深。

"征其脉与五色俱不夺者，新病也"。检验到脉象与五色，都已经发生了明显的异常变化，此为久病也。而其脉与五色均无大异常，即使有病，也是轻浅的新病。

"肝与肾脉并至，其色苍赤，当病毁伤"。肝脉是说脉弦；肾脉是说脉沉，或者脉沉紧。苍，此指黑色。弦和沉紧脉"并至"，一起出现了，而其面色又黑又红，这是瘀血的现象，所以"当病毁伤"。这个是受到外伤了，有内出血或者外出血。

"不见血，已见血，湿若中水也"。如果外边没出血，可能有内出血，不然面色怎么会"苍赤"？脉象怎么会沉弦而紧？说明内有瘀滞，病既在内又有瘀滞，当有疼痛。脉弦脉紧往往是痛证的表现。有外伤、有出血、有疼痛，所以出现这样的脉和这样的面色。不管是见血还是没见血，因为受了外伤，在受伤的部位会有肿胀，肿得亮亮的，好像有水一样，所以说"湿若中水也"。以上是把色脉合参来了解病情的久新以及其他的病情。外伤不是单纯久新的问题。

387

"尺内两傍,则季胁也"。这是尺肤诊。"尺肤"就是前臂内侧,从腕横纹到肘横纹这样一段皮肤,因为这一段是以尺记,所以这段皮肤就叫"尺肤"。请看图,"季胁"是在靠近肘部内侧,"尺内两傍",都是诊断季胁的。其实这一段同样遵循"上以应上,下以应下"的原则。如同上一篇"上盛则气高,下盛则气胀",它同样是这样一个道理。从这个道理来看,尺肤和它所应的部位在诊断上是这么看的,"尺内两傍,则季胁也"。

"尺外以候肾,尺里以候腹。中附上,左外以候肝,内以候鬲;右外以候胃,内以候脾"。尺外侧是候肾,中间是候腹部或者小腹部。再往上移。"左外以候肝,内以候鬲"。左臂外侧候肝,内侧候横膈。而臂"外以候胃,内以候脾",中焦是脾胃肝鬲,有左右之不同,后来我们从《难经》上学寸口脉诊是左手心肝肾、右手肺脾命。左右跟这里一致。只不过那是候寸口脉,这个是候尺肤。

"上附上,右外以候肺,内以候胸中;左外以候心,内以候膻中。前以候前,后以候后"。那就要到最上段,接近于鱼际腕横纹处。"右外以候肺",《难经》寸口脉右寸部不是候肺吗?这个也是"右外以候肺,内以候胸中"。"左外以候心",左臂最高处外侧那是候心。"内以候膻中"。"前以候前,后以候后"。前面那就候人体的前部,后面就候人体的后部。

"上竟上者,胸喉中事也;下竟下者,少腹腰股膝胫足中事也"。从腕横纹还要往上,快到鱼际了,所以不是"上附上",而是"上而竟上",超过上了,"胸喉中事也"。而"下竟下者",在肘横纹又往下了,诊候"少腹腰股膝胫足中事也"。这就是"尺肤诊"。

[理论阐释]

关于尺肤诊的讨论

前人在注释这一段的时候,有的医家就是按照寸口脉的寸关尺来分析的,

左手
外 内
鱼际
上竟上
喉
上附上
膻中
心
中附上
肝 膈
肾 尺里
腹
季胁
腰股膝胫足
少腹
尺泽
下竟下

右手
内 外
鱼际
上竟上
喉
上附上
胸中 肺
脾 中附上
胃
季胁 尺里
腹
肾 腰股膝胫足
少腹
尺泽
下竟下

好像也可以联系上，因为我刚才说了和现在临床上还使用的，"左手心肝肾、右手肺脾命"，那个寸关尺诊脉法相一致。不过我们看到，《黄帝内经》里虽然强调"寸口独为五脏主"，但是并没有"寸关尺"三部脉的说法，这是其一。其二，尺肤诊法在其他篇章里还有，比如《灵枢经·论疾诊尺》篇，专题讨论尺肤诊病。还有一点，在《黄帝内经》里经常脉与尺并提，比如说"尺热脉沉"这一类的语言，"尺热"，显然是指尺肤，脉沉这才是脉象，说明尺与脉不是一回事。所以我们说这一段不是讨论的寸关尺，而是讨论尺肤切诊问题。现在中医临床上很少用，但是我也见一些老医生看脉的时候，他也捎带着再触摸尺肤是润泽、枯燥、凉、热、光滑、涩滞，他也作为分析病情的一种参考。所以尺肤诊法我们现在用得固然不多，但是在一定范围内，也有人在使用，作为一种参考。

[临证指要]

脉色互参的临证意义

脉象反映经脉气血变化，色，本段所讲的是反映脏气的盛衰，所以必须把两者结合起来分析病情。《黄帝内经》对于难以把握的真脏脉，也是以色脉互参之法来判断的。《素问·玉机真脏论》"真脏"就是真脏脉。真脏脉是什么呢？真脏脉就是本篇讲的"其色精微象见矣"，就是毫无胃气，毫不隐含，而五脏之气暴露于外的现象。那要是弦脉，就特别弦，没有一点柔和之气了，没有一点隐含的现象，那就是真脏脉，或者说毫无胃气之脉。见到真脏脉病情很危险，可是在具体分析的时候，还是和望色联系起来的，如《玉机真脏论》"真肝脉至（肝的真脏脉至），中外急，如循刀刃，责责然，如按琴瑟弦"，本来肝脉如弦，但是这个琴弦它是有弹性的、有润泽之气的，当肝的真脏脉出现的时候，它也像琴弦，但是脉摸上去是很可怕，"如循刀刃，责责然"，没有一点柔和之象了。但是在判断预后的时候，又说"色青白不泽，毛折乃死"，病人的面色又青又白，肝色青倒是对了，但又见白色呢？是金克木了，所以见到肝的真脏脉，又看到面色青白，枯槁的，就是将死之象。前面我们讲了"白欲如鹅羽，不欲如盐"，毫无润泽的白色，所以"毛折乃死"，又加上望诊望到了皮毛，皮毛都已经枯槁了，就叫"毛折"，说明脏真之气已经很衰败。举这么一句话，就说明望色和切脉，应该互参，来认识疾病。

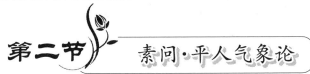

第二节　素问·平人气象论

[题解]

这篇文章也比较长，我们重点选的，是切诊的内容。"平人"就是气血阴阳和平之人,也就是健康无病之人。"气象",是说的脉气与脉象。正常的人、健康的人脉气脉象是什么样?其实还是谈诊法,特别是切脉诊法。脉诊的重要特点,是要用健康正常人的脉象作为标准,用这个标准来衡量病人的脉气与脉象,就是"知常达变"。"变"就是变化,就是病理,就是病变。知道正常的是什么样子,才容易了解什么样是不正常。因此,虽然是讨论诊法问题,但是首先应该知道正常的脉象,才知道什么样是病了,进而了解,什么样的病脉象有什么样的变化。通过了解平人,健康无病人的脉气与脉象,用这个来作为标准,分析有病的脉气与脉象,所以叫《平人气象论》。

第一段　论调息诊脉法

[原文诵读]

黄帝问曰:平人何如? 岐伯对曰:人一呼脉再动,一吸脉亦再动,呼吸定息,脉五动,闰以太息,命曰平人。平人者,不病也。常以不病调病人(调[diào],调查的调[diào]),医不病,故为病人平息以调(调[tiáo],调整的调[tiáo])之为法。

人一呼脉一动,一吸脉一动,曰少气。人一呼脉三动,一吸脉三动而躁,尺热曰病温,尺不热脉滑曰病风,脉涩曰痹。人一呼脉四动以上曰死,脉绝不至曰死,乍疏乍数曰死。

[串讲]

"黄帝问曰:平人何如……平人者,不病也"。正常人、健康人的脉象是什么样子呢? 回答说"人一呼脉再动,一吸脉亦再动",呼气的时候两动,吸气的时候两动,呼吸之间还有个停顿,定息,又一动,这样的话脉五动。同时要"闰以太息",呼吸一段时间有一个长气,叫太息。"闰",增加,增加了一点太息的时间。这样看来,正常的脉率应该一呼一吸脉五至,有的再稍微多一点,比五至稍微多一些,这就是正常的脉率。平人,就是不病之人,就是阴阳平调之人。

"常以不病调病人,医不病,故为病人平息以调之为法"。临床分析是不是有病的脉象,那是以无病的平人作为标准,来衡量病人之脉象。"医不病",医生是没病的,所以医生要调解自己的呼吸,来判断和衡量病人的脉象如何,这就是诊脉最基本的方法。医生作为健康人平静下来气息之后,来了解病人的脉象是数是迟?

"人一呼脉一动,一吸脉一动,曰少气。人一呼脉三动,一吸脉三动而躁,尺热曰病温,尺不热脉滑曰病风,脉涩曰痹"。医生一呼,病人脉跳一次;一吸,脉也跳一次,那等于一呼一吸才两次。正常应该是在呼吸定息之间脉五动。这才两次,脉太迟了,"曰少气",气血不足,不能鼓动充盈于脉所致。"一呼脉三动,一吸脉三动而躁"。呼吸之间一共六动,假设再加上"太息",还得一动,那就要"七动"了。同时还不单是数,而且还躁动不平静,这种脉说明是有热。热邪鼓动气血,所以脉数。如果脉数而躁再加上尺肤热,那么这是温病,所以叫"病温"。如果尺肤不热,而且脉还滑,也就是躁而且滑,这个是"风"。因为风是阳邪,涌动气血所致。如果是脉涩,虽然脉跳动得很快,但是他脉还涩,涩是气血不通,所以说这是痹证,气血不通之病。

"人一呼脉四动以上曰死,脉绝不至曰死,乍疏乍数曰死"。"一呼脉四动以上"、"一吸脉四动以上",再加上呼吸定息,一共十次左右了,那太数了。那是邪气太盛,正气太虚了,所以"曰死"。再有,脉搏跳跳,停了,不再跳动了,突然脉绝了,当然是死。气血断绝了,阴阳离决,气血夺失,没有脉象了,所以也是死证。再有脉一阵跳得快,一阵跳得慢,跳得快的时候,超过一息六至以上,跳得慢的时候,一息不足四至,这样的脉象,反映气血极度的紊乱,当然也是危候,所以说"曰死"。当然这个"死"多只是反映病情危重。"脉绝不至",那确实是死证。

第 65 讲

第二段　论五脏平病死脉

[原文诵读]

平人之常气禀于胃;胃者,平人之常气也。人无胃气曰逆,逆者死。春胃微弦曰平,弦多胃少曰肝病,但弦无胃曰死。胃而有毛曰秋病,毛甚曰今病,脏真散于肝,肝藏筋膜之气也。夏胃微钩曰平,钩多胃少曰心病,但钩无胃曰死;胃而有石曰冬病,石甚曰今病,脏真通于心,心藏血脉之气也。长夏胃微耎弱曰平,弱多胃少曰脾病,但代无胃曰死;耎弱有石曰冬病,弱甚曰今病,脏真濡于脾,脾藏肌肉之气也。秋胃微毛曰平,毛多胃少曰肺病,但毛无胃曰死;毛而有弦曰春病,弦甚曰今病,脏真高于肺,以行荣卫阴阳也。冬胃微石曰平,石多胃少曰肾病,但石无胃曰死,石而有钩曰夏病,钩甚曰今病,脏真下于肾,肾藏骨髓之气也。

[串讲]

"平人之常气禀于胃;胃者,平人之常气也。人无胃气曰逆,逆者死"。"常气"是正常的脉气,正常的脉气是禀源于胃,换句话说,健康无病之人,脉象上应当含有胃气。所以下边接着补充说"胃者,平人之常气也"。说这"胃气"就是"常气",常规之气、必有之气。脾胃是后天之本,所以脉象上必须有胃气。脉象上如果没有胃气,这是一种逆象,不是顺象,所以预后不好。这样就把胃气的重要性突出来了,脉象必须有胃气这个观点很明确了。在这个基础上,春夏秋冬四时五脏,各季节、各脏之脉,都必须以"有胃气"为正常,胃气少了就是病,胃气没了就是危重的病,或者说就是死证。

"春胃微弦曰平"。春脉如弦,春天的脉象比喻为弦之象,如琴瑟弦,也就是《脉要精微论》的"春应中规","如鱼之游在波"。"微弦",是说春季的脉象,也是肝的脉象,因为肝应春。春季或者说是肝脏正常脉象应当是有胃气,同时又带有一定弦的现象。"胃气"在脉象上什么样呢? 就是均匀和缓,柔和有力,离不开个"和"字。又有的人解释是一种冲和之象,均匀、和缓、柔和、还有力,这是脉象上有胃气的反应。说春季的脉应该是有胃气,下文不论哪个季节的脉象,都把胃气放在第一位。胃气充足又有微弦之象,这是春天的正常脉象。

"弦多胃少曰肝病,但弦无胃曰死"。如果是弦脉,但是胃气不够,少了,那就是肝有病了。若只剩下弦而没有胃气,这样的脉象是死脉,也就是真脏脉,所谓"五脏精微象见矣"。所谓真脏脉就是五脏之真气暴露于外了,没有隐含之象了,这种脉象是危险的脉象,所以说"但弦无胃曰死"。

"胃而有毛曰秋病,毛甚曰今病"。毛脉就是所谓的浮脉,就是前面所讲的"秋日下肤"、"秋应中衡"的那个衡,"毛脉"与秋季相应,反映秋金之气。如果在春天脉象上有弦、有胃气,但是又出现"毛"的现象,就知道它有金克木的问题,预计到秋天就要发病了。为什么呢? 因为秋季金气更盛了,更要克木,抑制肝木之气,所以说知道它到秋天发病。如果"毛"的现象很严重了,金气太盛了,木气被抑严重,那就不需要等到秋天,春天就可以发病。

"脏真散于肝,肝藏筋膜之气也"。春天之气与肝气相通应,所以春天脏真之气散于肝。肝气属少阳生发,肝主疏泄,所以肝叫"散",到心呢? 心主血脉,心气叫通。到脾呢? 脾是主后天之本、气血化生之源,叫"濡","脏真通于心","脏真濡于脾"。到肺呢? 叫"脏真高于肺",肺的位置最高,宣发气血津液,所以肺叫高。肾主藏精,居于下焦,所以叫"脏真下于肾"。用词不同。第一个我们讲的是肝,因为肝为少阳生发之气、肝主疏泄,所以"脏真之气散于肝"。"肝藏筋膜之气也",肝主筋。以下这几脏道理都是相近的。

"夏胃微钩曰平"。夏天的脉象应该有胃气,同时见有"微钩"之象。春脉弦、夏脉钩,以及长夏脉濡、秋脉毛、冬脉沉,这都是正常之象,所以"夏胃微钩曰平",这是正常的脉象。钩脉,也就是前面讲过的"夏应中矩",也是后来所说的洪脉。钩脉的形状"来盛去衰",脉有往来,来时很盛,哄,起来了,但是去的时候,很快就不足了,"来盛去衰"。为什么用钩比喻呢? 古时衣带端用钩,其状头大尾小,形容脉象一头很旺盛,另一边很弱。

"钩多胃少曰心病,但钩无胃曰死,胃而有石曰冬病"。"石",也就是沉,冬季的脉象。夏季属火，而出现冬季的脉象，说明水克火，水盛火衰。虽然有一定的胃气，但是出现沉脉，而不是洪脉，相反了。再到冬季水气更盛，所以心病就要发作了。如果是寒水之气很盛，其脉"石甚"，夏天心脏病就可以发作了，不能延缓到冬季再发病了。

"脏真通于心，心藏血脉之气也"。心主血脉之气，以通畅为主。

"长夏胃微耎弱曰平，弱多胃少曰脾病，但代无胃曰死"。长夏与脾相应，正常的脉象应该有胃气，同时要"软弱"，"软弱"是柔和之意，长夏之脉就要柔和而有力，这就是平脉。如果太弱，而柔和不够，力量也不够了，这是脾病的现象。"代脉"有两种解释，一说是指柔弱之极；再一种解释，就是我们平时所说的，脉来迟缓，时有停止，止有定数，那个"代"是脏气大衰的现象。这两种解释都可以，但是从这段文字上看，"但代无胃曰死"，"代"理解为极弱，好像更妥当一些。弱之极了，脾胃之气大衰了，没有冲和有力的气象了，所以这是没有胃气之象，也就是脾的真脏脉。

"耎弱有石曰冬病，弱甚曰今病"。这是出现了水侮土的现象了。到冬季，水气更盛，所以"冬病"。"弱甚曰今病"，这个"弱甚"按前面的体例，应当是"石甚"，《甲乙经·卷四》、《千金要方·卷十五》均作"石甚"，从前后体例上看，应当是"石甚"，那就是寒水之气很盛，不待至冬季，长夏就可以得脾病，土虚而水侮，不要等冬天，长夏就可以出现脾的问题。

"脏真濡于脾，脾藏肌肉之气也"。脾主肌肉，脾为气血化生之源，濡润周身，这叫"脏真之气濡于脾"。

"秋胃微毛曰平"。"毛"也就是浮，也是"秋应中衡"、"秋日下肤，蛰虫将去"，都是这个"毛"，《黄帝内经》也叫浮，就是不同的篇章有不同的说法，道理都是讲秋脉阳气有下降之势。"毛"不是很轻微的吗？秋天的脉象是要有胃气，同时有微浮之象，这是正常平脉。

"毛多胃少曰肺病，但毛无胃曰死"。浮得太多了，而胃气不足了，这是肺病的脉象。如果只剩下浮脉，而没有胃气冲和之象了，那是死脉。

"毛而有弦曰春病，弦甚曰今病"。秋天的"毛"脉中见到"弦脉"，在金时而见木气，这是木反侮金气，所以如果到春天的话，木气更盛，预测那时就出现病了。但是，其脉"弦甚"，木气大盛，而金气极衰，不需要到春天，秋天就见到肺之病。最常见的是咳嗽、咳血，所谓木火刑金，有人盛怒之下大咳血，还是挺严重的，所以说"弦甚曰今病"。

"脏真高于肺，以行荣卫阴阳也"。肺的位置最高，为五脏六腑之华盖，所以脏真之气高于肺。肺主治节、主宣发，所以营卫阴阳之气要靠肺气的宣发，叫"以行荣卫阴阳也"。

393

"冬胃微石曰平"。冬天脉象应该有胃气,同时要有轻微的沉象,"冬应中权"、"蛰虫周密,君子居室",这都是说的沉脉。因为冬季阳气潜藏了,气血藏于内,所以脉象也应该微沉。但是它应该有充足的胃气,这才是正常的冬季脉象。

"石多胃少曰肾病……肾藏骨髓之气也"。冬气应于肾,脉中胃气不足,沉的现象太明显,那是肾有病了。如果只是剩下沉而毫无胃气了,那是死脉,也就是肾的真脏脉。"石而有钩曰夏病",钩是夏季之脉,是火的现象,是阳气盛的现象,所以这"石而有钩",是肾水不足,心火亢盛,水虚火乘之象。到夏天的时候,火气更盛,所以就夏天发病。如果"钩甚"呢? 不待再到夏天,冬天就可以得病了。"脏真下于肾",肾在下焦,藏精、生髓、主骨,所以说"肾藏骨髓之气也"。

这一段讲脉象要以胃气为本,春、夏、长夏、秋、冬,与肝心脾肺肾相应。尽管四时之气都有特定的脉象,春弦、夏钩、长夏濡、秋毛、冬石,但是都必须有充足的胃气,这才是正常的脉象。既讲了正常的,又讲了有病的、又讲了没有胃气是死脉。还要判断是当时发病? 还是过两个季节再发病? 突出的就是胃气的问题。应该记住"脏真散于肝,肝藏筋膜之气"、"脏真通于心,心藏血脉之气"、"脏真濡于脾,脾藏肌肉之气"、"脏真高于肺,以行荣卫阴阳"、"脏真下于肾,以藏骨髓之气"。至于"春脉弦"、"夏脉钩"、"脾脉濡"、"肺脉毛"、"肾脉石",当然也应该记住。

[理论阐释]

脉以胃气为本

辨五脏之脉的平、病、死脉以及兼脉,主要是根据脉中的"胃气"。所谓"胃气",不仅胃是受纳、腐熟、和降功能,而且还包含着它在整体中的作用,因此说,"平人之常气禀于胃,胃者,平人之常气也,人无胃气曰逆,逆者死"。

脉以胃气为本,可从四个方面来认识。第一,胃是五脏六腑之本,脉根源于五脏六腑,所以胃气也是脉气之本。第二,脉中的血气源于水谷之气。《灵枢·本脏》说"经脉者,所以行血气而营阴阳",同时我们在讲《营卫生会》篇的时候,也学过"独得行于经隧,命曰营气",营气其实讲的气血。理由之三,是肺气依附于胃所化生的水谷之气,推动脉气的运行。肺主气,有推动脉气运行的作用。但说肺气依附于胃气,请看《灵枢·动输》的话:"胃为五脏六腑之海,其清气上注于肺,肺气从太阴而行之。其行也以息往来,故人一呼脉再动,一吸脉亦再动,呼吸不已,故动而不止"。第四,胃气能够运脏真之气于脉中,脏真之气是五脏六腑天真之气,然而它必须依赖着胃气才能行于经脉之中,所以《素问·玉机真脏论》说"脏气者,不能自致于手太阴,必因于胃气,乃至于手太阴也"。

[临证指要]

脉以胃气为本的临床意义,切脉的时候要充分注意脉象上胃气的有无多少,来判断疾病的轻重缓急。何谓脉有胃气? 刚才我说了,有从容和缓、柔和有力、有冲和之象,《玉机真脏论》说"脉弱以滑,是有胃气"。此处之"弱"是柔和之意,也就是脉来柔和而往来流利。《灵枢·终始》又说"谷气来也徐而和"。"谷气"也就是说的胃气,"徐而和"就是和缓。张介宾注:"自有一种雍容和缓之状者,便是有胃气之脉"。因此可以说,凡脉来和缓均匀、不浮不沉、不大不小、不疾不徐、不长不短,应手柔和有力、来去节律整齐,有生机勃勃之象的脉,便是有胃气之脉。这些形容,比如"脉来节律整齐",好像是比较容易检查到,其实也不是很容易。就有一种脉象,如果你单数这个数是整齐,但是在各动之中,比如说五至之中就有一至力量不够,但是从力量上看,就有一至没力量。跳没跳? 跳了。力量够不够? 数至之中,有一至力量不够。那也是问题,那也是胃气出现毛病了。不是太好理解,所谓"心中了了,指下难明",课堂上只能把这个道理介绍出来,更主要的是到临床上去体会、去应用。这是介绍了一下脉象中的胃气什么样子,在临床中借以判断疾病的轻重缓急,因而对疾病有一个正确的认识。

"以胃气为本"的理论不单是脉诊,还可以应用到其他诊法中,比如说胃气是舌苔形成的基础,因此望舌苔以判断胃气的盛衰、邪气的进退,这也是很重要的。舌苔剥落了,胃阴伤了;舌苔都没有了,那简直不单胃阴,各个脏腑之阴气都大伤了;舌苔很厚腻,脾胃之湿浊盛。问诊方面,浆粥入胃,也是胃气恢复的现象。浆粥不能入胃了,那是胃气衰败的现象了,所以问诊当中也要注意有无胃气。

第三段　虚里诊法

[原文诵读]

胃之大络,名曰虚里,贯鬲络肺,出于左乳下,其动应衣,脉宗气也。盛喘数绝者,则病在中;结而横,有积矣;绝不至,曰死。乳之下,其动应衣,宗气泄也。

[串讲]

"胃之大络,名曰虚里"。"虚里"是什么呢? 是"胃之大络"。它不属于十五络脉之一,叫做"虚里"脉。为什么诊法当中特别提出它呢? 同样是从胃气的角度提出来的,因为这个地方反映胃气有无盛衰。"有胃则生,无胃则死",这个地方是"胃之大络",所以在诊断上具有重要意义。

"贯鬲络肺,出于左乳下,其动应衣,脉宗气也"。胃在膈膜之下,从横膈膜上来而入于肺中,连络到肺。又"出于左乳下",左乳的下方。什么表现呢?"其动应衣"。"应衣",《甲乙经》作"应手",可从。因为这是讲正常的现象,这是讲的心尖搏动,用手按下去,可以摸得着心尖搏动,正常坐在这里,看不到心尖搏动,所以说这是"其动应手"。"脉宗气也",宗者,主也。各脉之主,全身的经脉之气都可以从这里反映出来。因为它是"胃之大络",胃是后天之本,胃是脉气之根,胃气的盛衰反映人体的生理病理、疾病的轻重,所以有重要的诊断意义。

"盛喘数绝者,则病在中"。这种现象,就是"病在中",病在里的现象。"盛"就是躁盛,不平静,不柔和;"喘"是说的搏动粗糙,不是呼吸之"喘"。躁动、不柔和、粗糙,而且"数绝",跳跳停停,绝就是断绝嘛,时断时续。跳动很盛、很躁动,而且不柔和,很粗糙;同时,又跳跳停停,这个病不轻了,是里证,病在于里。"喘"字是粗糙,那不是现在听诊上也有吗?听心脏的声音粗糙,拿手摸上去西医不是叫"猫喘"吗?这是"病在中"的表现。

"结而横,有积矣"。"结"是迟而时止,跳动得慢而时有停止,如同"结脉"。"横",是横于指下,不柔和的意思。也就是虚里脉迟而时止,同时又不柔和,这是反映有积块病,癥瘕积聚这类病在胸腹中了。

"绝不至,曰死"。跳跳就不跳了,断绝了,再也不来了,这可不就是死证吗?胃气全无,脉之宗气没有了,用现在的话说,就是心跳停止了,所以说这是死证。

"乳之下,其动应衣,宗气泄也"。也就是说"虚里脉"跳动得太盛了,衣服都随着跳动,"其动应衣"了。"宗气泄也",那是宗气失藏而外泄,所以说也是很危重的现象,有些大失血的病人,或严重贫血的病人,如果他穿着单衣服,就看到衣服在那跳。如果他睡的床是个弹簧床的话,连这个床都可以跟着跳,那简直不是"其动应衣",是其动应床了,心跳得那么厉害,确实是"宗气泄",这个时候应该积极抢救治疗。

[临证指要]

虚里诊法的临床价值

经文举例说明了虚里诊的四种情况。一是虚里搏动的"盛喘数绝",反映胃及心肺有病。二是虚里搏动"结而横",说明有积聚病,那是瘀滞不通,所以血脉流动迟缓,同时又时有停止,不柔和,横隔指下,指有积块病。三是虚里搏动"绝不至"(跳动中断了),是预后不良。四是搏动得剧烈,"其动应衣",是宗气大泄之证。所以说虚里的临床诊断价值很重要。语言虽然简短,但是后世医家很重视,尤其是儿科,因为小孩切脉不易,所以特别重视诊察虚里。

第四段　论水肿、黄疸、胃疸、妊娠诊断要点以及脉逆四时

[原文诵读]

颈脉动喘疾咳,曰水。目裹微肿,如卧蚕起之状,曰水。溺黄赤安卧者,黄疸。已食如饥者,胃疸。面肿曰风,足胫肿曰水。目黄者曰黄疸。妇人手少阴脉动甚者,妊子也。

脉有逆从四时,未有脏形,春夏而脉瘦,秋冬而脉浮大,命曰逆四时也。风热而脉静,泄而脱血脉实,病在中脉虚,病在外脉涩坚者,皆难治,命曰反四时也。

[串讲]

"颈脉动喘疾咳,曰水。"颈部的动脉,即人迎脉。颈脉跳动厉害又气喘,同时咳嗽,这是水病,有水停于内,水饮之邪上射于肺,而出现喘咳。这是诊断水肿病的一种方法。

"目裹微肿,如卧蚕起之状,曰水"。"目裹"就是眼睑,上下眼睑微微的肿起来了,好像蚕脱皮了之后,亮亮的,形容眼睑肿得发亮的样子。这也是水肿的现象。"颈脉动喘疾咳"、"目裹微肿",这几个症状都是水肿的现象。

"溺黄赤安卧者,黄疸"。"安卧",是说的疲倦,倦怠。尿是黄的,而且很倦怠,这是黄疸病的现象,"疸"就是热的意思,这是黄疸病,一般是由于脾胃湿热造成的,湿热蕴郁于内,而发黄疸。不但尿赤,眼睛也黄、皮肤也黄,但是尿黄是最容易首先见到的。说"尿黄赤",还有"安卧",特别倦怠,是由于湿热阻滞气机,湿邪粘滞,所以人体沉重困倦,这是黄疸病的特征。

"已食如饥者,胃疸"。吃完饭就觉得饿了,这是胃疸病,也是胃热的现象。胃有热,消谷善饥,所以吃完了就觉得是饿了,这个临床上还是要注意的,有的人吃完就饿,他并不是糖尿病,并不是甲亢,就是吃完了就饿,是胃热消谷善饥。

"面肿曰风,足胫肿曰水"。又讲到水了,前面"颈脉动喘疾咳"、"目裹微肿"是水,这又讲"面肿曰风",是风水;"足胫肿曰水"是石水,这是讲的风水和石水,都是水。

"目黄者曰黄疸"。又补充了前面"溺黄赤安卧者,黄疸",白眼珠都黄了,这就更准确了。确诊为是黄疸病,单纯"溺黄赤安卧",好像诊断上还有点欠缺,如果再补充上"目黄",那可就是黄疸病无疑了。

"妇人手少阴脉动甚者,妊子也"。生育年龄的妇女,没有其他病的时候,而手少阴脉跳动得很旺盛。"动",跳得比较快,而且又带有滑象。后世脉象当中有一个脉就叫"动脉"。跳动得比较快,又很滑利,生动的现象,它又不是

数滑脉,这是反映气血充盛。所以在这个年龄的妇女,出现这样的脉象,应该考虑到是怀孕。

第66讲

"脉有逆从四时,未有脏形"。脉有逆四时,也有从四时,春弦夏洪秋毛冬石,那不就是应四时嘛。这里主要是说逆四时,逆四时什么样呢?未有脏形,没有出现五脏应时的脉形。比如春天脉没有见到胃而微弦,夏天没有看到胃而微钩,等等。没有出现五脏应时的脉象,所以叫未有脏形,那是不正常的,反四时了嘛。

"春夏而脉瘦,秋冬而脉浮大,命曰逆四时也"。春夏阳气盛了,气血趋向于表,脉应该盛,它不应该瘦,瘦就是不足嘛;秋冬阳气应该潜藏,气血应该渐趋于里,或者深藏于里,脉象应当沉,它不沉反而浮大,这都是反四时的现象,就叫做逆四时。再有呢,脉与病不相应也不是好现象。

"风热而脉静,泄而脱血脉实"。风热都是阳邪,阳邪侵犯体内,扰动气血,其脉应该疾,应该躁,这才是正常的。但是感受风热而脉反静,这反映人的气血大衰。尽管感受风热之邪,气血它不能起来与邪气相争,所以风热而脉静不好。大泻伤了津液,脱血伤了气血,这会儿脉应该虚软,应该不足。其脉反而充实有力、洪、数,这是不好的,为什么呢?脉象实,反映邪气还是很盛,邪气盛则泄泻、脱血很难止住。如果泄而脱血脉静了,说明正气虽虚,但邪已不盛了,泄泻或出血证候也可痊愈了。

"病在中脉虚,病在外脉涩坚者,皆难治"。病在中,病在里,脉应该是沉实的;病在外呢,脉应该是浮数的。但是这脉与证相反了,病在中脉虚,病在外脉反而涩坚了,都是反常的现象,都难治,因此叫反四时也。

[理论阐释]

妊娠脉的诊断

本文说:"妇人手少阴脉动甚者,妊子也"。手少阴脉有不同的解释,王冰解释为手少阴心经的神门处脉动,此处一般人好像摸不到脉动,或者动得很轻微。妊娠的妇女气血相对旺盛起来,所以这儿可以摸到脉动;张志聪、高世栻的解释说,两手的寸口脉盛,因为寸口属阳,左手寸部主心、右手寸部主肺嘛。怀孕之后气血旺盛了,所以这两寸脉旺盛;马莳认为是左手寸口,按《难经》的说法,左手心肝肾嘛,左手寸脉主心;第四个见解认为手少阴当作足少阴,那足少阴脉看来是说的太溪,足内踝下的太溪穴。从现在临床看,两寸脉盛之说可从。因为现在即使切怀孕脉,也很少切神门,也很少切足内踝下的太溪穴。一般切寸口脉并着重于寸部。当然现在已有检测早孕的试验方法,很方便。如果条件不便利的话,医生应该特别慎重。如果月经过期未至,再见到了这种脉象了,那就要认真考虑了,特别在用药上要特别谨慎。有时候月经刚来,经水适至的时候,她也有类似的这种脉象,这在临床上要再仔细体会。我记得有一种诊法说诊断妊娠是切中指两侧脉的跳动,一般人这都有些许跳动,怀孕了,跳动的力量和长度增加了。到临盆前脉搏快到指尖了,过去妇产科有这么个诊法。

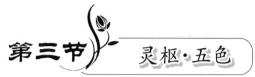

第三节 灵枢·五色

[题解]

这一篇是讨论五色分属五脏,望面色的变化以诊病,所以篇名就叫做《五色》。我们因为时间所限只选了其中一小段,是望面之部及五色主病。

[原文诵读]

雷公曰:五官之辨奈何? 黄帝曰:明堂骨高以起,平以直,五脏次于中央,六腑挟其两侧,首面上于阙庭,王宫在于下极,五脏安于胸中,真色以致,病色不见,明堂润泽以清,五官恶得无辨乎……沉浊为内,浮泽为外,黄赤为风,青黑为痛,白为寒,黄而膏润为脓,赤甚者为血,痛甚为挛,寒甚为皮不仁。五色各见其部,察其浮沉,以知浅深,察其泽夭,以观成败,察其散抟,以知远近,视色上下,以知病处,积神于心,以知往今。

[串讲]

"雷公曰:五官之辨奈何? 黄帝曰:明堂骨高以起,平以直"。五官,耳目口鼻,这是讲的面部望诊,面部的部位以及每个部位的颜色在诊断上的意义。明堂,泛指面部,但是这里是指鼻子。明堂骨高以起,就是鼻梁骨高而且直,那意思是如果鼻梁骨塌陷不是好现象。鼻骨长得高而且平直,是禀赋强的现象,这是中国人的特点。西洋人鼻子都高,不但直,而且还有人带上钩呢,那是他们,咱们是研究中国人的面容。

"五脏次于中央,六腑挟其两侧,首面上于阙庭,王宫在于下极,五脏安于胸中"。五脏的次序,鼻在正中间,鼻子两旁可以主五脏。但是"六腑挟其两侧",六腑就在五脏的两侧。也就是从面部上看,中央是察五脏,旁边是察六腑。"首面",就说头面嘛。阙庭是什么部位呢? 两眉之间叫做阙。本来阙是指宫廷外边两侧的高门楼,但是这里是指两眉之间的位置。庭是指额头,天庭嘛,过去相术说天庭饱满,脑门儿宽。"王宫在于下极",王宫又说的是心脏,心为君主之官,所以称为王宫。下极是说的两目之间,两眼之间,这是阙,这是庭,再往下一点就是王宫,就是两目之间,那是心所主的位置。"五脏安于胸中"，是说五脏安于胸腹之中，心肺在胸中，肝脾肾在腹中。

"真色以致，病色不见，明堂润泽以清，五官恶得无辨乎"。真色就是正色，正常的面色。"以致"，致者，使其至也，到达于面。使什么至？使五脏之真色到达于面，所以说"真色以致"。"病色不见"，没有疾病的颜色。这都是讲的好现象，正常的现象。面部明润光泽，我们在讲《脉要精微论》时提过，不管什么颜色，明润光泽就好；清，就是不污嘛，面色不污浊，很清朗。"五官恶得无辨乎？"恶，何以，怎么。五官怎么没有可辨的呢？当然有可辨啊。在这一篇还有具体的面部划分，哪一部属哪一脏，咱们没有选，在这里只是讲一个理论问题。

"沉浊为内，浮泽为外"。颜色比较深沉，比较污浊，反映病位比较深，所以叫内，也就是里病。面色比较浮，相对而言比较润泽，这表明病在于表，病位不深。

"黄赤为风，青黑为痛，白为寒，黄而膏润为脓，赤甚者为血"。面色又黄又红，这是风邪导致的，风为阳邪嘛。面色又青又黑，这是疼痛导致的，是气血不通的现象。面色苍白，这是受了寒邪，使气血不能充盈于外所致。"黄而膏润为脓"，这个不单是面色，患病的部位也应该看到，既是患病的部位，又可以是面色的表现。膏润，膏就是油啊，油润油润的，色黄而油润，这可能是疮疡化脓的现象。如果是"赤甚"，红得很厉害，这是因为有脓血，也是讲的疮疡，疮疡很红很红的，这有脓血。如果已经黄而膏润了，这是已经成脓了。

"痛甚为挛，寒甚为皮不仁"。痛甚其实联系到前面青黑为痛，如果青黑得很严重，那就痛甚，往往出现痉挛样的病变。青是肝之色，因此可以出现痉挛性的疾病，动风的现象。寒甚是说白甚，前面不是说白为寒吗？如果白得太严重了，就可以出现皮肤不仁，那是由于受寒而气血不能温养导致的皮肤不仁。因此这个寒甚是指上边所说的白甚，这痛甚是说上边的青黑甚。

"五色各见其部，察其浮沉，以知浅深，察其泽夭，以观成败，察其散抟，以知远近，视色上下，以知病处"。青赤黄白黑五色，可以在脏腑所主的不同部位上表现出来。观察面部的浮沉，可以知道病位的浅深，浮的就在表，沉的就病在里。"察其泽夭，以观成败"，面色润泽的就是预后良好；夭指枯槁无华，那疾病就危重。"察其散抟，以知远近"，其色散的说明病程比较近；其色抟而不散的病程比较久。"视色上下，以知病处"，根据上下左右不同的部位，可以判断病在何处。因为面部不同的部位与不同的内脏有联系，所以从其颜色变化来判断疾病在于何处。

"积神于心，以知往今"。这是说医生在观察面部的时候，应该聚精会神，才可以知道疾病的发展与变化。这疾病原来是什么样子？它将来又会是什么样子？应该聚精会神地进行观察。

[理论阐释]

望面色诊病之理

讲两个问题。一个是说望面色诊病不仅是《五色》篇，在《黄帝内经》里还有若干篇都讲了这个问题。各篇所讲的道理都一样，但是具体的面色分部与五脏的关系，不完全一样。因此你要想全面的研究这个问题，还要去学习其他的篇章。第二个要告诉各位，望面色之所以有诊断意义，可能是与经络信息有关，经络作为一种信息的载体，可以反映到它相关的各处去。但这绝对是一种分析，等于是猜想，有待进一步研究。

[临证指要]

望面色的临床应用

望诊首先看到的是面色、眼神，所以望面色重要性是很大的。根据本段记载，可归纳以下几方面。一是察色应当要做到全神贯注，细心观察，积神于心嘛；第二是应注意面部的病色出现在脏腑肢节相应的部位，也就是面部和脏腑肢节相关；第三点是察色浮沉，可以辨知病之浅深。颜色不同，可以知道病因、病性，比如黄赤为风，青黑为痛；第四，可以判断某些病证，比如黄而膏润者为脓，痛甚为挛；第五是察色散抟，以知病程长短与远近；第六是察色之清浊，可以知道病情的轻重。第七是察色的夭泽，判断疾病的吉凶。

小　结

第一点是诊法的要求，要虚静为保，要常以平旦。现在临床不可能绝对做到都在平旦诊脉，但是总是要相对平静的时候，乃可诊有过之脉嘛。医生要虚静为保，不管什么时候，凡是看病，都是要虚静为保。第二呢，望闻问切四诊合参，这也是《黄帝内经》的基本理论。第三，切诊尤其是脉诊，是本章的要点，《黄帝内经》记载的脉诊的内容多于其他的诊法。第四，关于望诊，本章论述了望眼神、望面色、望形态这样一些内容。第五，关于问诊和闻诊，本章有一定的论述，比如声如从室中言，是闻诊所得；水泉不止以及梦幻等这是从问诊得到的。

第七章
论　治

论治是《黄帝内经》学术体系的重要组成部分，主要包括治则和治法两部分。所谓治则是治疗疾病的法则与准绳，比如说治病求本，标本先后，协调阴阳，扶正祛邪，因势利导，这些是治疗疾病的总则。所谓治法，是治疗疾病的方法与手段，在《黄帝内经》里记载非常丰富。比如说针灸疗法，而且针刺疗法又有二十几种，灸法也有补法和泻法，药物疗法、饮食疗法、导引疗法等等，《黄帝内经》有很多的具体治疗手段和措施，那是治法。关于论治的问题，散见于《黄帝内经》多篇，我们只选了这样五节。

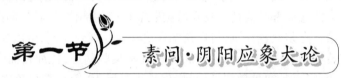

第一节　素问·阴阳应象大论

中篇的第一章，阴阳五行，首先讲的就是《阴阳应象大论》，所以题解我们在这里就不用解了。这一段的内容是讲什么呢？是讲因势利导治则。

[原文诵读]

故曰：病之始起也，可刺而已；其盛，可待衰而已。故因其轻而扬之，因其重而减之，因其衰而彰之。形不足者，温之以气；精不足者，补之以味。其高者，因而越之；其下者，引而竭之；中满者，泻之于内。其有邪者，渍形以为汗；其在皮者，汗而发之；其慓悍者，按而收之；其实者，散而泻之。审其阴阳，以别柔刚，阳病治阴，阴病治阳，定其血气，各守其乡。血实宜决之，气虚宜掣引之。

[串讲]

"病之始起也，可刺而已，其盛，可待衰而已"。病刚开始的时候，比较轻微的时候，可以用针刺的方法治疗。邪气很充盛，可以待衰而已，是指一些疾病，它有周期性的变化，有一定的规律，在一定时间之内有波动，有时候很盛，有时候比较轻。比如疟疾，不就是这样吗？别的病也有这种情况，它在一天之内就有什么不同的变化。那么在治疗的时候，特别是在针刺的时候，不要当邪气最盛、病势最重的时候去针刺，应当在邪气退的时候，或者没有发作的时候去治疗。这不是急症我不治，等它轻了再治，不是这个意思。是说有周期变化的病，不要当邪气正旺盛、病情最重的时候去治，等到它稍微衰退了，邪气退的时候,再去给以治疗,会取得好的疗效。

"因其轻而扬之,因其重而减之"。因为邪气性质轻,可以用扬散的方法治疗。比如说风邪侵袭,可以用散风法治疗。由于邪气重浊,比如说湿邪,或积块病,这类的病就不能用扬散的方法,而应该利湿、化湿啊,软坚散结啊,这都是逐渐地使它消减的方法。

"因其衰而彰之"。衰,指正气衰,这个病是虚证。根据正气不足的特点,就应该给它补益。彰之,使它明显起来,彰就彰著嘛,使它明显起来,正气不足了,所以给它补起来。是气虚、血虚、阴虚、阳虚?是什么样的情况就给以不同的补法。

"形不足者温之以气"。形不足是指形体不足,即表虚之类。不是说消瘦叫形不足,说这人是个大胖子了就形准足,不是这个意思。是说表虚,容易自汗,特别容易受邪气侵袭,这才是所说的不足,不是说体重如何。这是由于卫气不足了,阳气虚了,所以应该给它补气,如玉屏风散之类。

"精不足者,补之以味"。精是指的精血,阴精不足,应该用厚味来治疗。阳为气,阴为味,味厚者为阴之阴嘛,可用血肉有情之品,补精血亏虚的病。《金匮要略》的当归生姜羊肉汤,用当归,特别用羊肉,补精血不足,虚寒的病人,那叫"精不足者,补之以味"。

"其高者,因而越之"。这其高者,是指邪气的部位在上,有形之实邪在于上焦,根据其在上之势,使它涌吐而出,如瓜蒂散。这样,排出邪气的途径短了,而且快捷啊。假若邪气在上焦,给用下法,这个路线太长了,伤人体正气太多了。所以应该从最简捷的途径,尽快地把邪气排出去,以免过多地损伤人体正气。

"其下者,引而竭之"。有形之实邪在于下焦,这时不能用吐法了,可因其在下之势给它引而竭之,从下导引而出,或者攻泻而出,也是取最简捷的途径,以最快的速度排出体外,免得过多伤害正气。比如说导尿,导便。《伤寒论》就有蜜煎导,通导大便的嘛,又有猪胆汁导便,而且有抵当汤,治下焦蓄血证,五苓散通小便,都是因其在下之势,而让它从下边排出。引者,导也,导实邪下出。竭者,尽也。使邪竭尽。

"中满者,泻之于内"。中满,不在上,不在下,而在中,这个时候上涌不行,下泻也不行,怎么办呢?一般说用辛开苦降之法,使气分消于内。这个中满也是指胃脘部胀满,怎么治疗呢?用泻之于内,所以张仲景用几个泻心汤治心下痞满。张仲景命名泻心汤,也是用的这"泻"字,泻之于内的方法。

"其有邪者,渍形以为汗,其在皮者,汗而发之"。这是说邪气在表,可以用汤浴的方法,渍就是浸泡嘛。邪气在表,可以用热水浴的方法让他出汗,为什么呢？因其邪气在表，从汗而出，道路最近。其在皮毛的，病位也浅啊，可以用发汗的方法，当然热水浴也可以出汗，药浴也可以出汗，也可以用内服药，总之是要使它从体表借汗发散出去。

"其慓悍者，按而收之；其实者，散而泻之"。"按而收之"，按，抑制、制服的意思。邪气很慓悍，要制服它，使它收敛。邪气实，在表的可以用散法，在里的可以用泻法，所以"其实者，散而泻之"。上边讲了这些方法，其实都是说因其疾病之势，而采取相应的治疗措施，使邪气通过最简捷的途径，以最快的速度排出体外，免得过多伤害正气。

"审其阴阳，以别柔刚，阳病治阴，阴病治阳"。审就是辨别疾病，分析疾病的阴阳，区别刚柔，其实刚柔也是阴阳，病属刚属柔啊、属阴属阳啊、属虚属实啊，这都是刚柔。因为阳盛则阴病，阴盛则阳病，我们前面讲过这个道理，所以阳病要治其阴；同样的，阴病就治其阳。它是从《阴阳应象大论》作为一篇讨论下来的嘛，前面讲过了"阳盛则阴病，阴盛则阳病"，所以这里才有"阴病治阳，阳病治阴"。

"定其血气，各守其乡。血实宜决之，气虚宜掣引之"。定是平定，使气血平定；各守其乡，各自在自己的部位上。比如营行脉中，卫行脉外，各自按照自己的规律去运行。血实是指瘀血之类的疾病，决是开决，也就是破瘀之法；导引就是升举之法，用导引、升举使气虚得到恢复。这段原文是非常重要的，应该会背。

[理论阐释]

因势利导治疗原则

因势利导作为《黄帝内经》的治疗原则之一，包含两个方面的意义，一是根据邪气的部位施治。也就是说，使邪气从最简捷的途径、以最快的速度排出体外，以免病邪深入而过多的损伤正气。"其在皮者，汗而发之，其高者因而越之，其下者引而竭之，中满者泻之于内"，这都是根据邪气所在部位而采取的措施。第二点是根据邪正盛衰来择时施治。比如第一句话说"其盛可待衰而已"，这也是根据时间的问题，多用于周期性发作的疾病。《灵枢·逆顺》和《素问·疟论》，指出对这类病"方其盛时必毁，因其衰也，事必大昌"，当邪气最盛的时候治疗，那必毁伤人体的正气；等到邪气稍微衰的时候治疗，就会取得比较好的疗效。《逆顺》篇上讲"无刺熇熇之热，无刺漉漉之汗，无刺浑浑之脉"，热势很盛、大汗不止、脉象已经很混乱之时，不要针刺。

[临证指要]

张仲景对因势利导治则的运用

《伤寒》、《金匮》中，运用因势利导治则，足以垂范后世。比如说"其在皮者,汗而发之",有汗法,麻黄汤之类;"其高者,因而越之",有瓜蒂散,治邪气在上焦;"其下者引而竭之",张仲景有导便的方法,有蜜煎导,有猪胆汁灌肠,同时还有抵当汤之类,泻其下焦蓄血;"中满者,泻之于内",设有泻心汤,为什么叫泻心汤治心下痞啊?"其盛可待衰而已",《伤寒论》上有桂枝汤治一些疾病要先其时发汗则愈。《金匮要略》有蜀漆散治母疟,要在未发前以浆水服半钱;治温疟,其临发前服一钱匕,那都是因势利导。所以张仲景的治法,在因势利导方面是非常突出的。同时我认为《伤寒》、《金匮》的各种治法,几乎都可以在《阴阳应象大论》这一段里找到根据。其间的渊源关系,是非常清楚的。

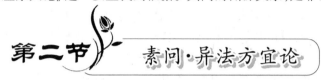

第二节 素问·异法方宜论

[题解]

异法,是说不同的治疗方法。方,是东西南北中五方。宜,适宜。这一篇就是讨论五方地域,由于生活环境、物产种类以及丰富程度、人们的生活习惯不一样,就决定了那个地区人们的体质状况,由于体质状况不同,所以产生疾病的种类、疾病的性质不一样,那当然应该采取不同的治疗方法。正是由于这样,所以各种治疗方法就从不同的地方产生了,从而传播到其他各方。所以整个中医学各种治疗方法它是汇集各方的发现、汇集各方之长,总结而成的。同时这也突出了中医的治疗"三因制宜",因人、因地、因时制宜的治疗原则。这里所谈的重点是因地制宜,为什么要因地制宜呢?因为各地有很多的不同,各个方面都有区别,疾病的性质是有差异的,因为病不同,治疗方法各有所宜,所以叫"异法方宜"。这一篇内容分为东西南北中五个自然段。

[原文诵读]

黄帝问曰:医之治病也,一病而治各不同,皆愈,何也?岐伯对曰:地势使然也。故东方之域,天地之所始生也,鱼盐之地,海滨傍水。其民食鱼而嗜咸,皆安其处,美其食。鱼者使人热中,盐者胜血,故其民皆黑色疏理,其病皆为痈疡,其治宜砭石。故砭石者,亦从东方来。

[串讲]

"医之治病也,一病而治各不同,皆愈,何也?岐伯对曰:地势使然也"。点出了"地势使然"这个主题,医生对于同一种病,可以采取不同的治疗方法。可是"皆愈",都可以治好,说这是为什么?是"地势使然"。尽管病看来是相同的,但是这个病人是生活在不同的地域、不同的环境中,因此就应该有不同的治法,所谓因地制宜嘛。地势,是说地表面的高低起伏的状态和位于地表面

405

所有固定性物质的总体,如居住地、道路、河流、森林,地势不同,气温有别,而发生的疾病各有特点,《五常政大论》所说"地有高下,气有温凉,高者气寒,下者气热,故适寒凉者胀,之温热者疮",这是解释什么叫地势,及其与疾病的关系,大家都可以理解。

"东方之域,天地之所始生也"。东方有什么特点呢? 东属风木,阳气升起之方,在《阴阳应象大论》中讲"左右者,阴阳之道路",左就东方嘛,阳气升起之方,那么万物也开始向上升,具有欣欣向荣的气象,所以它叫天地之所始生。

"鱼盐之地,海滨傍水"。产鱼、产盐,为什么呢? 因为地势特点,在海之滨,在水之傍,所以产盐、产鱼。就是这样一个阳气升起之方,比较温暖的环境。又正是这样一些物产,所以就决定了当地人们的生活习惯和饮食习惯,

"其民食鱼而嗜咸,皆安其处,美其食"。那个地方产鱼啊,海边上嘛,鱼很多,所以喜欢吃鱼。又嗜好咸味,口味比较重。因为产盐、产鱼,所以就有这样的饮食习惯。尽管是海边傍水这样一个居住环境,又加上鱼盐之地,但是居住在那里的人们,都对那个环境很安心,很喜欢。而且以其食为美,吃那鱼觉得味道很美好,饮食习惯嘛。正是因为他们有这样的饮食习惯,所以又导致了体质上有其特殊性。

"鱼者使人热中,盐者胜血"。鱼是高蛋白食品,不容易消化,所以容易产生内热,俗话所说的鱼生火嘛。盐是水之味,血属心是火之性,水克火,因此说盐者胜血。也就是这样的饮食习惯,容易产生里热,容易影响到血液,容易有热影响到血液这就是一个体质问题了。

"其民皆黑色疏理"。因为海滨傍水,又有阳气比较盛,所以肤色就黑了。有人到海边去海水浴,很快就黑了。当然我说的是咱们黄种人很快就黑了,好像那些白种人即使晒红了都不黑。想要不黑的不容易,想要黑的也比较难,这是天性,天性是很难改的。血行不太畅快,有热而腠理比较疏松,有这样几个条件,就容易产生疮疡之病。

"所以其病皆为痈疡,其治宜砭石"。我们在讲《阴阳应象大论》说"营气不从,逆于肉理",营气是血之气,逆于肉理就是运行不畅,郁而为热,它就成为疮。这个是环境、饮食习惯,导致的体质上的差异,所以那个东方地区,容易有疮疡之病。治疗疮疡适宜用砭石的方法。砭石,带有尖的石块,可以刺破疮疡,用来治病,所以字书上解释"砭,以石治病也",用石头治病就叫砭。可以作为一种治疗方法,砭石疗法。既然这种病适合用砭石疗法,所以东方之域的人们,首先创造、发明出来,并且取得了成功。这个方法,从东方然后传播到各处去。

"故砭石者,亦从东方来"。所以各地使用的砭石疗法首先是由东方发明出来的。这个观点是正确的,成功之后,可以传播到各处去,医学要交流的嘛。这就是东方。

[原文诵读]

西方者,金玉之域,沙石之处,天地之所收引也。其民陵居而多风,水土刚强,其民不衣而褐荐,其民华食而脂肥,故邪不能伤其形体,其病生于内,其治宜毒药。故毒药者,亦从西方来。

[串讲]

"西方者,金玉之域,沙石之处,天地之所收引也"。西方,属于秋金之气,阳气收敛之方,"沙石之处",在中国,西方又多沙石。其实金石、金玉是一类的概念,都是反映西方之气。西方是阳气收敛之方,所以说"天地之所收引",与东方"天地之所始生"是相对应的。

"其民陵居而多风,水土刚强"。"陵居",陵是高陵,居住的地方比较高。因为中国的地势整体来讲是西北高、东南低。所以西方之人,居住在高陵的地方。因为居住得高,所以就多风。那个地方还有一个特点,是"水土刚强",相对而言东南方就水土柔弱。水土刚强,民众的体质也刚强,抵御外邪的能力也是比较强的。

"其民不衣而褐荐"。不衣就是不穿中原地区所穿的棉布、丝绸那类的衣服。褐荐,褐就是指的皮毛一类做的衣服;荐呢,是指草类,也就是用麻、用草类编织的衣服。现在看穿麻织品是很高级的衣服了,但是在古代棉布、丝织品是高级的。

"其民华食而脂肥,故邪不能伤其形体,其病生于内,其治宜毒药"。穿得粗糙,但是他们饮食很华美。现在的话是含高热量;而脂肥,那里人的体质比较肥胖健壮。正是因为体质比较健壮而又脂肥,再加上水土刚强,居住在高陵的环境下,所以一般的外邪不能伤其形体。但容易产生内伤之病,病从内生。其实华食而脂肥的人,形体比较强壮,不见得内在就没病,现在越来越清楚了,所以要注意改善饮食习惯,别看挺肥壮的,结果内在病不少啊。内伤之病,适宜用药物来治疗,而所谓"毒药"就是作用比较剧烈的药,和现在概念上的毒药不一样。

"故毒药者,亦从西方来"。所以用药物来治病,这个疗法首先是从西方产生出来,之后才传播四方的,当然按这个理论看,西方产生先是传播到中央地区,然后再逐渐地传播开来。

[原文诵读]

北方者,天地所闭藏之域也,其地高,陵居,风寒冰冽。其民乐野处而乳食,脏寒生满病,其治宜灸焫。故灸焫者,亦从北方来。

[串讲]

"北方者,天地所闭藏之域也,其地高,陵居,风寒冰冽"。北方有寒水之气,应于冬季,所以主闭藏,也就是阳气闭藏的地方。我刚才讲了,中国的地势西北高,说西方其民陵居;北方其地也高,同样居住在高陵之处。而且北方是寒风凛冽,滴水成冰啊,一到冬天,在我们这个地区,黄河北岸也结冰了,再往中国的北方,零下三四十度常见的事。

"其民乐野处而乳食"。那地方以畜牧业为主,古时候的畜牧都是游牧,走到哪放牧到哪。根据季节不同,草场环境情况不一样,随着季节迁徙,所以叫乐野处,他们喜欢在野外的环境下居住,这是长时期形成的习惯。而且以乳食品为主,当然也有肉食,畜牧的地区嘛,人们当然以乳食、肉食为主。说是乐野处,还真是这样,内蒙地区的蒙族的同胞们,政府帮助他们建了一些房子,做了很多的工作,才逐渐逐渐的居住在固定的房屋里去。即使是那样,也还要搭个帐篷,常到帐篷里去住,这是千百年形成的生活习惯。

"脏寒生满病,其治宜灸焫。故灸焫者,亦从北方来"。牛、羊、马奶,是凉性的东西,在《黄帝内经》时候看来是不太好消化的东西,所以容易产生腹部胀满之病,是消化系统的病。这个奶,《黄帝内经》说它是偏凉性的,在温病学派也认为它是偏凉性而养阴的。可是现在我说听带小孩的人说牛奶容易上火,所以吃牛奶的孩子还要必须加果汁,这个是体会不一样。但是从传统理论上说,认为奶食品是偏寒,不好消化。牛奶、奶皮、奶豆腐、奶酪,这些东西确实不太好消化,所以说脏寒生满病。由于脏寒生满病,当然适合用温暖的方法去治,用什么呢? 灸就是艾火啊,焫就是用艾火来烤,使它温热了就叫焫。灸焫也就是艾火灸的方法。所以灸焫之法是北方人首先发明出来治疗寒性的疾病,成功了,传播到四方。

[原文诵读]

南方者,天地所长养,阳之所盛处也,其地下,水土弱,雾露之所聚也。其民嗜酸而食胕,故其民皆致理而赤色,其病挛痹,其治宜微针。故九针者,亦从南方来。

[串讲]

"南方者,天地所长养,阳之所盛处也,其地下,水土弱,雾露之所聚也"。南方属于火,应于夏季,春生夏长,是天地之所长养,长养万物。南方,阳气盛,所以说阳气所盛处,天气热,地势低洼,水土柔弱,和西方水土刚强相反。因为水土柔弱,其实人们的体质就柔弱。同时呢,又是"雾露之所聚",南方水湿之气盛,潮湿、温热。

"嗜酸而食胕,故其民皆致理而赤色"。喜欢吃酸味的、发酵的东西。胕同腐,指经过发酵的食物,如豉、鲊、曲、酱之类。"其民皆致理而赤色",致理是指的皮肤细腻,不是说和疏松相对的腠理致密,不是致密,而是指皮肤比较细腻。肤色赤,南方为火之色,所以其色赤。在中国一般地说南方人皮肤比较细腻,北方人皮肤比较粗糙,水土不一样嘛。

"其病挛痹,其治宜微针。故九针者,亦从南方来"。由于水土弱,气候湿热,由于雾露水湿阻滞经脉出现的挛痹之类的病。这挛痹之类的病,其治宜微针,微针就是细小的针具。肢体的痹证、挛急,用针刺法效果比较好。所以九针刺法是从南方首先发明创造出来,然后传播到四方。

[原文诵读]

中央者,其地平以湿,天地所以生万物也众。其民食杂而不劳,故其病多痿厥寒热,其治宜导引按蹻。故导引按蹻者,亦从中央出也。

[串讲]

"中央者,其地平以湿,天地所以生万物也众。其民食杂而不劳"。中央为土,土的本性湿,所以地势平坦而多湿。但是这个多湿,当然不像东方之域,海滨傍水,又不像南方雾露之所聚,它是地比较湿。土生万物,所以这个地区物产丰富,种类也最繁多。因为物产丰富,种类繁多,所以其民食物就杂。同时因为是中方,四方之精神文明、物质文明全往中央汇聚,体力劳动反而少了。体力劳动少,饮食杂而丰富,反而不协调了。

"其病多痿厥寒热,其治宜导引按蹻。故导引按蹻者,亦从中央出也"。因为地平以湿,湿伤筋,易生痿厥之病;因为中央是南北水火交集之处,所以出现寒热之病。"其治宜导引按蹻",适合用导引的方法,你看中央地区人们可就比较娇气了,艾灸、针刺、毒药,他都不适合,适合导引按蹻。导引是一种治疗方法,或者说帮助病人锻炼的一种方法,所谓导是导气令调,引是引体令柔,你看嘛,有一点气功的意思了。医生施治到病人身上也好,叫病人自己锻炼也好,都要达到使病人气机调畅,让他的肢体能够柔和的目的。痿痹之病,肢体不便运动啊,寒热之病气机也不调啊,因此适合用导引。按就是按摩,就是按压。捷举手足叫做蹻,这是医生所采取的,病人是被动的,举手抬腿。中央地区的人,适合用导引、用按摩,用按蹻的方法。所以这类的方法,首先是在中央发明出来,然后传播到四方去。

这样五段,重点是强调因地制宜的问题,至于所说这个砭石从东方,毒药从西方,灸焫从北方,是不是这样?从大道理上看来是这样,但是它不是在强调这个问题,而是在强调不同的地区适合用不同的疗法,也就是所谓的因地制宜。因为地域不同而导致人的病证不一样,所以治法不同。下面是一句结语。

[原文诵读]

故圣人杂合以治,各得其所宜。故治所以异而病皆愈者,得病之情,知治之大体也。

[串讲]

虽然是东方有砭石,南方有微针等等,但是作为圣人,即高明的医生,哪个方法都得掌握,各种方法都得熟悉,给人治病时要适合这个病人的特点,不是机械地说我就会扎针,因此什么病来我都扎针,那不行,有的该吃药就得吃药。也不是说我就会用药,别的我全不会,那也不是一个高明的医生。要"杂合以治,各得其所宜",那才算高明的医生。各种方法都掌握,病人适合用什么,我就用什么。所以治病的时候,方法不同,但是病都能够治愈,这是为什么呢?是"得病之情而知治之大体",大体就是重要的理论,就是因地制宜的理论。情,全部情况。人的情况,环境的情况,饮食的情况等。了解到这些才叫得病之情,而且知道治疗的大体,知道治疗疾病的重要的理论。

[理论阐释]

(一)地理、地势与发病

本篇以"地势使然"简明地回答了一病而治各异,所谓同病异治的问题。进一步分析了五方的地势不同,地理、气候、物产的差异性。这些差异性决定了五方之人的居住处环境、饮食结构各自不同,影响人的体质与疾病。所以五方之人得病各异,治法各有所宜。本篇中砭石、毒药、灸焫、微针、导引、按蹻,是针对五方地域性的常见病、多发病而在实践中创建的治疗工具与方法,对不同疾病各有其治疗的优势。

(二)圣人杂合以治

圣人杂合以治的问题,其实就给我们医生提出来应该不断学习,应该不断掌握新技术。当然就是在《黄帝内经》的时候治法也不仅本篇提出的几种,还有其他的疗法,只不过这几种方法是最常用的,最主要的治疗手段。说明我们应该认真的学习各种各样的治疗方法和手段,所谓精益求精,才能够遇到各类疾病都可以采取相适宜的治疗方法。这不仅是五种方法,包括现在产生的各种各样的方法,作为医生都应该多学习,而且要很好的掌握,正确、恰当地使用到临床来解决病人的疾苦,这才是根本的目的。

第68讲

第三节 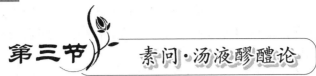 素问·汤液醪醴论

[题解]

这篇文章一开始,就讲了汤液和醪醴的问题,所以叫《汤液醪醴论》。所谓汤液,就是用五谷煎煮而成的液体,可以作为预防某些疾病来使用,在古时候对一些轻微的疾病,也使这种东西来治疗。这一篇还说汤液是用稻米做的,用稻薪,稻杆作燃料。因为"稻米者完,稻薪者坚"。稻米这个谷物呢,取得自然界阴阳之气最完善。初春播种,深秋才收割,所以取得的自然界的阴阳之气。而且生长在平坦的地方,上受天阳,下得水阴,所以说"得天地之和"。我们现在所选的第一段,就其内容而言,是说时移病异,治法宜变。用现在话说疾病谱不同了,病变了,治疗方法应当随之不断的进步,有效的治法继续使用,还应该创造更新、更有效的方法。

第一段 时移病异,治法宜变

[原文诵读]

帝曰:上古圣人作汤液醪醴,为而不用,何也? 岐伯曰:自古圣人之作汤液醪醴者,以为备耳,夫上古作汤液,故为而弗服也。中古之世,道德稍衰,邪气时至,服之万全。帝曰:今之世不必已何也? 岐伯曰:当今之世,必齐毒药攻其中,镵石针艾治其外也。

[串讲]

"帝曰:上古圣人作汤液醪醴……故为而弗服也"。汤液醪醴是什么?汤液就是五谷煎煮的液体,醪醴就是经过发酵,加工酿制而成,属于酒类的液体。但是古时候做出来汤液醪醴并不使用,它是有备而无患,"故为而弗服也"。

"中古之世,道法稍衰,邪气时至,服之万全"。在上古之后,到"中古之世"。这个道德,就是指的养生之道,稍微的不太受重视了。"邪气时至",因为养生注意得不够了,所以呢容易受到外邪的侵袭,但是毕竟是道德稍衰,人们还是比较健康,体质还是比较好。所以呢,"服之万全",服了汤液醪醴,病就可以治愈了。这是一种对比手法,不要以为古时候人们就是非常健康,越来人们就越不健康。不一定是这样,但是它作为一种写作的手法,可以这么讲。从古至今,人类社会不停地变化着,也确实很有值得向古人学习的东西。从医学传统上,我们对某些养生之道不太注意了,会产生很多的问题,不注意环境

411

了,不注意生活的质量了等,都直接影响着养生嘛,所以这道德的问题确实是应该注意的。不然现在国际上建立很多公约干什么? 就是因为道德该约束了。这环境不保护,当然人们疾病也多啊,所以说这个道德问题,确实越来越应该提起我们的注意。

"帝曰:今之世不必已何也? 岐伯曰:当今之世,必齐毒药攻其中,镵石针艾治其外也"。现在就是说吃了汤液醪醴,也不见得病就好,这是为什么呢? 当今之世,人们更不重视各方面的道德了,所以产生很多的疾病。当然影响到健康的道德,医学上才注意讨论它。哪种道德影响到健康了,那都属于不知道养生,笼统都归纳到不懂养生上,现在不是很多的传染性的病吗? 什么艾滋病啊,什么梅毒啊,什么大气污染啊,很多跟人的道德有关。所以不是说古时候什么都比现在强,在有些地方,古时候的确比现在强,所以说不断要学习先进技术,还要注意返璞归真。当然这个"当今之世"是说《黄帝内经》的时代了,它也是从远古、中古、近代,作为论证方法,写作的方法是可以的。也就是当今之世,对养生之道更不重视了,疾病就更复杂了,再用汤液醪醴也就治不好了。怎么才能治得好? 必须要依赖毒药攻其中,用药物从里治;用针刺、砭石、艾灸从外边治。因为病情复杂,所以各种治疗措施都使上,治疗起来才有一定的效果。看来时代不同了,病情变了,我们应该采用更新的治疗措施了。所以我说从积极角度想,理解这段原文的话,应该随着疾病谱的变化不断创造新治疗措施。既要挖掘原有的好的治疗措施,又要创造新的治疗措施来适应这些新的疾病,《黄帝内经》时候就这样讲嘛。当然今天更应该注意这个问题。

[理论阐释]

上古圣人作汤液醪醴,为而不用,这个问题其实是突出养生,养生好,疾病轻浅,所以上古圣人作汤液醪醴为而不用,只是突出了这样一种思想。其次,联系到现在临床,醪醴就是酒之类嘛,酒剂在我们现在临床上不论中医、西医都免不了要用,本文说"当今之世不必已",就是《黄帝内经》时代单纯使汤液醪醴也已经不行,要根据病情配合药物、针刺、艾灸来治疗。《素问·移精变气论》上说"当今之世不然,忧患缘其内,苦形伤其外",人们思想压力很大,忧虑很多,形体又劳苦,奔波不已,"又失四时之从,逆寒暑之宜",跟四时寒暑,都不能相适应,不能按照四时阴阳寒暑变化来调养,以至于"贼风数致,虚邪朝夕",朝夕,早晚要受到邪气的侵袭。正是由于正气虚了,所以才容易受到贼风不断的侵袭,"内至五脏骨髓,外伤空窍肌肉,所以小病必甚,大病必死",《黄帝内经》时候已经强调养生不当,将会出现这样一些严重的情况。本段经文虽然是用上古与当今疾病有轻重不同,意在说明养生的重要性,但确也反映出汤液醪醴与药物、针灸结合运用于治疗之中,是医学由单一治疗方法向综合治疗的一个发展,也可以反映出古代医学发展进步的过程。

[临证指要]

关于汤液醪醴的应用

醪醴也就是酒类,在医学里应用甚久,尤其是与药物配合使用而治病,《黄帝内经》中已经得以证实,《素问·腹中论》用鸡矢醴治疗鼓胀。鸡矢,就是鸡矢白,醴就是酒。《本草纲目》上说,"用腊月鸡矢白半斤",用袋装,以酒泡七日。"温服三杯",三小杯,一日服三次,来治疗由于饮食不当导致的鼓胀病。用这鸡矢白来消食去积,当然用酒配合使用。《素问·缪刺论》有左角发酒,治尸厥。张仲景方中有酒,瓜蒌薤白白酒汤就有酒啊。不只一次用酒,好几个方子都用酒。还有的药方是根据节气,冬天,用酒煮,到夏天、春天要用水煮,那是根据时间用酒。当然古代的白酒其实就是米酒类,古代没有烧酒,烧酒是元代才出现的,所谓那个烧刀子,一定要到50几度。

第二段　水肿病的病机与治疗法则

[原文诵读]

帝曰:其有不从毫毛而生,五脏阳以竭也,津液充郭,其魄独居,精孤于内,气耗于外,形不可与衣相保。此四极急而动中,是气拒于内,而形施于外,治之奈何? 岐伯曰:平治于权衡,去宛陈莝,微动四极,温衣,缪刺其处,以复其形;开鬼门,洁净府,精以时服,五阳已布,疏涤五脏。故精自生,形自盛,骨肉相保,巨气乃平。帝曰:善。

这是非常重要的一段文字,应该是背下来。

[串讲]

"帝曰:其有不从毫毛而生,五脏阳以竭也,津液充郭,其魄独居"。有的病并不是从表入里,先从皮毛,再入经络,入脏腑,而是发病即五脏阳气衰弱。同时又见到"津液充郭",郭就是这个廓,轮廓。津液其实在这里是成了水邪,充斥全身,全身都肿起来了。"其魄独居",这个魄就是指水之糟粕,魄者,粕也,我们讲"魄门亦为五脏使"的时候讲过。魄为阴邪,水之糟粕,独居于体内,说明阳气衰竭,不能化气,才有这类的病。

"孤精于内,气耗于外,形不可与衣相保"。阳气已经耗散了,刚才说"五脏阳以竭"嘛。阳气亏耗,水津不行而为水邪,孤精于内即是讲水气停于内,跟前面"其魄独居"意思相近。保是协调,形体和衣服不再协调了,原来能穿的衣服瘦了。为什么? 全身肿起来了嘛,所以"形不可与衣相保"了。

"此四极急而动中,是气拒于内,而形施于外"。四极是指四肢,全身四肢都肿了;而且"动中",内脏也受到水邪的逼迫和侵犯。水邪四溢,外则四肢肿极,内则动于胸腹而致气急咳嗽。气拒,是水气拒于内。施,音义同易,变也。水气拒于体内而形体改变了,前面讲四极啊,津液充郭啊,形不可与衣相保啊,这都是形易于外。

"治之奈何? 岐伯曰:平治于权衡"。像这样阳气不足,水肿到这种程度了,应该怎么治疗? 平治就是平调。权衡就是协调阴阳,使之平衡。我们在讲春夏秋冬四季脉的时候,那不秋应中衡,冬应中权吗? 而且我们在生活当中,所说权衡不就是衡量轻重,使之协调、平衡?

"去宛陈莝,微动四极"。莝就是杂草,用杂草来比喻人体内的水邪。宛陈还是陈旧之水邪,同时也可以说是瘀血。由于阳气不足,水湿停留,血脉也会瘀滞,所以宛陈是瘀滞的水邪,甚至于是瘀血。去其宛陈,就是去水邪,或者说去其瘀滞的血脉。"去宛陈莝"下面不有"微动四极"吗?《太素》这样句读,"去宛陈,莝微动"。宛陈是什么? 杨上善注的:"宛陈者,瘀血也"。莝微动是说男子的阴茎勃动,说把宛陈去了,阳气恢复了,男子的阴茎能够动了。《太素》可从。确实在临床上治疗水肿病,有时是用活血法,但是《黄帝内经》时候说活血是以针刺其络脉出血。我们现在临床上治疗这些水肿病,病程比较久了,要用活血药,而且是有效的方法。所以去宛陈说去水、去瘀血都可以,都不违反《黄帝内经》的本义,也符合现在的临床。

"微动四极"。要轻微的使四肢活动。或者病人主动的活动,或者医生帮助他四肢轻微的活动。动一动,阳气才能宣行嘛,主动或者被动,总之要活动。所以我见到老专家治疗水肿病,让病人能走就走动,这样治好了之后,他可以从事正常的劳动,同时也有利于对这个病的治疗。因为微动的话,使阳气能够宣行,才更有利于水邪的排出嘛。病本身是由于阳气不足不能化水,所以要微动四极。

"温衣,缪刺其处"。护理上要穿暖和衣服,不要再受寒。本来就阳气不足,水肿了,再受寒邪,加重水肿。我们讲了风水、肾风,那都跟受外邪有关系。这个病固然是内伤,阳气虚为主,但是如果再受外邪这个肿也会加剧,因此在护理上要注意保暖。可以用缪刺法治疗,缪刺法是左刺右,右刺左。再有缪刺法是要浅刺,刺络脉。全身都浮肿了,还左刺右、右刺左,不好理解,因此这里所说的缪刺其处是指的用浅刺的方法。

"以复其形"。消除水肿,形体逐渐恢复。要平治于权衡,这是大的原则,要去宛陈莝,去除瘀积之水,要用活血的方法。要轻微的活动四肢,同时还要保暖,不要再受凉,同时还可以缪刺,浅刺的方法,采用这些措施,可以去掉水肿,恢复体形。这是一个方面可以做的。下面还有治疗原则问题,

"开鬼门,洁净府"。这是法则。开鬼门是指的发汗法,鬼门是说的汗孔。

洁净府,净府是说的膀胱。洁净府就是使膀胱干净了,其实是利尿的方法。因此治疗水肿病,还可以采用发汗的方法,也可以采用利尿的方法。当然利尿的方法很多,要单纯使利尿法呢,就使一些利尿药,但是考虑病本是阳气不足,可用温阳利尿的方法。不见得车前子、冬瓜皮啊,《金匮》肾气丸也不见得不能利尿,所以要考虑这个病本问题。还有宣肺,令肺气宣发才能通调水道、下输膀胱。宣肺既可以发汗,也可以利尿,要根据不同的病人,可以采取不同的治法。总之"开鬼门,洁净府"这两法是治疗水肿病中很重要的法则。

"精以时服,五阳已布,疎涤五脏"。精,是精良的食物,富含营养、补益精气的食物;时服,是指按时令来服用精良的食物,属于饮食疗法,不同的季节吃不同的食物。经过这样的一些个治疗和调养,人体的阳气就可以输布了,也能涤荡五脏的邪气。刚才不是说了,五脏的阴邪就是"其魄独居,孤精于内"了吗?因此经过这样的治疗,五脏的阳气能够宣行了,它可以疏涤五脏中的水邪了。当然《太素》记载为"服五汤,有五疏",五疏,有五种蔬菜,可作饮食调养理解。

"故精自生,形自盛,骨肉相保,巨气乃平"。由于阳气已经恢复宣行了,五脏中的阴浊之邪都已经被疏涤出去了,所以人的精气自然可以产生,形体可以恢复到强盛状态。"骨肉相保",骨肉都协调了,巨气,大气,大经之气,经脉之气就可以得到平复了。这一段原文是讲水肿病的治疗原则,当然也有些具体措施,是非常重要的内容。对当今临床治疗水肿病仍有重要的指导意义,所以这段是必须要记熟的,从平治于权衡这几句话应当背下来。

[理论阐释]

(一)"五脏阳以竭"与水肿的发生

水肿发生固然有内因和外因,有的以内生为主,有的以外邪为主。但是不管哪种情况都和阳气不足有关系,尽管是外邪侵犯所造成的,比如说肾风,那是因为劳而受风嘛,风水也是因为阳气不足而受到外邪才产生的水病。本篇所说"五脏阳以竭",是阳气虚导致的。所以强调的是由阳气不足,阳气功能失常,不能正常地蒸化水液,所以使得水气停留而为水肿病。这个不能蒸化,有的时候是阳气被邪气所困,不是真的虚,比如外邪所引起的,在治疗的时候,就要散邪,散除邪气阳气就可以恢复。而内伤的水肿,首先是阳气虚,治疗首先要温通阳气。适当的时候标本兼治,一边温阳一边利尿。所以在理解阳气和水肿病的关系时,提出这样的考虑,值得重视。

(二)关于去宛陈莝

杨上善认为,宛陈是指血脉中的瘀滞,在治疗上提出刺血络。因为《黄帝内经》这方面记载不少,所以杨上善说的是有道理。比如说《灵枢·九针十二原》就有"宛陈则除之"这样的针刺治疗原则。《小针解》也说"宛陈则除之者,去血脉也",《小针解》所说的血脉,是指颜色、质地、形态发生异常改变的血络,刺其络嘛,故名缪刺之。《灵枢·血络论》也提出"血脉者,盛坚以赤,上下无常处,小者如针,大者如箸",箸就是筷子,那么粗的瘀滞了,"则而泻之万全也",这种情况就可以刺出血,泻之万全。这段去宛陈,看来主要是说的去瘀血。《太素》记载"去宛陈,莝微动",这莝是莝字。而且"宛陈"在《黄帝内经》有解释:"宛陈者,恶血也",所以说杨上善注可从。

(三)阳虚水肿的治疗

第一"微动四极":即轻微活动四肢,其作用是疏通血气,振奋阳气,使得经脉中的气血津液流通,可促进阳气的化气行水之功;二是"温衣":即加衣温覆,其作用是保护阳气,消散寒湿之邪;第三,"缪刺其处":就是用针刺法除血络中的瘀阻,恢复血脉的正常状态,使经络疏通,既有利于经气中气血津液的转输,又为其他治疗奠定了基础;第四"开鬼门,洁净府":发汗利小便,是消除水肿的主要手段;五是"精以时服":即餐服精美的食物,以之益气养精,是本病扶正的重要措施。

[临证指要]

(一)去宛陈莝的临床应用

去宛陈莝可理解为去蓄积之水,也可以理解为是宛陈则除之治则的另一种语言表述,也就是说刺血络,这是临床应用问题。关于宛陈则除之《黄帝内经》里不单是水肿病的治疗,而是有很多病都可以用宛陈则除之去瘀血的方法。比如腰痛、肩痛等痛证,都可以根据情况刺血络出血。《灵枢·癫狂》载癫狂病,也可以采用刺血的方法;还有前面讲过的鼓胀病,"先泻其胀之血脉"。宛陈作为治疗对象,是人体中的病理产物,它不限于瘀血,其他如水气、痰饮、燥屎、宿食以及尿中的砂石都可视为是宛陈之物,所以王冰在注释的时候说"去积久之水物,犹如草莝之不可久留于身中也"。丹波元简《素问绍识》也说"去宛陈莝,谓涤荡肠胃中腐败也"。现在中医临床的是药物疗法,如活血化瘀、软坚散结、化痰消积、攻逐水饮、下气通便均可视为去宛陈莝治法的发挥。

(二)"开鬼门,洁净府"

是本篇治疗水肿病的两个最基本的方法与途径。水液排出途径,小便是第一,出汗是第二,再有呼吸之气。人体内水气排出去,主要就这三个途径。当然呼吸之气排出相对就比较少,还是从皮肤蒸发或者出汗以及小便,这是最主要的途径。所以治疗水肿《黄帝内经》提出"开鬼门,洁净府"确实抓住要害了。由于津液代谢失常而形成水气病,在治疗的时候,不论用什么治本之法,但是最终水气排出，无非这么个途径。张仲景提出，腰以上肿，如风水发其汗；腰以下肿，石水，要利其小便。有时一个药既有发汗作用，又有利小便作用。如一味苏叶，虽是表散之药，却也治小便不利。一位女士，到美国去，到那生了小孩，生孩子之后小便不通，小便不通就导尿，也不是个好办法。打个电话过来问怎么办？告诉她买几克苏叶泡泡茶喝吧。苏叶泡茶喝喝就通了。另一位脑出血的病人，神志已经恢复了，但是突然小便不利了。小肚子鼓起来，膀胱里有尿，就是尿不出来，当然有的医生可以用针刺的方法，也可以。我就到药房，要了十来克苏叶，搁到茶缸里开水一泡，喝它几十毫升，没过五分钟尿出来了。这个又是开了鬼门，又是洁了净府。因为苏叶可以发汗，宣散肺气，这是通调水道、下输膀胱的方法。当然也有人把这种方法，叫做什么提壶揭盖法。治疗水肿病思路可以很多，但是排出水液的途径毕竟是以这两个为主。

第 69 讲

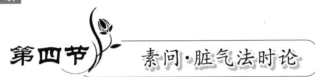

第四节　素问·脏气法时论

[题解]

脏气就是五脏之气，脏腑之气；法时，是取法于四时，或者说效法于四时。也就是说，五脏之气与四时相应。肝应春，心应夏，肺应秋，肾应冬等等。脏气应四时，因此治脏气之病必取法于四时，所以叫《脏气法时论》。本篇是节选。

第一段　论五脏应时及其所苦之治法

[原文诵读]

肝主春，足厥阴少阳主治，其日甲乙。肝苦急，急食甘以缓之。心主夏，手少阴太阳主治，其日丙丁。心苦缓，急食酸以收之。脾主长夏，足太阴阳明主治，其日戊己。脾苦湿，急食苦以燥之。肺主秋，手太阴阳明主治，其日庚辛。肺苦气上逆，急食苦以泄之。肾主冬，足少阴太阳主治，其日壬癸。肾苦燥，急食辛以润之，开腠理，致津液，通气也。

[串讲]

"肝主春，足厥阴少阳主治，其日甲乙"。肝与春季相应，肝气通于春，我们在讲《六节藏象论》的时候，已经谈到过这个问题了。肝主少阳春生之气。本段不是讲取法问题吗？所以"肝主春"其实具体的意思就是肝取法于春。主治的治，本意是救治的意思，也有处理的意思。肝有病要怎么处理呢？可以治疗足厥阴经和与之相合的足少阳经。如果针灸取穴的话，就取该二经之穴。

同时,还要应时治之,根据时间,春天治疗或者在甲乙日治疗。十干日,按五行算,甲乙属木,丙丁属火,戊己属土,庚辛属金,壬癸属水。木火土金水又和肝心脾肺肾相对应,所以甲乙日就属木,当然,也和肝相应。这是肝的病,本气应于春,肝有病的时候,应该取足厥阴和足少阳两经的穴位治疗。按时治疗,应该考虑在春天,或者甲乙日治疗。

"肝苦急,急食甘以缓之"。苦是病痛,痛苦之苦。肝苦急就是肝的病痛是急,急就是拘急,不柔和。肝属厥阴风木,木气应条达而柔和。但是如果肝有病了,气急而不柔。在情绪上肝主怒,容易发怒,脾气大;肝主筋,筋脉拘急可见肢体拘急抽风之类症状。甘味药有缓急的作用,比如说甘草之类,可以缓肝之急。

"心主夏,手少阴太阳主治,其日丙丁"。我们讲过肝了,再讲心就容易了。心气通于夏,心之病,可以取手少阴经,和与它相表里的手太阳经,表里两经同治,可见夏天或丙丁日治疗。

"心苦缓,急食酸以收之"。心在志为喜,过喜使得心气涣散,所以这缓是涣散之意。也就是《举痛论》"喜则气缓"那个缓。《举痛论》不是有九气为病吗?怒则气上,喜则气缓。心气涣散,要急食酸以收之。酸有收敛的作用,比如五味子之类,当然这里边说的味既包括药味,也包括饮食的气味。临床治病主要是用药,也要考虑到饮食调养。

"脾主长夏,足太阴阳明主治,其日戊己。脾苦湿,急食苦以燥之"。道理都相同,戊己属土。脾脏恶湿,湿邪容易困脾,所以脾苦湿。脾有病,运化水湿功能失调了,所以出现湿的现象,它的病痛是湿重。用什么样的气味来治疗呢?苦味有燥湿的作用,当然祛湿的方法很多,根据湿在于表,在于里,在于上,在于下的不同部位,有不同的祛湿方法,但是基本方法是苦以燥之。比如苍术、白术,那都是温苦的药,而有燥湿健脾的作用。

"肺主秋,手太阴阳明主治,其日庚辛。肺苦气上逆,急食苦以泄之"。肺气以肃降为顺,但是它有病了,气不能肃降而上逆。肺气上逆症状最明显是出现咳喘。可以用苦味药来治疗肺气上逆,比如杏仁、薤白这类药。当然薤白在古代就是菜,是苦味的。

"肾主冬,足少阴太阳主治,其日壬癸。肾苦燥,急食辛以润之,开腠理,致津液,通气也"。这道理都相同,肾主藏精,冬气潜藏,其气通于冬。肾苦燥之"燥"是由于肾阳不能化生津液,显得阴精不足而燥。是说的阳虚的病,水液尽管很多,但是它不能化生正常的津液,也不能化生阴精了,这个时候出现的燥。所以有的病人肿得很厉害,舌体也肿大了,都是水了,但是病人口渴。辛味药能够开散,能够温通阳气,使阳气运行起来了,津液能够化,能够布散,就可以滋润了。比如肉桂之类,肉桂是辛温药,辛散温阳,化水而生津液。因为它是辛散药,所以可以开腠理。是啊,那种肾燥的水肿,是无汗的。如果鬼门开、净府洁,自然就不肿了。正是因为肾阳不能够化水,汗不能出,尿也不能排,口里、身上津液还不足。如果用辛味药来温通阳气,就可以化生津液,腠理开而有汗出。致津液,使津液到来,阳气能化津。通气也,最后说阳气就通畅了。当然,辛以润之不单是肾病用,其他的病证也用。比如《本草纲目》讲,半夏是辛以润之。他说半夏能够化痰湿,痰湿一化,津液就布了。所以辛以润之这个道理,不单是对肾阳不足的。痰湿病都有津液不足,既有痰湿阻滞,又有津液不足,所以化了痰湿,津液就随之可以产生。当然在这个时候治疗,也可以在化痰湿的同时,稍加一些养阴药,别给重了,给重了就助痰湿了。这样,病人感觉是很舒服了。

[理论阐释]

(一)五脏与四时的关系

五脏与四时的关系我们多次讲到,特别是在《六节藏象论》上讲得比较多。在《金匮真言论》、《咳论》、《四气调神大论》等都有论述。《金匮真言论》这篇我们没选,大家可以看一下,说"东风生于春,病在肝",这个东风其实就是说的东方,春季。"南风生于夏,病在心","中央为土,病在脾",《四气调神大论》在下一章养生中讲,说:"四时阴阳者,万物之根本,所以圣人春夏养阳,秋冬养阴,以从其根",这句话以后我们要讲到。总之,五脏与四时是相应的,因此我们在诊断、治疗的时候都要考虑到,四时阴阳之气的升降,使人体脏气与它相应起来,那就是恢复健康了。

(二)五脏所苦的治疗

本段对五脏所苦指出从两个方面进行治疗。其一,是表里相合两经主治。以针刺为主要治疗方法,这里应考虑到从阳引阴的问题。因为五脏之病属于阴,六腑之病属于阳,脏腑相对。但它是阴阳两经都取,病在阴,也取阳经。因此说,具有从阳引阴的意思。从阳引阴、从阴引阳那是《阴阳应象大论》的话,我们已经讲过这方面的问题了。其二,是五脏病药食五味的治疗,五味的作用有辛散、酸收、甘缓、苦急、咸软,在下一段还有这样几句话。因此说,第二个方面就是五味治疗。每种味有其不同的治疗作用,所以肝苦急的就要用甘味药,急食甘以缓之;心苦缓的,就要急食酸以收之。

[临证指要]

脏腑病针刺与药食治疗

五脏病的治疗,本段提出取其经,而未言穴。我们参照《咳论》、《痹论》、《痿论》的记载,取五脏经脉的荥穴、俞穴,取六腑经脉的合穴。再有,其实背部的俞穴也可以考虑。当然,背部的俞穴那主要是太阳经的五脏六腑之俞。这是关于五脏病的针刺取穴;第二方面是饮食五味,五味各走其所喜,酸先入肝,苦先入心,甘先入脾,辛先入肺,咸先入肾。不论是药物,还是食物,都有这个特点。因此在治疗的时候,应该根据疾病的特点而选择药物和饮食的五味,同时要注意调和,也不要太过。这对于医生来说,应该没什么问题,但是我们有责任向广大群众进行宣传。《至真要大论》说了:"五味入胃,各归所喜……久而增气,物化之常也。"吃久了可以使某一气增长,那是正常现象,物化之常。"气增而久,夭之由也",说不知道节制了,老用这味,某气增得太久了就会产生疾病,影响寿命,所以叫夭之由也。所以要适度。

第二段　五脏所欲之治法

[原文诵读]

肝欲散,急食辛以散之,用辛补之,酸泻之。……心欲软,急食咸以软之,用咸补之,甘泻之……。脾欲缓,急食甘以缓之,用苦泻之,甘补之……。肺欲收,急食酸以收之,用酸补之,辛泻之。……肾欲坚,急食苦以坚之,用苦补之,咸泻之……。肝色青,宜食甘,粳米牛肉枣葵皆甘;心色赤,宜食酸,小豆犬肉李韭皆酸;肺色白,宜食苦,麦羊肉杏薤皆苦;脾色黄,宜食咸,大豆豕肉栗藿皆咸;肾色黑,宜食辛,黄黍鸡肉桃葱皆辛。辛散酸收甘缓苦坚咸软。

这一段有删减,就是把另外和五味不太相关的内容删减掉了。

[串讲]

"肝欲散,急食辛以散之,用辛补之,酸泻之"。肝气郁滞的病,适合用辛散的方法,使肝气能够条达,能够疏泄。比如说香附、薄荷,都有舒肝、散肝的作用,治疗肝气之郁。"适其性者为补",肝本来需要辛散了,给它辛散了,就这个意义上来说,辛味即是补。和我们平时所说的补气补血,那个补的概念不同,这里所说的补是特定的概念,就是所谓适其性就叫做补。反之,就叫泻。肝欲散,酸味药有收敛作用,那就叫泻。比如说芍药,那就是泻。所以在逍遥散当中,又有辛补又有酸泻,因此说用逍遥散不用生姜、薄荷那就不对了,生姜、薄荷是辛散,在这里还算补呢,适其性的。但是也得有芍药,芍药才能柔,免得辛散太过。当然,对于肝欲散来说,用芍药之类也可以柔肝,养肝血。一方面调其气,一方面养其血,这相对来说就很全面了。

"心欲软,急食咸以软之,用咸补之,甘泻之"。"软"与"软"意思相同,也就是柔软的意思。心之急,心火亢盛,制约不下来,要用咸味药去制约。咸属于水之味,用水之味来制约它那过亢之心火,所以急食咸以软之。比如犀角,当然犀角现在不用,但是古代,用这个犀角泻其心火。牡蛎、元参,这些都是咸味,属于水之味,可用来制约过亢之心火。咸适其性,所以用咸补之。甘属于土之味,土克水,所以反之就为泻。

"脾欲缓,急食甘以缓之,用苦泻之,甘补之"。脾气虚而不柔缓了,用甘味药来补其虚,缓其中。脾胃属于中焦,所以用甘味药来甘缓其中,如人参、饴糖、甘草之类。苦泻之,苦有燥的作用,与甘缓相反,所以苦燥为泻。其实这是一种配方原则,即使是脾虚,需要用甘缓来补它,同时也要用苦味药来配合,就如同刚才说的肝欲散,用辛味药散,也得用酸味药配合起来。甘缓太过,湿又重了,脾还恶湿,尽管它虚,用甘缓是对的,但又怕用过量,产生脾湿,所以还用苦来泻之,比如说白术之类。所以人参、饴糖、白术、甘草常配合起来补脾,健脾。

"肺欲收,急食酸以收之,用酸补之,辛泻之"。肺气散,肺气虚,所以说肺欲收。什么气味能收呢? 酸味能收,所以急食酸以收之。比如说五味子敛肺,上面第一段,说心苦缓,急食酸以收之,可用五味子治疗心气涣散。五味子也能收敛肺气。用酸为补,辛味能散,有泻肺的作用,比如说细辛、桑叶这类的辛味药都有泻肺的作用。

"肾欲坚,急食苦以坚之,用苦补之,咸泻之"。坚是坚固之坚,肾主闭藏,它不能闭藏,而出现男子的遗精、滑泄之类。那是由于相火过亢,扰动精室而不藏,是肾不能藏了,所以肾欲坚。急用苦味药来坚肾,比如知母、黄柏;比如知柏地黄丸。治疗相火过亢导致的遗精、滑泄,所以肾欲坚,很快的用苦味药来坚其阴。咸味药和苦味相反了,所以咸味有泻的作用,比如说鳖甲之类。

"肝色青,宜食甘。粳米牛肉枣葵皆甘"。下边说谷肉果菜、饮食五味调养的问题,当然也有治疗作用。肝色青,也就是肝苦急,就是第一段所说的肝苦急急食甘以缓之。青,在这里是指肝气急,所以适合用甘味食品来缓其急。甘能缓,什么食品能缓呢? 按五行分成五类,土味甘。比如说粳米、牛肉、枣、葵,是入脾经的甘味食品。

"心色赤,宜食酸。小豆犬肉李韭皆酸"。心色赤也就是前面所说的心苦缓,急食酸以收之那个问题。心气涣散,适合用酸味的。前面说有药物,这里又说有食品。比如说小豆、犬肉、李子、韭菜都是酸味的食品,这是谷肉果菜各举一样,小豆是谷;犬肉是肉类,兽类;李子是果,果品;韭菜就是蔬菜。

"肺色白,宜食苦。麦羊肉杏薤皆苦"。也就是肺苦气上逆,急食苦以泻之。但是用食品的话,举例言之,都是苦味。可以看到中药和食品有时是分不开的,所谓药食同源。小麦、羊肉、杏和薤白,薤白现在是药,而在古代是作为蔬菜来食用的。"医家视为珍菜,老人之所宜食",老年人适合吃这类菜,在现在也是老人之所宜食,治疗冠心病的胸痹,不是常用薤白吗?

"脾色黄,宜食咸。大豆豕肉栗藿皆咸"。脾色黄,宜食咸,前文云:"脾苦湿,急食苦以燥之",此云"宜食咸",有的医家认为有误。但吴昆注:"脾苦湿,咸能渗湿,故食之。"咸能渗湿。哪个食品是咸,是水之味呢?大豆。其实这个大豆是我们现在所说的黑色的大豆,不是黄色的大豆,黑色大豆才入肾。豕,也就是猪,是水之畜,大豆属于水之谷,猪肉属于水之畜。栗,就是板栗,属于果品。藿,是豆叶,也属于水之菜,举例谷肉果菜,这几种是属于咸味的。

"肾色黑,宜食辛。黄黍鸡肉桃葱皆辛。辛散酸收甘缓苦坚咸耎"。也就是前面所讲的肾苦燥,急食辛以润之,适合吃辛味的食品。黄黍,就是黄黏米;鸡肉、桃,水果当中的桃,和菜当中的葱,这些都是辛味的。因为辛味有散的作用;酸味有收的作用;甘味有缓和的作用;苦味能够苦坚;咸味能软坚散结,所以辛散酸收甘缓苦坚咸耎。这一段是讲的五脏所欲的治法。这个治法当中就要互相调配,比如说肝欲散,急食辛味药以散之,用辛补之,还用酸泻之。当然又有食品,选择适宜味道的食品来辅助治疗。

[理论阐释]

五脏所欲与五味的补泻

本段所论的五味辛散、咸软、甘缓、酸收、苦坚有不同的作用,而五脏各有其所欲。药物和饮食,都应该考虑到五脏的所欲问题。关于补泻张介宾《类经》说:"顺其性为补,逆其性为泻。"我刚才在讲课当中也提到了,所以肝苦急,急食辛以散之,用辛补之,这个辛就是顺其性。用辛补之,然后说酸泻之,酸和辛在性味的五行上也是相反的,而且在作用上酸主收辛主散。既然辛是补,酸收就是泻。调治五脏所欲之药的五味搭配体现了组方的君、臣配伍关系。以"肝欲散,急食辛以散之,用辛补之,酸泻之"为例,"急食辛以散之",急用辛味疏散肝气,是治病的主要部分,为君。后边所说"用辛补之",则是从其肝之所欲,增加散气之功,可视为辅助药,为臣。酸味主收敛,与"肝欲散"相悖,忤逆,又有碍辛散之功,故称酸之泻。就病与治关系而言,用酸收从其病;就用药配伍而言,用酸收以制辛散太过。因此可以认为,治疗中用酸味,具有反佐的作用,而为佐药。《至真要大论》关于补泻的问题,说"木位之主,其泻以酸,其补以辛。火位之主,其泻以甘,其补以咸。土位之主,其泻以苦,其补以甘"等,和上面我们讲的原理是相同的。因此在临床当中或者是用药,或者是用食品,都要注意到适当的配伍。既要知道某一味入某一脏,可以解决某一个方面的问题,但是又要防止其太过,组方要适当,才能取得圆满的效果。

第70讲

第三段　饮食五味调养五脏

[原文诵读]

毒药攻邪,五谷为养,五果为助,五畜为益,五菜为充。气味合而服之,以补精益气。此五者,有辛酸甘苦咸,各有所利,或散或收,或缓或急,或坚或耎。四时五脏,病随五味所宜也。

[串讲]

"毒药邪攻"。这是治病的药物,谓之毒药。和现在概念上的毒药不一样,也就是说治病的,它不是食物,而是药物,治疗疾病的作用比较剧烈,那都叫毒药。剧烈程度,有强、弱,作用很强烈的,叫大毒,不很强的叫常毒。跟食品来比,稍微有一点,叫小毒。跟食品一样,平时作饮食都可以,叫无毒药。药物能治疗疾病,很重要的就是用其毒性这一方面,正是因为它有毒性,所以才能祛除邪气。这是毒药的作用,是在于攻邪。

"五谷为养"。粳米、麻、大豆、麦、黄黍,就是常说的五谷,是谷物的代表。当然古代也不止这五种,但用这五种作为谷物的代表。前面讲过了,粳米味甘、麻味酸、大豆味咸、麦味苦、黄黍味辛。这是五谷有五味,它们分别有不同的补养作用,也有一定的辅助治疗作用。

"五果为助"。果品类可以帮助恢复正气,可以帮助治疗疾病,所以叫五果为助。助什么? 助药物,助食物。因为食物毕竟主要是五谷,而果品助药物治疗,助五谷的补养。五果枣是甘味、李是酸味、栗是咸味、杏是苦味、桃是辛味,酸苦甘辛咸分别入肝心脾肺肾。比如用桃子利肺、用大枣补脾等。

"五畜为益"。五畜就是前面提到过的那五种肉类:牛肉是甘味,补脾;犬肉是酸味,而入肝。猪肉属于咸味,而入肾;羊肉是火之味,入心;鸡肉味辛,入肺。五畜为益,五畜也是补益的作用,可助长人体的正气。

"五菜为充。气味合而服之,以补精益气"。五种蔬菜:葵、韭菜、藿、薤和葱,分别五种味道,而有不同的作用。谷肉果菜都有不同的味,因此它们的作用都不同,所以应该在日常生活当中要调和这五味。在辅助治疗及调养当中,也应该根据病情与身体情况注意这几种气味的调和。"合而服之",还包括不要偏食,尽管日常生活当中也不要偏食,调和起来才能起到补养人体精气的作用。王冰注:"气为阳化,味曰阴施。气味合和则补益精气矣。……形不足者,温之以气;精不足者,补之以味。由是则补精益气,其义可知。"我们在讲《阴阳应象大论》"精不足者,补之以味"时,提到了当归生姜羊肉汤,羊肉,是属于火之味,它是一种补养的食品,有补精气,助长阳气的作用。但是你要调和适当,几种味,谷肉果菜要搭配适当。营养师配膳,就是要根据人体的情况来调养,调配不同的食物,来补养正气。

"此五者,有辛酸甘苦咸,各有所利,或散或收,或缓或急,或坚或软。四时五脏,病随五味所宜也"。这五种味道,有辛、酸、甘、苦、咸。它们各有所利,有的补心脏,有的补肝脏,有的补脾脏,各有所利。而且还有或散或收,比如辛味就可以散,酸味就可以收;或缓或急,比如甘味就可以缓,苦味就可以急;或坚或软,苦味有坚的作用,咸味就有软的作用。五味各有不同的作用,所以才各有所利。病随五味所宜也,即五味随病之宜而用。不同的病,在饮食上各有所宜,有的病适合以酸味为主,有的病就适合以辛味为主,五味应该随着病情来进行调配。

[理论阐释]

毒药攻邪,食物养正

本段论药物与食物配合应用于调治疾病,既是治疗,也可以康复。当然下一章我们专门讨论养生康复。康复本身也有一个治疗作用,那是在疾病之后,或者致残了,或者身体弱了,需要康复。养生就纯粹是保养身体。因为本段讨论治疗问题,强调了五谷、五果、五畜、五菜的补益作用,以及五味的治疗作用。当然食物种类很多,只是用五谷、五果、五畜、五菜作为代表而已。疾病的发生与否,取决于这两个因素,一个正气,一个邪气。所以《素问(遗篇)·刺法论》说:"正气存内,邪不可干。"这是一个方面。《评热病论》我们学过的,说:"邪之所凑,其气必虚。"这句话是针对肾风、风水病来说的。但是可以推而广之,应用于发病的理论方面。"邪之所凑,其气必虚",不管是实证还是虚证,正气都受损伤了,虚实只不过是相对而言。就药物治疗而言,毒药虽然能攻邪,同时也多有克伐正气的作用。就生命活动而言,饮食精微物质是生命的根本。但是饮食也有一个调配当与不当的问题。不论是养生保健,还是治疗,都应该注意药食五味的合和而服之,合起来;和,调和起来,谷肉果菜相合,还要注意调和。本篇中气味相合,有两种形式,其作用不一。第一,相同气味的相合,比如说肝色青,宜食甘,粳米牛肉枣葵皆甘。谷肉果菜这都是甜味的,用甜的来缓肝之急。第二,是不同气味的,有主有次。比如肝欲散,急食辛以散之,用辛补之,酸泻之,来互相调配,这也是一种合和。

[临证指要]

毒药攻邪,五谷为养

五谷为养,其实这个五谷把谷肉果菜都包括了。因为中国人的食品以谷类为主,所以说五谷实际上谷肉果菜都应该包括。因为它们的气味不同,而各有不同的作用。要是和毒药相联系起来考虑,五谷饮食主要是调养,而毒药主

要在于攻邪。这个问题,可从三个方面来讲:

1. 药、食共组一方　比如十枣汤中有大枣,大枣就是食品。瓜蒂散中用赤小豆,瓜蒂散是催吐药,作用很剧烈,但是赤小豆就是食品。前面讲了,小豆是酸味食品。瓜蒂是苦极了,赤小豆是酸的,"酸苦涌泄为阴"。把两者合到一个方子来使用。那么食品既有治疗作用,又有缓解毒性的作用。

2. 药、食分方而并用　药和食物虽然不是一个方子,但是同时用,分方而并用。我们讲过的《汤液醪醴论》治疗阳虚水肿的"开鬼门"、"洁净府"之法,那是用药物发汗利尿,祛其水邪。同时又提出"精以时服",要吃精良的食品来辅助人体的正气。又如桂枝汤服后要啜热稀粥,以助药力。这是药、食分方而并用。

3. 药、食分用　药物治病,食物调养,是分开用。《五常政大论》说:"大毒治病,十去其六;……无毒治病,十去其九。"因为那是药物,尽管是无毒药物,也要十去其九。余下之病,需"谷肉果菜,食养尽之。无使过之,伤其正也。"用谷肉果菜这些食品来把那十分之一的病治好了,不要用药物太过来伤正气。不要一下子全用毒药把病治干净了,不要这样。因为这样的话,在祛除邪气的同时,也把正气伤了,这是不好的,是要非常注意的。不然病也治没了,人也治没了,这个医生白做了。不但是白做了,而且是造成了很大的损失。

这一节我们就讲完了,是讲饮食五味调养五脏的问题。在临床当中无论治什么病,都应该注意。急性病用药相对剧烈一点,但注意不要太过。慢性病呢,一般疗程要长一些,治疗时间要久一些,也要注意,时间用久了药物有没有副作用,怎么样保护住人体的正气,都是十分必要的。不能说把旧病治完了,所谓医源性、药源性新的疾病又出来了。所谓故病未已,新病复起。那是医生的过错,必须高度注意。

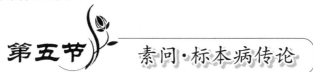

第五节　素问·标本病传论

[题解]

本篇主要把先发的病叫做本,后发之病,继发之病就叫标,正是由于讨论病生有标本,传变有缓急,治疗有先后等问题,所以篇名《标本病传论》。

[原文诵读]

黄帝问曰:病有标本,刺有逆从,奈何?岐伯对曰:凡刺之方,必别阴阳,前后相应,逆从得施,标本相移,故曰:有其在标而求之于标,有其在本而求之于本;有其在本而求之于标,有其在标而求之于本。故治有取标而得者,有取本而得者,有逆取而得者,有从取而得者。故知逆与从,正行无问,知标本者,万举万当,不知标本,是谓妄行。

夫阴阳逆从,标本之为道也。小而大,言一而知百病之害,少而多,浅而博,可以言一而知百也。以浅而知深,察近而知远,言标与本,易而勿及。治反为逆,治得为从,先病而后逆者治其本,先逆而后生病者治其本,先寒而后生病者治其本,先病而后生寒者治其本,先热而后生病者治其本,先热而后生中满者治其标,先病而后泄者治其本,先泄而后生他病者治其本,必且调之,乃治其他病。先病而后生中满者治其标,先中满而后烦心者治其本。人有客气有同气,小大不利治其标,小大利治其本。病发而有余,本而标之,先治其本,后治其标。病发而不足,标而本之,先治其标,后治其本。谨察间甚,以意调之,间者并行,甚者独行。先小大不利而后生病者,治其本。

[串讲]

"黄帝问曰:病有标本,刺有逆从,奈何?"。标本是一个相对之词,应用范围很广,在《黄帝内经》里标本有很多的含义,说"病为本,工为标",病人和疾病是本,医生和治疗技术叫标;正气为本,邪气为标;病因为本,症状为标;在里为本,在表为标等。但是在本段是说先病的叫做本,后发之病、继发之病叫做标。所以标本是个相对的概念,在《黄帝内经》里具有广泛的含义。病有先病有后病,或者说有本病有标病。刺有逆从,在治疗上,有逆治有从治。所谓逆从是指针刺治法有逆治和从治的不同。逆从是什么呢?病在标而治本,病在本而治标,这就叫做逆。病在本而治本,病在标而治标,这就叫从。病在哪就治哪,这就叫从,所以治有逆从。不过要注意,这里所说的逆治、从治是本篇的特定概念,和我们整个中医理论的逆治法、从治法不同。病有标本,有先病有后病。在治疗上呢,有从标的,有从本的,所以刺有逆从。

"岐伯对曰:凡刺之方,必别阴阳,前后相应,逆从得施,标本相移"。这就是治疗的基本法则,在针刺治疗的时候,首先要辨别阴阳。这个阴阳范围很广,表里叫阴阳,脏腑叫阴阳,上下分阴阳,气血分阴阳,总之,是要分辨阴阳。前后相应,先发之病为前,或者说病之本;后发之病当然就是属于标。但是,先病和后病是有联系的。或者用逆治法,或者用从治法,或者是从标治,或者是从本治,都是所谓的逆从,上面讲了嘛,刺有逆从。标本相移,在治疗上,到底是治标还是治本,是转移的,不是固定不变的。是或先或后的,有的先治标,有的先治本,所以叫标本相移。

"有其在标而求之于标,有其在本而求之于本"。有的病在标,看来是偏于表叫做标,有其在标而求之于标,那就治标。有其在本而求之本,那就要治其本,病在什么部位就治什么。有其在本而求之于标,虽然病在本,但是却治其标。这个标本也可以理解为表里,里属于本,表属于标。有其病在里,但是可以从表来治。有其在标而求之于本,病在表而治其里。

"故治有取标而得者,……不知标本,是谓妄行"。有的是治标病而把病治好了,有的是治本病把病治好了。所以有取标而得者,有取本而得者。知道什么情况该逆取,什么情况该从取,就要正行无问,正确的实施治法,而不要左右旁顾,不要去问别人,因为清楚了病该从本治还是从标而治,所以正行无问。懂得标本的道理,万举万当,什么时候治疗什么时候取得好的效果。当是正当,正确,举是指的治疗措施。什么时候采取治疗措施,那都是正确的。不知标本,是谓妄行。当医生而不懂得疾病标本、治疗逆从的话,任何的行动,任何的治疗那都是妄行,胡来。

"夫阴阳逆从,标本之为道也。小而大,言一而知百病之害,少而多,浅而博,可以言一而知百也"。前面谈到了嘛,必别阴阳,治有逆从,所以辨别标本的道理是很重要的。重要到什么程度呢? 以小而知大,见微而知著,看到一些微小的现象,就可以知道疾病的本质是什么。言一而知百病之害,"一",指阴阳逆从标本之理。疾病种类虽多,不外阴阳;病证虽杂,不离标本;治法虽众,无非逆从。懂得标本阴阳逆从这些道理,就可以触类旁通,知道很多的其他有关事物了,所以言一而知百病之害。少而多,由少而知多,由浅而知博,可以言一而知百也,那跟上面言一而知百病之害是一个道理。掌握了这个标本之道,可以推而广之,举一反三。我们学医不是说书本把所有的都教给你了,老师把所有的东西都教给你了,那是不可能的,因为书本上不可能把所有的东西全写上去。即使老师的知识很多,也不能全部都教给你,更何况老师也有没见过的东西。那怎么办呢? 所以只有是言一而知百。你掌握了这个基本道理,自己在实践当中去解决问题。

"以浅而知深,察近而知远。言标与本,易而勿及"。以浅而知深,可以是病位的问题。察近而知远也可以考虑是疾病传变的问题。虽然说标与本的道理很简单,刚才我说了,正气为本,邪气为标;先发为本,后发为标;病因为本,症状为标;或者是里为本,表为标。标本尽管很多,说起来却也容易,听起来也明白。但是,真正在临床实践上做到却是勿及,达不到。就是这个病人既有久病又有新病,到底怎么治,先治哪个,后治哪个,有时选择起来确实也不容易。有些医生专先治标,有的时候是对,但是很多时候不对。

"治反为逆,治得为从"。逆,是治错了,违反治疗规律了。因为没有掌握标本的道理,所以有时候治错了,称为逆。治得为从,治疗对了,这就是从,是正常的。逆从在这里是正常与不正常的关系。甚至于说把病治成逆证了,本来是可以治的病,医生给治错了,结果导致这个病变成不治之症了,这种情况也是治反为逆。正是因为前面说了易而勿及，那么到底怎么办呢？下面就举了很多的例子，告诉我们什么情况要治本，什么情况要治标。

"先病而后逆者治其本"。先有一种病，没说是什么病，反正病总有先发的，而后出现了气血逆乱。这个逆字有两个解释，一个说是气血逆乱叫做逆；第二解释说是厥逆上气，头痛呕吐，咳嗽，向上冲的症状就叫厥。先病而后逆，治其本。先治其本病吧，把先发的那个本病治疗了，那些逆的现象自然就可以缓解，所谓抓住主要矛盾，那些次要矛盾就可以随之而解。这是说先病而后逆的要治其先发之病。

"先逆而后生病者治其本"。先有气逆或气血逆乱，而后又产生了别的病，和本病不一样的症状，表现出新的症状。但是，不管他出现什么新的症状，那还是要先治其本，先治气逆，逆乱。

"先寒而后生病者治其本，先病而后生寒者治其本"。先有寒的病证，然后又出现其他各种现象，哪怕出现热的现象，出现真寒假热现象；原来没有浮肿，这又出现浮肿了；原来可能没有明显的疼痛，又出现疼痛了。不管出现什么，但是先是寒证，还要先治其寒，所以先寒而后生病者治其本。如果先有一种病，而后表现出寒的现象来，还是要先治原来那个病，把那个病治了，寒就可以随之而解。

"先热而后生病者治其本，先热而后生中满者，治其标"。先有热病，而后又产生其他病，和开始发生的病不同的一些病证。怎么样治疗呢？还是要先治其本。你看，绝大多数的病有标有本、有先有后的话，那都是要先治本。但是，这个特殊了：先热而后生中满者治其标。先有热病，之后呢，在热病过程当中又出现中满，中焦胀满，腹部胀满之病，这可就特殊了，治其标。和前面所说的出现什么都先治本不一样，中满涉及到脾胃之气，脾胃之气是后天之本，又是人体脏腑气机升降出入的枢轴，或者把它叫做转输。我在前面讲课当中曾经提到这个概念，五脏六腑气机要不断地升降出入，是有正常规律的。正常出入升降其中那个轴是在中间的，脾胃在中间嘛，肝心肺肾在四旁嘛。肝在左，肺在右，心在上，肾在下。但是那个轴是在中间，是脾胃。腹胀满说明脾胃的气机不畅了，脾胃气机不畅，全身气机都可以随之而紊乱。因此如果不先把那个解决了，别的病不好治了。不管是热病还是什么病，反正其他的病都不容易治疗。也就是说气机阻滞不通了，转输不利了，还想治别的病那是很难了，所以要先治。在《阴阳应象大论》讲："阳盛则身热，齿干以烦冤，腹满死"，提到过这个问题，那也说腹满死。阳盛可以腹满死，阴盛那也提到了腹满死。《阴阳应象大论》的"腹满"就是这里的"中满"。所以"中满"先治标这是个特殊的问题了，要特殊提出来。

第71讲

"先病而后泄者治其本,先泄而后生他病者治其本,必且调之,乃治其他病。"先有其他的病,而后产生腹泻,这个时候治其本;先有泄泻又生其他病,要治泄泻之本病。如果不单是泄泻,还有别的病的话,除了治本之后,也要调治其他病。前面我们讲了,诸病皆治本,已经讲到腹满治其标,这里又提到了其他病和腹泻的关系。虽然说还是治本,但是腹泻在这里相对来说又是重要的,相对来说是要先治的。尽管说有病,病在先,而腹泻在后,应该先治那个原发之病,后治腹泻。但是如果除了腹泻之外还有其他的病,这个时候就要先治腹泻,必且调之,乃治其他病。在先治、后治顺序当中,这个腹泻又在一个比较重要的地位上。

"先病而后生中满者治其标,先中满而后烦心者治其本"。这又出现个中满,上面说:"先热而后生中满者治其标",为什么?因为中满涉及到脾胃气机转输。这里没说发热,而先有病,不管什么病,后来出现中满,即使是标,也先治中满。先有腹部胀满,而后再出现烦心,甚至于出现其他的症状,那都要先治其中满。到这儿我们看到,前面提到了两个先治标的,都是"中满"一个症状。

"人有客气有同气"。这个"同气"《新校正》:"按全元起本'同'作'固',为是。"认为当是"固"字。客气为新感之邪气,固气为原本体内的邪气。先受病为本,后受病为标,则客气为致病之标,固气为致病之本。人有客气,有固气,还是有个先发、后发问题。

"小大不利治其标,小大利治其本"。小大,指小便、大便。如果是小大不利,那必须要治其标,治什么?治小大不利。不管是客气还是固气,凡是见有小大不利,就要治其标。上面提到两次中满治其标,其他都是治本,这又提出来一个新的内容,就是小大不利即使是标病,也要先治。大小便还通的话,可以从本治。上面那一段讲了很多情况,主要从本而治。只有两种特殊:一个是中满,一个是小大不利。这两组症状无论是标还是本,都应该先治。这两个病如果是标,先治;如果是本的话,当然更应该先治。《黄帝内经》没有"急则治其标,缓则治其本"之说,但是把中满和小大不利都看作急,必须先治的。

"病发而有余,本而标之,先治其本,后治其标"。先发那个疾病是有余之证。有余之证的治疗,要本而标之,先治其本,后治其标,也就是先治其有余。为什么先治其有余呢?因为本病邪气实,它可以乘其所胜,也可以侮其所不胜,疾病传变,影响到它所胜和所不胜的那些脏腑。所以病发而有余,应该本而标之,先治其本,先把邪气制约住,以防其再传变给其他的脏腑。

"病发而不足,标而本之,先治其标,后治其本"。先发之本病是虚,以脏腑辨证的话,如果某一脏腑正气虚,那么就可以出现反侮的问题,本脏虚的话,其所胜者,乘而侮之。例如脾有病的话,肝木之气就可以乘之。或者说,其所不胜乘而侮之,加重制约它。而其所胜之水脏也因为土虚了,水气也反侮,所谓己所胜者轻而侮之。在这种病发而不足情况下,相关的脏要乘侮它,怎样治疗呢?可以标而本之,先治其标以防乘侮,后治其本。那是按有余、不足来分析,有余之病,可以先治其本;不足之病,可以先治其标。

"谨察间甚,以意调之,间者并行,甚者独行"。间本来是间断,有时轻有时重的意思,但是总体来说是病比较轻,而甚呢就是病比较严重。因此我们在治疗的时候要谨察病之间甚。以意调之,用心审察的意思,分析轻重缓急、病位所在、是本是标。如果是病情比较轻浅的,可以并行,并行是说可以标本同治,或者标本兼治。这个病比较严重了,就不再适宜标本同治,应该甚者独行,或者先治其标,或者先治其本,来更快的取得疗效。独行,就是单治标或者单治本,使效果来得快。这是对于重病不允许标本同治,必须先解决一个问题,才能再考虑另外一个问题,所以甚者独行。

"先小大不利而后生病者,治其本"。最后又强调一下,不管是间者、甚者,病重、病轻,但见先小大不利而后生病者,还是要治其本。在这段里诸病治本,但是小大不利和腹满要治标,各强调过两次,这两组症状是非常重要的。中满者,我们上次课提到了,是涉及到中焦脾胃的转输问题。而小大不利,涉及到先后天的问题,既涉及到脾胃,不能正常运化,而出现小大不利;又涉及到肾,肾司二便,所以肾病或者脾病都可以出现小大不利。我们讲藏象部分《灵枢·本神》篇有这样的话:"脾实则腹胀,经溲不利",这个腹胀也是本段所讲的中满,意思是相同的。经溲不利就是小大不利。《素问·调经论》,前面也学过了,说:"形有余则胀,泾溲不利。"又说"志有余则腹胀飧泄",志就是说肾,飧泄也就是利,泄泻。那两篇也提到这样的问题,除了泾溲不利和腹胀之外,肾病又提出了一个飧泄的问题。所谓"先病而后泄者治其本,先泄而后病者治其本,必且调之,乃治其他病"。我刚才不是谈到了吗?必且调之,是说必且调泄。尽管先治其本,之后就得治泄,然后再治其他病。因为泄也是涉及到先后天的问题。腹胀和小大不利这是危急之候,什么时候都应该先治。再有就是泄泻应该考虑,在一般情况下,解决了本病之后,首先要解决腹泻的问题。从本篇和我们已经学过的有关的篇章,都可以反映出来这样一个思想。因此说这个观点在《黄帝内经》也是很明显的。作为标本缓急来说是很强调的问题。大家学《伤寒论》的时候会看到,张仲景提到了若干个标本缓急的问题,比我们现在所说的小大不利和腹满这两条要多。比如有新病,有旧病,他说先治新病,乃治其故疾。但是也提到,如果是小大不利,也先治小大不利,张仲景也这么讲了。而且张仲景还提到:如果腹泻和别的病同时存在的话,应该先治其腹泻。所以他这个基本思想是和《黄帝内经》相一致的,我们在学习《伤寒论》,或者学《金匮要略》之后,会发现《黄帝内经》对张仲景的学术影响非常之深。

[理论阐释]

(一)标本的含义

标与本是相对而言,当然有很多意思,但是在《黄帝内经》里反映最明显的,有这样五个方面。第一,六气阴阳标本。风寒暑湿燥火六气,和三阴三阳的关系是:六气为本,三阴三阳为标。这个认识在五运六气反映得最清楚。天之六气那是本,三阴三阳,是标。第二,医患标本。所谓病为本,而工为标。这句话是《素问·汤液醪醴论》我们学过的:"病为本,工为标,标本不得,邪气不服。"病是病人与疾病,是本;工是指的医生或者治疗技术,对病人和疾病来说,医生和治疗技术是标,居次要地位,这是非常重要的概念,也指导我们医生的行为和治疗思想。把医生和治疗技术放在第一位,而把病人和病证放在第二位,那样的看法是绝对错误的。如果没有病人的正气,医生是无所作为的。如果这个病人没有正气了,气血不能接受技术了,再好的技术也是无用的东西。摆正了位置,我们才能更好的认识疾病,更好的治疗疾病。第三,体内结构标本。内为本,外为标。脏器为本,形体为标。第四,病脏间的标本。在水液代谢及水肿病的病机当中,在《水热穴论》说:"其本在肾,其末在肺。"所谓肺为水之上源,肾是水脏,肺是水病之标,肾是水肿病之本。因此《水热穴论》提到:"标本俱病,故肺为喘呼,肾为水肿,肺为逆不得卧",那就是水肿病,有水肿,有喘,又不能平卧,还有浮肿,本在于肾,而肺为标。第五,疾病先后为标本。就像本篇所谈到的,先病为本,后病为标;旧病为本,新病为标。这是关于标本的含义,在《黄帝内经》里常见到的有这样几个方面。

(二)标本治则

本篇说,大凡治病,有见本从本治、见标从标治的从治法,有见标从本、见本从标的逆治法,以及标本先后,标本缓急,标本兼治,还有标本相移的不同情况。从本而治为治疗常法,一般疾病是这样治的。所谓"疏其源而流自通",解决了本,那标病自然就可以去掉。从标而治为特殊情况下的治疗变法,所谓权宜之计,标证解除了之后,然后再治本。一般说,这标就是急,不解决这个标,就不利于从整体上治疗这个病。诸病多从本,唯中满与小大不利二症,无论是属标、属本,均当先治。中满属胃气壅滞,水浆难入,药食不纳,则后天化源竭绝,气机转输失主,故先治。而泄泻一症,无论先后,"必且调之,乃治其他病"。否则后天之本已衰,诸病难以彻底治愈。虽然在《黄帝内经》没有明确提出来泄泻要先治的问题。但是提出"必且调之,乃治其他病",也相对把它强调出来了,体现了《黄帝内经》重视脾胃为脏腑之本、气血生化之源的观点。对张仲景保胃气的治则以及李杲重视培土的思想有重大的影响。二便不通,反映脾肾两脏的功能失常,气机紊乱,亦是危急之候。除了我们刚才讲的之外,张介宾在《类经》对这个问题分析说:"诸皆治本,此独治标,盖二便不通,乃危急之候,虽为标病,必先治之,此所谓急则治其标也。"后世对《黄帝内经》理论引申才出现"急则治其标,缓则治其本"的治疗原则。

有些病证治本则妨碍治标,治标则妨碍治本。单治一个互相有影响,怎么办呢?应据标本先后而调整,《灵枢·师传》说:"春夏先治其标,后治其本;秋冬先治其本,后治其标。"这是根据季节而言,所说的标本是病在里,病在外。春夏阳气盛,人的气血趋向于外,所以就春夏先治其外,先治其标,而后治其本;秋冬,就反过来了,自然界的阴气盛,阳气下降潜藏,那么人体气血也趋向于里,这时可先治其里,后治其外。里为本,所以说秋冬先治其本,后治其标。《灵枢·终始》篇有:"病先起于阴者,先治其阴而后治其阳;先起于阳者,先治其阳而后治其阴。"这个阴阳也可以理解为内外,提出先发而先治,后发而后治,和《灵枢·师传》上所谈的就有所不同。《灵枢·五色》篇说:"病生于内者,先治其阴,后治其阳,反者益甚",病生于内就先治其内,后治其阳,阳是外。"病生于阳者,先治其外,后治其内,反者益甚。"你看上面三段都是《灵枢经》的话,提法是不同的。所以这个问题又应该根据临床具体情况来分析,不要说《黄帝内经》这句话是这么说的,我就是这么治的。《黄帝内经》还有别的说法,所以应该根据病情具体情况来加以分析。《至真要大论》说"从内之外者,调其内",从内而影响到外,或者疾病以里证先出现,然后症状有往外的现象,比如由脏传入腑等这叫从内之外。这时要调其内。如果从外之内者,病在外为本,应该先治其外。可是下面又有新的提法:从内之外而盛于外者,虽然是病从内来,可是症状表现是挺剧烈的,这种情况怎么办呢?先调其内而后治其外。尽管是盛于外,还是要"先治其内而后治其外"。又说:"从外之内而盛于内者,先治其外后治其内"。可见,病先发先治、后发后治是一般的常规。如果邪正虚实不同,标本先后各异。原发病邪气有余,刚才我讲课当中提到这问题,原发之病有余,必乘侮其他脏腑及经脉,是病从本而传于标,故先治其本而后治其标。原发正气不足,必受他之脏乘侮,病从标而传本,所以当先治他脏经气乘侮之标,而后治正气不足之本。病发不足,先治其标,后治其本。说明当标病本病的主从关系发生改变的时候,治疗的重点应该随之加以调整。

病情有间甚之殊,标本有缓急之别,"间者并行,甚者独行",代表了《黄帝内经》标本治则的思想,也就是本急标缓治其本,标急本缓治其标。还是后世总结出来的"急则治其标,缓则治其本"的问题。《评热病论》中我们讲过的风厥"表里刺之",那是标本兼治,也是标本同治,那是缓者嘛,间者并行。而《素问·病能论》说阳厥怒狂,"服以生铁洛饮",这就是甚者独行,甚者独治。

[临证指要]

"间者并行,甚者独行"应用示范

《伤寒论》的301条:"少阴病,始得之,反发热,脉沉者,麻黄附子细辛汤主之。"这条所论的少阴病兼表的证治,因为是里阳虚不太甚而又受到外寒,所以用麻黄附子细辛汤表里同治。麻黄之类治其表,附子之类治其里。这是双解法,是间者并行的问题。91条"伤寒,医下之,续得下利清谷不止,身疼痛者,急当救里;后身疼痛,清便自调者,急当救表,救里宜四逆汤,救表宜桂枝汤。"这就是甚者独行的应用。病情严重了,赶紧去治急,治他急的那一方面。下利清谷,这是严重的问题,尽管有身疼痛之表证,那也急当救里。当其后身疼痛,但清便自调者,清便自调就是里证不急,所以急当救表。这就是讲的甚者要独行;或者急就要先治其急的那个方面。

这一篇重点的问题就是对小大不利以及中满治其标的理解。然后呢,能念懂其他经文,因为这段标本有不同所指,当然最主要的是先病为本,后病为标;也有里为本,外为标的一些概念。标本的概念是否转移了,别读糊涂就好。

433

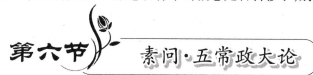

第六节 素问·五常政大论

[题解]

因为这一篇是讲五运六气的七篇大论之一,五就是说的五运,木火土金水五者的运行。常,就是常规。木火土金水五运的变化有它的常规,有太过,有不及,有平气。这些都是正常的,是正常现象,所以称"五常"。政,就是政令,《黄帝内经》时候它就叫政令,我们现在的政令好像是指政府下的命令叫政令,军队的命令叫军令。《黄帝内经》所说的政令是五运六气它所主持的时令比如春主生、夏主长,这就是政令。木运就主生,火运就主长,水运就主藏,这就是它的政令。因为本篇就是讲五运六气的正常的规律,讲它的生长化收藏的问题。每一运和生长化收藏的关系问题,每一运太过和不及,或者是平气,对于生长化收藏有什么影响,因此篇名就叫《五常政大论》。但是,《五常政大论》是挺大的一篇,我们只选了很小的一段,讲用药常规。

[原文诵读]

帝曰:有毒无毒,服有约乎?岐伯曰:病有久新,方有大小,有毒无毒,固宜常制矣。大毒治病,十去其六;常毒治病,十去其七;小毒治病,十去其八;无毒治病,十去其九;谷肉果菜,食养尽之,无使过也,伤其正也。不尽,行复如法。

[串讲]

"帝曰:有毒无毒,服有约乎?"。是说药物有的有毒性,有的没有明显的毒性。关于毒的问题,上次课我谈到了,是指的药物作用的剧烈与否。作用很剧烈的,叫大毒;作用不是太剧烈的,那叫常毒;剧烈的程度很小,那叫小毒。跟食品接近,没有明显剧烈的作用了,所以那叫无毒药。因为需要用其毒性来治病,但是毒性毕竟对正气有一定影响,所以说要有约,约,就是规则。无论服用有毒的药物、无毒的药物都应该有一定的规则。

"岐伯曰:病有久新,方有大小,有毒无毒,固宜常制矣"。有的是新病,有的是久病,其治疗也不一样。药方有大方有小方,针对不同的疾病,应该使用不同的方。针对久病、新病要选择大方小方,对药物也要有选择。固宜常制矣,常,常规。制,即制度。常规的制度,药物有的有毒,有的无毒,方与药的选择当然有制度。

第72讲

我们接着讲《五常政大论》用药常规。

"大毒治病,十去其六"。药有有毒无毒,方有大方小方,当然用药有一定的常规和制度。具体来说,如果作用剧烈的药物,所谓大毒,在治病的时候,药物应该使到什么程度呢? 到疾病去掉六成,就应该不要再用药了。为什么?这药物作用剧烈,治病的同时,在一定程度上也伤害正气。所以当疾病去掉六成的时候,就应该停药了,以免过多损伤正气。

"常毒治病,十去其七,小毒治病,十去其八;无毒治病,十去其九"。相对来说,作用的剧烈程度缓和一点,用这类药治病,也只能去其七成的疾病,便应停药,同样是为了不伤害正气。尽管毒性很小,作用不剧烈了,也只能是十去其八而已。它只要是药,相对来说对正气都有一定的影响。所以也要注意,十去其九而已。不要说把病都治完了,然后才停药,不要这样做。这样做的话,药物就会对人体的正气起到不好的作用了。所以说,尽管是无毒而很平和的药物,在治病的时候,也是要十去其九就应该停药。还余下来的病怎么办? 余下十分之一,余下十分之四,那怎么办?

"谷肉果菜,食养尽之"。我们不是在《脏气法时论》讲过谷肉果菜"各有所利",要"病随五味所宜也",随病之所宜来选用吗? 食养尽之,即是用食疗的方法,用饮食调养的方法把剩余的那点病全都去掉。当然,这并不否认还要加强锻炼,加强其他的护理等等。实际上是说用药不要过量。

"无使过之,伤其正也"。药物不要使用太过了,以免伤其正也。如果使用药物太过,就会伤害人体的正气,成为新的疾病,所谓药源性疾病、医源性疾病,那都是医生给人造成的。我听说有人用小柴胡汤中毒,小柴胡汤本来不能中毒,他为什么中毒了?长年吃起小柴胡汤来了,这是医生没给病人交待,这不是中国病人,也不是中国医生给的药。中国病人你给他吃一年他也不吃,我是说别的国家有这个现象。说这个药可以治肝炎,给个量就吃去了。一年没停,两年没停,中毒了。你说这小柴胡汤会不会中毒?我们使了上千年都没有中毒,他就是过量了。当然这种现象太典型了,吃一年、两年的。也有的时候并不是吃得太久,但是对这个病来说,相对来说它就久了。比如这个病该吃两剂药,就可以停药,一定要把第三剂药吃掉,吃出副作用来了,这现象有啊。所以这个问题要十分的注意,说起来也很熟,背起来也容易,但是实践中往往就忽略了,会出点事,只是大小不同而已。所以要特别强调,不要用药太过,以免伤人正气。叫无使过之,伤其正也。

"不尽,行复如法"。用食养方法这病就没治完,比如说十去其六,剩下那四成用谷肉果菜没完全治愈,还可以再用药。用药的规律如何?按原来说,只剩一成病了,把这一成病又看作十,再用药治疗的话呢?还是要十去其六,十去其七,……不要彻底治干净了,还是怕伤害人体的正气,仍然用"食养尽之"之法。

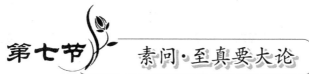

第七节　素问·至真要大论

我们在前面讲的病机十九条就是《至真要大论》的内容,所以篇目的名称就不再解释了。

第一段　各种治法的应用举隅

[原文诵读]

寒者热之,热者寒之,微者逆之,甚者从之,坚者削之,客者除之,劳者温之,结者散之,留者攻之,燥者濡之,急者缓之,散者收之,损者温之,逸者行之,惊者平之,上之下之,摩之浴之,薄之劫之,开之发之,适事为故。

帝曰:何谓逆从?岐伯曰:逆者正治,从者反治,从少从多,观其事也。帝曰:反治何谓?岐伯曰:热因热用,寒因寒用,塞因塞用,通因通用,必伏其所主,而先其所因,其始则同,其终则异,可使破积,可使溃坚,可使气和,可使必已。帝曰:善。气调而得者,何如?岐伯曰:逆之,从之,逆而从之,从而逆之,疏气令调,则其道也。

435

帝曰：论言治寒以热，治热以寒，而方士不能废绳墨而更其道也。有病热者，寒之而热；有病寒者，热之而寒。二者皆在，新病复起，奈何治？岐伯曰：诸寒之而热者取之阴，热之而寒者取之阳，所谓求其属也。

[串讲]

"寒者热之，热者寒之"。寒病用热药，就是用药物的热性来治疗寒病，祛除寒邪，或者说温阳散寒。总之寒者是指寒性病，而用热药，这是说药物治疗。用针灸也这样，针法当然也有个热与寒的问题，特别是灸，灸法就是热，对于寒性的病才能适合用灸法。用药物来说，药物的寒热温凉性质和病证的寒热温凉性质是相反的，或者说阴阳性质是相反的，用药物的阴阳之偏来纠正人体的阴阳之偏。阳盛则热，阴盛则寒。所以用药物之热来治疗疾病之寒。同样的，用药性之寒而治病证之热，所以说热者寒之。

"微者逆之，甚者从之"。对一般的病情比较轻，病证比较单纯而不复杂，换句话说，没有假象，这叫微者。不是说只有小病轻病叫微者。病挺重了，但是没出现假象，这也叫微者。逆之，就用逆治法。这个逆之是什么？这个逆之就是寒者热之，热者寒之，药物的性质与疾病相逆，叫微者逆之。"甚者从之"，就不是这样了，甚者是疾病严重，病位比较深，病情比较重，尤其是出现假象。出现假象的时候就可以从之，从其现象而治。当病严重，尤其是出现假象的时候，可以用从之的方法，从其假，从其现象的方法。比如病是大热，实质是热证，但是，病人出现四肢厥冷，我们仍然是要用凉药去治。虽然出现了寒的现象，还用寒药去治，那么这个寒也是叫从之。还有一种情况呢，疾病大热，没有假象出现，但是很热。这个时候除了用寒药之外，也可以稍微加一点热性药进去，这热性药和这个热证本来是不适合的。但是因为热势很盛，主要用的是寒凉的药，同时又加点热药进去，少量的热药从其热证，这就是以后所说的避免格拒。病很热，你"哗"地泼一瓢凉水，这不行，他不接受，出现了呕吐，出现了其他不好的现象，所以主要是用寒凉的，但是稍微给一点热的，让它能够接受，避免药与病相格拒，避免它拒绝你，这样的话才能取得好的效果。这也叫甚者从之。

"坚者削之，客者除之"。病有坚块，特别是积块之病，应该用使它逐渐削减的方法。客对主而言，人体正气为主，邪气为客。那么有邪气客入体内，就要除之，应该想办法把邪气祛除掉。

"劳者温之"。劳，指虚劳类病。虚劳病正气不足，应当用温养的方法。尽管虚劳病可能有虚热的现象，也不要因为有虚热就完全用寒凉药，或者全用甘寒药，都用甘寒也不行，应该适当用温药。所谓的少火生气，我们在讲《阴阳应象大论》的时候讲过少火生气了。比如说四君子汤是补气的，是温性的。

436

但是六味地黄丸是补阴的,以凉性药为主,但可不都是寒药,山萸肉不寒,山药也不寒,所以不要说这个是阴虚了,我要都给他添水,其实阴虚的火是虚火,你拿水泼上去连那点火也没了,就更不行了。所以这里特别提出来的是劳者温之。当然,虚劳,一般是劳则耗气了。气耗了当然适合用温补的药,人参、黄芪这类温补药来补其气。

"结者散之,留者攻之,燥者濡之"。结是指郁结之病,应该用散结的方法,结者散之。留是邪气停留,应该用攻下的方法。瘀血也好,燥屎也好,那些都可以用攻下的方法治疗。伤津化燥,可以用濡润的方法润其燥。

"急者缓之,散者收之,损者温之"。急,拘急一类。前面我们讲过的"肝苦急,急食甘以缓之",用甘缓的方法治疗。气耗散了,应该用收敛的方法,散者收之。损者温之和劳者温之的意思很相近,劳是虚劳,损是劳损,总之是由于正气不足,应当用温的方法来补其正气。用温的方法才能起到少火生气的作用,人体正常之气恢复起来,才可以康复,所以损者温之。

"逸者行之,惊者平之"。逸是停留,滞塞,气血不通畅,所以要行之,用行血、行气、行散的方法来治其瘀滞。惊者,由于惊恐导致气机紊乱的疾病,惊则气乱嘛。一是从病因上受了惊恐之病,一是病人表现上特别容易受惊,要想治疗这个惊,就用平之的治法,镇惊之法,这是通常的解释。但是也有将"平之"解释为平常之事,对这种受惊得的病,或得病之后特别容易惊恐的病,把受惊的那个因素,让它变成平常之事,他就不惊了。张子和在《儒门事亲》就有这样的病例,大致是这样:有一个妇人听到一点响动就害怕,惊恐、惊叫,所以把门关得紧紧的,窗户帘挂得严严的,外边有点声音她在屋里就叫。这怎么治?张子和采取了惊者平之的方法,他先轻轻的敲敲窗户,这个病人就惊叫,然后再轻轻的敲敲窗户,病人受惊减轻些。然后逐渐地把门打开,总之逐渐逐渐她惊恐程度小点了。然后逐渐的声音大一点,告诉她不要害怕,惧怕又好点了。最后,敲锣打鼓这个病人也不怕了。张子和的病例是按让它变成平常之事的解释。临床用之有效,所谓脱敏的方法。

"上之下之,摩之浴之"。病在下使之上,用升举的方法。比如中气下陷用补中益气升提的方法。下之,邪气在下的时候,就用通泄的方法。或者说病气上逆,用使它下降的方法。病在下,正气下陷,使其升举;气逆于上,使它下降。摩就是按摩的方法,浴之就是洗浴的方法,用热水,用药水来浸泡、洗浴。

"薄之劫之,开之发之"。薄之就是贴膏药的方法,所谓的薄贴;劫之,劫者夺也。比如说用火针,刺治寒痹,所谓用燔针劫刺,治疗寒痹证,用火针劫其寒。开就是开泄,发就是发散。病闭而不散的要用开散的方法,用发泄的方法。

437

"适事为故"。当然治法还有很多,以上仅是举例而已。不论何种治法,总之,告诉一条,要"适事为故"。第一个适就是适合,第二个事指疾病,要以适合病情为原则,为准则。讲了二十好几种治法了,都有它的适应证,但是最后说要适事为故。我说了张子和治惊者用脱敏的方法,凡是见到惊者一律这么治?那不一定,不适合这样做就不要用。所以《至真要大论》举了很多例子,最后告诉你可不要死板了,要适事为故,要根据病情选择治法。这不是说没办法学习,而是要灵活掌握。应该要掌握这个原则,掌握这些基本的道理,根据病情来采取适宜的方法。

"帝曰:何谓逆从?岐伯曰:逆者正治,从者反治"。前面讲了,微者逆之,甚者从之,即逆治与从治的适应证,这里进一步讨论逆治与从治的概念,什么叫逆治,什么叫从治?逆者正治,所谓逆之就是正治,是正常的治法,常规的治法。也就是寒者热之,热者寒之,这是常规治法,所以叫做正治。从者反治,从治是和正治不一样了,见到热象的时候,还用点热药;见到寒的时候还用点寒性的药,那就是跟热者寒之,寒者热之不同了,所以叫反治,即前所谓甚者从之。

"从少从多,观其事也"。从治可以了,但是到底应该用多少从药啊?那要观其事也,也就是要观察这个疾病的情况,观察邪正盛衰的情况,再决定到底用多少从治药。例如大寒之病,当然应该用热药治疗,但为避免药病相格拒,可于大队热药之中,少用一些寒药,以"从"之。但是,从药用量的多少,要观其病情而定。所谓从少从多,观其事也。

"帝曰:反治何谓?岐伯曰:热因热用,寒因寒用"。又进一步的问反治从治是什么呢?例如,病有热象而用热药,病有寒象而用寒药,其实也是从治,这就是反治法。这个病有热象使热药,这个象是假象,本质它还是寒,所以仍然可以用热药。寒因寒用,大热病有寒的现象,所以还应该用寒药从其象。

"塞因塞用,通因通用"。前一个塞是阻塞不通,比如说大便不通畅,小便不利,这个时候不是用攻下法通大便,不是用利水法通小便,而是使用补法。小便不通,有的用《金匮》肾气丸,那是温补肾气的药。大便不通,有的用补中益气,有的用济川煎,补就叫塞,大便、小便不通是塞。第二个塞字是说补法。肾气不化了,小便不利,单纯用利小便,车前、泽泻这类就不行。所以应该补其肾气,使气能化,小便就通了。由于气虚大便不通,当然用补气的方法。如果气血津液都虚而致大便不通,张景岳设计过济川煎,你从那名字就看出来了嘛。水不足了嘛,大便当然不通。大失血的病人,失血之后大便不通,还用大黄、芒硝去通行吗?那是水不足,血虚,所以济川,救济救济那条水,大便就通了。这都属于塞因塞用。前一个通,是通利太过。比如说小便很多,大便泄泻很厉害,妇女的崩漏,这都是太通而为病了。还可以用通的方法治疗,那是抓到其病本是实,《伤寒论》有大承气治疗泄泻清水,色纯青,大便泻的黑水臭极了,那是热结旁流,里边有燥屎,用承气汤通泻其邪;那个妇女崩漏很厉害,但一块一块的血块子,用活血法祛其瘀,推陈而出新,也可以治疗。所以病有实邪阻塞在里,看是太通了,结果还用通的方法祛其实邪。第二个通,是通泻法。这是从治,即反治了,顺从其现象的反治法。

"必伏其所主,而先其所因"。主就是本质,伏是制伏。伏其主,制伏它的主要病邪,主要的病证。刚才我说用大承气汤治疗热结旁流,那本是什么? 本就是热结了,燥屎与热邪相结于内,要制伏它这个东西。而先其所因,首先要了解到病因、病机。不掌握病因病机,谁敢反治? 病越寒越用寒药,病已经填塞不通了,还用补药,一般的不敢用。必须要充分的了解它的病因、病机、证候、本质是什么。所以说必伏其所主,而先其所因。

"其始则同,其终则异"。寒因寒用,热因热用,塞因塞用,通因通用,药物的性质和疾病的现象相同,其始虽同,但最后的结果其实是异。虽然用承气汤治疗那个热结旁流,看来是相同的,但结果却是用寒药泻其热证,这寒药与热证仍是不一样的。

"可使破积,可使溃坚,可使气和,可使必已"。正治法和反治法相机而用,可以破除积块病,可以使坚硬的病块溃散,可以使正气调和。必已就是痊愈。因此尽管疾病错综复杂,但若能作到伏其主,先其所因,恰当使用正治、反治各种治疗方法,就可以治愈各种疾病。

"帝曰:善。气调而得者,何如? 岐伯曰:逆之、从之,逆而从之,从而逆之,疏气令调,则其道也"。怎样能够使气机调畅? 各种治法都可以使用,或者逆治法,或者从治法,上面不是说了吗? 微者逆之,甚者从之。或者从而逆之,或者逆而从之。先用逆法后用从法,先用从法后用逆法都可以根据病情而选用。但是,总之是要做到疏气令调,使得气血调畅。疏就是疏散,把郁结之病疏散开,使正气调和而畅通,则其道也,这就是最根本的规律。

"帝曰:论言治寒以热,治热以寒"。前面说了,寒者热之,热者寒之,治寒证用热药,治热病用寒药,这是最基本的道理。

"而方士不能废绳墨而更其道也"。方士是指一般的医生。一般的医生就是按照上面的原则去做,见到寒病他就用热药,见到热病他就用寒药。绳墨是规范。当然具体的绳墨是说木匠用的那个墨斗,那个绳子,要想做成一个什么形状,先拉条线一打,按照那个线去做才不出错误,这里就是说的规范的意思。绳墨,医生是按照这个做,他并没违反寒者热之,热者寒之治疗法则。但却不能收到预期的效果。

439

"有病热者,寒之而热;有病寒者,热之而寒。二者皆在,新病复起,奈何治?"。见到发热的病用寒药了,疾病仍然热。反过来,见到疾病有寒,医生当然用热药。但是热之而寒,这个热药看来是指的辛散的热药,热药并没有解决病寒。用热药寒没去,用寒药热也没去,二者皆在,不但旧病没去,又治出新病来了。这不就挺奇怪吗? 经论上说寒者热之,热者寒之,医生也是照着去做的,怎么不但没治好,反而出了新病了呢? 其实,这就提出来在临床诊治当中的一种思辨,深入想这个问题是怎么回事。奈何治? 说这种情况该怎么治?

"岐伯曰:诸寒之而热者取之阴,热之而寒者取之阳。所谓求其属也"。用寒药去治热病而热不退,为什么? 这是由于病人本身是阴虚,阴虚而阳偏亢,虚火导致的热象。或者说这是一种虚热,这个虚热应该用补的方法去治疗。用苦寒药去泄其热,是治不了阴虚发热的。苦寒药不但虚热没去了,更可以进一步伤阴,同时很可能阳气也伤了。导致阴阳俱虚,旧病没去,新病又起了。那应该怎么治呢? 应该取之阴,应当用补阴的方法,使阴能配阳,火自然就不亢了。王冰注释语也几乎成为经典了,说"壮水之主,以制阳光",这是王冰的注语,不要说是《黄帝内经》的话,是王冰注解这句经文时说的。壮水之主是由于阴虚而出现虚热的,如果补水的话,它就可以制约亢盛的阳气了,这亢阳,即是虚火。所谓"壮水之主,以制阳光"。比如说六味地黄丸,用来补肾而治虚热为临床所常用。因肾为水脏,所以阴虚者,首益肾脏。热之而寒者取之阳,虽然看来这个病人寒,用辛热药发散其寒,比如用麻黄,用细辛,用苏叶,用辛温的药去散其寒,但寒不能去。这是为什么? 这是阳虚。用散的方法是越散阳越虚。因此说要取之阳,用补阳的方法,使阳气旺盛,其身清畏寒自然消退。王冰说:"益火之源,以消阴翳"就是解释"诸热之而寒者,取之阳"的话。"壮水之主以制阳光,益火之源以消阴翳",这是我们中医界的名句,是王冰对这两句经文注语。王冰所说"益火"是指补心阳,谓"但益心之阳,寒亦通行。"当推求、研究病之寒热本质属于阴还是属于阳,所谓求其属也。

第73讲

[理论阐释]

治法逆从

治法逆从包括逆治法和从治法,也就是《至真要大论》所说的"微者逆之,甚者从之"。其实无论逆之和从之,它们用药的性质都和疾病的本质是相逆的、是相反的。但是"从治法"是有从其现象而治的这个含义,因为"甚者从之",就是疾病严重了、出现假象了,是从其假象而治,其实质还是针对疾病的本质而治的。所以说有"微者逆之",病轻微的没有假象的时候,就明显的是"寒者热之,热者寒之"。如果病情严重了,或者出现假象的时候,那可以从其现象而治、从其假象而治。所以说"其始则同,其终则异",开始的时候,看来药物的性质和疾病的现象是一致的、相同了。但其实还是药物的性质和疾病的性质是相异的、相不一致的。因此在使用治法的时候,特别是从治法的时候,那真是要看到疾病是有假象存在,所以要认真地进行辨证。比如"阴极似阳"、"阳极似阴"、"大实有羸状"、"至虚有盛候"。明明是阳热之气过盛,但是表现出来四肢厥冷,所谓阳盛格阴;明明是阴寒之气过盛的疾病,但是出现面色潮红,或者病人烦躁,这是所谓阴盛格阳,把阳气格拒于外,或叫戴阳证,那是虚阳上越的一种现象。正是因为有假热的现象出现,我们在治疗的时候当然是用热药,从热药和热象来说,它是相从的,其实质还是针对阴寒之证去治疗。这是临床上必须要注意的,不要被假象所迷惑。"至虚有盛候"、"大实有羸状",这都是临床常说的话,也是提示临床医生们在临床看病的时候,要认真仔细辨证不要被假象所迷惑。

[临证指要]

关于反治法的运用

现引《伤寒论》的条文,来说明反治法的运用问题。

热因热用。《伤寒论》317条"少阴病,下利清谷,里寒外热",其实张仲景辨证了,是"里寒外热",有"下利清谷"的症状,还有"手足厥逆,脉微欲绝,身反不恶寒,其人面色赤,或腹痛,或干呕,或咽痛,或利止脉不出者,通脉四逆汤主之"。也就是说这个身热面赤,是虚阳,实际病证还是阴盛,也就是所谓阴盛格阳,这时候用药当然还是用热药。不要看到这个病人有"面色赤"热的假象而疑惑。

寒因寒用。疾病本质是热,而有假寒之象出现,有一个阳盛格阴的问题,阳盛于里,格阴于外。《伤寒论》350条说"伤寒,脉滑而厥者","厥"就是手足厥冷,但是注意,他有脉滑,所以说明是"里有热",滑脉属于实脉,那么分类脉阴阳的话,滑脉应该是归到阳的一类。《伤寒》注家讲过"大、浮、数、动、滑,阳脉;沉、涩、弦、微、弱属阴"。那是阳盛格阴,所以内有热而手足凉,"白虎汤主之"。也就是用白虎汤治疗这个实热,而且药性是凉的和假象(手足厥冷)是相从的,从其假象而治,所谓"反治法"。

塞因塞用。《伤寒论》273条说"太阴之为病,腹满而吐,食不下,自利益甚,时腹自痛",治以理中汤之类,虽然是"食不下",但是仍然用补药,用补法,所以属于塞因塞用之法。

通因通用。《伤寒论》321条"少阴病,自利清水,色纯清,心下必痛,口干燥者,急下之,宜大承气汤",这就是所谓的热结旁流。热邪与燥屎结在肠中了,可是泻出的还是清水,这是很通的现象,但治疗的时候还要用大承气汤急下之,所谓的通因通用。应该"急下之",不然的话,大热在内要把少阴之阴津都给耗竭了。所以《伤寒论》有几个急下,这就是一个,属于通因通用一类。

这是关于反治法运用的举例。因为作为治法,应用面很广。但从这举例当中也可以看出,仲景对《黄帝内经》治法运用的非常灵活,也提示,作为医生深入理解《黄帝内经》的理论,用之于临床是何等的重要。医圣张仲景确实给我们作出了典范。

第二段　制方法则

[原文诵读]

帝曰:善。方制君臣何谓也? 岐伯曰:主病之谓君,佐君之谓臣,应臣之谓使。

帝曰:气有多少,病有盛衰,治有缓急,方有大小,愿闻其约,奈何? 岐伯曰:气有高下,病有远近,证有中外,治有轻重,适其至所为故也。大要曰:君一臣二,奇之制也;君二臣四,偶之制也;君二臣三,奇之制也;君二臣六,偶之制也。故曰:近者奇之,远者偶之,汗者不以奇,下者不以偶,补上治上制以缓,补下治下制以急。急则气味厚,缓则气味薄,适其至所,此之谓也。病所远,而中道气味之者,食而过之,无越其制度也。是故平气之道,近而奇偶,制小其服也;远而奇偶,制大其服也。大则数少,小则数多,多则九之,少则二之。奇之不去则偶之,是谓重方;偶之不去,则反佐以取之,所谓寒热温凉,反从其病也。

开头从"帝曰"到"应臣之谓使"二十八字,在《至真要大论》原文上,是在我们读那段原文之后,而且中间还隔起来一段原文。我们为能从理解方面比较顺,所以把这二十八字调到前面来了,特别要加以说明。

[串讲]

"方制君臣何谓也"? 把几味药组合在一起去治疗病证的,就叫"药方",所以这个"方"就是药方。"制",就是配制,组织。怎么样组织、配制药方呢? 药方上说有君、有臣是怎么回事呢?

"岐伯曰:主病之谓君,佐君之谓臣,应臣之谓使"。"主病",针对疾病主证的那个药,在药方当中,它就叫君药。辅佐君药对疾病进行治疗的药,叫做"臣药"。"使药"是顺从臣药的药,后世解释为"引经报使",就是引导着方中的药物到达病所,或者到达于某一经。张介宾《类经》注释说:"主病者,对证之要药也,故谓之君。君者,味数少而分量重,赖之以为主也"。在《黄帝内经》组方中,一个方剂中有一个药为君,个别的方有两个君药,所以说味数要少,但是分量要重,依赖着君药作为治疗疾病的主药。又说"佐君者谓之臣,味数稍多而分量稍轻,是以匡君之不逮也。应臣者谓之使,数可出入而分量更轻,所以备通行向导之使也"。通行向导嘛,是引经的向导药,这是君、臣、使。后来在《方剂学》上有君臣佐使之说,分成四类。在这里就是三类,因为把"佐君之谓臣",作为一类药来看的。下边就是方剂的分类。

"帝曰:气有多少,病有盛衰,治有缓急,方有大小,愿闻其约,奈何?"。因为《至真要大论》是讲五运六气的,所以这个"气有多少"实际上是说六气、三阴三阳之气。三阴三阳之气有多有少、有太过有不及,当然也有平气。这个"病"是和五运六气相关的,有实有虚。因此在治疗的时候,就有缓有急,也就是前面《标本病传》所讲的标本缓急治法的问题。因为治法上有标本缓急,因此在制方上,组织药方上,就有大方、有小方。当然大方、小方,其实就包括下边所说的这几类方子,这个大方、小方也是代指下边那个药方的分类。"愿闻其约",想听听它的要领是什么? 或者说制方的准则是什么?"约",要领、准则、概要。

"岐伯曰:气有高下,病有远近,证有中外"。这个"气",是人身脏腑之气,脏腑之气有的高、有的下,决定了病位有的远、有的近,由于病位有远近。"高"者病位近,"下"者病位远。当然,远近也含有浅深之意,浅的就病位近,病位深的就是所谓远。"证有中外",好,全部《黄帝内经》就此处提出个证候的"证",病证的"证"。所以到《黄帝内经》里找"证"去,就找到这就够了。因为"证"是疾病的证候,有在里、有在表等不同。

"治有轻重,适其至所为故也"。病证有高下、有远近、有中外,变化繁多。治疗上前面说"治有缓急",这里又"治有轻重",十分复杂。不管多么复杂,但有一条原则,就是"适其至所为故",根据病位的高下、远近、表里,用适合病情的药物,或者轻、或者重。总之是要求药的气味达到病所,这是最根本的要求,或者说是准则。

"大要曰:君一臣二,奇之制也;君二臣四,偶之制也"。"大要"就是古医经吧!《至真要大论》以前的医经,我们在讲病机十九条的时候,也有"大要曰"。一味君药,两味臣药,用三个药,因为是单数组成的方,所以叫"奇方"。二味君药,四味臣药,一共是六味药组成的药方,六味是偶数,所以这样的药方就叫"偶方"。这谈到两个方,一个"奇方",一个"偶方"。

"君二臣三,奇之制也;君二臣六,偶之制也"。由五味药组成的方也是奇方,由八味药组成的方也是偶方。"奇方"和"偶方",是根据药味的数目来定的。同时,我们在这也可以看到,组方中君药可以是一味,也可以是两味,至于臣药、佐药,相对的数量就可以多一些。

"故曰:近者奇之,远者偶之"。"奇方"和"偶方",它们的治疗特点是什么呢? 近者,即病在上、病在近、病在浅,用奇方。反之,"远者偶之",用偶方,用双数药组成的方剂来治疗。

"汗者不以奇,下者不以偶"。"汗者"应当是治浅表之病,用前边"近者奇之"的说法,应当是汗者用奇方,所以张琦《素问释义》疑"奇""偶"二字误倒了。为什么呢?这样一句话和前面"近者奇之,远者偶之"意思不同了。奇方是宜于发散,单数药,阳数,其治在轻浅之病;偶是阴数,宜治深层之病。所以如果"汗者不以偶,下者不以奇",这样倒过来,看来意思就更准确,所以张琦的注释是可从的。"偶""奇"两个字应该互倒。

"补上治上制以缓,补下治下制以急"。治上部之病,不论用补法或者用其他方法,总之适合用缓方。"上",指所近,病位浅,所以用缓方,就可以发挥作用了。"下",如果是病位远、病位深,病在下,适合用急方,可使药力很快到达于病所,免得经过中间部位的时候,药力被缓解下来,药力被减弱。这就是"缓方"和"急方"在功效上的不同。

"急则气味厚,缓则气味薄,适其至所,此之谓也"。急方是用气味厚的药物组成的,所以作用猛烈;用气味薄的药来组成缓方,以治上部、轻浅部位的疾病。这就是"缓方"和"急方"的组成的特点。用气味厚的作急方,用气味薄的制成缓方,来治疗病在上和病在下不同的病。这又出现两类方子,一类是急方,一类是缓方,它们的药物组成以及治疗作用各有不同的特点。这就是前面所说"适其至所"的意思。

"病所远,而中道气味之者,食而过之,无越其制度也"。这句话是说服药的时间。"前后"是指饭前和饭后。如果是病在上焦、病位浅,应该在饭后服药;如果是病位深、病所远,应该是饭前服药,免得药物气味在运行道路中被饮食之气阻隔,而减缓药力。现在临床上治病也是这样,根据病情,确定是饭前服药还是饭后服药。部位比较远,避免药物的气味在中道而受到饮食之气的阻滞,就先吃药,后进饮食。"无越其制度也",这也是一个制度,不能越出这个常规。

"是故平气之道,近而奇偶,制小其服也;远而奇偶,制大其服也"。"平"是平调;"气",这里指气血;"道"就是规则、准则、治疗原则。平调气血的规则是什么呢?病所近的,无论是用奇方还是用偶方,都要"制小其服",即制为小方,小方药味数少。尽管是说病所远用偶方,但是病所远有时候也可以用奇方,病所远,不论你用奇方,还是用偶方,都要"制大其服",即制成大方,大方的味数多。"大则数少,小则数多"。这句的"大",是指用药的分量大;"小"指用药的分量轻。方中药味数目少,但每味药的重量大,则药力专一,适宜治疗病所远、病位深的病证;方中药味数多,但每味药的重量不大,其作用比较分散,适宜治疗病位近及较轻微的病证。

"多则九之,少则二之"。数量多可以用到九味药,数量小也不能少于两味药。单味药那不叫做方子。所谓方,就是几味药组合起来发挥治疗作用的那叫药方,单味药原则上不叫做方。当然咱们在习惯上也有个独参汤,独参汤其实不叫做什么药方嘛,它叫单味药。九味药的方子数量已经不小了,你看《伤寒论》的方子超过九味的就很少。但是最少也得二味药,那才叫做方。当然现在临床有的大夫用药也不会超过九味,极少超过九味,但也有的医生开方子,药味数很多,二十味、三十味的都有。不符合《黄帝内经》之旨了。

"奇之不去则偶之,是谓重方"。有时候用奇方治病效果不好,可以用偶方,或者说把偶方也加到奇方里边去,把奇方、偶方合起来用,叫做重方,也就是后世所说的"复方"。我们现在也还有复方的名称。

"偶之不去,则反佐以取之"。奇方病不去,将偶方配合起来,即用复方治疗,效果还是不大好,说明病情很复杂。病情复杂的时候就可以用反佐的方法,所以叫"反佐以取之"。比如说本来是热病,但用寒药效果不好,可用一些反佐的药,加上少量的热性药;在用热药治寒证时,在大队的热药之中少加点寒凉药,作为反佐。这样的话就避免格拒,因为药和病的性质完全相反,病势很重,用完全相反的药,它可以产生格拒。而用点相从的药、反佐药、跟病的性质相同的药,佐一下,引导它一下,顺从它的性质治疗,它就容易接受了。这也是一个治病的思路。我们处理事情,有时也需要这种方法。

"所谓寒热温凉,反从其病也"。上句话所说的"反佐",是说无论用寒热温凉之药,它都是反而从其病,而不是从其假象。这时从的数量比较少,在大队的热药当中搁点凉药,大队的凉药之中搁点热药,没关系,不影响这个方子的本意,反而起到好的治疗效果,避免了药与病相格拒。

这一段讲了制方的法则,根据组方特点和功能特点,分为大、小、缓、急、奇、偶、重七方,《黄帝内经》所说的"七方"就是这段。有人说是方剂最早的分类,那就是这"七方"。

[理论阐释]

（一）制方法则

本段里讲了两个内容,一个是制方当中按它的作用来分"君、臣、佐、使"的。第二个内容是说因病而制方,根据病情来制定什么方。病所远,用什么药组成方？病所近,应该用什么药物组成方？是根据病来制方选药。还有用量,病所远,那用量就应该多,但是药味数就应该少,这才能达到病所;相反地,病所近的,就可以适当的药味数多一点,每味药的用量反而要小了,所以制方法则,实际谈两个内容,一是根据药物的作用来分主次,"君、臣、佐、使";二是因病制方,这个制方包括选药以及每味药的用量。

445

（二）方剂分类

根据君、臣、佐、使各类药物的味数与用量，将方剂分为大、小、缓、急、奇、偶、重七类。

大方和小方是根据药味数的多少而分的；奇方和偶方，是根据药味的奇数和偶数分的；缓方和急方，是根据组成方剂药物的气味厚薄来分的；重方，就是两个方子复合在一起的叫重方。

小　结

论治一章，主要讲了以下几方面的内容。先概括说一下治则，包括针对疾病的寒热、虚实的治则；针对病位，表里上下内外的治则；针对疾病的先发后发的标本治则；根据疾病轻重、微甚的治则，所谓"微者逆从，甚者从之"；还有针对邪正的关系的治则，正虚要补，特别是"劳者温之"、"损者温之"，邪气要泻，包括劫法、削法等；气机的聚散治则，比如说"逸者行之"，"散者收之"。我们特别选《标本病传》那一大段，都是讲的标本治则问题。原则上先发之病要先治，后发之病要后治。但见"腹满"、"小大不利"则不论其为本、为标，皆当先治。

其次，关于治法。五方有不同的治法，"东方之域，其治宜砭石"；"西方之域，其治宜毒药"；"南方之域，其治宜微针"；"北方之域，其治宜灸焫"；"中央，宜导引按蹻"。除了五方治法之外，在药物疗法当中又有解表法、消导法、攻下法以及补气、温阳、滋阴等方法，涵盖了后世的汗、吐、下、和、温、清、补、消八法。又阐发了正治、反治法，阴虚、阳虚生寒生热的治法，这是要特别注意的。这是一个重要理论，也是考试经常考的问题，就是所谓"诸寒之而热者取之阴，热之而寒者取之阳"的病机、治法，包括王冰那两句注释，"壮水之主，以制阳光"等等。

正治法、反治法的问题，还有阴虚、阳虚、寒热的治疗，那就要辨别真假虚实，不要误治，不要把假象去认为是本质了。

最后又说到综合运用，"圣人杂合以治，各得其所宜"。治法很多的，但是在临床用什么？应根据病情来选择。因此，需要医生们认真地学习各种治疗技术，来适合复杂的疾病情况。要精益求精，提高自己的医疗技术，这才是《黄帝内经》的基本思想。

第八章
养 生

我们现在学习第八章,养生学说,或养生理论。所谓养生,就是保养生命,采取各种方法,使人体达到健康长寿的目的,这就是养生。养生的问题,或者说健康长寿的问题,这可是由来已久,甚至于说这是医学的终极目的。医学要干什么?其实就研究健康和长寿问题。防治疾病也是为了健康,也是为了长寿。养生理论,在《黄帝内经》里占有极其重要的地位,是《黄帝内经》理论体系的重要组成部分。养生除了原理、原则之外,还有具体的养生方法,这都是养生所要研究的内容。《黄帝内经》养生的内容,散见于多篇,我们讲的有《上古天真论》、《四气调神大论》以及《天年》三篇。

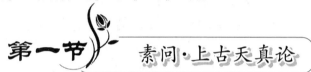

第一节 素问·上古天真论

[题解]

养生与健康长寿,是医学的最基本的问题。所以在《素问》八十一篇文章,第一篇就是《素问·上古天真论》,当然这种次序编排和王冰的学术思想有关系。王冰是道家,我们在讲概论的时候讲过,他很重视养生,所以他对《素问》文章次序重新编排,这一篇便反映出来有道家的养生思想。

关于篇名。"上古"也就是远古时代。在《黄帝内经》把古代分成远古、中古和近古三个阶段。"天真"就是先天之真气,在本篇主要讲的是肾气。"真",我们过去讲过,就是五脏之真气。比如:春天,脏真散于肝;夏季,脏真通于心;长夏,脏真濡于脾;秋,脏真高于肺;冬,脏真下于肾。"天真"虽然也包含五脏之真气,但是本篇更主要是讲的肾气,肾脏之真气。这一篇它从上古养生起论,引出《黄帝内经》养生学思想。因此,篇名《上古天真论》。这个思想从目前看来,其实还是很先进的。我们国家的卫生工作四大方针之一就是预防为主,而养生防止疾病了,也突出防重于治的思想。全篇共分为三段。

第一段 养生的原则

[原文诵读]

昔在黄帝,生而神灵,弱而能言,幼而徇齐,长而敦敏,成而登天,迺问于天师曰:余闻上古之人,春秋皆度百岁而动作不衰;今时之人,年半百而动作皆衰者,时世异耶? 人将失之耶?

岐伯对曰:上古之人,其知道者,法于阴阳,和于术数,食饮有节,起居有常,不妄作劳,故能形与神俱,而尽终其天年,度百岁乃去。今时之人不然也,以酒为浆,以妄为常,醉以入房,以欲竭其精,以耗散其真,不知持满,不时御神,务快其心,逆于生乐,起居无节,故半百而衰也。

夫上古圣人之教下也,皆谓之虚邪贼风,避之有时,恬惔虚无,真气从之,精神内守,病安从来? 是以志闲而少欲,心安而不惧,形劳而不倦,气从以顺,各从其欲,皆得所愿。故美其食,任其服,乐其俗,高下不相慕,其民故曰朴。是以嗜欲不能劳其目,淫邪不能惑其心,愚智贤不肖,不惧于物,故合于道。所以能年皆度百岁而动作不衰者,以其德全不危也。

[串讲]

这一段,从"上古圣人,其知道者,法于阴阳"到段末应该背下来,这是中医最常用的,一谈养生这是必须要有的话。

"昔在黄帝,生而神灵,弱而能言,幼而徇齐"。"昔"就是以往,很久以前。"在"是生活着的意思,其实不一定这么直译,就是在很久以前的黄帝就是了。我们在讲概论的时候就谈过,黄帝本来是黄帝族,是古代的一个氏族,中华文化的发展是从黄帝那个时期开始的,但是在历史上常把黄帝拟人化,说黄帝是一位贤明的君主。"生而神灵",生下来智力就超常,就不是一般的人。很弱小的时候就会说话,或者说不到说话的年龄就会说话,这是一种解释;另外一种解释,"能言",能言善辩那个"能言",语言表达能力很好,善于言辞。两种解释都可以。因为"生而神灵",所以年龄很幼小就善于言辞,那有什么不可以? 所以两种解释都可以。"幼而徇齐","徇"是全面。"齐"是周到。又周到又全面,在年幼的时候,那就不单是能言,同时分析问题、考虑问题是非常全面、非常周到的。

"长而敦敏,成而登天"。"敦"就是敦厚。"敏"就是聪敏,敏捷,又敦厚又敏捷,这也是非常可贵的品质。敦厚不敏捷也不太好,很敏捷就是不敦厚,这人也不大受欢迎。黄帝长大了,就又敦厚又敏捷。"成而登天",到成年而登天子位。"生而神灵,弱而能言,幼而徇齐,长而敦敏,成而登天",这句话有的医家曾经提出过质疑,这好像并不是《黄帝内经》里的原话,因为《黄帝内经》这部书是用黄帝和臣子们对答的形式写成的,黄帝不能自己说我是神灵、敦敏之人。所以对于这几句话,很可能是王冰在整理的时候加上去的,想先介绍一下黄帝,然后再说《黄帝内经》,有这种可能。因为这几句话和司马迁《史记·黄帝本纪》一开头那几句话完全一致的。所以这几句话是后人加入《黄帝内经》的,这个提法有可信性。

"迺问于天师曰"。"迺"和"乃"音意相同,这是另外一种写法。"天师",这里是指的岐伯,黄帝的老师。有人说"天师"是当时的一种官职,也可以。因为除了"天师"之外,《黄帝内经》上还有"少师",说是一种官职。比如假设说那是首辅的话,"少"就是副相。但是我们知道在《黄帝内经》里"天师"是指的岐伯。

"余闻上古之人,春秋皆度百岁而动作不衰;今时之人,年半百而动作皆衰者,时世异耶? 人将失之耶?"。"春秋"就是指年龄,超过百岁而动作不衰,形体和精神均不衰老,也就是说超过百岁身体还很健康。可是现在的人做不到了,到"半百"五十岁,动作就衰了,动作衰了说明形体衰了,整个人体就衰弱了。古时候过百岁都不衰,现在五十岁就开始衰弱了,是"时世异耶"? 这是时代不同了,时间变化的关系?"人将失之耶"? 还是人自己的过失呢? 就如同我们讲《本神》篇,"天之罪与,人之过乎"? 等于同样一个问题。"人将失之耶"这句话有人从语言上提出当作"将人失之耶"。这个"将"是"抑或"的意思,是因为时代的问题? 抑或是人自己的过失呢? 从语言上看来"将"在前头是对的。当然这只是用古今对比作为写作手法,不宜理解成上古时人就超过一百岁不衰,到黄帝时就半百而衰,那到 21 世纪岂不是更加衰得早了? 是用对比法来说明某些问题而已。当然崇古思想在《黄帝内经》通篇都是有的。

"岐伯对曰:上古之人,其知道者,法于阴阳,和于术数"。上古之人,百岁而不衰的原因,并不是时事的问题,而是人们懂得养生,所以才能健康长寿。"知道","知"就是懂得;"道"说养生之道。上古时候,懂得养生之道的人,说得清楚,上古时候也只有懂得养生之道的才能这样。"法于阴阳"取法于阴阳,就是说养生的原则是将人和自然阴阳变化保持一致,比如春夏秋冬、昼夜晨昏都有阴阳的变化,人也要取法于自然界的这种阴阳变化,来调养自己体内的阴阳,所以叫"法于阴阳"。当然,阴阳所赅者广,不但是日夜晨昏,还有各个方面,"阴阳者,天地之道"嘛。"术数"是说养生的方法与技术。"和"就是符合,符合养生的方法和技术,也就是合理地运用养生的方法和技术。

"食饮有节,起居有常,不妄作劳"。饮食有节制。怎么节制? 我们前面讲很多了。不能过饱,不能过饥,谷肉果菜五味要调和,"气味合而服之,以补精益气"。"起居有常",生活有规律,有常规。古时候的常规,基本上是"日出而作,日落而息",尽管现在做不到"日出而作,日落而息",但是总要有常规,有良好的生活规律,生活习惯。再有"不妄作劳",不是不作劳,不是不劳动,而是"不妄作",没有必要的过分地去劳伤。"妄"就是妄为、狂妄、乱作。就是

449

说劳作是有规律的,也是有节制的。

"故能形与神俱"。所以古人形体健壮,精神饱满,形神兼备,而"形与神俱",这可是中医养生的关键所在。因此在养生的方法上,要注意形神兼养,"形"是讲形体锻炼,要肌肉发达,使形体强健,因为形体强健和内脏有关系,所谓"五脏者,身之强也"。而"神"是精神活动,智力、精神、情志都属于"神",因此人的健康不单形体健康,精神、情志、思想也得要健康,这才是真正的健康。所以提出"形与神俱",而这才是真正的健康评价标准。因为古时候能够做到"法于阴阳,和于术数,食饮有节,起居有常,不妄作劳"等,所以才能够形体强健、精神饱满。

"而尽终其天年,度百岁乃去"。所以他们能够达到天赋的寿命,自然的寿命。"天年",天赋的寿命,也就是自然所赋予的寿命。人类自然的寿命是多长呢?《黄帝内经》的注家们提到,人应该活到120岁,那就叫天年,正常情况下,对一般人来说都应该是这样的。虽然是120岁,仍是以百为阶段的,所以还叫"百岁"。就如"寸口"脉,不止于寸,还叫寸口脉一样。中国人的习惯就把那叫"百岁",活到60、70岁去世了,也叫百年之后。"度百岁乃去",那就是正常地度过了一百二十岁的寿命。

"今时之人不然也。以酒为浆,以妄为常"。"今时之人,年半百而动作皆衰",为什么呢?下面指出了一些生活规律、饮食习惯、精神情绪等方面,有很多不符合养生之道的问题。"浆"就是水浆、饮料,我们所喝的汤、喝的水,甚至粥,都可以叫做浆,"以酒为浆",把酒就当水那么喝。这就肯定饮食不节,和上古"食饮有节"正相反了。是的,其实到如今,饮酒过量所导致的身体不适,乃至疾病,仍然不在少数。特别一些自恃身体好,饮酒更多,当然也有人说是"工作需要",反正他身体不需要、健康不需要。"以妄为常",前面讲起居有常,而有些人没有常规,他的常规是什么?是乱来。"妄"就是乱嘛,失去了正常的规律,经常是没规律的。

"醉以入房,以欲竭其精,以耗散其真"。饮醉酒之后入房,两性生活而耗肾精、伤脾胃,特别是使肾精枯竭。"以耗散其真","耗"通爱好之"好",以自己的爱好来夺散其真气,就是说控制不住自己的情欲,控制不住自己的爱好,以自己的爱好来使身体的真气受到损伤。

"不知持满,不时御神"。不知道珍视自己的健康,人体的健康就好像拿着盛满了水的器皿一样,精气在里边很充足,但是随时都要小心地把持住,不要乱晃荡,乱晃荡精气就洒掉散失了。"不时御神","时"作"善"解。不善于统摄、驾驭自己的精神,也就是精神随便乱用,思想不知道清静一些。精神是要动的,但是该动的动,不该动的地方不能去动,乱动的话会伤人的,精神不能乱。

"务快其心,逆于生乐,起居无节,故半百而衰也"。以其心快乐为首务。他的任务是什么?就是求得欲望得到满足,没有别的了。但是要知道,这种快乐是"逆于生乐",对生命的快乐长寿来说,那可是相违逆的。有些人就是这样的,生活无规律,饮食不知节制,情欲放纵,他就是追求一时快乐,其实留下很多的后患。

"夫上古圣人之教下也,皆谓之虚邪贼风,避之有时"。"圣人"就是深通养生之道的人。"下"是一般的民众,圣人对民众进行教导的时候,都是这样告诉他们要适时地躲避虚邪贼风的侵袭。"皆谓之",都是这样告诉他们的,所谓"有教无类",不分高低贵贱、尊卑长幼,都告诉你,应该如何养生。我们作为医生也应该是不分尊卑长幼,应该宣传、应该讲解这些养生的道理,当然自己得首先实行。再有呢?《太素》上这两句文字有点不同,《黄帝内经太素》是"上古圣人之教也,下皆为之",杨上善注:"上古圣人使人行之,身先行之,为不言之教。不言之教胜有言之教,故下百姓妨行者众,故下皆为之"。《太素》这个文字强调身教,而《素问》则是指言教,其意思并不相左。"虚邪贼风",泛指一切外在的致病因素,特别是六淫邪气。对于那些致病因素要"避之有时",应该按时加以回避,不要去冒触风寒、冒触疫疠之气等。虽然我们说"正气存内,邪不可干",那是问题的一个方面。正气存内了,邪气一般地说不容易侵入,但是还有一方面,叫"虚邪贼风,避之有时",对于那种容易引起致病的因素,要躲避开,尽量不要去触犯它,尽管有时候避免不了,要到那个环境里去,也要有必要的防护,不能说我正气存内了,不在乎,那不行。所以事情是两个方面的,这里强调的是对于那些致病的因素,要适当地躲避它。

"恬惔虚无,真气从之"。这是精神心理的修养了。"恬惔"是安静的意思,"虚无"就是思想上、精神上没有杂念,不能妄想。所谓"恬惔虚无",就是安安静静的,情绪上非常平静,没有私心杂念,这是养心神、养精神一个重要方法。这样的话,外边可以避免邪气,内里可以调节自己的精神。精神调和了,气血也就随之调和了。"真气",脏腑之真气,可理解为正气。"真气从之","从"就是调和,正气调和,正气从顺。

"精神内守,病安从来"。因为"恬惔虚无"了,没什么私心杂念,很安静,所以精神可以守于内,而不耗散于外。没有"以欲竭其精",当然精神就不耗散于外。"病安从来"?能够做到这些,疾病能从哪里来呢?

"是以志闲而少欲"。"志"是说的情志;"闲",是控制,所谓"门中有木",好像那个门栓一样,把自己的情志、把自己的思想像有个门栓那样的给它管住。又可以引申为栅栏。总之是说,要管得住自己的情志、管得住自己的思想，所以要"志闲"。同时还要"少欲"，欲望要少，人的欲望是没止境的，要限制自己的欲望，不能没有限度地去追求。

"心安而不惧，形苦而不倦"。因为"志闲少欲"了，所以心里很安静、很平静，就不为外物所惧，不被外界的那些事物所干扰。如果相反，志也不能闲，欲望也很多，外边有点什么事情来，情绪全都受干扰，那对养生十分不利。"形劳而不倦"可以有两种理解，一是形体劳累但是不要让它太疲倦，那就要劳逸有度；二是说因为已经做到"心安而不惧"了，所以尽管形体劳累，但是不疲倦，说是神怡而何倦之有。我的心情很安静、很平淡，因此，尽管是劳累、尽管是劳动，并不疲倦。这倒也对，说这个人的脑子七想八想，真的要干点活，不用干多久就觉得很疲倦。反之思想很专一，没有干扰，尽管工作的时间比较长，或者劳动量比较大，但是没感到很疲倦，这个也是事实。所以"形劳而不倦"，两种解释都可通。

"气从以顺，各从其欲，皆得所愿"。这样的时候，人体的正气就从顺了。人人都能够满足欲望，"从"就是顺从、满足。为什么都能满足欲望？因为有个前提，前面"志闲而少欲"，欲望少了，当然就很容易满足，所以人们都能满足自己的欲望，特别是上古之人能够做到这样一点。尽管上古之人是那样一个生活条件，但是人人都能满足自己的愿望。

"故美其食，任其服，乐其俗，高下不相慕"。上古之人做到"志闲少欲，心安而不惧"才能够有"美其食"，是以其食为美，粗精皆所甘也，粗食、精食都觉得很甜美，叫"美其食"。可不要说专门吃美食，美食家的那个美食和这个意思不一样。"任其服"。"服"就是服装、衣服；"任"，随便。穿的衣服，不管是好是赖，但是自己觉得很随便，不是要追求什么时髦的衣服，追求什么特殊样式，而是平常的衣服穿起来很随便，就行了。"乐其俗"，"俗"就是世俗。对于周围社会环境，也感到满意。其实我们周围的社会环境永远不可能达到十全十美，但是从养生角度，不能看到什么都不高兴，回来一肚子气，这是不利的，因此要"乐其俗"。看到那个世俗世界就这样，自己觉得也挺快乐，也能适应。当然《黄帝内经》上又讲，对那些不好的东西看就看见了，听就听见了，但是要和视而不见、听而不闻那样，不要自己找气生，所以要"乐其俗"。地位高的和地位低的没有互相羡慕，看到他官大，老羡慕他，甚至嫉妒他，这于调养精神不利。要"高下不相慕"，各人完成各人的事，各守其位，不相倾慕。

"其民故曰朴"。古人能够做到这样，因此说是很质朴的、很敦厚的。上面所说这些，确实是非常重要的话。我们作为医生，应该力求按这个精神去做自己的事情，去安排自己的养生。下面又讲到一些具体注意事项。

"嗜欲不能劳其目，淫邪不能惑其心"。社会上流行的嗜好、欲望，那些不正当的东西,不能劳其目,连看都不看,看了之后也不往心里去,不效仿那些东西。那些淫乱的、不正当的东西,不能迷惑他的心志,不能勾引他去做,他的心志很坚定,不会被那些不当的东西所迷惑。

"愚智贤不肖,不惧于物,故合于道。所以能年皆度百岁而动作不衰者,以其德全不危也"。"愚",是笨的、不聪明的;"智",是智慧高的;"贤",是很贤德、很高尚;"不肖"比较差,不如别人。水平高的、水平低的。各类人等,都能按照"圣人之教"那样去做,因此都可以"不惧于物","惧"就是惊动,不受外物所惊动。外边变化对他们影响不大,他们自己能够做到恬惔、做到精神内守。符合养生之道,"所以能年皆度百岁而动作不衰"嘛。"以其德全不危也","德"是道德、是养生,养生之道。对养生之道深有所得,谓之"德"。"不危也",因为他得全了养生之道,所以生命没有危害了,因此才可以做到"度百岁而动作不衰"。

第75讲

[理论阐释]

(一)关于养生原则与方法

本篇从适应外界环境的变化和保持健康的生活方式两个方面来确定基本的养生原则。生命之气通于天,人与外在环境是一个整体;人体内部脏腑、经络、气血以及精神活动相互协调,也是一个整体。只有保持这内外两种整体的和谐,才是健康状态。外环境包括自然的和社会的两方面。比如说"法于阴阳"、"虚邪贼风,避之有时",《素问·四气调神大论》关于四季养生的论述等,这都是和自然环境相适应的问题。从个人生活方式和精神方面,提出了较为详细的内容与要求。包括"食饮有节,起居有常,不妄作劳",以及"恬惔虚无"、"精神内守"、"志闲而少欲"等,都是靠人们自己调节与控制的问题。

为了阐述上两方面的养生原则,《黄帝内经》还从反面加以论证,有关内容见于本篇及其他有关篇章。本篇说:"以酒为浆,以妄为常,醉以入房"、"不时御神"、"起居无节",《素问·阴阳应象大论》;"喜怒不节,寒暑过度,生乃不固",《素问·移精变气论》:"当今之世不然,忧患缘其内,苦形伤其外,又失四时之从,逆寒暑之宜,贼风数至,内至五脏骨髓,外伤空窍肌肤,所以小病必甚,大病必死"。记述颇详。

(二)关于"形与神俱"

中医养生主要重视养两方面:一个是养形,二是养神,要"形与神俱",精神形体都健康,那才是真正健康的人,这样才能够长寿。本篇提出的"形与神俱",后世曾经对形与神的关系作过总结,基本上用两句话概括。说"形为神之宅",神藏在哪儿? 以形为宅;"神为形之主",神是形体的主持、主宰。再一步的概括就是,"无形则神无所附",神就飘散了,魂魄飞扬,志意散乱了,所以无形则神无所附;而"无神则形不可活",没有神这形体也活不成了,不叫做人了,形体还在那,但那连行尸走肉都够不上了,纯属尸体了,所以说无神则形不可活。这是形与神两者的关系,看来是把神放在了非常重要的地位上去了。有人对中、西方养生方法做过对照研究,发现中国养生更重视养神;而西方虽无"养生"一说,但其保健相对重视形体的锻炼,重视肌肉发达的情况。中医养生强调形与养神二者必须兼养,能够做到"形与神俱",这才是一个健康的人,是能够长寿的人。当然所谓养形是要养一个强健的身体,既不是养得一身肥肉,那不叫强健,更不是要养得骨瘦如柴。古时候说练武功的人身轻如燕,那是说人家功夫高,身体很轻便,跳也跳得高,跑得快,可不是说体重真的身轻如燕了,因为无形则神也无所附了。我看到有些年轻人尤其是女士们去减肥,减得身轻如燕了,二十几岁姑娘消瘦不堪,厌食了,月事没了,真正血枯病出现了。那还了得?所以这两方面一定要掌握适当,练形要练到适当的程度。形与神两者不可缺,但是就主次而言,是神在形之先,养好神,形也比较容易养。

[临证指要]

(一)"和于术数"

首先要因人、因时、因地而运用养生技术,那才叫和于术数,根据自己的身体情况,年龄、体质各方面的情况,来采取相应的养生措施、锻炼方法那才叫"和",不是说人人都一样。说有人一天要跑 5000 米对他来说就是锻炼,对另外一个人 500 米都跑不了,不能一样看待。所以养生要因时、因地、因人制宜,要"和"于术数。因为中医传统的养生方法很多,现代的锻炼方法更多了,要有所选择。第二点就是说各种养生术数,它都有一定的方法与要求。这要求一是要自己勤学苦练,更要掌握各种术数的特点,不是说只要苦练就成,苦练练出毛病来也是常见的。所以最好是要有老师指导,有一些术数没有老师指导,自己去想象,有时候想不到点子上。因为书本上写的关于术数的问题,无论重点不重点它都是一句话说过去了,你在读书的时候就不知道哪里是关键。但是有老师指导一下,就抓住重点了。比如练气功,照书本练去了,练来练去走火入魔了都不知道什么毛病。那不是术数本身不好,而是学习不得法,锻炼不得法。所以有老师指导,这是相当重要的一条。然后所谓"师傅领进门,学艺在个人",自己去练习。当然选老师要慎重,不要听说哪儿有一个大师来了,就去跟着学了,没准这个所谓的大师本身就不是真的老师,这种现象出现过,某大师来了,教什么功法,大伙来练吧,练到住进精神病医院的不是一二个。

(二)恬惔虚无、精神内守

既是平时要注意的,又是采取各种养生方法中要贯彻的,没有这一点,各种方法,尤其调摄精神的方法,肯定达不到预期目的,甚至反而有害。我刚才提到了练气功,正练着呢,还想起开天目吧,明天我透视眼了,给别人看病我挣多少钱了,眼看就要发了;又想我哪里有病,赶快用气打通吧,这都是个私心杂念呀。我曾接治一位中年男子,练气功中希望自己胖起来,两个月后,体重虽然没变,但自我感觉身体肥胖沉重,不能正常生活和工作,从外埠来京治病,经用药物及心理治疗而愈。所以就从气功来说,什么是最高的功法? 恬惔虚无是最高的功法。谁能够做到心无所想全无杂念,他的功法就最高,也最符合中医经典理论。恬惔虚无、精神内守联系面比较广,比如说"美其食,任其服,乐其俗,高下不相慕",也是一种恬惔的意思。"志闲而少欲"这是告诉人们怎么样才能做到恬惔,先得把自己的心志管起来,欲望减少,这样"心安而不惧",心里尽量的平静、安静下来,所以才不受外物的干扰,这就逐渐地可以做到恬惔。

第二段　肾气与生命阶段及生殖能力的关系

[原文诵读]

帝曰:人年老而无子者,材力尽耶? 将天数然也? 岐伯曰:女子七岁,肾气盛,齿更发长;二七而天癸至,任脉通,太冲脉盛,月事以时下,故有子;三七,肾气平均,故真牙生而长极;四七,筋骨坚,发长极,身体盛壮;五七,阳明脉衰,面始焦,发始堕;六七,三阳脉衰于上,面皆焦,发始白;七七,任脉虚,太冲脉衰少,天癸竭,地道不通,故形坏而无子也。丈夫八岁,肾气实,发长齿更;二八,肾气盛,天癸至,精气溢泻,阴阳和,故能有子;三八,肾气平均,筋骨劲强,故真牙生而长极;四八,筋骨隆盛,肌肉满壮;五八,肾气衰,发堕齿槁;六八,阳气衰竭于上,面焦,发鬓颁白;七八,肝气衰,筋不能动;八八,天癸竭,精少,肾脏衰,形体皆极,则齿发去。肾者主水,受五脏六腑之精而藏之,故五脏盛乃能泻。今五脏皆衰,筋骨解堕,天癸尽矣,故发鬓白,身体重,行步不正,而无子耳。

帝曰:有其年已老而有子者,何也? 岐伯曰:此其天寿过度,气脉常通,而肾气有余也。此虽有子,男不过尽八八,女不过尽七七,而天地之精气皆竭矣。帝曰:夫道者,年皆百数,能有子乎? 岐伯曰:夫道者,能却老而全形,身年虽寿,能生子也。

[串讲]

讲了生命阶段,女子以七岁为一个阶段,男子以八岁为一个阶段,这是关于生命阶段。女子到第七阶段,那就算进入老年;男子到八八六十四岁那就算进入老年。那是在《黄帝内经》时代,划分人体的少壮衰老这样一个阶段性。当然《黄帝内经》除了以七岁和八岁划分阶段之外,关于生命的阶段性还有以

455

十岁划分阶段的,后两节我们在讲到《灵枢·天年》的时候,就是以十岁为一个阶段,《黄帝内经》关于生命阶段主要是这么两种。本篇涉及到生殖功能的问题,所以它是按女七男八来算的。

"帝曰:人年老而无子者,材力尽耶? 将天数然也?"。"无子"是指没有生育能力,老年了没有生育能力了,是人体精力枯竭了呢,还是和先天的寿数有关系呢?"将天数然也?"我们在讲第一段的时候,曾经提到过,那句"人将失之耶",应该作"将人失之耶",把"将"字可以颠倒过来吗? 你看这就把"将"字搁在前面了,"将天数然也",抑或是天数所决定的呢。这个基本上是既和"天数",也和"材力尽"都有关系。岐伯回答是先讲女子的生命以及生殖能力的问题。

"岐伯曰:女子七岁,肾气盛,齿更发长"。女孩子到七岁的时候,肾气开始旺盛起来,因此才更换牙齿,把乳牙换成了恒齿,头发也开始茂盛。这个"发长"是头发开始茂盛,这就是生命的第一个阶段。是以肾气,也就是天真之气盛衰变化为基础的过程。

"二七而天癸至,任脉通,太冲脉盛,月事以时下,故有子。"十四岁相对来说肾气就更旺盛了,所以才有"天癸至","天癸"这个物质才发挥作用。"天癸"是人与生俱来,和生殖能力密切相关的这么一种物质,它的作用发挥人就具备生殖能力,它枯竭了、没有了,人也就没有生育能力了,而这种物质是和肾气密切相关的。只有肾气旺了,它才开始发挥作用,所以叫做"天癸"。天者先天,癸者水也,我们在讲十干的时候,说过壬癸属于水,甲乙属木,壬为阳水,癸为阴水。天癸是天一之癸水,看来是和肾关系最为密切了。所以"天癸"就是这样一种物质,在肾气旺盛的时候它发挥作用,它作用的发挥就表现在人的生殖能力上,所以曾经把它解释成是促生殖能力的物质。《黄帝内经》的时候看到了这个东西的存在。"天癸至",发挥作用叫做"至"。所以才有"任脉通",任脉,奇经八脉之一,作用是什么呢? 我们在讲经脉时讲过这个问题,"冲为血海,任主胞胎"。任脉主持一身之阴。所以"天癸至",任脉就通畅了,太冲脉也旺盛了,血海充足了。所以"月事以时下",妇女月经就按时而下。每月有事,所以叫月事。"故有子",也就是到"二七","任脉通,太冲脉盛,月事以时下"这个情况下,就具有了生殖能力。

"三七,肾气平均,故真牙生而长极"。三七二十一岁,"肾气平均"是指的肾气更充足了,比一七、二七还要充足。"长极"其实是发长极。"真牙"就是智齿,最巅顶的、最边上的牙,所谓智齿,到三七肾气充足的时候可以生智齿了,而头发也长得茂密了,这是发育的一种现象。

"四七,筋骨坚,发长极,身体盛壮"。到四七二十八岁是妇女最健康也是最强健的时候,所以筋骨坚强,头发也长得最茂密。当然我们这里所说一七、二七、三七、四七,是指习惯上所说的虚岁,不是满周岁。从这里看,女子到四七二十八虚岁的时候,是身体发育最完美,无以复加的程度。因为本段还要讨论生育能力的问题,所以在二十八虚岁这个时候,看来是生育的最好年龄。我不是强调晚婚晚育,但是医学理论上是这么讨论的,这个时候人体最好,当然它的子代应该是最健壮。从身体发育这个角度来讲,看来这是最完美的阶段。

"五七,阳明脉衰,面始焦,发始堕"。现代妇女也许三十五岁仍很健壮,但是从《黄帝内经》时候看,"五七"三十五岁女性的身体就开始走下坡路,有什么现象呢,从经脉气血来说,它是"阳明脉衰",因为女为阴体,不足于阳,所以先从阳脉衰,最先表现在阳明脉方面。"面始焦","焦"是憔悴。因为阳明经脉行于面,所以到"五七"三十五岁的时候,面部就开始憔悴,跟二十多岁的时候不一样了。当然现在有很多美容的方法,有抹粉、拉皮,各种各样的技术,无非就是要把这个憔悴缓解一点。"发始堕",头发也就开始脱落,换句话说掉得多,生的少了。为什么?一是阳明脉衰,阳明行于面;二是说肾气开始衰,"肾之华在发"。《六节藏象论》讲"其华在发,其充在骨"。所以说"面始焦,发始堕"。

"六七,三阳脉皆衰于上,面皆焦,发始白"。不单是一个阳明,而是太阳、少阳、阳明三阳脉都衰于上。表现出来"面皆焦",整个面部全憔悴了,要想把这憔悴的面容弄得姣好一点,也不容易。头发开始变白,头发白倒没关系,现在染发技术非常好,不过有些人过敏,使用那些染发剂还是要挑选一下。这是个人爱好不同,有人还把黑发染白了呢,不一定都染黑。但是毕竟我们中国人一般年轻人是黑头发,前面没说黑白问题,但是这里说"发始白",说明年轻人头发是黑的吧。"面皆焦,发始白",也说明肾气更虚了。前面"发始堕",这时不但堕,而且要变白。

"七七,任脉虚,太冲脉衰少,天癸竭,地道不通,故形坏而无子也"。七七四十九岁任脉也虚了,其实这是在讲肾精肾气很虚了,女子到四十九岁的时候肾气已经很虚了,所以任脉虚,太冲脉也衰少。太冲脉衰少就血少,阴精血液都不足了,冲为血海,所以太冲脉衰少,也就是说人的气血都不足了。"天癸竭",因为肾气衰了,天癸当然枯竭了。没有生育能力了,所以说"地道不通",这个"地道",有的理解成为脉道也可以;有的理解为生殖之道不通,就不再有月经了。两种解释都可以。"故形坏而无子也","坏"就是衰竭的意思,不像年轻时那样美好了。"无子",不再有生殖能力了。女子只说到七七四十九,实际在讲生育能力,一般的到四十九岁之后还生育的确实很少了。现在技术很多,有报道说,年轻的时候把卵子存起来,等将来条件适合了愿意生的时候再把自己卵子取出来,再做一个受精卵,自己再生,那么当然五六十岁也可以生。那个毕竟不是《黄帝内经》时候所讨论的,从现在看,也不是多数妇女要实行的。所以正常的生命节律,生命阶段性和生殖能力,《黄帝内经》时候对妇女作了这样一个概括。当然无论是妇女,还是下面我们所要讲到的男子,这个规律它是个大体的。即使说中国人也是大体的,更不要说热带人和寒带人,热带人一般发育就早一点,寒带人一般发育慢一点。就是我们中国人也有早有晚,也有些特殊情况。

"丈夫,八岁,肾气实,发长齿更"。丈夫,指男子。周朝的制度,八寸为一尺,十尺为一丈,男子身高八尺,故曰丈夫,有这么个说法,就是通称男子而言。男子以八岁作为一个生长发育阶段。为什么说女子以七岁,男子以八岁呢?从象数角度来解释,数字分阴阳,六、七、八、九、十,这其中有偶数,有奇数。奇数为阳,七属于少阳之数,九属于老阳之数。女为阴,需要有少阳,这才阴阳相合。少则盛,老则衰,所以女子以七为一阶段。偶数为阴,八是少阴,六是老阴。男为阳体,需要有少阴,同样少则壮,老则衰,所以要以八为阶段。阳数从七到九是由少到老,阴数是从六到八是由老到少,即所谓"阳进阴退"。男子"八岁"到一个生命的阶段,"肾气实",这个时候肾气开始充实,所以有"齿更发长"。

"二八,肾气盛,天癸至,精气溢泻,阴阳和,故能有子"。"二八"一十六岁的男子可以有遗精现象,有生殖之精了。所以"阴阳合,故能有子"。"阴阳合"有两种解释:一种解释是阴阳男女相合,因为他有生殖能力了,所以阴阳男女相合,而能生子女;再一个是说男子到二八一十六岁的时候体内阴阳调和了,叫做阴阳合。两种解释都有道理。

"三八,肾气平均,筋骨劲强,故真牙生而长极"。和前面女子以七为阶段的道理一致。

"四八,筋骨隆盛,肌肉满壮"。四八肾气最强盛,所以筋骨也隆盛,肌肉最壮满。三十二岁的男子汉是最健壮,二十岁男子汉也挺棒的,但是坚固程度真是不如三十岁的,当然有些运动是需要更年轻一点,但是从身体的强健,耐受力强,承受能力大,应该到虚岁三十二岁这阶段。

"五八,肾气衰,发堕齿槁"。男子为阳,首先衰于阴。你看女子"五七"的时候,它就说"阳明脉衰"。男子"五八"的时候首先说"肾气衰",男为阳体,不足于阴,所以先从肾脏衰。"发堕齿槁",发为肾之华,齿为骨之余,所以它提出特征性的生理现象,是齿和发的变化。当然人体老了,变化很多的。但是发堕齿槁具有特征性,反映肾气衰。

"六八,阳气衰竭于上,面焦,发鬓颁白"。那就不单肾气衰,阳气也开始衰。《甲乙经》没有"竭"字，就是"阳气衰于上"。由于阳气衰于上，所以出现"面焦，发鬓颁白"。"颁"也就是这个"斑"，花斑、花白了。四十八岁鬓角开始发白了。

"七八，肝气衰，筋不能动；八八，天癸竭，精少，肾脏衰，形体皆极，则齿发去"。这又涉及到肝脏，"筋不能动"，肝主筋。六十四岁，"天癸"也枯竭了，"精少"，肾藏生殖之精很衰少了，虽不是说绝对没有，但是已经很衰少了。"形体皆极"，"极"形体极度衰弱，八八六十四岁之后，总是要衰弱。后面谈到个别人，超过八八还有生育能力。"齿发去"，头发也脱落了，牙齿也开始掉了，八八六十四岁之后进入老年了嘛。

"肾者主水，受五脏六腑之精而藏之。故五脏盛乃能泻"。这里所说肾者主水，是肾藏先天之精水，精水，也包含天癸。肾脏是接受了五脏六腑之精气来藏的，肾藏之精既有先天之精，更有后天五脏六腑之精而输于肾脏。五脏六腑健康，精气旺盛，肾精才能充足，所以说才能泻。前面不讲了吗？"天癸至，精气溢泻"，那个"泻"就是这个泻精，这就是说男子生殖之精的有无盛衰，可不单纯是一个肾，它涉及到五脏六腑之精。这是很重要的问题，可是我们临床上有一些医生一说生殖能力差了，特别对男子，那就只有补肾，不需考虑别的吗？五脏六腑都应该考虑到。

"今五脏皆衰，筋骨解堕，天癸尽矣，故发鬓白，身体重，行步不正，而无子耳"。八八六十四之后，"五脏皆衰"。"解堕"，即松懈，怠堕。到这个时候五脏皆衰，阳气不足了，所以身体感到很沉重。这个身体重不是上磅秤，说重了，不是。是说阳气不足，自我感到沉重，再也跳不高了，再也跑不快了。老了，身体重了，是这个意思。肝肾都衰了，筋骨都不利了，所以行步不稳当了，说不定要挂上拐杖了。人到老年也没有生育能力了。

第76讲

上面我们讲了，男八女七生命阶段，以及生殖能力有无盛衰的问题，它是以肾气为主来讨论的。肾气充实天癸成熟而发挥作用。肾气衰时，天癸也就枯竭了，而丧失了生殖能力。女子七七四十九岁之后，就不具备有生殖能力了。男子八八六十四岁则精少，生育能力也衰弱了。但有特殊。

"帝曰：有其年已老而有子者，何也？"。这个年已老，就是女子超过七七四十九岁，男子超过八八六十四岁，还有生育能力。男子六十四岁之后能有子的比较多见。四十九岁之后女子也有生小孩的，这个也还遇到过。有一年在北京郊区义诊过程中来了个老太太，抱个小孩，我问她岁数，回说五十二了，可能也是说的虚岁，这小孩一周岁，我想那准是孙子吧！就说："这是你孙子？"老太太说："是我儿子"。惭愧，当医生应会问诊，不该犯经验主义的错误。所以这里提出一个问题,"年已老而有子者,何也?"

"岐伯曰:此其天寿过度,气脉常通,而肾气有余也"。这样的人天赋的寿命比一般人强,超过常人,先天之本充足。当然,这样的人其后天调养得也是比较好。"气脉常通",这个"常"就是尚的意思。气血经脉尚通,年龄虽然老了,但是气血经脉还通。由于天寿过度嘛,尚且通畅,而肾气有余,这种人先天禀赋、体质就是比一般人强。

"此虽有子,男不过尽八八,女不过尽七七,而天地之精气皆竭矣"。这句话注家解释可多了,多数的注家说,男子不超过八八六十四岁,虽然有儿子,他的儿子还是八八六十四岁之前生的,说不过尽八八。女的虽然生子了,但是一般生的时候还是在四十九岁生的。这样说并没有回答"有其年已老而有子者"的问题,怎么解释好?我的理解是天寿过度、气脉常通的人,年龄超过八八,超过七七,还能生子。但是其所生的子,生育年龄一般来说,也是还跟常人一样,不过尽八八而已。所生之女的生育年龄不过尽七七而已。就是说"年已老而生子"没有遗传性。我这个理解对不对,也还值得讨论。总之,从语气上,我这样讲好像还说得去。因为这个人年龄虽然大了,是由于天寿过度,气脉常通,而肾气有余。所以,超过八八、七七能生子,但是他的子不再具备这个特点,子的生育能力和一般人相同,他们到七七、八八的时候,天地之精气,也就是肾精天癸也要枯竭,也不再有生殖能力了。一般说老生之子的体质上不会比青壮年所生之子还要强壮,所以此虽有子,男不过尽八八,女不过尽七七,天癸到这个岁数也要枯竭了,这是一种年老有子的。可是还有一种特殊。

"夫道者,年皆百数,能有子乎"。说年纪近百了,但是人家是深通养生之道的人,还能不能有生育能力?这绝对是理论上的问题了。年皆百数能有子的,近几十年没见有报道。

"岐伯曰:夫道者,能却老而全形,身年虽寿,能生子也"。深通养生之道的人,能够却老,使老退却,也就是不衰老。全形,能保持形体的强健。年龄尽管到百岁了,还有生育能力。从理论上来说,这种情况是存在的。

[理论阐释]

(一) 肾主生殖与生理发育

这一段用肾气来分析人体生长发育,以及衰老各个阶段的生理特点,尤其是生殖能力问题。肾气盛,身体就盛;肾气衰,身体就衰。所以近年来人们在研究长寿抗衰老问题,经常从肾上去研究,去组织方药,确实有一定的理论根据。当然,人体衰老与强健,除了肾气之外,还有其他因素的影响,像第一段所讲的养生,要养神养形。但是毕竟从原理上,把肾脏、肾气放在尤其重要的位置。这一段突出阐述了生殖功能盛衰的过程,其主要因素在于肾气自然盛衰的规律。女七男八,以及特殊人年已老而有子,其实都是肾气盛衰来主导的生殖能力这样一个问题。同时这里又提到,不同的阶段,女三七、四七这个阶段肾气最旺盛。男是三八、四八这个阶段肾气最旺盛,身体发育最完美。即是说随着肾气的盛衰,形体变化也展现出同步盛衰过程。具体所举的从牙齿、头发、筋骨,乃至于面部的荣枯。因为面部的荣枯是最容易表现出来,头发、牙齿、筋骨是和肾(当然也涉及到肝)关系最密切,这些是有特征性的表现。为什么说人体的生理盛衰、发育是本原于先天的肾气?原因有二:一是先天之精发育为人体脏腑经络组织器官。先有先天之精,阴阳两精相合,产生新的生命。这个新的生命就在先天之精的基础上逐渐发育,而有脏腑经络组织器官,成为一个新的生命体。正如《灵枢·经脉》所说:"人始生,先成精,精成而后脑髓生。骨为干,脉为营,筋为刚,肉为墙,皮肤坚而毛发长。"这是第一,先天之精发育成新的生命。第二,作为人体精气之本源受后天培育并充养形体,本段特别提到"肾者主水,受五脏六腑之精而藏之,故五脏盛乃能泻。"这个肾精,先天之精髓虽然是禀受于先天父母,但在有生之后,要靠自己脏腑之精强盛才能充养。所以说这个论述是后世关于肾主生殖,肾主生长衰老,并成为肾是先天之本,为这样的理论奠定了基础。《上古天真论》这样一段,也为中医学从肾气探讨衰老机理,从生殖功能状况判断衰老进度,以及节欲保精,防衰缓老的方法提供了重要依据。当然,衰老也不完全是虚,在虚的基础上它还夹实,所以一味就去补肾,就准能抗衰老?不见得。因为人体个体不一样,即使在肾虚的基础上,多半也还有夹实的问题。不然老年斑哪长出的?恐怕有痰湿瘀滞也在里头。我举例言之,当然还有些其他的现象。

(二)关于天癸

天癸这一个概念作为生殖功能盛衰的决定因素,为中医学性生殖的生理、病理以及疾病的诊断、治疗奠定了理论基础。

天癸的生理问题一是决定了性功能的有无,同时又决定了性功能,生殖功能的强弱。二是对人的第二性征,所谓副性征,男子长结喉、胡须、阴茎变大;女子乳房丰满,这些第二性征,都和天癸有关系,都和肾气有关系。《灵枢·五音五味》篇举宦官去其宗筋,去其睾丸,这样伤其冲、任之脉,竭其天癸,就不长胡须了。天癸是肾脏之精髓所化,叫天一之癸水,所以是和肾精关系最密切。同时又冲为血海,任主胞胎,特别是对妇女生殖功能至关重要。因此说,妇女的生殖功能尤其是和冲脉、任脉有密切关系。而冲脉、任脉能够发挥其在生殖方面的作用,决定于天癸。

[临证指要]

冲任与妇科的月经、胎孕病证

冲、任与妇科关系十分的密切,因为只有任脉通,太冲脉盛,月事以时下,才能有生育能力。月事不以时下，没有生育能力，那绝对是妇科重要的病。经带胎产，经在第一，胎第三，产第四，所以经带胎产四大病，三个都直接和任脉、和冲脉有关系。第一，冲任脉充盛、通畅，则月经按时来潮。二，冲任脉的盛衰、通闭，又受天癸成熟与否，或者说是衰竭的制约。经文上也讲到了这个问题，后世医学家对这个问题讲得很全。比如陈自明《妇人大全良方》说："冲为血海，任主胞胎。""肾气全盛，二脉流通，经月渐盛，应时而下。"张锡纯对于冲任尤为重视，其《医学衷中参西录》有理冲汤、有理冲丸治经闭不行，或者产后恶露不尽，结为癥瘕；又制有安冲汤，来治疗妇女的经水多或者过期不止、漏下等；有固冲汤治妇女血崩；有温冲汤治血海虚寒。你看，张锡纯对于妇科病制定了固冲、温冲，还有安冲、理冲等方剂，从冲任角度来治疗。我对五版教材的《妇科讲义》曾经翻过一遍，关于妇科病的治法，百分之六十以上都是在调补冲任。也就是说，现在的妇科，最重要的治法是什么？是调补冲任。所以说这个理论，对中医学影响是非常大的。从养生角度，防衰抗老；从妇科病的调治方面，都说明这绝对是基础理论。

第三段　养生水平不同，结果也有差别

[原文诵读]

黄帝曰：余闻上古有真人者，提挈天地，把握阴阳，呼吸精气，独立守神，肌肉若一，故能寿敝天地，无有终时，此其道生。

中古之时，有至人者，淳德全道，和于阴阳，调于四时，去世离俗，积精全神，游行天地之间，视听八达之外。此盖益其寿命而强者也，亦归于真人。

其次，有圣人者，处天地之和，从八风之理，适嗜欲于世俗之间，无恚嗔之心，行不欲离于世，被服章，举不欲观于俗，外不劳形于事，内无思想之患，以恬愉为务，以自得为功，形体不敝，精神不散，亦可以百数。

其次，有贤人者，法则天地，象似日月，辩列星辰，逆从阴阳，分别四时，将从上古合同于道，亦可使益寿而有极时。

[串讲]

"黄帝曰：余闻上古有真人者，提挈天地，把握阴阳"。真人，是修真得道之人，能够返璞归真的人，也就是养生水平，养生道德最高尚的人。真人养生做到什么样？提挈天地，掌握天地自然界的规律来用到自己的养生上，那太广大了。天地，时空，阴阳，变化太复杂了。但是，真人能够懂得天地自然规律，所以是大学问家。不然怎么能够提挈天地？能够把握阴阳？"阴阳者，天地之道也，万物之纲纪，变化之父母，生杀之本始，神明之府也。"他能够把握住阴阳，说明对阴阳从理论，到具体事物认识得非常清晰。

"呼吸精气"。呼吸精气也就是后来所说的吐纳,吐纳就是吐故纳新。通过调节呼吸把人体和自然界联系起来,统一起来。更重要的是自我调节,使自己的气息平稳,气息能够通达,不是浅表的,只在胸部"呼呼吸吸"的,那不行。要经过锻炼能够使气下达、下沉,这是要经过锻炼的。这是一种吐纳调息的养生的方法,是非常重要的一种方法。即使现在的练气功,也要注意呼吸吐纳。当然,也可以把呼吸吐纳看作是一种手段。这个手段做什么? 是使神志安静,做到恬惔虚无的一种手段。当然,除了作为手段之外,本身也有它的意义,可使人体的精气充沛起来。

"独立守神,肌肉若一"。独立就是能够自我控制,不受外界干扰。守神,使得精神守于内,前面所说的"精神内守,病安从来"这需要自我能够控制,使精神守于内而不耗散。可以做到"肌肉若一",肌肉是说的形体。若一,和原来一样,不衰老,保持形体不衰老。面容对女子来说姣好,对男子来说叫神采,是靠自己的气血的充盈,精气的旺盛,是要靠自己的锻炼得来,养生是主要的,这才是最根本的。

"故能寿敝天地,无有终时,此其道生"。敝是尽的意思,寿敝天地,天地不尽,寿命也不尽,那就是长生不老。所以这真人,长生不老,也就是无有终时。天地无有终时,他的寿命就无有终时。"此其道生",这是他道成而长生,养生之道成功了,修炼成功了,而可以长生。长生不老是自古以来人类的追求,当然,长生不老是不可能的,但是人们永远追求它,就按上述这个高标准的要求去练,对人体是有益的。但是《黄帝内经》也没说人能永远不死,没这个想法。但是它说经过那样练的话就可以达到天赋的寿命。既然有天寿,那就不可能长生不老。但是经过锻炼,天寿都可以适当延长,有这个理论。天寿好的,经过锻炼,经过养生调节好,寿命可以更长,这个想法是科学的。当然,你看这一段呼吸精气,独立守神。后世的吐纳,现代的气功,都讲究调息。气功有没有? 肯定是有的,就是本篇所讲的"恬惔虚无,真气从之",调息纳气,精神守于内,那是气功的根本要求,对身体是有益的。当然如果离开了恬惔虚无这个最基本的原理,什么功法都不是中医理论指导下的东西,难免走火入魔。

"中古之时,有至人者"。中古比上古更近一点。至人是什么? 至人其实也近似于真人。《庄子·天下》:"不离于真,谓之至人。"本段的最后一句也说"亦归于真人"。就是说近似于真人,接近于真人。养生、道德水平仍然是非常高尚的人。

"淳德全道,和于阴阳,调于四时"。淳就是淳朴,就是敦厚,德就是道德,全道就是使养生之道完全。淳德全道,全面掌握养生之道。在养生中能与阴阳相和,不与阴阳相逆。跟上边所说把握阴阳,提挈天地,等级差一点,但是他也能够做到与阴阳相和,而调于四时。在四时养生来说,与四时相协调,春夏养阳,秋冬养阴。春天、夏天阳气旺盛,阳气能养得好。秋冬阴气盛,能把自己的阴精养得好,等等。调于四时,与四时相协调,因为人与天地相参,所以要调于四时。

"去世离俗,积精全神"。去就是离开,脱离。离开世俗是说要专心修道。一种理解说去世离俗就是到深山老林,不见人的地方。再有一种呢,我看可以实行的,那就是说思想上能够离开世俗,世俗有世俗的变化,我养生归我的养生,调节自己的情绪,非常安静。把身体容纳于自然界这种阴阳变化之中,也叫去世离俗。因为真的去世离俗,现在越来越做不到了,深山老林都被开发起来了,那没法养生了。"积精全神",把自己的精气积累起来,使自己的精神不受干扰,保持精神充沛。

"游行天地之间,视听八达之外。"是说精神可以游行于天地之间,虽然坐在屋子里,但天地之间的事他能感觉得到。虽然是非常静了,恬惔虚无了,但是外界的变化他可以知道。"视听八达之外",看得远、听得远,那好像千里眼,顺风耳,其实就是说的人的精气充足,他的感觉非常聪敏。练气功,达到一定层次,可以做到全无所觉又无所不觉,就这么一种状态,所以他不受外界干扰。这似乎是很玄,必须经过修炼,有这样的体会。并不是到处去旅游,古时候也没有飞机,也没有飞船,但是他可以游行于天地之间,可以视听于八达之外,八达就是很远的地方。这是说功能健全,精神充沛。

"此盖益其寿命而强者也,亦归于真人"。说这样的真人也可以益寿,使身体强健。所以也可以把他归到真人那一类里去。这个"游行天地之间,视听八达之外",看似很玄,其实真正练起来也确实可以理解。所以说在有些问题上学术界仍然是争论不休的,比如这人是否可以隔墙看到东西?按《黄帝内经》的这个理论,不但隔墙,八达之外都可以知道。而且在文献记载上也有,不是扁鹊就能见垣另一方人吗?但是因为有了这么一些说法,就有人投机取巧,在那里做假,这就坏事了。跟气功一样,气功是不是好的?当然是好的,但是就有人利用这个好的东西去为非作歹,去骗人。而且有些东西又很难用现代的科技手段去证明它,所以是一个很难的问题。我说也不难,按照恬惔虚无去练,它就不难。

第77讲

"其次,有圣人者,处天地之和,从八风之理"。从养生的水平上看,这是第三等,当然这四等人都是很高尚的养生家。第一是真人;第二是至人,至人也归于真人;第三,圣人。圣人是创造了非常重要的理论,同时在作为上又有很大的成就,做了很大的贡献,当然这里主要是指养生问题。"和"就是天地之和气,"和气"是指的淳朴、敦厚的那种自然之气,"处天地之和"就是致身于天地的和气之中,把自己和自然界的淳朴、敦厚之气融为一体。"八风"是八方之风,东西南北四方再加上四隅,东南、西南、东北、西北为八方。"理"就是正理。八风之正理,也就是正常的气候变化,养生要顺从八风之理。

"适嗜欲于世俗之间,无恚嗔之心"。这样的圣人在养生方面,他适应世俗之间的那些嗜欲,世俗之人有很多的嗜好和欲望,圣人能够适应那种环境,尽管世俗上有很多不良的嗜好,圣人看了并没引起烦恼,所以说"无恚嗔之心"。"恚"是恨、是怒两个意思。"嗔"也是小怒。看到那些不良的现象,在心里头不产生什么反应。

"行不欲离于世,被服章,举不欲观于俗"。他的行为、活动,并不脱离开世俗。"被服章"这三个字,是衍文。尽管世俗有很多的嗜好和欲望,很多的不良行为,圣人虽然看到了,但是既不往心里去,不产生愤恨、恼怒的心理,也不效仿那些东西,但是也并不想离开这个世俗。

"外不劳形于事,内无思想之患,以恬愉为务,以自得为功"。在形体上没有过分的劳累,再说本篇开头讲了,如果是精神很专直的话,也可以形劳而不倦,所以"外不劳形于事"。"恬"即恬惔,就是安静。"愉"是高兴。以恬惔为自己的任务,追求的是什么? 追求的是心情安静、心情舒畅,他以这些为任务。因为没有过分的追求,不是嗜欲无穷,孜孜以求,所以一切很满足,而能"以自得为功",主要是一种心态上的修养。"以恬愉为务,以自得为功",其实都是在解释"无思想之患"的具体内容。

"形体不敝,精神不散,亦可以百数"。"敝"就是败坏,因为没有不适当的嗜欲,又没有过分的劳累,所以"形体不敝";由于能够精神守于内,"无思想之患,以恬愉为务,自得为功",所以能够"精神不散"。"亦可以百数",说这样的圣人养生,也可以达到百数,超过百岁。

"其次,有贤人者,法则天地,象似日月,辩列星辰"。"贤人",同样是养生当中有很大成就的人。"贤人"与"圣人"相比又差一点,他的作为符合道德,同时也有很大的收获。"法则天地",效法天地,以天地的运行阴阳变化为自己养生之法则。"象",取象,还是取法的意思。"象似日月",按照自然界的阴阳变化、日月星辰的运行来调整。"辩列"有推步的意思,要认识到日月星辰运行规律,推步星辰的变化、运行,用来养生,取法日月、推步星辰,就是根据日月星辰的转移,日月星辰的变化规律来养生。

"逆从阴阳,分别四时,将从上古合同于道,亦可使益寿而有极时"。逆从,这是偏义复词,即"顺从阴阳"。"分别四时",春夏秋冬四时,阴阳有不同,有升降出入的区别。"将"是随的意思,随从。也随从着上古圣人那样,合于养生之道,也就是说贤人的养生方法也符合上古养生之道。"益寿",延长寿命。可以使寿命延长，"而有极时"，也就是"度百岁乃去"，不是像真人那样"无有终时"。

[理论阐释]

《黄帝内经》养生思想与道家

从《黄帝内经》养生方面的阐述和道家的思想有很多相一致的地方，或者说《黄帝内经》的学术思想在养生这方面受道家的思想影响比较大，这固然是在成书时代，道家思想可能就影响了《黄帝内经》。唐代王冰整理《素问》的时候，王冰是道家，所以他把这个思想可能又贯穿进去一些。我提到过，这一篇在全元起本上并不在第一篇，王冰整理《素问》的时候，把它挪到第一篇，为什么？这一篇是养生，王冰就是道家，他重视养生，当然重视养生这个观点是不错的，我们是从学术的渊源上看，篇目前后次序上，王冰把它挪到第一篇，反映出他非常强调养生。

以老、庄为代表的道家，是先秦诸子中重要的学术派别。《史记》称之为"道德家"，《汉书》始称为"道家"。本节"德"、"道"源于《老子》，"真人"、"至人"首见于《庄子》。精气、守神、积精全神等均系道家的习用术语，所以从《黄帝内经》和道家的语言文字看，就有很多相似。其中的"美其食，任其服，乐其俗"极似《老子·八十章》之文"甘其食、美其服、安其居、乐其俗"。这里有"安其居"，我们现在的安居乐业，"安居"工程，这"安居"一词还是有出处的。和本篇的"美其食，任其服，乐其俗"是意思相同，文字很相似。因此，我们说《黄帝内经》在养生思想方面受道家影响极深，加上道家人物王冰的编次注释，更显得十分突出了。在养生观上，道法自然，养生要法于道，法于自然，返本还原；在养生原则上，道法清静，本篇也讲"恬惔虚无"，这些都是清静无为；养生方法上，本段讲"上古之人，其知道者，法于阴阳，和于术数"，道家很重视"术数"，养生的技术。在养生"术数"方面，《庄子》有心斋、坐忘、吹呴呼吸，吐故纳新，熊经鸟伸等，除了调整呼吸，也还有肢体动作，现在一些气功，也有运动，有规律的运动。所以从《黄帝内经》和《道德经》、《庄子》比较来看，从养生学术思想上、养生方法上，有很多相似，换句话说，《黄帝内经》养生思想与道家思想渊源极深。

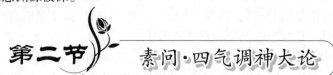

第二节　素问·四气调神大论

[题解]

"四气"，就是四时之气，春夏秋冬之气；"调"就是调摄、就是协调；"神"，就是精神意志。本篇内容，是根据四时之气来调摄精神意志，使人的精神意志和四时阴阳之气相应、相协调。但从文字数量上看，更多的是调形体，换句话说，不是字数多就重要，字数少就不重要。虽然调神的文字相对比较少，但是它叫"调神"，可以看出《黄帝内经》的养生重视精神调养。本文是节选。

第一段　四季养生之原则

[原文诵读]

春三月，此谓发陈。天地俱生，万物以荣。夜卧早起，广步于庭，被发缓形，以使志生；生而勿杀，予而勿夺，赏而勿罚。此春气之应，养生之道也。逆之则伤肝，夏为寒变，奉长者少。

夏三月，此谓蕃秀。天地气交，万物华实。夜卧早起，无厌于日。使志无怒，使华英成秀。使气得泄，若所爱在外。此夏气之应，养长之道也。逆之则伤心，秋为痎疟，奉收者少，冬至重病。

秋三月，此谓容平。天气以急，地气以明。早卧早起，与鸡俱兴。使志安宁，以缓秋刑，收敛神气，使秋气平，无外其志，使肺气清。此秋气之应，养收之道也。逆之则伤肺，冬为飧泄，奉藏者少。

冬三月，此谓闭藏。水冰地坼，无扰乎阳。早卧晚起，必待日光。使志若伏若匿，若有私意，若已有得，去寒就温，无泄皮肤，使气亟夺。此冬气之应，养藏之道也。逆之则伤肾，春为痿厥，奉生者少。

[串讲]

"春三月，此谓发陈。天地俱生，万物以荣"。正月、二月、三月，所谓"春三月"，给它概括一个词，"发陈"。用"发陈"这个词来概括"春三月"的那种气象。"发"是启发。"陈"就是故，故旧。"发陈"就是推陈出新的意思。"春三月"，为四季之首，有少阳生发之性，所以用"发陈"这个词来形容它。"春三月"有什么性质呢？天地自然都在这生发，世界的一切事物，特别是那些动植物，有生命之物，是欣欣向荣。为什么呢？接受了天地阴阳生发之气，少阳生发之气，所以万物随之而欣欣向荣，这是天地之象。

"夜卧早起，广步于庭"。人应该怎么养生啊？从原则上提要"夜卧早起"，晚睡早起。因为春天是生发之气，人也要生发，要让气血活动开，多活动一些，不要懒惰。起床之后，要"广步于庭"。"广"是松缓而广大，步是指走步。放松着形体在庭院当中活动，为什么要早起在庭院当中活动呢？可使生阳之气能够生发起来，要运动生阳之气。

"被发缓形，以使志生"。被发，即披发。早晨起来不要把头发梳得紧紧的，要放松开来。"缓形"不要穿着紧绷绷的衣裳，要使形体松缓下来。所以练武术的穿着灯笼裤,不约束着形体,如果穿着牛仔裤去练武功,保证练不了,对形体也是个约束,从春季养生看,绝对不利,从现实看也不有利。把身子兜得紧紧的,显示出了线条美了,也许那叫美,但是不利养生,起码早锻炼你穿那个不行。"被发缓行",就是要松缓自己,有利于阳气上升。更重要的是"以使志生",使自己的神志、精神意志也开始生发,这样的话才有利于人的生长与健康,如果从学习、从事业上来说,那也利于你思路的开启,要产生新的思路,好的想法。

"生而勿杀,予而勿夺,赏而勿罚"。这是心态、心理方面的要求。对新生的东西,不要去消灭它,不要去杀害它,不论是外界的事物,还是自己产生的想法,所谓灵感,这个火花,不要消灭它,要赶紧把它记录下来,以便有条件时去加以创造、加以实施,即所谓"生而勿杀"。在心态上要平和,要有给予的心态,不要剥夺的心态,要"予而勿夺"。对人对己都是这样,对自己太苛刻也不对,我看有相当一部分焦虑抑郁的人,就是对自己要求太苛刻,而且这类病春天发病最多。"赏而勿罚",要奖赏而不要处罚,这个范围很广,对人对事对己都有个赏而勿罚的心理,不是说做错了事也不该罚,不是讲的这个问题,就是讲一种心态上,精神调养方面的问题。这样才符合春气上升之势。

"此春气之应,养生之道也"。"应"就是顺应,相应。《阴阳应象大论》的"应"。以上那些原则与方法,即是"春气之应"。"养生之道也",春生、夏长、秋收、冬藏。春天养"生生之气",这个养"生"和夏天的养"长"是一个同样的句式。"春主生",所以春天要养其生气。

"逆之则伤肝,夏为寒变,奉长者少"。肝气通于春,如果逆春天养生之道,而不是像上边所说"夜卧早起,广步于庭,被发缓形,以使志生;生而勿杀,予而勿夺,赏而勿罚",这样的以使志生的话,就容易伤肝。肝是少阳之气,少阳之气不能正常上升,不但产生肝之病,到夏天还可以产生寒性病变,产生里寒,如洞泄之病。为什么呢?春天阳气当生而未生,夏天阳气当长而不能长,阳虚所以变成里寒了,寒中洞泄了。少阳没有生起来,所以太阳之气不能长,所谓"奉长者少"。春生夏长,春天不生,所以不能奉养长气。

"夏三月,此谓蕃秀。天地气交,万物华实"。"蕃"是茂盛的意思。"秀"就是美。"蕃秀"就是茂盛而美丽。夏季的阳气很旺盛,自然界万物都发展得很旺盛,特别是草木最明显,夏天是最繁茂的季节。天地之气相交,天阳下降,地气上升,阴阳之气相交最旺盛。"华"是开花的"花",在这里花和华是一个意思。"实"就是果实。那些植物类都已经开花,开花之后已经开始结果了,所以"万物华实"。这不是既茂盛、又美丽吗?那是自然界的气象,人应如何养生呢?

"夜卧早起,无厌于日"。人们要晚睡早起,与自然界的阳气旺盛相一致,自然界阳气旺盛,人要睡眠的话,阳气入于阴了,所以晚睡一些,早起一些,保持阳气旺盛。这里说"夜卧早起"可是相对的,是对古时候所说的"日落而息、日出而作",和现在一些年轻人概念上的晚睡不一样,非得夜里两点以后才睡,可是他并不早起,夏天四、五点钟天亮了,中国黑龙江三四点钟就大亮了,你两点钟睡,天亮前起,那肯定不行,不是《黄帝内经》要求的。所以应该正确理解,是说人要和自然界的阳气旺盛保持一致。

"无厌于日,使志无怒,使华英成秀"。"厌"是倦怠,"无厌于日",白天不要倦怠。夏天不应该懒惰,因为夏天阳气盛,人容易汗出得多,容易产生疲劳,但是要注意,不要懒惰。心态方面要"使志无怒",调节情绪,不要发怒,因为自然界阳气在上升,人气也上升,发怒容易使阳气过盛了,气血上冲,应该使心情保持平静。"华英"是指人体的精神,"成秀",读作常(chǎng),是盛的意思。"华英成秀",指精力旺盛,精神充沛。夏天应该保持精力的充沛,身体强健,个人的学习和工作上,正是积极创造的时候。

"使气得泄,若所爱在外"。因为夏天阳热之气很盛,人体内的阳热之气也得外散,"使气得泄",该出汗就得出汗。夏天,不愿出汗,一天24小时就在冷室里不出来,对身体是不利的。夏天自然界阳气旺盛,人体的阳气也要适当外泄,因此说也是要出点汗"使气得泄"。"若所爱在外",这是说的心情问题。人的情绪、人的情志,应该意气舒展,不要抑郁,这样阳气才能长、才能旺盛。

"此夏气之应,养长之道。逆之则伤心,秋为痎疟"。夏天养生的规律就是养长,春生夏长。如果违反了这个规律,不能使阳气很好地旺盛起来,当旺盛而不能旺盛,那就伤心,因为心气通于夏。如果阳热之气不能发散于外,而郁在内,秋凉之气束缚于外,所以容易产生寒热往来的疟疾。痎疟泛指疟疾而言,这是指寒热症状,也许不是真疟,但是有往来寒热的症状,也称之为疟疾。

"奉收者少,冬至重病"。因为夏季养生没养好,秋天当收也不能正常的收,所以说奉养收气少了。夏天没长好,秋天还能收成好吗?人体也是这样,夏天阳气没长养好,秋天阳气应当收敛了,也收不好,收不好就产生很多的病。上个季节养生不当,下个季节身体也要受到影响。"奉收者少,冬至重病",这句话本意不错,但是从文例上看,"冬至重病"这四个字怀疑是衍文。你看,前段到"奉长者少",后两个段是"奉藏者少"、"奉生者少",后边都没有什么重病问题,所以"冬至重病"这个话,注家们怀疑是衍文,是有道理的。

"秋三月,此谓容平,天气以急,地气以明"。"容"就是说万物的容状、容态,形容。"平"就是平静、平定。也就是万物的容状、万物的形态到秋天就平定下来了,不再往上长了。春天欣欣向荣,夏天繁茂,秋天万物容状就已经平

469

定了,用"容平"这个词来概括秋季的气象。"天气以急,地气以明",这是自然界的景象,天气疾劲,不像春天这么柔和、夏天那么炎热和湿润,而开始疾劲,秋气疾劲。"地气"是指大地上的万物,大地上的万物也开始清明,或叫清肃。秋季阳气开始收敛,阴气开始上升,所以万物开始有下降之象。人们养生,要"早卧早起,与鸡俱兴",早些睡眠,早些起床。早到什么程度? 要"与鸡俱兴",鸡这种禽类,天一黑就要休息了,但是天不亮可就要起来了,没有天亮,已经鸡鸣了,所以秋天应该天黑入睡休息,不要等到天光大亮再起床。有词叫"闻鸡起舞",那说练功的,鸡鸣起来就锻炼了。做别的工作,鸡鸣时候也该起来工作了;学习的,鸡鸣也该起来学习了,"与鸡俱兴",是指的那个时间。

第78讲

"使志安宁,以缓秋刑,收敛神气,使秋气平,无外其志,使肺气清"。秋天注意使情志安宁。因为秋气肃杀,是一种刑罚之气。同时要"早卧早起",不要像春夏一样"夜卧早起",这样来缓解秋季的肃杀刑罚之气,"收敛神气",因为自然界的阳气已经开始收敛了,所以人体的阳气也应该收敛,以使气血平调,由于收敛神气了,所以自然就"无外其志",人的意志也不要过分的活跃,不要再像夏天那样"若所爱在外"。"使肺气清",因为肺与秋气相应,上边所说那样调养身体和情志,都是为了保护人体的正气,特别是肺气。因为秋季养生不当,首先伤害的是肺脏,用上边那样一些养生的方法,使肺气清肃而不上逆。

"此秋气之应,养收之道也。逆之则伤肺,冬为飧泄,奉藏者少"。春生、夏长、秋收、冬藏,所以秋天的养生是"养收之道",养收气的规律。如违逆这个规律,则首先伤肺脏。同时,秋季阳气不收,则不能奉养冬藏之气,所以到冬季阳气也不能潜藏,而阴寒过盛,发生"飧泄"之病。

"冬三月,此谓闭藏。水冰地坼,无扰乎阳"。冬三月,自然界的万物都潜藏了,阳气潜藏于内,所以用"闭藏"一词来形容冬季的气象。"坼"就是裂,滴水成冰,土地冻裂了,所以说"水冰地坼"。自然界是这样一种现象了,阴寒之气这样盛,所以人体要注意不要扰乱阳气,尽量使阳气潜藏。

"早卧晚起,必待日光"。为避严寒,应该"早卧晚起",那确实要"日入而息,日出而作"。古时候的气候比现在要冷,这是气象学家研究的结果;再有,古时候保温条件差,伤寒病很多。从养生角度讲,避免寒冷还是很重要的。

"使志若伏若匿,若有私意,若已有得"。精神意志要好像潜伏、藏匿下来一样,跟自然界的气象相一致,自然界的动植物到冬天都有这种现象,潜藏下来,有的生命就像停止一样,当然实际上并没有停止。所以人的情志也要若伏若匿,把情志像藏匿起来那样。好像有什么私事不愿意泄露,觉得自己情绪很好,好像有所心得、有所成那样一种心态。冬季自然阳光就少,天气又寒冷,人们多在房间里,这个时候如果再不保持一个好的心态,也很容易得病。现代研究证明光线暗,特别是到极地,没有太阳那几个月,人们抑郁症发作的就比较多,所以越是到这样的环境下,越要保持好自己的心态。

"去寒就温,无泄皮肤,使气亟夺。此冬气之应,养藏之道也"。要注意保暖,不要无缘无故地泄露皮肤,以防受风寒侵袭。受风寒的侵袭会使人体的阳气反复受到夺失,"亟",读成qì,就是频,不停的,我们过去讲过亟字,"阴者藏精而起亟也"。使气亟夺,反复的丢失阳气,因为皮肤泄露了,风寒侵袭,阳气很容易丢失的。这个养生的道理与冬气相符合,与冬气相应。冬气什么?冬气就闭藏,人阳气也应该闭藏,这是养藏的规律。

"逆之则伤肾,春为痿厥,奉生者少"。肾与冬气相应,所以逆冬气养生之道则伤肾。肾受伤春天发为痿厥病。也就是冬既不藏,至春则少阳之气不能生,肝脏虚而筋失其养,出现"痿"。"厥"是手足凉,或者手足热,"诸厥固泄,皆属于下",属于下焦之病,肾病,或者是肝之病。肾阴虚则手足热,肾阳虚则手足凉。"奉生者少",那是因为冬天当藏而不藏,所以春天当生而不能生。

养生不当除本季要有病之外,还影响到下一个季节,因此,春生、夏长、秋收、冬藏这是相互关联的。

[理论阐释]

四时气象与养生

四时气象本于天,摄养之法用于人,体现了天人合一、人法自然的养生之道。可归纳如下三个方面。第一,用春之发陈、夏之蕃秀、秋之容平、冬之闭藏,来阐发四时生长收藏的气象特点,这是讲的气象。所谓象,即是万物形态容貌的征象。发陈,表征阳气生发、推陈出新的特点;蕃秀,来表征夏季阳气长旺,万物茂盛的特点;容平,是表征秋季阳气开始收敛,万物容貌清肃平定的特点;闭藏,是表征冬季阳气沉潜,万物蛰伏自固的特点。第二,以四时气象作类比指导养生,提出了"四气调神"的方法。春天"以使志生,生而勿杀,予而勿夺,赏而勿罚";夏天"使志无怒,若所爱在外";秋天"收敛神气,以使志安宁";冬天"若有私意,若己有得"。这都是以四时气象作类比的调神之法。第三,本篇所述四时气象,除指导顺时养生之外,也是理解《黄帝内经》五脏概念中四时内涵的重要经文。肝脏的内涵是和春季相应,春季是少阳生发之气,所以春天养生养好了,有助于夏季心阳的旺盛;如果春养生不当,夏季心阳之气也不能生,又会产生其他病。所以本篇尽管是谈的养生问题,其实也论证四时五脏关系问题。

471

[临证指要]

冬三月"早卧晚起,必待日光"

冬季阳气沉潜,天气严寒,万物蛰伏,人之精气亦应内潜闭藏,因此起居作息要"早卧晚起",增加居室时间,减少冒寒的机会,所以要去寒就温,无扰乎阳,以适应这种环境、这种气象。尤其对老年、幼弱、久病等生机薄弱之人,这是很重要的。说"冬练三九,夏练三伏",那是谈刻苦训练,不是讲养生。从养生而言,强健身体,逐渐地适应外在环境。特别是对老年、体弱、乃至久病之人,"必待日光",这个道理还是很重要的。冬季寒凝气敛,污浊的空气难以消散,太早练,并不见得好,应该适当的晚一点。在北方,零下十度、二十度,甚至于三十度,说天没亮就出去练了,身体强壮、适应性强的未尝不可。但老弱之人,突然一受寒,引起疾病的现象确实存在。所以天太冷的时候,老年、体弱者不宜太早出门。出去之前,应该喝些温开水,这样有好处。当然对一般年轻人来说作息时间应服从工作需要,所以对"必待日光"应该从其精神上理解。

第二段　四时阴阳从之则生,逆之则死

[原文诵读]

逆春气则少阳不生,肝气内变;逆夏气则太阳不长,心气内洞;逆秋气则太阴不收,肺气焦满;逆冬气则少阴不藏,肾气独沉。

夫四时阴阳者,万物之根本也。所以圣人春夏养阳,秋冬养阴,以从其根,故与万物沉浮于生长之门。逆其根,则伐其本,坏其真矣。故阴阳四时者,万物之终始也,死生之本也。逆之则灾害生,从之则苛疾不起,是谓得道。道者圣人行之,愚者佩之。从阴阳则生,逆之则死,从之则治,逆之则乱,反顺为逆,是谓内格。

是故圣人不治已病治未病,不治已乱治未乱,此之谓也。夫病已成而后药之,乱已成而后治之,譬犹渴而穿井,斗而铸锥,不亦晚乎?

[串讲]

"逆春气则少阳不生,肝气内变"。春为少阳生发之气,"春三月,此谓发陈",如果违逆了春季少阳生发之气,不注意养生,"则少阳不生",人体内的少阳之气就当生而不能生。首先伤害的是肝脏之气,因为肝气通于春。"变"就是病变、变动。肝气内变,也就是肝气产生病变。

"逆夏气则太阳不长,心气内洞"。心为阳中之太阳,《六节藏象论》说:心"为阳中之太阳,通于夏气",所以如果不能养生,违逆夏长之气,则太阳不长。"动"就是空虚。"心气内洞",心气不旺盛,夏天阳气当旺而不旺,因此说心气空虚。

"逆秋气则太阴不收,肺气焦满"。"焦满",肺叶焦而胸胀满,肺气不能够清肃的病变。秋不能养生,所以肺气不能清肃,肺叶焦而胸胀满。

"逆冬气则少阴不藏,肾气独沉"。冬季养生不当,肾不能藏,所以"肾气独沉","沉"就是沉于下而不闭藏。以上就是说四时和四脏是相关的,每一个季节养生不当,首先伤害相应的内脏之气,还影响到下一脏之气的正常发生。

"夫四时阴阳者,万物之根本也"。四时阴阳升降是万物的根本,万物生长变化都是和四时阴阳相应的,这是基本道理,不单是人,所有的生物都是这样。

"所以圣人春夏养阳,秋冬养阴,以从其根"。因为是万物之根本,人也在其中,懂得养生之道的人,根据春生、夏长、秋收、冬藏这个规律来养生。所以"春夏养阳"就是养生气、养长气;"秋冬养阴"就是养收气、养藏气。当然对于这句话有多种解释,但就其本意应当是,"春夏养阳"是指养生长之气,"秋冬养阴"是指养收藏之气。"以从其根",春养生,它为夏养长之根;夏养长是秋收之根;秋收是冬藏之根。生长收藏,这是相互联系的,所以相互为根的。

"故与万物沉浮于生长之门,逆其根,则伐其本,坏其真矣"。万物与自然界的阴阳沉浮升降一样,人也如是,沉浮于阴阳升降之门。因为阴阳有升降、出入,就如同有出入门户一样,所以说与万物沉浮于生长之门。如果违逆了养生、养长、养收、养藏这样规律的话,就损害了人体的生命之本、阴阳之本。"坏其真",使人体的脏真之气也受到损坏。

"故阴阳四时者,万物之终始也,死生之本也"。阴阳四时、升降出入、生长收藏这样的变化,是万物之终始,也是一切生命的产生和衰亡的基本规律。

"逆之则灾害生,从之则苛疾不起"。如果违逆了自然界的这个规律,就要产生灾害,对于人来说,就要产生疾病;如果顺从了这种生长收藏阴阳升降的规律,就不发生疾病。"苛疾"我们在前面讲过"苛"字,可以理解为严重,也可以理解为是细微的意思。如果顺从了自然界阴阳升降、生长收藏这个规律的话,重病不会发生,或者小病也不会发生。

"是谓得道,道者圣人行之,愚者佩之"。"佩"读如"悖",违背之意。圣人懂得养生之道,所以能够履行、实行,按这个规律去养生;愚笨的人,违背这个规律。

"从阴阳则生,逆之则死。从之则治,逆之则乱"。加强前文"从之则苛疾不起","从阴阳则生,逆之则死"之论。顺从阴阳规律的话,一切都正常,身体就健康。违背了阴阳规律,人体就产生疾病。

"反顺为逆,是谓内格"。把正常的变成不正常的,"是谓内格",这就成为内脏之气与四时阴阳之气相格拒,而不能协调了。本来讲的四气调神,相格拒就不相协调了,那当然就成为一种严重的疾病了,甚至于有生命危险了。"反顺为逆"的人有,《上古天真论》讲:"以酒为浆,以妄为常,醉以入房,以欲竭其精,以耗散其真",这不都是"反顺为逆"的吗? 本篇讲的四时生长收藏的规律,也是必须遵循的。若逆春气则伤肝,逆夏气则伤心等等,那就是"反顺为逆",都可以使内脏之气与四时之气相格拒。

"是故圣人不治已病治未病"。上古圣人,高明的医生不治已病,不是等有病了之后再治,而是治未病,没有病之前就要进行预防,养生就含有预防为主的思想,治于未病之先,还没有发病就进行治疗,所以叫治未病。

"不治已乱治未乱"。对于国家、对于社会来说,应该治理其未乱之先,它自然就平静,不要等混乱已经发生了,再去治理,相对来说就晚了,受到损失就大了。"此之谓也",这是把治病和治理国家、治理社会同样看待的,从《黄帝内经》提出这个思想之后,历史上的医生也曾经有过"不为良相,但为良医"的说法。从《黄帝内经》上看治人治国,都是一个道理。

"夫病已成而后药之,乱已成而后治之,譬犹渴而穿井,斗而铸锥,不亦晚乎?"。病已经形成了,"成"是比较严重了,然后再进行治疗。社会已经很乱了,然后再去治理,相对来说就比较晚了,好像是口渴了才去挖井。战争已经发生了,才去制造武器,"锥"是一种武器。"不亦晚乎"? 那不是太晚了吗? "病已成",我们现在也还治,医院病房里的那些多半是已成了病才去治的,这里不是说已成的病我们不治了,而是要强调预防为主,强调注意养生的重要性,要注意向民众宣传养生思想。

[理论阐释]

(一)关于"四时阴阳者,万物之根本"

这句话是讲的大道理,《黄帝内经》反复强调这样的道理,我在其他的篇当中也不断讲这个内容,"四时阴阳,万物之根本"是贯穿全篇的中心思想,是《黄帝内经》"天人相应"整体观的基础理论,也是中医养生学说得以建立的学术支柱。养生,要人和自然相联系起来,这确实是中医学很重要的观点,也是养生的一个特点。在养生方面还是养的春生、夏长、秋收、冬藏之气,根据四季阴阳之气的升降来采取不同的方法,这确实值得深入研究。社会越进步,人的寿命越延长,越需要养生。应该认真的研究发掘创造更好的养生方法和技术。

(二)"春夏养阳、秋冬养阴"

"春夏养阳、秋冬养阴",春夏养生长之气,秋冬养收藏之气。生长之气就是阳,收藏之气就是阴。我说这种解释是最符合本篇的意思。明代的马莳和清代的高世栻都持这种见解,我们认为与《黄帝内经》的本意相合。然而除此之外,还有另外三说,也各有道理。第一,王冰是阴阳互制论,他说春夏养阳,春夏因为阳气盛,从食物上养生,应该注意吃些凉东西,不要使阳热太盛了,人体才能适应。秋冬,适合吃温暖的食品,以避免寒凉。对不对?对啊。这在实践中有啊。夏天天气很热,吃点冷饮,可以,当然不可过了;冬季寒冷,吃温暖的食物,可以。有啊,记得我一个老师是四川人,他说家乡有个习惯,立冬那天要吃附子炖羊肉,附子、羊肉都是热性的,在立冬吃。所以王冰这种解释也符合实际,对不?北京那天下大雪,火锅城的生意特火。第二,从阴阳互根的角度来理解,比如张介宾从病的角度讲,说春夏伤于阳,秋冬则病;秋冬伤于阴,春夏就为温热之病,也是符合临床实际的。因为阴阳是互根的,春夏伤了阳气,秋冬阴精也藏不好。秋冬阴精不能藏,春夏也要得温热之病,"冬不藏精,春必病温",也符合实际。春夏是阳,为阴之根;秋冬是阴,为阳之根,阴阳互根、互用。养阳不当,阴也不能生;养阴不好,阳也不能正常长。第三,是以张志聪为代表的,从阴阳盛衰角度立论。认为春夏阳盛于外而虚于内,秋冬是阴盛于内而虚于外,春夏看来是阳气盛,而里边反而寒,符合不符合实际?也确实有这种情况。所以有"夏月伏阴"之病,而春夏宜养其内虚之阳,春夏的时候应该养阳,他这个"养"是补养的意思,这种内寒的人,要春夏去补养,不错。本来就阴寒盛,在冬天养阳不容易养起来,春夏自然界的阳气盛,借着自然界之气,再给他温热药来补,容易养起来。那秋冬养阴也是这个道理,也符合临床实际。所以尽管我们提出一个说法,认为是最符合本篇的意思,但是另外三说针对不同的情况,各有道理。

(三)关于"治未病"

本篇的"治未病"就是讲的预防,未病先防。在整部《黄帝内经》中,还有一个意思,就是既病防变,有病之后,要防止其传变,也叫"治未病"。这是"治未病"的概念,从《黄帝内经》记载上来讲,包括两个方面意思。如《刺热论》所说"肝热病者,左颊先赤……","肺热病者,右颊先赤",就是哪个内脏之病,它首先在面部上有所表现,"病虽未发,见赤色者刺之,名曰治未病也"。已经发现有赤色了,就是有病了,没有表现出明显症状的时候,要赶紧治,这也是叫"治未病"。所以说要求医生在掌握疾病传变规律的基础上,密切注意病情,洞察其演变趋势,抓住时机予以治疗。《素问·刺热论》称之为"早遏其路",遏止疾病的传变的道路。《难经·七十七难》说"所谓治未病者,见肝之病,则知肝当传之与脾,故先实其脾气,无令得受肝之邪,故曰治未病"。《金匮要略》也有这样的话,都是既病防变,也叫"治未病"。而且在临床上,也很有实际意义。

475

[临证指要]

"春夏养阳，秋冬养阴"养生原则的临床应用

（一）指导养生防病

首先，顺应四时阴阳特点进行保健，陶冶情志，锻炼身体，当然也要因节气进行饮食调养，总之是要顺应四时。第二，是结合体质特点来实施养生防病。当体质阴阳之偏与季节阴阳性质相同的时候，那就防止其阴阳之偏过盛，本来阳盛体质，到夏天了，自然界也阳盛了，养生时候要注意，不要使阳气太过，应该注意平息它；如果相反，就利用四时阴阳升降之机，来纠正人体的阴阳偏盛偏衰。本身阳气不足，一到冬天就犯病，应在夏天就补阳气，容易发挥作用、容易取得好的效果，所谓冬病夏治，夏病冬治。

第79讲

（二）审时施治

可从三个方面来讲：第一，顺时用药。根据四时阴阳升降来选用相应的药物。《本草纲目·四时用药例》李时珍举例谓：薄荷、荆芥之类辛，可以顺春升之气；香薷、生姜之类辛热，顺夏浮之气；人参、苍术、白术、黄柏之类甘苦辛温，顺长夏化成之气；芍药、乌梅之类酸温，顺秋降之气；黄芩、知母之类苦寒，顺冬沉之气。"所谓顺时气而养天和也。"顺从自然界之气，来保养天真之气，这是举例。我们临床用药也应注意这些问题。第二点，参时调阴阳。参考时令来调整阴阳。从两个方面谈，其一是春夏用寒凉药，秋冬用温热药，所谓用寒远寒，用温远温。春夏阳热，用寒凉药，以防助热。秋冬寒冷，当用温热药。其二是春夏用温热药，秋冬用寒凉药，为什么呢？春夏是自然界阳气盛，要用养阳之药的话适合把那虚阳给补起来。如果是久病阳虚，在春夏温阳，效果会好一些。所以是春夏养阳，是温养阳气；这个人阴虚，秋冬借自然界的阴气来补阴，收到效果会更好一些，这是参时用药的另外一个方面。要从药物的寒热温凉来说，那正好是相反，但是我们可以理解是根据具体情况，确实应该这么用。第三是冬病夏治，夏病冬治，跟第二点有相似之处。比如说冬季的咳喘、痰饮，其实是由于阳气不足，不能化水饮，每到冬天发作。自然界阴气盛，他的阳气更不足了，所以这种病在夏天就应该予以治疗。因为夏天温补阳气会收到更好的效果，所谓冬病夏治。那些阴虚阳盛之人每到夏天都可以犯病，应该注意在他没病的时候，甚至于在冬季就要开始从治疗、从养生方面培养病人的阴气。阴精之气足了，到夏天阳热的时候，就可以耐受了。所以冬病夏治，夏病冬治，也是春夏养阳、秋冬养阴临床应用的一个方面。

第三节　灵枢·天年

[题解]

天就是先天，就是自然。年就是年寿，寿命。先天或者说自然所赋予的寿命，也叫天赋。这一篇内容是讨论天赋予的年寿，或者说是人应该所具有的寿命。因为本篇的内容，主要是研究人胚胎的形成，新生命的出世，从少到壮，从老到死的生命历程。同时呢，人和人天赋又有区别。所以这篇讲的天赋既是有整体人群，所谓物种的天赋，又有个体的，什么样的人寿命可以长一些，什么样的人天赋的寿命就短，讲这样的问题，所以篇名叫做"天年"。

第一段　论生命源于先天

[原文诵读]

黄帝问于岐伯曰：愿闻人之始生，何气筑为基？何立而为楯？何失而死？何得而生？岐伯曰：以母为基，以父为楯；失神者死，得神者生也。

黄帝曰：何者为神？岐伯曰：血气已和，荣卫已通，五脏已成，神气舍心，魂魄毕具，乃成为人。

[串讲]

"黄帝问于岐伯曰：愿闻人之始生，何气筑为基？何立而为楯？"。基，就是基础。一般地说是阴为基，阳为用，我们在讲《阴阳应象大论》的时候提过这种观点。楯，[shǔn]，捍卫、栅栏的意思。《说文》："阑槛也。"引申为遮蔽、捍卫之意。捍卫是阳气的作用，卫外而为固也。就是说人的生命开始的时候，以什么为基础，用什么护卫着这个生命？具有一个实体，属于阴的，又必须得有一个属于阳的东西来护卫它，结合起来，这是《黄帝内经》对于万事万物的一个基本观点，必须有阴阳才有万事万物。"阴阳者，天地之道也，万物之纲纪，变化之父母，生杀之本始，神明之府也。"什么事都离不开阴阳，所以这是说阴气、阳气构筑了生命。

"何失而死？何得而生？岐伯曰：以母为基，为父为楯"。由于什么过失，或者由于丢失了什么人才死亡？得到了什么人才有生命，或者生命才能继续维持？这当然是医学所要讨论的最基本的问题。父为阳，母为阴。所以以母为基础，以阴精为基础，以父之阳精为捍卫。阴阳结合，才具备了生命的基础。

"失神者死，得神者生"。这个"神"既是指精神活动，又包括整体生命活动的表现。所以看眼神、看面色、听声音，甚至于观察举止就知道有神没神。

477

因此这个神反映在人体机体整体活动上,当然也包括人的精神意识。得神者生,失神者死。

"黄帝曰:何者为神?"这个"神",说的是神机、生命的根本。《五常政大论》说:"根于中者,命曰神机……根于外者,命曰气立。"神机就是生命之机,对包括人类在内的动物界而言,其生命存在的关键叫做神机。而植物类的生命存在关键叫做气立。神和气不一样,神高于气。因此,何者为神讲的是神机,讲的是生命之本的问题。

"岐伯曰:血气已和,荣卫已通,五脏已成,神气舍心,魂魄毕具,乃成为人"。营卫已通畅了,不但充盈,而且调畅,按照它的规律运行。同时,"五脏已成,神气舍心",五脏成形,神气藏于心脏。这个"神"是比较具体的神指精神意识,思维活动那个神,舍于心。"魂魄毕具",就是说气血也充足了,形体也具备了。既有神,又有魂魄,其实五神都具备了,因为五脏形成了,神魂魄意志就完全了,因此这个魂魄是代表神魂魄意志而言。毕具,就是完整了,完全具备了。也就是神完全了,人就形成了。神要不全,这就不叫一个完整的人。这里不是谈生命源于先天父母之精血吗?阴阳之精气吗?阴阳之精气相结合,然后再发育到神全了,这样就叫做"人"了。

478

[理论阐释]

(一)关于人体胚胎生成的理论

人体胚胎生成现在来讲,似乎是一个最浅近不过的问题,但是从《黄帝内经》时代,两千年以前,那种医学基础,那样的医学水平,恐怕这个观点在世界上也还是很先进的。即使是到现在来看,它还很有重要的意义。《黄帝内经》胎孕的理论,其意义有二:

1. 生命之来源既然是父母之精,因而父母之精的强弱及和谐与否,是形成后代个体禀赋的基础 谁都知道父母之精而形成新的个体,但是怎么样形成好的个体,从中医理论上可以看到,父母之精的强弱是一个,还有父母之精是否和谐,这个事情就很重要了。《黄帝内经》之后,很多医学著作都提到这样的问题。对于怎样才生出一个健康、聪明的婴儿来?这是要从各个方面去考虑。父母的功能状态,身体状态,精气是否充足、完善;还有其他的一些有关的环境、气候等各个方面的因素,都有具体的论述。张介宾《类经·疾病类》注释说:"禀赋为胎元之本,精气之受于父母者也。""凡少年之子多有羸弱者,欲勤而精薄也,老年之子反多强壮者,欲少而精全也。多饮者子多不育。盖以酒乱精,则精半非真而湿热盛也。"父母之精的质量是子代体质的先天基础。即以多饮酒者而言,其精不是真正的生殖之精,而挟有湿热。所以饮酒的人后代也受影响,或者说是不容易受孕。我们在看到有些青年夫妇挺明白,要想当爸爸,先得忌烟忌酒,不然的话,你对后代有影响,这个事就大了。所以说这个理论到现在还是有实际意义的。当然,《礼记》又记载有"娶妻不娶同姓"等规定,原因是"同姓不婚,恶不殖也。"(《国语·晋语》)如果同姓相结婚的话,就不能够生殖,到现在更重视这个问题。这是第一点,从父母的生殖之精的厚薄影响后代的禀赋而言。

2. 禀受于父母的先天之精与生殖之精皆藏于肾 禀受于父母之精,还有新的生命体自己的先天之精都藏于肾。因而肾在先天禀赋中占有重要的地位,所以在养生保健、防老当中要注意保护肾脏。治疗小儿先天发育不良也要考虑补肾的方法。对养生防老,抗衰老,补肾的方法是重要的一个方面,但并不是全部。也不是凡儿童发育不好的病,如脑瘫类的病,就一律补肾,恐怕不行,还要根据具体情况施治。但是,补肾毕竟是一个主要的思路。

(二)关于胎儿养护与胎教

自古以来中医就有胎之说教。从胚胎发育至分娩,这段过程,也就是胎儿发育的过程,其脏腑肢体相继成长,神气依次具备,这全靠母体气血的滋养。而母体情况如何,必然影响胎儿发育,因此,对于孕妇要适当护理。同时,还要注意胎教。护理方面,孕妇在饮食起居、劳逸房事、情志感发,这些有所失调,会影响孕妇的健康,当然就影响胎儿。或者外邪、跌仆,以及针药失当,都能伤胎,这就直接影响胎儿了。再有一个问题就是胎儿在母腹中的时候,孕妇应该保持良好的精神状态,应当适应外界的环境。不仅饮食上要营养丰富,要调和五味,还要有适当的形体活动,但是又不可剧烈活动。在精神情志上,要保持愉快,调畅,尤其要避免强烈的精神刺激。胎教问题就更大了,《素问·奇病论》奇病,就是特殊的一些疾病,有一类病是妇女在怀孕的时候,胎儿在母腹中时得的,那不就是先天的病吗? 比如说"生而癫疾者何也?"岐伯回答说:"此得之在母腹中时,其母有所大惊,气上而不下,精气并居"所以孕妇应该保持精神情绪各方面的平静,应该规避一些不良的刺激。当然其母有所大惊,和听一听非常舒畅的音乐相比较,那感觉绝对是不一样。气血不同,对胎儿的影响就不同。现在也有人研究,说是胎儿在什么月份上已经有一些感觉,某些听觉类的东西,对他也是有影响的。所以胎教是值得研究的学问,对人类的健康是有意义的。

第二段　长寿的特征

[原文诵读]

黄帝曰:人之寿夭各不同,或夭寿,或卒死,或病久,愿闻其道。岐伯曰:五脏坚固,血脉和调,肌肉解利,皮肤致密,营卫之行,不失其常,呼吸微徐,气以度行,六腑化谷,津液布扬,各如其常,故能长久。

黄帝曰:人之寿百岁而死何以致之? 岐伯曰:使道隧以长,基墙高以方,通调营卫,三部三里起,骨高肉满,百岁乃得终。

[串讲]

"黄帝曰:人之寿夭各不同,或夭寿,或卒死,或病久,愿闻其道"。人之寿夭各不同,确实,有的人长寿,有的短寿。或夭寿,注家们认为可能丢个字,应是"或夭或寿",或者长寿,或者夭折,或者卒死。近年来信息通道好了,所以经常看到一些报道,说某人身体强壮,甚至是运动员,突然死在运动场上了。其实卒死除了后天调养失当之外,也有先天因素在内。或病久,有的人倒不见得短寿,但是病殃殃的,拖了很多年,病久而不愈。那是什么原因呢? 怎么会有这样一些情况呢?

"岐伯曰:五脏坚固,血脉和调,肌肉解利,皮肤致密"。答的是生理功能健全,寿命就久,这是先从功能上谈的。当然也有形体,人五脏坚固,血脉和调,肌肉解利。五脏发育良好,阴阳协调,心阴心阳,肝阴肝阳,肾阴肾阳等五脏坚固,这个坚固不单指形态,更主要的还是说功能状态,发育良好,阴阳协调,所谓生理功能健全。血脉和调,通畅而不滞塞。肌肉解利,解利就是滑润、流利,肌肉也滑润流利,不是说动不动就伤了,他经得起运动。皮肤致密,这是形态上的致密,而不受外邪。

"营卫之行,不失其常。呼吸微徐,气以度行"。营行脉中,卫行脉外,昼行于阳,夜行于阴,保持它正常的循行。呼吸也通畅,徐是缓慢而深长,微就是很平静,平静的呼吸。就不像有的呼吸很粗糙,不用听诊器,就能听到"呼呼呼"响,而且很急促,那就不是微徐,就和微徐相反了。所以气息调匀,这样气血跟呼吸它就保持着协调,维持一定的度数。《灵枢·五十营》:"人一呼,脉再动,气行三寸。一吸脉亦再动,气行三寸,呼吸定息,气行六寸"。

"六腑化谷,故能长久"。前面说了五脏坚固,那么六腑的功能怎样呢? 六腑化谷是消化系统的问题,能够正常地腐熟传导消化饮食物。消化水谷,才有津液产生。津液产生之后,还能够布散到各处去,多余的还能排出,所以叫"津液布扬"。上面所说这些生理功能都是正常的,这个体格检查表列的是:五脏、六腑、气血、皮肤、呼吸以及气血运循度数,还有消化系统,六腑功能,各项均正常。这样的人寿命长久,这是从功能健全上考虑,是长寿的特征。下面从形态上,从发育形态是否良好考虑寿命问题。

"黄帝曰:人之寿百岁而死何以致之? 岐伯曰:使道隧以长"。有的人到了百岁才死,为什么能够这样啊? 用我们一般人说的话,生活条件也不是很好,也没少操心受累,活百十岁,九十多岁不少见。是为什么呢? 岐伯说:从长相形态上看,这是天赋的。这样的人使道隧以长,隧是深隧。使道的解释有两种:一说是鼻子,鼻梁骨直而长;还有一个解释,是人中沟,就是上唇这个沟,叫使道。两种解释都不太矛盾,从人的相貌上来说都是好现象。那鼻子塌陷的不是好现象,上嘴唇很短,牙齿外露的,从长相上来说也不是太好。但是我们不能以貌取人,这是说的天赋,禀赋。

"基墙高以方"。基就是面部的骨骼,以骨骼为基。墙就是说面部的肉,肌肉。面部的骨骼比较高,面部的肌肉也比较丰满,所谓方面大耳,这也是一种长寿的天赋。如果鼻子塌陷,牙齿外露,脸瘦削,猥琐,那个样子长得对寿命来说不好,我不是说人品不好,是从外貌来说。

"通调营卫,三部三里起,骨高肉满,百岁乃得终"。通调营卫就是气血充足,运行通畅,面部红润,有光泽。三部三里起,还是看面部。把头面部分成上、中、下三部;起就是高起而不平塌。上部额头饱满,中间鼻子直而长,下颌方阔,说高起而不平塌,这是一副禀赋好的面孔。还有骨高肉满,也是说的面部骨骼比较高,肌肉丰满。这样的人,禀赋好,可以作为一个长寿的基础,所以说是百岁乃得终。这就是从望人的面部,了解人的长寿特征,从生理功能健全以及发育是否良好这两个方面来考虑,是否能够长寿。

[理论阐释]

关于长寿的条件和特征

可从这样两个方面谈:一是物种,物种跟物种就不一样,人类的寿命一般地说是120岁,这是物种所决定的。有些生物可以活几百年,上千年,人类不是那个物种。物种有遗传因素,自然寿命也就是所谓天定的,天定的寿命就是那么多。刚才我说了,120岁近年有人说可到150岁是人的天定寿命,如果先天禀赋也充足,后天调养也好,能够达到120到150岁,这是物种的问题。二是从遗传上考虑,是父母的精气强弱和谐与否,这都是决定人长寿的先天因素。这个先天禀赋的强弱,又从功能是否健全,发育是否良好,两方面分析。功能上"五脏坚固,血脉和调……六腑化谷,津液布扬",这都是讲的功能。形态问题,也就是发育是否良好,主要是看面部而知其禀赋。

第三段　论人体生命各阶段的生理特点

[原文诵读]

黄帝曰:其气之盛衰,以至其死,可得闻乎?岐伯曰:人生十岁,五脏始定,血气已通,其气在下,故好走。二十岁,血气始盛,肌肉方长,故好趋。三十岁,五脏大定,肌肉坚固,血脉盛满,故好步。四十岁,五脏六腑,十二经脉,皆大盛以平定,腠理始疏,荣华颓落,发颁斑白,平盛不摇,故好坐。五十岁,肝气始衰,肝叶始薄,胆汁始减,目始不明。六十岁,心气始衰,苦忧悲,血气懈惰,故好卧。七十岁,脾气虚,皮肤枯。八十岁,肺气衰,魄离,故言善误。九十岁,肾气焦,四脏经脉空虚。百岁,五脏皆虚,神气皆去,形骸独居而终矣。

第 80 讲

[串讲]

"黄帝曰:其气之盛衰,以至其死,可得闻乎?"其气,是指人体生命之气。在生命历程当中,人体之气什么时候盛,什么时候衰,以至死亡,全部都耗散,想听一听这个问题,具体的回答是讲的人体生命阶段,人体在生命历程当中,十年达到一个阶段。

"人生十岁,五脏始定,血气已通,其气在下,故好走"。从幼儿,到十岁少年时候,五脏就稳定下来了。一般地说,十岁以前五脏还很脆弱,所以治疗儿科病的话,就要注意到五脏脆弱的特点。到十岁就已经比较成熟,比较稳定了。

"血气已通,其气在下,故好走"。小儿气血脆弱,到十岁之后,气血就开始旺盛而畅通了。同时,毕竟还是少年,其气在下,下者上升,所以他还有很旺盛的上升趋势。所以十岁左右的少年,上升之势非常旺盛故好走。古时候的"走"就相当于现在的"跑"。因为其气在下而上升,所以走起路来很轻快,或者抬腿就想跑。小孩子十岁左右是这样的情况。

"二十岁,血气始盛,肌肉方长,故好趋"。二十岁气血都开始充盛,肌肉也丰满起来了。"趋"用现在的话是疾走,快走,不像十岁的抬腿就跑。二十岁的人走起来步伐很快。

"三十岁,五脏大定。肌肉坚固,血脉盛满,故好步"。这就不是一般的旺盛,而是很坚固、很稳定了。到三十岁的时候,一切发育都很完整,故好步。"步"才是现在概念上的走,好走路,愿意走。不像十岁那时候跑,也不像二十岁走起来非常快,而是一般的走路频率了。

"四十岁,五脏六腑,十二经脉,皆大盛以平定,腠理始疏,荣华颓落,发颇斑白,平盛不摇,故好坐"。四十岁最盛,盛极而衰。有什么表现?腠理开始疏松了,面部的荣华也不像年轻那样滋润了,开始有衰老之象。脸上皱纹至少也爬到眼角上去了。发颇斑白,《太素》作"发鬓斑白",应该从《太素》,双鬓开始斑白了。四十岁气血不足了,所以开始鬓角出现白发了。平盛不摇,表示稳重的状态。"摇"是上升之意。到四十岁平稳住了,上升之势不显了。一般地说,从性情上,从事业上相对来说都稳定了。故好坐,这跟生理特点、气血盛衰的情况都是直接联系的。《阴阳应象大论》说:"年四十,而阴气自半,起居衰矣",跟这个意思相近。《上古天真论》也讲丈夫"五八,肾气衰,发堕齿槁"

等,都是开始走下坡路的现象。

"五十岁,肝气始衰,肝叶始薄,胆汁始灭,目始不明。"从五十岁开始,就按肝、心、脾、肺、肾的顺序,五脏之气衰。先从肝衰,因为生的时候也从春生,早生的内脏也早衰。少阳春气应于肝,所以五十岁肝气开始衰,肝叶也开始薄。同时"胆汁始灭","灭",《甲乙经》、《太素》均作"减",可从。肝胆相表里,肝气衰了,肝叶薄了,胆汁也减了。五十岁视力就要衰退,肝开窍于目,肝藏血,目得血而能视,肝先衰,所以首先出现的是目不明。人家说了,四十八,眼要花,那四十八,按过去的虚岁可不也就是五十,那是讲的一般的。有的人不到五十就花了,有的人到七十他也不花,这是个别的。

"六十岁,心气始衰,苦忧悲,血气懈惰,故好卧"。从木而到火,六十岁,心气始衰,容易产生情绪上的变化。易有忧愁、悲伤产生。六十岁,男子进入更年期大概就在这个时候。他没有原因的忧悲,不因精神刺激、工作不满意、不顺心而忧悲,不是的,还是一种生理上的衰退的现象,这个现象要值得注意。男子更年期出现的比率低于妇女,但其症状比女子还要厉害,特别是精神症状。所以虽然是一种生理的衰退现象,但是注意不够,就会成为疾病。气血也开始不足了,营卫之行不畅快,所以叫做血气懈惰。容易产生疲劳而喜欢卧,这是气血不足的现象。

"七十岁,脾气虚,皮肤枯"。枯,是说松弛。七十岁的人皮肤容易松弛,肌肉也不坚实了。尽管七十岁的人,不见得消瘦,但肌肉也不坚实而皮肤松弛。《甲乙经》作"皮肤始枯",而且下边还有"故四肢不举",就更说明肌肉不坚实,有四肢举动无力。当然我们现在读的《素问》上没有"故四肢不举"这五个字,就是《甲乙经》有这五个字,可以考虑。因为脾主肌肉,道理上是通的。

"八十岁,肺气衰,魄离。故言善误"。肺藏魄嘛,肺虚魄也离散。这个"误"和"误"是一个意思,就是容易说错话。气魄不足,精力不济了,所以言善误。说出的话,跟他心里所想的就不一致,言善误,老年人常出现这种现象。

"九十岁,肾气焦,四脏经脉空虚"。九十岁涉及到肾脏了,肾脏焦,也就是肾气肾精全枯焦,精气枯竭了。"四脏"是指的肝、心、肺、肾四脏,没包括脾胃,因为脾胃是后天之本,水谷化生之源,九十岁的人还能进饮食,所以四脏经脉空虚,是说肝心肺肾四脏的经脉都要空虚了,精气都已经不足了,衰竭了。但是脾胃之气还在。

"百岁,五脏皆虚,神气皆去,形骸独居而终矣"。五脏藏神,五脏皆虚,不能藏神了,五脏精、气、神都已经散失掉了。就独留个形骸,死亡了。这是一种正常的死亡,正常的规律,无疾而终。以十岁作为阶段来讨论人的生命历程,各阶段生命特征,大体情况是这样,某个个体还有一定的出入。

[理论阐释]

(一)关于个体出生后的生命历程及其阶段性

人的生命,本源于先天的精气,而此精气在人出生之后又藏于肾脏,《上古天真论》说:"肾者主水,受五脏六腑之精而藏之",主水就是藏精。这后天之精气也藏于肾,亦为肾精。本篇所说的"其气之盛衰,以至其死"的论述,这个先天精气有物种遗传的自然盛衰规律,它制约着机体脏腑、经脉、气血的盛衰变化,从而使人体的生命活动表现出从幼稚到成熟、由盛壮到衰竭的生长壮老已的过程。这个过程,本篇以百岁为期,以十岁为阶段,对其各段的表现及生理特点进行了表述。十岁,是人体发育之始,生气由下而生,以"好走"概括其生气勃发、活泼爱动的生理、心理特点。二十岁,生机旺盛,发育健全,以"好趋"为其生理、心理特点。三十岁,以"好步"为其生理和心理特点。表现出了稳重、成熟。四十岁,脏腑经脉气血盛至极限,盛极转衰,所以出现一些生气衰退的征兆,以"好坐"概括其由盛到衰的生理、心理特点。五十岁到九十岁生理衰退逐渐加重,肝心肺肾之气相继由衰至竭,所以以"好卧"、"苦忧悲"、"言善误"概括其生理功能颓废的特点。及至百岁,五脏精气枯竭,生命力败亡而死。所以本篇对生命全过程进行生理、心理特点的描述,不仅具有医学科学的研究价值,而且对于中医的儿科、内科以及老年疾病的认识都有指导意义。

(二)《黄帝内经》关于生命过程阶段性的论述

就从我们讲过的内容来看,《上古天真论》谈到女七男八为阶段,女子到七七肾气衰,她生育功能就不行了。男子八八六十四,精少肾脏衰,生殖能力也下降了。那一篇重点从肾气与生殖能力这个角度讨论的,是以七岁和八岁为阶段。此外,《阴阳应象大论》和本篇是以十岁作为生命的阶段。《阴阳应象大论》只提到衰老的阶段性,说"年四十,而阴气自半,起居衰矣。年五十,体重耳目不聪明矣"。本篇也说"五十岁,肝气始衰,肝叶始薄,胆汁始减,目始不明",和《阴阳应象大论》所说一致。同时《阴阳应象大论》说:"年六十,阴痿,气大衰,九窍不利,下虚上实,涕泣俱出。"和本篇所讲是一致的,只不过《阴阳应象大论》仅讲了四十、五十、六十这三个阶段而已。

[临证指要]

关于生命过程中阶段性特点及其临床意义

本篇所述生命过程各个阶段的生理、心理特点,为临床各科形成以及其诊治原则,奠定了理论基础。因为有了生命阶段,儿科、内科甚至于老年病,才能分得清楚。第一,从出生到十岁,婴幼儿阶段。这个阶段特点是生机蓬勃,发育迅速,而生理功能尚未成熟。儿科病证除先天发育不良之外,因为发育没成熟,气血未充,五脏没坚固,所以易虚,易实。容易伤食了,容易感冒了,实证。但是,如果有病,或者是保养不当,又虚了,正气又衰了。所以易虚易实,而且传变迅速。必须及时诊治。当补则补,当泻则泻,贵在抓得及时,治疗得当。第二,二、三十岁的人,是青壮年的阶段,正是精力旺盛,不论学习和工作,最有创造力。这个时候,五脏成熟,气血盛壮,神气健全,抗邪能力最强,疾病是虚少实多,治疗以祛除实邪为主。他们思想也非常活跃,有些人精神压力比较大,因为思想比较活跃,接受新鲜事物快,但有些没必要的压力都可以给他形成压力。第三,中年人,人生四十岁,生长发育由盛而衰,生命过程盛衰转折的阶段。不仅生机开始衰退,而且所受的病理损伤也由隐伏而显现出来。新疾旧患,虚实夹杂。因此,其疾病的诊治需要详察病因,细致辨证,分清标本,多法循序处理。第四,老年,五十岁以上,当然《黄帝内经》也没说五十岁是老年,但生理功能明显衰了。六十岁就心气始衰,苦忧悲,精神上相对比较弱了,精力比较差了,对于什么年龄叫做老年,划分上有所不同,从我们国家看来,男子六十岁就可以退休了。五十岁以后,人体生机一步步衰退,逐渐表现出老态。病是因虚而生实,虽然老年是虚了,特别是讲肾气虚了,我在讲课当中也反复提到过,老年也不完全是虚,因虚而生实,而形成虚实夹杂、标本互制的状态。慢性病多,病程长,并容易感受外邪。所以老年病证以虚为本,治疗的时候应攻邪不忘图本,补正不忘疏导,注意不要猛补猛泻,基本上以调补为主。

第四段　短寿的特征

[原文诵读]

黄帝曰:其不能终寿而死者,何如? 岐伯曰:其五脏皆不坚,使道不长,空外以长,喘息暴疾,又卑基墙,薄脉少血,其肉不石,数中风寒,血气虚,脉不通,真邪相攻,乱而相引,故中寿而尽也。

[串讲]

"黄帝曰:其不能终寿而死者……其肉不石"。从先天禀赋上五脏就不坚固。因为前面讲了使道隧以长者长寿,这里使道不长,同时鼻孔翻张,肺气不能藏之象,不是长寿的相貌。喘息暴疾,呼吸也喘息,气息不均匀,跟前面说"呼吸微徐,气以度行"正好相反。又卑基墙,面部的骨骼长得也低陷,面部的肉也很瘦削,和前面"基墙高以方"又相反。薄脉血少跟前面长寿的"血脉和调"是相对的。指气血不足,表现他面部上是枯暗无华。还是从面部看到的气色、神色不好,其肉不石,《太素》作"其肉不实",就是这个"实",肌肉也不坚固。这样的人本身就容易受到外邪,因为他正气虚。

"数中风寒,血气虚,脉不通,真邪相攻,乱而相引,故中寿而尽也"。数中

485

风寒就是经常受到外邪的侵袭。本身正气虚就容易受到外邪，再加上这个人不注意养生，数中风寒，这风寒也是泛指外邪而言，由于经常受到邪气的侵袭，更使得人体的气血虚弱，经脉不通畅，真，是真气，即正气。邪，是邪气。真邪相攻，正邪相争，相互搏斗。乱而相引，乱是指正气紊乱了，而引邪深入。这样的人活到中年，寿命就结束了。就如《上古天真论》所讲的"今时之人，年半百而动作皆衰"。半百不就五十吗？就是中寿，只不过《上古天真论》是从养生角度讲得多，而本篇呢，是从先天的角度，以禀赋为主的角度来讨论寿命长短问题。

[理论阐释]

个体寿命长短的先后天因素的研究

本篇先论禀赋强壮是长寿的坚实基础，后论后天失于调养，真气虚馁，正难御邪，大病既成，损寿夭折，这就确立了先后天因素共同决定寿命长短的养生长寿观。养生长寿要从先后天这两方面来考虑，但是在这个问题上，尤其重视先天，作为准备做父母之人，必须养好自己的身体，去掉不良的习惯，保持精力充沛，这样才能有健康的下一代。婴儿出生之后，后天同样重要，如果把先天禀赋分上、中、下三等的话，如果保养失当，禀赋是上等的，也仅能达到中，中等的仅能达到下。如果养生得当的话，下可及中，中可及上。即使先天禀赋一般，但经过后天调养，也可以达到长寿。所以先后天这两方面都很重要。先天的问题对于个体来说没法解决，父母给的就是这个基础，更主要是靠自己了。所以张介宾在注释这个问题时说人定胜天，天定胜人。天定胜人，天定的，人就只能是这样，先天禀赋。但是人如果运用好了，也可能胜天，还可以延长自己的寿命。所以本段所说人的寿命长短，先后天的因素研究问题，我看关键就是这么两句话。先天是要注意保养好，后天保养尤其重要。

小　　结

本章论养生，我们选了三篇：《素问》的《上古天真论》、《四气调神大论》，《灵枢·天年》。《黄帝内经》关于养生记载很多，这三篇相对比较集中。养生的理论基础是衰老学说，认为衰老是生命活动的自然过程，其主导因素是肾所藏的先天精气的自然盛衰规律。而其他的脏腑，特别是化生水谷精气的脾胃盛衰也是衰老的重要因素。如果到六七十岁之后，人的肾气已经很衰了，但是寿命还可以延长若干年，甚至几十年。靠什么？主要是靠后天脾胃之气来支持。衰老虽然是不可避免的，但是可以通过后天养护，强身防病，预防早衰，尽终天年的。归纳地说养生原则是：先后天并重；内外兼养；动静结合；天人合一；综合调理。养生的方法是：法于阴阳；和于术数；食饮有节；起居有常；不妄作劳;还有虚邪贼风,避之有时。

到现在为止,我们把《内经讲义》所要讲的内容用80学时讲完了,讲义后面还有下篇的内容,在80学时之外讲。不过下篇内容同学们可以自学,可以读得懂。大家认为最难的一部分无非是"五运六气"。其实五运六气真的不难学,有个方法,你在学习的时候,就以这本教材为主。每学一个重要的概念,要记一个小卡片,然后在学新概念的时候,如果用到前面的概念,再把卡片拿过来,对照一下,这就会了。但是说,记不住,需要经常念、经常讲,经常用才记得住。所以方法很简单,你拿张卡片,读着,把概念问题都记下来,比如司天、在泉、天符、岁会、主运、客运、大运等等,每个概念用一张卡片记下来,就容易学习了。我如果花四个小时讲,我一讲你就明白,但是很快就忘了。所以如果有兴趣自学,可用上述本人经历过的方法。

这80学时讲完了,我们应该怎么样复习?第一,原文要理解,重点的要背诵。哪个是重点,我在讲课当中都提到了。有些虽然没提到,但我反复说,也会记得住了。第二,重点的问题,在[理论阐释]和[临证指要]中,尤其是[理论阐释]那部分要仔细看一看,归纳一下它阐释了什么,阐释了几个问题,用自己的话给它归纳成几项。第三,相关的内容要有比较地来加以区别。比如说咳嗽,五脏六腑都有咳,虽然没要求背,但是应当知道。肺咳,肝咳,五脏六腑咳,其咳嗽各有什么特点,这必须通过比较才知道。同样的痹证,痿证也是这样。所以很多相关的内容要注意进行比较,死记硬背记不住,比较才能记得住,也才能应用。第四,关于病机,咱们讲了很多,除了"病机十九条"之外,很多病也都谈了病机问题,这是很重要的。中医看病要辨证,怎么辨的证?其实就在分析病机。所以这几方面在复习的时候应该注意到,就全面了。《黄帝内经》曾经两次说:"知其要者一言而终,不知其要流散无穷。"一次是《至真要大论》,一次是《九针十二原》,都提到了。我们讲80学时实在是不少了,再讲我就更是流散无穷了。各位在学习的时候一定要由少转多,由博转约,我在开始讲学习方法就提到了这个问题。希望各位通过学习能够提高自己的水平,将来在学术上有所建树。谢谢。